Referência rápida em
UTI

Com a colaboração de
Kenneth M. Sutin, M.D., FCCM
Departamento de Anestesiologia,
Bellevue Hospital Center.
Professor Associado de Anestesiologia e Cirurgia,
New York University School of Medicine,
New York, New York.

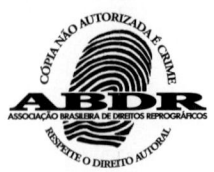

M339r   Marino, Paul L.
      Referência rápida em UTI : fatos e fórmulas / Paul L.
Marino ; tradução: Jussara N.T. Burnier. – Porto Alegre:
Artmed, 2010.
      792 p.; 20 cm

      ISBN 978-85-363-2176-9

      1. Medicina – Terapia Intensiva. 2. Medicina Intensiva.
Título.

CDU 616-08

Catalogação na publicação: Renata de Souza Borges CRB-10/1922

Referência rápida em
UTI
fatos e fórmulas

Paul L. Marino, M.D., Ph.D., FCCM
Diretor da Unidade de Terapia Intensiva,
The Miriam Hospital, Providence, Rhode Island.
Professor Associado, Brown University School of
Medicine, Providence, Rhode Island.

Tradução:
Jussara N.T. Burnier

Consultoria, supervisão e revisão técnica desta edição:
Eliézer Silva
Mestre em Ciências Médicas pela Universidade Federal de
Santa Catarina (UFSC). Doutor em Doenças Infecciosas
e Parasitárias pela Universidade Federal de São Paulo (UNIFESP).
Pós-Doutor pela Universidade do Colorado (EUA). Livre Docente na
Universidade de São Paulo (USP). Médico da Unidade de Terapia Intensiva
do Hospital Israelita Albert Einstein. Professor de pós-graduação da disciplina
de Técnica Operatória e Cirurgia Experimental da UNIFESP. Professor de
pós-graduação da disciplina de Anestesiologia da USP.

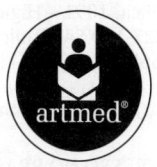

2010

Obra originalmente publicada sob o título
The little ICU book of facts and formulas
ISBN 978-0-7817-7823-7

© 2009 by LIPPINCOTT WILLIAMS & WILKINS, a WOLTERS KLUWER business
Published by arrangement with Lippincott Williams & Wilkins/Wolters Kluwer Health Inc. USA

Indicações, efeitos colaterais e programação de dosagens estão precisas nesta obra, mas poderão sofrer mudanças com o tempo. Recomenda-se ao leitor sempre consultar a bula da medicação antes de sua administração. O autor e a editora não podem ser responsabilizados por erros ou omissões ou quaisquer consequências advindas da aplicação incorreta de informação contida nesta obra.

Capa: *Mário Röhnelt*

Ilustrações do livro: *Patricia Gast*

Preparação de originais: *Daniele Azambuja de Borba Cunha*

Leitura final: *Carla Bigliardi*

Editora Sênior – Biociências: *Letícia Bispo de Lima*

Editora Júnior – Biociências: *Carla Casaril Paludo*

Projeto e editoração: *Armazém Digital® Editoração Eletrônica – RCMV*

Reservados todos os direitos de publicação, em língua portuguesa, à
ARTMED® EDITORA S.A.
Av. Jerônimo de Ornelas, 670 – Santana
90040-340 Porto Alegre RS
Fone: (51) 3027-7000 Fax: (51) 3027-7070

É proibida a duplicação ou reprodução deste volume, no todo ou em parte, sob quaisquer formas ou por quaisquer meios (eletrônico, mecânico, gravação, fotocópia, distribuição na Web e outros), sem permissão expressa da Editora.

SÃO PAULO
Av. Angélica, 1091 – Higienópolis
01227-100 São Paulo SP
Fone: (11) 3665-1100 Fax: (11) 3667-1333

SAC 0800 703-3444

IMPRESSO NO BRASIL
PRINTED IN BRAZIL

Para Daniel Joseph Marino,
meu filho de 20 anos,
que está içando sua vela
e esperando pelo vento certo.

Um homem sábio reconhece a conveniência de uma afirmativa generalizada, mas se curva à autoridade de um fato em particular.

Oliver Wendell Holmes
(1872)

AGRADECIMENTO

Agradeço a Patricia Gast, responsável pelas ilustrações e pelo projeto gráfico deste livro. Seus esforços e sua expertise auxiliaram na elaboração desta obra.

Quero agradecer também a Brian Brown e Nicole Dernoski, da Lippincott Williams & Wilkins, pela parceria e pelo permanente suporte.

Por fim, agradeço a Vivienne DeStefano, pela importância e contribuição a este livro.

PREFÁCIO

Versão concisa do *Compêndio de UTI*, esta obra foi amplamente revista e atualizada com fatos e fórmulas, além de informações essenciais aos cuidados com o paciente na UTI, tornando-a extremamente prática e útil para ser utilizada à beira do leito. A maioria dos capítulos do *Referência rápida em UTI: fatos e fórmulas* mantém as informações essenciais do *Compêndio*, sendo o conteúdo abordado de forma esquemática a fim de facilitar a compreensão do assunto pelo leitor.

Paul L. Marino

SUMÁRIO

I PRÁTICAS PREVENTIVAS EM PACIENTE GRAVEMENTE ENFERMO

1 Controle de infecção na UTI 19
2 Lesão da mucosa relacionada ao estresse 35
3 Tromboembolismo venoso 46

II ACESSO VASCULAR

4 Cateteres vasculares 69
5 Estabelecendo um acesso venoso 77
6 Cateter vascular permanente 91

III MONITORIZAÇÃO HEMODINÂMICA

7 Cateter de artéria pulmonar 113
8 Pressões de enchimento cardíaco 127
9 Oxigenação sistêmica 137

IV DISTÚRBIOS DO FLUXO CIRCULATÓRIO

10 Hemorragia e hipovolemia 153
11 Reposição de coloides e de cristaloides 171
12 Insuficiência cardíaca aguda 186
13 Parada cardíaca 202

V CUIDADOS INTENSIVOS EM CARDIOLOGIA

14 Síndromes coronarianas agudas 223

15 Taquiarritmias 246

VI DISTÚRBIOS PULMONARES

16 Síndrome de angústia respiratória aguda 271

17 Asma e DPOC na UTI 285

VII VENTILAÇÃO MECÂNICA

18 Princípios da ventilação mecânica 301

19 Modos de ventilação com pressão positiva 315

20 Paciente dependente do ventilador 330

21 Desmame da ventilação mecânica 347

VIII DISTÚRBIOS ACIDOBÁSICOS

22 Interpretações acidobásicas 363

23 Acidoses orgânicas 377

24 Alcalose metabólica 393

IX DISTÚRBIOS RENAIS E ELETROLÍTICOS

25 Oligúria e insuficiência renal aguda 405

26 Condições hipertônicas e hipotônicas 422

27 Potássio 439

28 Magnésio 453

29 Cálcio e fósforo 466

X PRÁTICAS DE TRANSFUSÃO EM CUIDADOS INTENSIVOS

30 Anemia e transfusão de eritrócitos 487
31 Trombocitopenia e transfusão de plaquetas 503

XI INFLAMAÇÃO E INFECÇÃO NA UTI

32 Febre na UTI 517
33 Infecção, inflamação e disfunção de órgãos 533
34 Pneumonia na UTI 546
35 Sepse abdominal e pélvica 558

XII NUTRIÇÃO E METABOLISMO

36 Necessidades nutricionais 573
37 Alimentação enteral 587
38 Nutrição parenteral total 601
39 Disfunção adrenal e tireoide 611

XIII CUIDADOS INTENSIVOS EM NEUROLOGIA

40 Distúrbios da função mental 623
41 Distúrbios do movimento 636
42 Acidente vascular cerebral agudo 650

XIV TERAPIA MEDICAMENTOSA PARENTERAL NA UTI

43 Analgesia e sedação 665
44 Terapia antimicrobiana 682
45 Fármacos vasoativos 699

XV INTOXICAÇÕES

46 Toxinas e antídotos 717

XVI APÊNDICES

1 Unidades e conversões 731
2 Valores de referência selecionados 737
3 Fórmulas adicionais 743

Índice 747

SEÇÃO I
Práticas preventivas em paciente gravemente enfermo

SEÇÃO I

Capítulo 1

CONTROLE DE INFECÇÃO NA UTI

Este capítulo descreve as práticas de cuidados com pacientes que visam prevenir o crescimento e a disseminação de organismos patogênicos no ambiente hospitalar.

HIGIENE DA PELE

Os organismos comuns isolados da pele de trabalhadores em UTI são, em ordem decrescente de prevalência, o *Staphylococcus epidermidis* (mais de 90% das pessoas examinadas), os bacilos aeróbicos gram-negativos (20%), espécies de cândida (15%) e o *Staphylococcus aureus* (5 a 10%). A erradicação desses organismos da pele é uma preocupação importante no controle de infecções.

Água e sabão

Os sabões são detergentes que podem dispersar partículas e matéria orgânica, mas não possuem atividade antimicrobiana. Assim, a limpeza da pele com água e sabão irá remover a sujeira e a oleosidade, mas não erradicará a flora microbiana da pele. Por isso, a erradicação dos micróbios (chamada *descontaminação*) requer a aplicação de agentes com atividade antimicrobiana.

Agentes antissépticos

Os agentes antimicrobianos usados para descontaminar a pele são chamados *antissépticos,* e os usados para descontaminar objetos são chamados *desinfetantes*. Os agentes antissépticos usados mais comumente são descritos a seguir (ver Tabela 1.1).[1-3]

TABELA 1.1
Agentes antissépticos comuns

Agente	Principal vantagem	Principal desvantagem
Álcool	Ampla cobertura	Pouca atividade residual
Iodofórmio	Ampla cobertura	Atividade residual inconsistente
Clorexidina	Boa atividade residual	Cobertura limitada

Fonte: referências 1 a 3.

Álcool

Os alcoóis (etanol, propanol, isopropílico) são germicidas contra a maioria das bactérias, fungos e vírus (inclusive o HIV).

a) Os alcoóis têm rápido início de ação, mas pouca atividade residual.
b) O uso repetido das soluções aquosas de álcool pode causar ressecamento e irritação da pele. Esse efeito é minimizado quando se usa álcool gel.
c) Os alcoóis são menos eficazes na presença de sujeira e matéria orgânica, portanto antes de eles serem aplicados, a pele suja ou embebida em fluidos corporais deve ser limpa antes da aplicação do álcool.

Iodofórmios

O iodo tem uma atividade germicida de amplo espectro (como os alcoóis), mas é irritante para a pele e para os tecidos moles. Essa irritação é reduzida com o uso de uma molécula transportadora que libera o iodo lentamente. As preparações de iodo que utilizam essa molécula chamam-se iodofórmios (o iodofórmio mais conhecido nos Estados Unidos é o iodo-povidona).

a) Como a substância ativa (iodo) é liberada lentamente no iodofórmio, ele deve permanecer em contato com a pele por alguns minutos para se obter máxima antissepsia. No entanto, como o contato prolongado com o iodo pode causar irritação, os iodofórmios devem ser retirados da pele após secarem. Essa remoção limita a atividade antisséptica persistente (residual).

b) Os iodofórmios são neutralizados por matéria orgânica, portanto, antes da sua aplicação, a pele que está suja de sangue e fluidos corporais deve ser limpa.

Clorexidina

O gluconato de clorexidina é um agente germicida eficaz contra bactérias gram-positivas, mas tem menos atividade do que o álcool e os iodofórmios contra bacilos gram-negativos e fungos.

a) A principal vantagem da clorexidina é a sua atividade prolongada, que pode durar 6 horas ou mais.[2] Essa atividade é reduzida por sabonetes e cremes para as mãos.

b) A clorexidina está disponível em soluções aquosas de 0,5 a 4%. A solução 4% é a mais eficaz, mas o seu uso repetido pode causar irritação cutânea. A clorexidina também é um irritante ocular, assim, deve-se ter cuidado em evitar o contato com os olhos.

Organismos formadores de esporos

Os agentes antissépticos não são eficazes contra organismos formadores de esporos, como o *Clostridium difficile* e o *Bacillus anthracis*.[1] O uso adequado de luvas é necessário para impedir a disseminação desses organismos.

Lavagem das mãos

A lavagem adequada das mãos é a chave para o controle das infecções. A Tabela 1.2 apresenta algumas recomendações para a higienização das mãos emitida pelo Centers for Disease Control and Prevention (CDC).

TABELA 1.2
Recomendações para higienização das mãos

I. A lavagem das mãos com sabão (comum ou antisséptico) e água é recomendada:
   1. Quando as mãos estão sujas com sangue ou fluidos corporais.
   2. Antes de comer.
   3. Após usar o banheiro.

II. A lavagem das mãos com uma preparação antisséptica é recomendada:
   1. Antes do contato direto com um paciente.
   2. Após o contato direto com a pele de um paciente (intacta ou não intacta).
   3. Após o contato com fluidos corporais, secreções, excreções, membranas mucosas, curativos e itens contaminados.
   4. Antes de calçar luvas estéreis para inserir cateter intravascular central ou outros equipamentos invasivos que não requerem um procedimento cirúrgico.
   5. Antes de inserir cateter urinário, cateter venoso periférico ou outro equipamento invasivo que não requer um procedimento cirúrgico.
   6. Após remover as luvas.
   7. Quando for de uma área corporal contaminada para uma área limpa.
   8. Após o contato com objetos na proximidade imediata do paciente.

Um álcool gel é preferido aos sabões antissépticos, mas antes de sua aplicação as mãos devem estar limpas.

Fonte: referências 2 e 3.

Recomendações gerais

a) Os sabões e os géis antissépticos são preferidos em relação aos sabões comuns e água para lavar as mãos.

b) Se as mãos não estão visivelmente sujas, o álcool gel é recomendado para limpar as mãos (o álcool se mostrou mais eficaz do que o iodofórmio e a clorexidina para reduzir a contagem de bactérias nas mãos).[3] O gel deve ser esfregado nas mãos até que elas fiquem secas.

c) Os sabões antissépticos são recomendados quando as mãos estão sujas de fluidos corporais. O sabão deve ser esfregado sobre toda a superfície das mãos por pelo menos 30 segundos.[2,3] Em seguida, deve ser removido com água morna, e as mãos devem ser completamente secas (a umidade residual na pele irá promover o crescimento bacteriano).

d) A água quente não é recomendada para lavar as mãos,[3] pois não é mais eficaz do que a água morna ou fria para a remoção dos micróbios cutâneos[4] e pode ser irritante para a pele.

e) Durante a lavagem das mãos, deve-se dar atenção especial às áreas subungueais, onde os micróbios tendem a se concentrar.

Apesar da importância da lavagem das mãos, as pesquisas revelam que apenas uma pequena porcentagem da equipe de UTI adere às recomendações desse tipo de higiene, e os médicos são, consistentemente, os maiores transgressores.[1-3]

BARREIRAS DE PROTEÇÃO

As barreiras de proteção como luvas, aventais, máscaras e óculos fornecem um impedimento físico à transmissão dos agentes infecciosos presentes no sangue e nos fluidos corporais.

Luvas

Indicações

As tarefas que requerem luvas (estéreis e não estéreis) estão listadas na Tabela 1.3.

a) As luvas estéreis são necessárias para a colocação de cateteres nas artérias, nas grandes veias centrais e em espaços fechados, incluindo os espaços epidural e subaracnoide.

b) As luvas não estéreis são usadas para o contato com sangue, fluidos corporais, secreções, excreções, pele não intacta e membranas mucosas.

c) As luvas não estéreis podem ser usadas para a inserção de cateter em veia periférica desde que seja usada uma técnica sem toque (ou seja, as mãos enluvadas não toquem a haste do cateter).

TABELA 1.3
Recomendações para uso de luvas na UTI

I. Luvas estéreis devem ser usadas para os seguintes procedimentos:
 1. Cateterização venosa central.
 2. Cateter central inserido perifericamente.
 3. Cateterização arterial.
 4. Colocação de cateter de drenagem em espaço fechado (cavidades pleural, pericárdica ou peritoneal).
 5. Inserção de cateter epidural ou intraventricular.

II. Luvas não estéreis são recomendadas para as seguintes situações:
 1. Quando há contato com sangue, fluidos corporais, secreções, excreções, pele não intacta e membranas mucosas.
 2. Inserção de cateter venoso periférico (as mãos enluvadas não devem tocar o cateter).

III. Recomendações gerais:
 1. Recomenda-se a lavagem das mãos antes e depois do uso de luvas.
 2. As luvas devem ser trocadas entre as tarefas envolvendo o mesmo paciente caso haja contato com material potencialmente infeccioso.
 3. As luvas devem ser removidas imediatamente após o uso, antes do contato com objetos não contaminados no ambiente e antes de atender outro paciente.

Fonte: referências 5 a 7.

Luvas e lavagem das mãos

a) O uso das luvas não elimina a necessidade de lavar as mãos.
b) Recomenda-se lavar as mãos antes e depois do uso de luvas.

Alergia ao látex

O látex é uma borracha natural usada na manufatura de vários produtos médicos, incluindo luvas, máscaras faciais, manguitos de pressão e cateteres. O contato frequente ao látex pode promover reações de hipersensibilidade.

a) A hipersensibilidade ao látex é relatada entre 10 a 20% dos funcionários do hospital, enquanto na população em geral ocorre em 1%.[8] Ela é particularmente prevalente em pacientes com espinha bífida (até 40% dos pacientes) por motivos não esclarecidos.

b) As manifestações clínicas da alergia ao látex podem incluir dermatite atópica (urticária ou eczema), anafilaxia, rinoconjuntivite ou asma.[8,9]
c) O diagnóstico da alergia ao látex pode ser elusivo, pois a apresentação clínica é inespecífica e algumas das manifestações (rinoconjuntivite e asma) aparecem sem ter havido contato direto com o látex. As reações alérgicas que são relacionadas ao trabalho (i. e., aparecem no trabalho e desaparecem quando longe dele) devem levantar a suspeita de alergia ao látex.
d) Há dois testes de hipersensibilidade ao látex: um teste cutâneo e uma análise dos níveis de IgE específicas do látex na corrente sanguínea, mas ambos têm desvantagens. O teste de IgE látex-específico é atualmente o exame preferido, mas a sensibilidade pode ser baixa.[10]
e) O tratamento da alergia ao látex inclui o alívio dos sintomas e a retirada do látex do ambiente do indivíduo. Luvas sem látex (vinil) estão disponíveis na maioria dos hospitais, mas a remoção completa do látex do ambiente hospitalar frequentemente não é possível, devido ao grande número de produtos médicos que o contém (p. ex., abaixadores de língua).

Máscaras e outras barreiras

Máscaras faciais, óculos e aventais também são usados como barreiras físicas aos agentes infecciosos. Essas barreiras são recomendadas para qualquer procedimento ou atividade de cuidado de paciente que possa gerar respingos de sangue, fluidos corporais, secreções ou excreções.

Máscaras faciais

Há dois tipos de máscaras faciais: as cirúrgicas e os respiradores.

a) As máscaras cirúrgicas não fornecem uma barreira eficaz para patógenos transportados pelo ar e não devem ser usadas como medidas preventivas para doenças transmitidas por via aérea. A popularidade dessas máscaras na UTI não tem fundamento.

b) Os respiradores são equipamentos que protegem os usuários de inspirar uma substância perigosa. Os respiradores particulados bloqueiam partículas de matéria e podem bloquear a inalação de patógenos transmitidos por via aérea, especialmente o bacilo da tuberculose. O mais eficaz desses equipamentos é o respirador N95;[11] o "N" indica que a máscara irá bloquear aerossóis aquosos ou sem base oleosa (o tipo que transmite o bacilo da tuberculose), e o "95" indica que a máscara irá bloquear 95% das partículas que se pretende evitar.

Doenças transmitidas por via aérea

As partículas infecciosas, capazes de transmissão por via aérea, são divididas em duas categorias: as maiores de 5 mícrons de diâmetro ($> 5\mu$) e as que têm 5 mícrons ou menos de diâmetro ($\leq 5\mu$). Os organismos e as doenças transmitidas por via aérea em cada categoria são mostrados na Figura 1.1.

a) As maiores partículas transportadas pelo ar ($> 5\mu$ de diâmetro) em geral não viajam mais do que 1 m. Para prevenir a transmissão delas, recomenda-se o uso de máscara cirúrgica (apesar de sua eficácia não ser comprovada) quando os funcionários do hospital ou visitantes estão a 1 m do paciente.[5]
b) As partículas infecciosas menores ($\leq 5\mu$ de diâmetro) podem viajar distâncias maiores no ar. Para prevenir a sua transmissão, os pacientes devem ser isolados em quartos e mantidos em um ambiente de pressão negativa em relação às áreas ao redor.
c) Em situações de tuberculose (TB) infecciosa (pulmonar ou laríngea), os funcionários do hospital e os visitantes devem usar uma máscara respiradora N95 enquanto estiverem no quarto do paciente infectado.[5,12]
d) Em casos de estágios infecciosos de sarampo e varicela (catapora ou herpes zoster), os indivíduos sem história prévia dessas infecções, imunocomprometidos, debilitados por doenças ou gestantes não devem entrar no quarto dos pacientes infectados. Outros indivíduos

PRECAUÇÕES RESPIRATÓRIAS PARA INFECÇÕES TRANSMITIDAS PELO AR

PATÓGENOS E INFECÇÕES

Grandes partículas (> 5µ de diâmetro)

- *Hemophilus influenza* (tipo b): epiglotite, pneumonia e meningite
- *Neisseria meningitidis*: pneumonia e meningite
- Infecções respiratórias bacterianas:
  a) Difteria (faríngea)
  b) *Mycoplasma pneumoniae*
  c) Faringite e pneumonia por estreptococo do grupo A
- Infecções respiratórias virais:
  a) *Influenza*
  b) Adenovírus
  c) Caxumba
  d) Rubéola

PRECAUÇÕES RESPIRATÓRIAS

1. Colocar o paciente em um quarto privado. Caso não haja um disponível, esse paciente não deve ficar a menos de 1 m de outro paciente não infectado.
2. Os funcionários do hospital e os visitantes devem usar máscara cirúrgica quando estiverem a 1 m do paciente.

Partículas pequenas (≤ 5µ de diâmetro)

- *Mycobacterium tuberculosis* (TB pulmonar e laríngea)
- Sarampo
- Varicela (incluindo zoster disseminado)

1. Colocar o paciente em um quarto com isolamento e em pressão negativa.
2. Na TB pulmonar infecciosa, os funcionários do hospital e os visitantes devem usar respirador N95 enquanto estiverem no quarto.
3. Para o sarampo e a varicela, os indivíduos sem uma história comprovada de infecção não devem entrar no quarto ou devem usar um respirador N95 enquanto estiverem no quarto.

FIGURA 1.1
Recomendações para prevenção de disseminação de patógenos transmitidos pelo ar.
Fonte: referência 5.

suscetíveis podem entrar no quarto, porém, eles devem usar um respirador N95.

INFECÇÕES DE TRANSMISSÃO HEMATÓGENA

O maior risco infeccioso para os funcionários de UTI é a exposição aos patógenos transmitidos por via hematógena, como o HIV, o vírus da hepatite B (HBV) e o da hepatite C

(HCV). Esta seção descreve os riscos ocupacionais e as medidas preventivas das doenças de disseminação hematógena.

Lesão por picada de agulha

A transmissão de infecções hematógenas aos funcionários de hospital ocorre principalmente através de lesão por picada de agulha. A cada ano, cerca de 10% dos funcionários de hospitais sofrem esse tipo de lesão,[13] e mais de 50% da equipe hospitalar e dos estudantes de medicina relatam uma picada de agulha em algum momento durante o seu treinamento.[14]

Agulhas com dispositivo de segurança

Fora da sala de cirurgia, a maioria das lesões com agulha ocorre durante a colocação da capa nas agulhas usadas e no seu descarte.[13] Para evitar lesões nesses momentos, as agulhas ocas agora são equipadas com uma capa protetora plástica que quebra sobre elas após terem sido usadas. (Esse equipamento atualmente é obrigatório por lei em todos os ambientes de saúde nos Estados Unidos).

Vírus da imunodeficiência humana (HIV)

A disseminação do HIV em funcionários de hospitais é temida no mundo todo, mas é rara. De fato, nos EUA, há apenas 56 casos de soroconversão de HIV em trabalhadores de saúde. Esses casos podem estar ligados definitivamente à transmissão de HIV no local de trabalho.[13]

Exposição percutânea

A transmissão de HIV por lesão com agulha é rara.

a) Uma única lesão por agulha com sangue de um paciente portador de HIV tem um risco médio de 0,3% de soroconversão de HIV.[13,15] Os fatores que aumentam o risco de transmissão incluem punção cutânea profunda, sangue visível na agulha e lesão com uma agulha que tenha sido colocada em uma artéria ou veia do paciente-fonte.

Exposição às membranas mucosas

O risco de transmissão do HIV através das membranas mucosas ou de pele não intacta é ainda menor do que o risco por lesão com agulha.

a) Uma única exposição de pele ou membrana mucosa lacerada ao sangue de um paciente infectado com HIV tem um risco médio de 0,09% de soroconversão de HIV.[13,15]

Manejo pós-exposição

Quando um funcionário de hospital sofre uma lesão com agulha, o estado HIV do paciente-fonte é usado para determinar a necessidade de profilaxia para HIV com antirretrovirais (Tabela 1.4).

a) Se a infecção por HIV for comprovada ou suspeitada no paciente-fonte, a profilaxia com dois fármacos antirretrovirais é iniciada imediatamente. Além disso, um terceiro fármaco é adicionado se o paciente-fonte tiver uma infecção HIV sintomática.
b) Se o estado HIV do paciente-fonte for desconhecido e o paciente estiver disponível, um teste rápido de anticorpo HIV pode ser realizado. Com os resultados desse teste de beira de leito, que ficam prontos em minutos, pode-se determinar a necessidade de antirretrovirais. Um teste negativo não apenas elimina o medo de adquirir o vírus como também evita o uso de fármacos que tendem a ser mal tolerados. Um resultado positivo deve ser confirmado por testes laboratoriais padrão (p. ex., um Western blot ou uma imunofluorescência).
c) As respostas do anticorpo à infecção por HIV podem levar de 4 a 6 semanas para se tornarem evidentes. Portanto, qualquer pessoa com exposição documentada a uma infecção por HIV deve realizar testes seriados para anticorpos anti-HIV 6 semanas, 3 meses e 6 meses após a exposição.[5]

TABELA 1.4
Indicações para uso de fármacos antirretrovirais após possível exposição ao HIV

Nenhum fármaco	Dois fármacos[a]	Três fármacos[b]
1. Quando a fonte é HIV-negativo	1. Quando a fonte é HIV-positivo, mas assintomática	1. Quando a fonte é HIV-positivo e sintomática
2. Quando o estado HIV da fonte não é conhecido, mas é improvável a presença de HIV[c]	2. Quando o estado HIV da fonte não é conhecido, mas o HIV é provável[c]	2. Quando a fonte é HIV-positivo e assintomática, mas a exposição é grave[e]
3. Quando a fonte não é conhecida, mas o HIV não é provável[d]	3. Quando a fonte não é conhecida, mas o HIV é provável[d]	

Fonte: referência 15.
[a] O esquema de dois fármacos recomendado é zidovudine (200 mg 3x/dia) mais lamivudine (150 mg 2x/dia) por 4 semanas. Os dois agentes estão disponíveis juntos como COMBIVIR.
[b] Adicione um dos seguintes fármacos ao esquema de dois fármacos: efavirenz (600 mg ao deitar), indinavir (800 mg a cada 8 horas, entre as refeições) ou nelfinavir (2,5 g por dia em 2 a 3 doses, com as refeições).
[c] Quando o estado HIV da fonte é desconhecido, a probabilidade do HIV é baseada na presença ou ausência de fatores de risco.
[d] Quando a fonte é desconhecida, a probabilidade de HIV é baseada na prevalência de HIV na população servida.
[e] A exposição grave é definida como lesão profunda, agulha contaminada com sangue do paciente-fonte e exposição por agulha que foi inserida na artéria ou na veia do paciente fonte.

Vírus da hepatite B (HBV)

A hepatite B é a doença hematógena transmitida mais facilmente; contudo, há uma vacina disponível que pode produzir imunidade vitalícia ao HBV.

Vacina para hepatite B

A vacina da hepatite B confere imunidade pela estimulação da produção de um anticorpo contra o antígeno de superfície da hepatite B (anti-HBs). A vacina é recomendada para qualquer pessoa que tenha contato com sangue, fluidos corporais e instrumentos cortantes. A única contraindicação à vacina é uma história anterior de anafilaxia por fermento.[15]

a) A vacina é administrada em três doses: as duas primeiras são dadas com um intervalo de quatro semanas, e a terceira, cinco meses depois.
b) Se a série de vacinação for interrompida, não é necessário repetir a sequência completa. Caso não tenha sido dada a segunda dose, ela deve ser administrada logo que possível, e a terceira dose é administrada dois meses depois. Se a dose que faltar for a terceira, ela é administrada para completar a série de vacinação.

Como a sequência inicial de vacinação nem sempre confere imunidade, a dose final da vacina HBV deve ser seguida (em 1 a 2 meses) por um teste para o anticorpo anti-HBs.

c) A imunidade é indicada por um nível anti-HBs ≥ 10 mUI/mL. Se esse nível não tiver sido atingido, a terceira dose da série deve ser repetida.

Indivíduos não responsivos têm uma chance de 30 a 50% de responder à segunda série de vacinação.[15] A falha em obter imunidade após a segunda série é considerada uma falha da vacinação, e mais nada é feito. Os indivíduos responsivos não requerem dose de reforço da vacina, embora os níveis dos anticorpos diminuam com o tempo.[15]

Risco de transmissão do HBV

O risco de adquirir o HBV após exposição é determinado pela imunidade do indivíduo exposto.

a) Nos indivíduos que não têm imunidade ao HBV (não vacinados ou não responsivos), a exposição ao sangue infectado por HBV traz um risco de 60% de adquiri-lo e um risco de 30% de desenvolver hepatite sintomática.[15]
b) Naqueles que são vacinados e respondem de forma adequada, não há praticamente nenhum risco de adquirir a infecção pelo HBV.

Manejo após possível exposição ao HBV

O manejo de um indivíduo com possível exposição ao HBV é delineada na Tabela 1.5. As escolhas são orientadas pelo estado de vacinação do indivíduo exposto e por presença ou

TABELA 1.5
Manejo da possível exposição ao vírus da hepatite B (HBV)

Imunidade na pessoa exposta	HBsAg[e] no paciente fonte		
	HBsAg (+)	HBsAg (−)	HBsAg (?)
Não vacinada	HBIG[a] e iniciar vacina HBV	Iniciar vacina HBV	Iniciar vacina HBV
Vacinada e imune[c]	Não fazer nada	Não fazer nada	Não fazer nada
Vacinada e não imune[d]	HBIG[a] e iniciar a revacinação HBV ou HBIG × 2[b]	Não fazer nada	Se a fonte for de alto risco para HBV, tratar como se ela fosse HBsAg (+)
Imunidade desconhecida	Verifique anti-HBs[c] na pessoa exposta: 1. Se imune,[c] nenhum tratamento 2. Se não for imune,[d] HBIG[a] e reforço da vacina	Não fazer nada	Verifique anti-HBs[f] na pessoa exposta: 1. Se imune,[c] nenhum tratamento 2. Se não for imune, reforço da vacina e verifique novamente o título em 1 a 2 meses

Fonte: referência 15.
[a] HBIG = imunoglobulina para hepatite B, 0,06 mL/kg via injeção intramuscular imediatamente após a exposição.
[b] HBIG × 2 = imunoglobina para hepatite B, 0,06 mL/kg via injeção intramuscular imediatamente após a exposição, mais uma segunda dose um mês depois.
[c] Imunidade definida como anti-HBs após vacinação ≥ 10 mUI/mL.
[d] Não imunidade definida como anti-HBs após vacinação < 10 mUI/mL.
[e] HBsAg = antígeno de superfície hepatite B.
[f] Anti-HBs = anticorpo contra antígeno de superfície hepatite B.

ausência do antígeno de superfície da hepatite B (HbsAg) no sangue do paciente-fonte.

 a) Nos indivíduos com imunidade induzida por vacina, não é necessário nenhum tratamento após a exposição ao HBV.

b) Na possível exposição em indivíduos não imunes, a comprovação ou suspeita de infecção por HBV no paciente – fonte deve indicar o tratamento imediato com imunoglobulina para hepatite B (0,06 mL/kg via injeção intramuscular), seguido de vacinação para HBV.

Vírus da hepatite C (HCV)

O HCV é um patógeno hematógeno que deve ser visto com alguma preocupação, pois a infecção frequentemente leva à hepatite crônica.

Risco de transmissão do HCV

a) A prevalência de anticorpos anti-HCV em funcionários de hospital é de apenas 1 a 2%,[16] o que significa que o risco de transmissão do HCV em ambiente hospitalar é baixo.
b) Após uma lesão com agulha com sangue infectado com HCV, o risco médio de transmissão do HCV é de apenas 1,8%.[15] A transmissão por exposição às membranas mucosas é rara, e não há casos documentados de transmissão do HCV através de rupturas na pele.

Manejo pós-exposição

a) Não há profilaxia eficaz para o HCV após exposição ao sangue infectado.
b) Após uma exposição documentada a um sangue infectado com HCV, medidas seriadas de anticorpos anti-HCV são recomendadas por 6 meses.[16]

REFERÊNCIAS

1. Larson EL, Rackoff WR, Weiman M, et al. APIC guideline for hand antisepsis in health-care settings. Am J Infect Control 1995; 23:251-269.
2. Centers for Disease Control and Prevention. Guidelines for Hand Hygiene in Health-Care Settings: Recommendations of the Healthcare Infection Control Practices Advisory Committee and the HICPAC/ SHEA/ APIC/IDSA Hand Hygiene Task Force. MMWR 2002; 51 (No. RR-16):1-45.

3. Katz JD. Hand washing and hand disinfection: more than your mother taught you. Anesthesiol Clin North Am 2004; 22:457-471.
4. Laestadius JG, Dimberg L. Hot water for handwashing – where is the proof? J Occup Environ Med 2005; 47:434-435.
5. Garner JS, Hospital Infection Control Practices Advisory Committee. Guideline for isolation precautions in hospitals. Am J Infect Control 1996; 24:24-52.
6. Centers for Disease Control and Prevention. Guidelines for the prevention of intravascular catheter-related infections. MMWR 2002; 51 (No. RR-10):1-29.
7. Division of Healthcare Quality Promotion, National Center for Infectious Diseases, Centers for Disease Control and Prevention. Standard precautions: excerpted from Guideline for Isolation Precautions in Hospitals. Accessed at www.cdc.gov /ncidod /hip /ISOLAT / std_prec_ excerpt.htm
8. Charous L, Charous MA. Is occupational latex allergy causing your patient's asthma? J Respir Dis 2002; 23:250-256.
9. Guin ID. Clinical presentation of patients sensitive to natural rubber latex. Dermatitis 2004; 4:192-196.
10. Hamilton RG, Peterson EL, Own by DR. Clinical and laboratory-based methods in the diagnosis of natural rubber latex allergy. J Allergy Clin Immunol 2002; 110 (suppl 2): 547-556.
11. Fennelly KP. Personal respiratory protection against *Mycobacterium tuberculosis.* Clin Chest Med 1997; 18:1-17.
12. Division of Healthcare Quality Promotion, National Center for Infectious Diseases, Centers for Disease Control and Prevention. Airborne precautions: excerpted from Guideline for Isolation Precautions in Hospitals. Accessed at www.cdc.gov/ncidod/hip/ISOLAT/airborne_ prec_excerpt.htm
13. National Institute for Occupational Safety and Health. Preventing Needlestick Injuries in Health Care Settings. DHHS (NIOSH) Publication No.2000-108, 1999.
14. Radechi S, Abbott A, Eloi L. Occupational human immunodeficiency virus exposure among residents and medical students. Arch Intern Med 2000; 160:3107-3100.
15. Centers for Disease Control and Prevention. Updated U.S. Public Health Service Guidelines for the management of occupational exposures to HBV, HCV, and HIV and recommendations for postexposure prophylaxis. MMWR 2001; 50 (No. RR-11):1-52.
16. Centers for Disease Control and Prevention. Immunization of Healthcare workers: Recommendations of the Advisory Committee on Immunization Practices (ACIP) and the Hospital Infection Control Practices Advisory Committee (HICPAC). MMWR 1997, 46(RR-18): 1-42.

Capítulo 2

LESÃO DA MUCOSA RELACIONADA AO ESTRESSE

Lesão da mucosa relacionada ao estresse (LMRE) é um termo usado para descrever erosões da mucosa gástrica que ocorrem em pacientes com doença aguda com risco de morte.[1,2] Este capítulo irá descrever os métodos usados para prevenir o sangramento preocupante dessas lesões.

CARACTERÍSTICAS GERAIS

Patogênese

1. As erosões gástricas que aparecem na doença aguda com risco de morte provavelmente são causadas por um fluxo sanguíneo inadequado para a mucosa gástrica. Em geral, são superficiais e confinadas à superfície da mucosa, mas podem se desenvolver crateras mais profundas, que se estendem para a submucosa, as quais lembram crateras de úlceras. Estas últimas são chamadas *úlceras de estresse*. (O termo "úlcera de estresse" com frequência é usado para representar todos os tipos de erosão gástrica relacionada ao estresse. Este capítulo usa o termo de forma similar.)
2. As erosões gástricas relacionadas ao estresse não têm cobertura protetora, e a acidez das secreções gástricas pode agravá-las e promover lesão adicional da mucosa. Além disso, o ambiente ácido no estômago pode promover sangramento a partir das erosões por exercer um efeito trombolítico. Por isso, as ações deletérias da acidez gástrica são a base da popularidade da supressão do ácido gástrico como estratégia profilática nessa condição (ver adiante).

Manifestações clínicas

1. As erosões da mucosa gástrica podem ser demonstradas em 75 a 100% dos pacientes dentro de 24 horas da admissão na UTI.[3] Essas lesões com frequência são clinicamente silenciosas, mas podem promover sangramento da mucosa.
2. Sem medidas preventivas adequadas (ver adiante), as erosões gástricas podem causar sangramento clinicamente aparente em até 25% dos pacientes de UTI.[3] Contudo, o sangramento significativo (i. e., que cause hipotensão ou que requeira transfusão) ocorre em menos de 5% dos pacientes de UTI.[3,4]

Condições predisponentes

As condições listadas na Tabela 2.1 estão associadas com risco aumentado de sangramento preocupante por erosões gástricas.

1. As três condições na coluna da esquerda (ventilação mecânica prolongada, coagulopatia e história de gastrite, úlcera péptica ou hemorragia digestiva alta) são fatores de risco independentes; portanto, a presença

TABELA 2.1
Indicações para profilaxia da úlcera de estresse

Qualquer uma das condições enumeradas a seguir	OU	Duas ou mais das condições enumeradas a seguir

1. Ventilação mecânica por > 48 horas.
2. Coagulopatia:
  a) Plaquetas < 50.000/mL ou
  b) RNI > 1,5 ou
  c) TTP > 2 × controle
3. História de gastrite ou úlcera péptica ou episódio anterior de hemorragia digestiva alta
		1. Hipotensão
		2. Sepse grave
		3. Trauma craniano grave
		4. Trauma multissistêmico
		5. Insuficiência renal
		6. Insuficiência hepática
		7. Queimaduras envolvendo > 30% de área de superfície corporal

Fonte: referências 1 e 4.

de qualquer uma delas representa um risco de sangramento significativo.
2. As condições enumeradas na coluna da direita não são fatores de risco independentes, sendo que pelo menos duas delas devem estar presentes para criar um risco de sangramento significativo.
3. As condições predisponentes na Tabela 2.1 também devem ser usadas como indicação para as medidas preventivas descritas no texto (ver a seguir).

MEDIDAS PREVENTIVAS

O objetivo das medidas preventivas descritas aqui não é prevenir o aparecimento de erosões gástricas (já que isso pode ser impossível), mas sim evitar o sangramento preocupante por essas lesões.

Alimentação por sonda enteral

1. A alimentação por sonda enteral exerce um efeito trófico sobre a mucosa intestinal que ajuda a manter a integridade estrutural e funcional da mucosa (ver Capítulo 37).
2. Os estudos clínicos têm mostrado que a alimentação por sonda enteral é eficaz para prevenir o sangramento por erosões gástricas.[5,6]
3. A alimentação por sonda enteral deve ser considerada uma profilaxia adequada para o sangramento induzido por LMRE na maioria dos pacientes. As possíveis exceções são pacientes com uma coagulopatia, uma história prévia de sangramento por gastrite ou úlcera péptica ou úlcera péptica ativa.

Acidez gástrica reduzida

A medida preventiva mais popular para o sangramento relacionado a úlceras de estresse é o uso de fármacos que possam reduzir a acidez das secreções gástricas.[7] O objetivo da terapia de supressão ácida é manter um pH > 4,0 nas secreções gástricas.

Antagonistas dos receptores histamínicos tipo 2

a) Os fármacos-padrão para supressão ácida para profilaxia da úlcera de estresse são os antagonistas dos receptores histamínicos do tipo 2 (bloqueadores H_2). Inúmeros estudos clínicos têm demonstrado que esses fármacos reduzem a incidência de sangramento das úlceras de estresse para ≤ 3% em pacientes de alto risco.[8,9]

b) Os bloqueadores H_2 usados mais frequentemente para profilaxia das úlceras de estresse são a famotidina (Pepcid) e a ranitidina (Zantac). Ambos são administrados por via intravenosa nos esquemas de dose mostrados na Tabela 2.2.[10,11] É importante salientar que a famotidina tem ação mais longa do que a ranitidina (10 a 12 horas *versus* 6 a 8 horas) e é dada com menor frequência, mas ambos os fármacos são equivalentes na sua capacidade de reduzir o risco de sangramento por úlceras de estresse.

c) A famotidina e a ranitidina são excretadas inalteradas na urina e podem se acumular na insuficiência renal e produzir uma condição neurotóxica caracterizada por confusão, agitação e convulsões.[10,11] Assim, a dose desses fármacos deve ser reduzida quando há insuficiência renal (ver Tabela 2.3).

Inibidores da bomba de prótons

a) Os inibidores da bomba de prótons (IBP) bloqueiam a secreção ácida gástrica por se ligarem irreversivelmente à bomba de íons hidrogênio nas células da parede gástrica. Esses agentes têm duas vantagens potenciais sobre os bloqueadores H_2: são mais eficazes na redução da acidez gástrica (e na manutenção de um pH acima de 4,0) e o seu efeito não é reduzido com o uso repetido.[12]

b) Na UTI, os IBP têm sido usados principalmente para prevenir o ressangramento após um episódio de hemorragia digestiva alta aguda (não varicosa). Há uma experiência limitada com esses agentes para profilaxia da úlcera de estresse.

c) Há dois IBP disponíveis para uso intravenoso: o omeprazol (Prilosec) e o pantoprazol (Protonix). As doses

TABELA 2.2
Fármacos usados para prevenir sangramento por úlceras de estresse

Agente	Via	Dose recomendada
1. Antagonista dos receptores histamínicos H_2		
Famotidina	IV	a) 20 mg a cada 12 h b) Reduzir a dose na insuficiência renal (ver Tabela 2.3)
Ranitidina	IV	a) 50 mg a cada 8 h b) Reduzir a dose na insuficiência renal (ver Tabela 2.3)
2. Inibidores da bomba de prótons		
Omeprazol	IV	a) 80 mg por dia em dose única b) Para prevenir o ressangramento após hemorragia digestiva, seguir a dose inicial com uma infusão contínua de 8 mg/h por 1 a 3 dias
Pantoprazol	IV	a) 40 mg diariamente em dose única b) O mesmo que para o omeprazol
3. Agente citoprotetor		
Sucralfato	SNG[a]	a) 1 g (como uma pasta) a cada 6 h b) Evitar a interação medicamentosa

[a] SNG: Sonda nasogástrica.

TABELA 2.3
Ajuste de dose dos bloqueadores H_2 na insuficiência renal

Clearance de creatinina (mL/min)	Percentual da dose usual	
	Ranitidina	Famotidina
51-75	75%	50%
10-50	50%	25%
< 10	25%	10%

Fonte: Self TH. *Mental confusoin induced by H2-receptors antagonists: how to avoid.* J Crit Illness 2000;15:47.

recomendadas para cada fármaco são mostradas na Tabela 2.2. Observe que uma infusão contínua é usada quando os fármacos são administrados para prevenir o ressangramento.

d) Apesar da vantagem potencial dos IBP sobre os bloqueadores H_2 para supressão da acidez gástrica, não há evidência de que eles forneçam maior proteção contra o sangramento das úlceras de estresse do que os bloqueadores H_2. No momento, não há motivo para preferir os IBP em relação aos bloqueadores H_2 para profilaxia das úlceras de estresse.

Os perigos da supressão da acidez gástrica

A maioria dos microrganismos não sobrevive em um ambiente gástrico, como demonstrado na Figura 2.1. Nesse caso, a *Escherichia coli* é erradicada completamente em uma hora quando o pH do meio de crescimento é reduzido de 5 para 3 unidades de pH. Os efeitos antimicrobianos de um ambiente ácido foram apreciados por Joseph Lister, o pai das práticas antissépticas em medicina, que usou o *ácido* carbólico como o primeiro agente antisséptico para a pele.

a) Diante das ações germicidas da acidez, é provável que o ácido gástrico sirva como um agente antisséptico próprio para erradicar os microrganismos deglutidos com a saliva e os alimentos.

b) A perda das ações antissépticas normais do ácido gástrico resultará em supercrescimento bacteriano no estômago, o que pode predispor a certas infecções, inclusive gastrenterite infecciosa e pneumonia por aspiração.[13]

c) Vários estudos clínicos revelaram que a profilaxia da úlcera de estresse com os bloqueadores H_2 está associada com um aumento da incidência de pneumonia.[9] Isso é demonstrado na Figura 2.2, a qual é explicada mais adiante neste capítulo.

d) A perda das defesas antimicrobianas com a supressão da acidez gástrica é motivo para considerar medidas preventivas de sangramento de úlceras de estresse que não envolvam supressão da acidez gástrica. Uma dessas medidas é descrita a seguir.

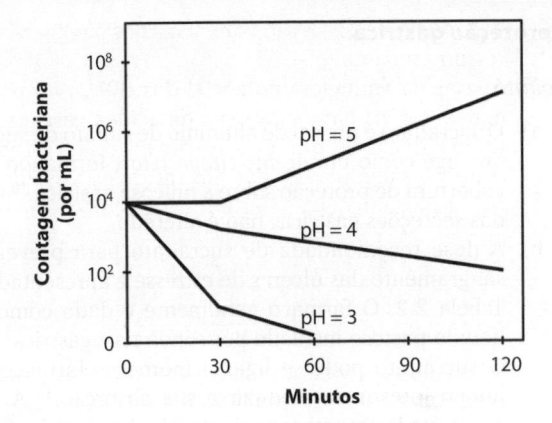

FIGURA 2.1
A influência do pH sobre o crescimento da *Escherichia coli*.
Fonte: Gianella J et al. Gut 1972;13:251.

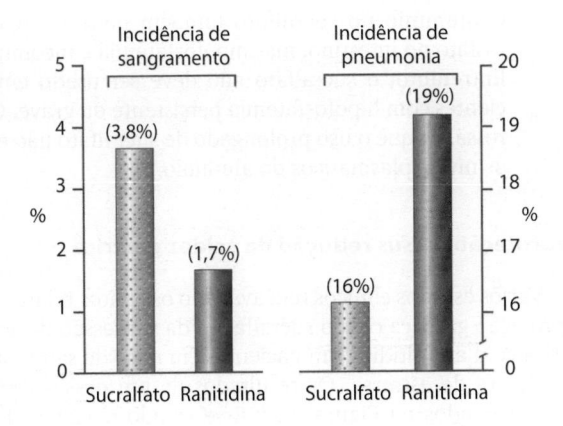

FIGURA 2.2
Uma comparação entre os efeitos da profilaxia da úlcera de estresse com sucralfato e ranitidina sobre a incidência de sangramento clinicamente significativo e pneumonia adquirida no hospital em pacientes dependentes de ventilador.
Fonte: referência 8.

Citoproteção gástrica

Sucralfato

a) O sucralfato é um sal de alumínio de sulfato de sucrose que age como um *agente citoprotetor*, formando uma cobertura de proteção sobre a mucosa gástrica.[10] O pH das secreções gástricas não é alterado.

b) A dose recomendada de sucralfato para prevenir o sangramento das úlceras de estresse é apresentada na Tabela 2.2. O fármaco geralmente é dado como um líquido pastoso instilado por sonda nasogástrica.

c) O sucralfato pode se ligar a inúmeros fármacos no lúmen intestinal e reduzir a sua absorção.[14] A interação medicamentosa mais provável em pacientes de UTI inclui cumarínicos, digoxina, fluoroquinolonas, fenitoínas, quinidina, ranitidina, tetraciclina, tiroxina, teofilina. Assim, esses fármacos devem ser dados pelo menos duas horas antes do sucralfato para evitar interação medicamentosa.

d) O alumínio no sucralfato também pode se ligar ao fosfato no intestino, mas hipofosfatemia é incomum.[15] Entretanto, o sucralfato não deve ser usado em pacientes com hipofosfatemia persistente ou grave. Cabe ressaltar que o uso prolongado de sucralfato não eleva os níveis plasmáticos de alumínio.

Citoproteção *versus* redução da acidez gástrica

Vários estudos clínicos têm avaliado os efeitos relativos da citoproteção gástrica com o sucralfato e da supressão da acidez gástrica com a ranitidina em pacientes em risco de sangramento de úlcera de estresse. Os resultados de um desses estudos são apresentados na Figura 2.2.[8] Esse estudo envolveu 1.200 pacientes dependentes de ventilador em 16 UTIs que foram randomizados para receber sucralfato ou ranitidina nas doses usuais. Os resultados mostram o seguinte:

1. O sangramento significativo ocorre raramente (< 5%), apesar do esquema de fármacos profiláticos. Isso indica

que a ranitidina e o sucralfato são, ambos, agentes eficazes para a profilaxia da úlcera de estresse.
2. A profilaxia com a ranitidina está associada com menos episódios de sangramento (diferença absoluta = 2,1%), enquanto a profilaxia com o sucralfato está associada com menos episódios de pneumonia (diferença absoluta = 2,9%).
3. O aumento da incidência de pneumonia associado com a ranitidina é consistente com os resultados combinados de outros oito estudos clínicos.[9] Essa associação é prevista devido à perda das defesas antibacterianas no trato GI superior como consequência da menor acidez gástrica, conforme descrito anteriormente.

Motivos para evitar a supressão da acidez gástrica com ranitidina

a) O benefício derivado da supressão da acidez gástrica com o uso de ranitidina (i. e., menos episódios de sangramento por úlcera de estresse) deve ser pesado em relação ao risco associado (i. e., maior frequência de episódios de pneumonia). Como a pneumonia nosocomial tem um maior índice de mortalidade do que o sangramento da úlcera de estresse (50% *versus* 10%), a supressão da acidez gástrica por meio da ranitidina pode resultar em maior perda de vidas por pneumonia do que vidas salvas por menos episódios de sangramento. Portanto, esse é um dos motivos para se evitar o uso de supressão da acidez gástrica com o uso de ranitidina (ou de qualquer outro fármaco) como estratégia de prevenção para as erosões gástricas relacionadas ao estresse.

b) A sepse grave e o choque séptico estão entre as principais causas de morte em pacientes de UTI, e o trato gastrintestinal é um reservatório importante de patógenos nessas condições.[16] A supressão da acidez gástrica (por qualquer meio) irá aumentar esse problema por promover a proliferação microbiana no trato GI superior. Por esse motivo, a acidez gástrica deve ser mantida sempre que possível para preservar o sistema de defesa antimicrobiana no intestino e reduzir o risco de sepse por patógenos do trato GI.

REFERÊNCIAS

1. Steinberg KP. Stress-related mucosal disease in the critically ill patient: Risk factors and strategies to prevent stress-related bleeding in the intensive care unit. Crit Care Med 2002; 30 (Suppl):5362-5364.
2. Fennerty MB. Pathophysiology of the upper gastrointestinal tract in the critically ill patient: rationale for the therapeutic ben- efits of acid suppression. Crit Care Med 2002; 30(Suppl):S351-S355.
3. Muthu GM, Mutlu EA, Factor P. GI complications in patients receiving mechanical ventilation. Chest 2001; 119:1222-1241.
4. Cook DJ, Fuller MB, Guyatt GH. Risk factors for gastrointestinal bleeding in critically ill patients. N Engl J Med 1994; 339:377-381.
5. Raff T, Germann G, Hartmann B. The value of early enteral nutrition in the prophylaxis of stress ulceration in the severely burned patient. Burns 1997; 23:313-318.
6. Pingleton SK, Hadzima SK. Enteral alimentation and gastrointestinal bleeding in mechanically ventilated patients. Crit Care Med 1983; 11:13-16.
7. Daley RJ, Rebuck JA, Welage LS, Rogers FB. Prevention of stress ulceration: current trends in critical care. Crit Care Med 2004; 32: 2008-2013.
8. Cook D, Guyatt G, Marshall J, et al. A comparison of sucralfate and ranitidine for the prevention of upper gastrointestinal bleeding in patients requiring mechanical ventilation. New Engl J Med 1998; 338:791-797.
9. Messori A, Trippoli S, Vaiani M, et al. Bleeding and pneumonia in intensive care patients given ranitidine and sucralfate for prevention of stress ulcer: meta-analysis of randomized controlled trials. Br Med J 2000; 321:1-7.
10. Famotidine. Mosby's Drug Consult. Mosby, Inc., 2006. Accessed at www.mdconsult.com in March, 2007.
11. Ranitidine. Mosby's Drug Consult. Mosby, Inc., 2006. Accessed at www.mdconsult.com. in March, 2007.
12. Morgan D. Intravenous proton pump inhibitors in the critical care setting. Crit Care Med 2002; 30(Suppl): 5369-5372.
13. Laheij R, Sturkenboom M, Hassing R-J, et al. Risk of community- acquired pneumonia and use of gastric acid-suppressive drugs. JAMA 2004; 292:1955-1960.
14. McEvoy GK, ed. AHFS Drug Information, 1995. Bethesda, MD: American Society of Health System Pharmacists, 1995:2021-2065.

15. Miller SJ, Simpson J. Medication-nutrient interactions: hypophosphatemia associated with sucralfate in the intensive care unit. Nutr Clin Pract 1991; 6:199-201.
16. Marshall JC, Christou NV, Meakins JL, et al. The gastrointestinal tract: the "undrained abscess" of multiple organ failure. Ann Surg 1993; 218:111-119.

Capítulo 3

TROMBOEMBOLISMO VENOSO

O tromboembolismo venoso (trombose venosa e embolia pulmonar; TEV) é responsável por cerca de 10% de todas as mortes hospitalares.[1] Essa é uma estimativa alarmante, visto que o TEV é considerado evitável na maioria dos casos. Este capítulo descreve a prevenção, o diagnóstico e o tratamento do TEV em pacientes hospitalizados, com ênfase na prevenção.

O PACIENTE DE RISCO

As condições clínicas que mais frequentemente são acompanhadas por TEV estão enumeradas na Tabela 3.1.[1-3] Um paciente que apresenta qualquer uma dessas condições deve receber profilaxia para TEV.

Cirurgia de grande porte

A cirurgia de grande porte (realizada sob anestesia geral e que dura mais de 30 minutos) é a condição de alto risco para TEV mais comum em pacientes hospitalizados. Os principais fatores que promovem TEV após uma cirurgia de grande porte são a lesão vascular e a liberação de tromboplastina pelos tecidos lesados (que produzem um estado de hipercoagulabilidade).

Cirurgia geral

O risco de TEV após uma cirurgia geral é determinado por três fatores: a idade do paciente, o tipo de procedimento e a presença ou ausência de outros fatores de risco de TEV. A Tabela 3.2 mostra como esses fatores são usados na avaliação de risco de TEV após cirurgia geral.

TABELA 3.1
Avaliação de risco de tromboembolismo venoso

Se o paciente tiver qualquer uma das condições a seguir, coloque um X no espaço correspondente. Marque apenas as condições que estão presentes no momento ou que ocorreram na última semana.

Perfil do paciente

História prévia de tromboembolismo ☐
Doença maligna ☐
Estado de hipercoagulabilidade (p. ex., reposição de estrogênio) ☐

Cirurgia

Cirurgia de grande porte (p. ex., abdominal, intracraniana) ☐
Cirurgia ortopédica envolvendo o quadril ou o joelho ☐

Trauma

Lesão medular ou fratura da coluna ☐
Fraturas envolvendo a pelve, o quadril ou a perna ☐
Trauma multissistêmico ☐

Doença clínica aguda

Acidente vascular cerebral ou infarto agudo do miocárdio ☐
Paresia neuromuscular (p. ex., Guillain-Barré) ☐

Condições relacionadas com a UTI

Ventilação mecânica por > 48 h ☐
Paralisia neuromuscular induzida por medicamentos ☐
Cateter venoso central ou em veia femoral ☐

Se qualquer uma dessas condições estiver presente, o paciente deve receber profilaxia para TEV.

Fonte: referências 1-3.

a) O menor risco de TEV ocorre após procedimentos menores, realizados em pacientes mais jovens (idade < 40 anos) que não têm outro fator de risco de TEV.
b) O maior risco de TEV ocorre após cirurgia de grande porte em pacientes mais velhos (idade > 40 anos) que têm pelo menos um fator de risco adicional de TEV.

A incidência de TEV em pacientes de cirurgia geral de alto risco é de 20 a 40%.[1]

Cirurgia ortopédica

A maior incidência de TEV pós-operatório (40 a 60%) ocorre após cirurgia de grande porte envolvendo o quadril ou o joelho.[1]

Outras cirurgias

a) O TEV é um risco após cirurgia intracraniana, procedimentos urológicos abertos e cirurgia ginecológica, com sua incidência após esses procedimentos ficando entre 20 e 40%.[1]
b) Laparoscopia, cirurgia de reconstrução arterial e procedimentos urológicos fechados (p. ex., prostatectomia transuretral) têm um baixo risco de TEV e não requerem tromboprofilaxia, a menos que o paciente tenha um risco inerente.[1]

Trauma grave

1. Vítimas de trauma grave têm uma chance 50% maior de desenvolver TEV enquanto estão hospitalizadas, e a embolia pulmonar é a principal causa de morte naquelas que sobrevivem à primeira semana.[1]
2. As condições de trauma com o maior risco de TEV são as lesões medulares e as fraturas da coluna e da pelve.[1,3]

Condições clínicas

1. As condições clínicas agudas com maior risco de TEV são o acidente vascular cerebral, o infarto agudo do miocárdio e as síndromes de paresia neuromuscular (p. ex., Guillain-Barré). Entre essas, o acidente vascular cerebral tem a maior incidência de TEV (20 a 50%).[1]
2. Pacientes de UTI podem ter fatores de risco adicionais de TEV, como ventilação mecânica prolongada, paralisia neuromuscular induzida por medicamentos e cateterização venosa central.[4]

TABELA 3.2
Tromboprofilaxia em cirurgia geral

Categorias de risco	Esquemas de profilaxia
I. Baixo risco Cirurgia de pequeno porte, idade < 40 anos, sem outro fator de risco[a]	I. Mobilização precoce
II. Risco moderado Cirurgia de grande porte, idade < 40 anos e sem outro fator de risco	II. $HNFBD_1$ ou $HBPM_1$; iniciar 2 horas antes da cirurgia
III. Alto risco Cirurgia de grande porte, idade > 40 anos ou outros fatores de risco	III. $HNFBD_2$ ou $HBPM_2$; iniciar 2 horas antes da cirurgia
IV. Risco mais alto Cirurgia de grande porte, idade > 40 anos e outros fatores de risco	IV. $HNFBD_2$ ou $HBPM_2$ mais compressão mecânica (iniciar 2 horas antes da cirurgia)

Esquemas profiláticos

Heparina não fracionada em baixas doses (HNFBD):
  $HNFBD_1$: 5.000 UI SC a cada 12 horas
  $HNFBD_2$: 5.000 UI SC a cada 8 horas

Heparina de baixo peso molecular (HBPM):
  $HBPM_1$: enoxaparina, 40 mg SC, uma vez ao dia OU
       dalteparina, 2.500 UI SC, uma vez ao dia
  $HBPM_2$: enoxaparina, 30 mg SC, a cada 12 horas OU
       dalteparina, 5.000 UI SC, uma vez ao dia

Compressão mecânica:
  Meias de compressão ou compressão pneumática intermitente

[a] Outros fatores de risco: câncer, obesidade, história prévia de tromboembolismo, estados de hipercoagulabilidade (p. ex., reposição de estrogênio).
Fonte: Adaptada da referência 1.

TROMBOPROFILAXIA

Equipamentos de compressão mecânica

Os equipamentos de compressão mecânica a seguir são usados como um adjunto ou como uma alternativa à profilaxia anticoagulante em pacientes que estão sangrando ou têm um alto risco de sangramento.

Meias de compressão graduada

a) As meias de compressão graduada são projetadas para criar uma pressão externa de 18 mmHg nos tornozelos e 8 mmHg na coxa.[5] O gradiente de pressão resultante de 10 mmHg promove o fluxo venoso para fora das pernas.

b) Embora eficaz quando usadas isoladamente após cirurgia abdominal e neurocirurgia,[6] essas meias são o método menos eficaz de tromboprofilaxia e nunca são usadas isoladamente em pacientes com um risco alto ou moderado de TEV.

Equipamentos de compressão pneumática

a) Os equipamentos de compressão pneumática intermitente (CPI) usam uma bomba de ar para inflar e desinflar periodicamente bolsas distensíveis que são enroladas em torno das pernas. Quando infladas, as bolsas criam uma pressão externa de 35 mmHg no tornozelo e 20 mmHg na coxa.[5]

b) Os equipamentos de CPI são mais eficazes do que as meias de compressão graduada para profilaxia de TEV[1] e podem ser usados isoladamente em pacientes que não são candidatos à profilaxia anticoagulante. Além disso, esses equipamentos são preferidos após cirurgia intracraniana, lesão medular e trauma multissistêmico (ver Tabela 3.3).

Heparina em baixas doses

A heparina é um anticoagulante de ação indireta que se liga a um cofator (antitrombina III ou AT) para produzir o seu efeito. O complexo heparina-AT é capaz de inativar vários fatores de coagulação, incluindo os fatores IIa (trombina), IXa, Xa, XIa e XIIa. A inativação do fator IIa (efeito antitrombina) é uma reação sensível que ocorre com doses de heparina muito

TABELA 3.3
Tromboprofilaxia de condições selecionadas

Condições clínicas	Esquema de profilaxia
1. Traumas graves	1. $HBPM_2$ ou CPI
2. Lesão medular	2. $HBPM_2$ mais CPI
3. Cirurgia intracraniana	3. CPI

4. Cirurgia ginecológica
   a) Doença benigna
   b) Malignidade
	
	4a. HNFBD
	4b. $HNFBD_2$ ou $HBPM_2$

5. Cirurgia urológica
   a) Procedimentos fechados
   b) Procedimentos abertos
	
	5a. Mobilização precoce
	5b. $HNFBD_1$ ou CPI

6. Condições clínicas de alto risco	6. $HNFBD_2$ ou $HBPM_1$

Esquemas profiláticos
Heparina não fracionada em baixas doses (HNFBD):
   $HNFBD_1$: 5.000 UI SC a cada 12 horas
   $HNFBD_2$: 5.000 UI SC a cada 8 horas

Heparina de baixo peso molecular (HBPM):
   $HBPM_1$: enoxaparina, 40 mg SC, uma vez ao dia OU
              dalteparina, 2.500 UI SC, uma vez ao dia
   $HBPM_2$: enoxaparina, 30 mg SC, a cada 12 horas OU
              dalteparina, 5.000 UI SC, uma vez ao dia

Compressão pneumática intermitente (CPI)

Adaptada da referência 1.

abaixo daquelas necessárias para inativar outros fatores de coagulação,[7] ou seja, pequenas doses de heparina podem inibir a formação de trombos sem produzir uma anticoagulação completa.

Esquema de doses

a) A preparação-padrão de heparina é chamada de heparina não fracionada no intuito de distingui-la da heparina de baixo peso molecular (ver adiante).
b) O esquema de heparina não fracionada em baixas doses (HNFBD) é de 5.000 unidades (UI) administradas por injeção subcutânea (SC) 2 a 3 vezes por dia. Os esquemas de doses mais frequentes (3 vezes ao dia)

são recomendados para condições de maior risco (ver esquema de HNFBD nas Tabelas 3.2 e 3.3).

c) Quando a HNFBD é usada para profilaxia cirúrgica, a primeira dose deve ser dada duas horas antes do procedimento (porque a trombose pode começar durante o procedimento). A profilaxia pós-operatória é continuada por 7 a 10 dias ou até que o paciente esteja deambulando normalmente.

d) Os testes de monitorização laboratorial da coagulação não são necessários com a heparina em baixas doses.

Indicações

a) A HNFBD fornece uma tromboprofilaxia eficaz para condições clínicas de alto risco e para a maioria dos procedimentos cirúrgicos não ortopédicos (ver Tabelas 3.2 e 3.3).

b) A HNFBD não é recomendada para tromboprofilaxia nos traumas graves (incluindo lesão medular) e para cirurgia ortopédica envolvendo o quadril e o joelho.

Complicações

a) O sangramento não é considerado uma complicação da heparina em baixas doses.

b) O complexo heparina-antitrombina III se liga ao fator IV das plaquetas, e alguns pacientes desenvolvem um anticorpo induzido pela heparina que reage de forma cruzada com esse local de ligação da plaqueta para produzir agrupamento das plaquetas e, subsequentemente, trombocitopenia. Isso é chamado de *trombocitopenia induzida pela heparina* e promove trombose em vez de sangramento (ver Capítulo 31).

Heparina de baixo peso molecular

Comparação das preparações de heparina

a) A heparina regular (não fracionada) contém moléculas que variam muito de tamanho. Como a atividade anticoagulante da heparina é dependente do tamanho das moléculas (moléculas menores têm mais atividade), o tamanho variável destas na heparina não fracionada confere uma atividade anticoagulante variável.

b) As moléculas de heparina de tamanho variável podem ser clivadas enzimaticamente para produzir moléculas menores e de tamanho mais uniforme. Uma vez que as moléculas menores têm mais atividade anticoagulante, a heparina de baixo peso molecular (HBPM) resultante é mais potente e tem uma atividade anticoagulante mais uniforme do que a heparina não fracionada.

c) As vantagens da HBPM sobre a heparina não fracionada incluem menor frequência nas doses, menor risco de sangramento e de trombocitopenia induzida pela heparina e não ter necessidade de monitorização da atividade anticoagulante.[7,8]

Indicações para a HBPM

A HBPM é preferida em relação à HNFBD para tromboprofilaxia em:

a) Traumas graves, incluindo lesão medular (ver Tabela 3.3).
b) Procedimentos ortopédicos envolvendo o quadril e o joelho (ver Tabela 3.4).

Para outras condições nas quais a profilaxia anticoagulante é recomendada, a HBPM pode ser usada como uma alternativa à HNFBD.

Fármacos e esquemas de doses

Duas preparações de HBPM têm sido estudadas para tromboprofilaxia: *enoxaparina* (Lovenox) e *dalteparina* (Fragmin). Ambos os fármacos são administrados por injeção subcutânea nas doses mostradas nas Tabelas 3.2 a 3.4 (ver $HBPM_1$ e $HBPM_2$).

a) Enoxaparina: 40 mg uma vez ao dia para condições de risco moderado e 30 mg duas vezes ao dia para condições de alto risco.

TABELA 3.4
Tromboprofilaxia na cirurgia do quadril e do joelho

Esquema de dose

1. Heparina de baixo peso molecular (HBPM)
   a) Enoxaparina, 30 mg SC a cada 12 horas OU
   b) Dalteparina, 2.500 UI SC, inicialmente; depois, 5.000 UI SC uma vez ao dia
   c) Dar a primeira dose 6 horas após a cirurgia
2. Fondaparinux
   a) 2,5 mg por injeção SC uma vez ao dia
   b) Dar a primeira dose 6 horas após a cirurgia
   c) Contraindicada quando o *clearance* de creatinina é < 30 mL/min
3. Warfarina com ajuste de dose
   a) 10 mg inicialmente; depois, 2,5 mg por dia. Ajustar a dose para atingir um RNI = 2-3
   b) Administrar a primeira dose na noite anterior à cirurgia

Duração da profilaxia

1. Na cirurgia eletiva do quadril e do joelho, continuar por 10 dias após a cirurgia
2. Na cirurgia de fratura do quadril, continuar por 28 a 35 dias após a cirurgia

Adaptada da referência 1.

b) Dalteparina: 2.500 UI uma vez ao dia para condições de risco moderado e 5.000 UI uma vez ao dia para condições de alto risco.

c) Para cirurgia do quadril e do joelho, a primeira dose de HBPM deve ser dada seis horas após a cirurgia.[9] Para outros procedimentos cirúrgicos, a primeira dose de HBPM pode ser dada duas horas antes do procedimento.[1]

d) Para pacientes com insuficiência renal, a dose profilática de enoxaparina deve ser reduzida de 30 mg duas vezes ao dia para 40 mg uma vez ao dia para pacientes de alto risco.[1] Não há necessidade de ajuste de dose para a dalteparina.

e) O uso de HBPM com anestesia espinhal para cirurgia do quadril e do joelho pode resultar em hematoma espinhal e paralisia. Quando a anestesia espinhal é usada, a primeira dose de HBPM deve ser retardada até 12 a 24 horas após a cirurgia[9] ou deve ser usada a warfarina com ajuste de dose para tromboprofilaxia.

Warfarina com ajuste de dose

A warfarina com ajuste de dose é um dos três esquemas eficazes para cirurgia de quadril e joelho (ver Tabela 3.4). Esse é o esquema profilático mais popular para cirurgia de reposição do quadril na América do Norte, apesar de haver evidência indicando que a HBPM é mais eficaz.[1] A warfarina pode ser preferida em pacientes que requerem profilaxia prolongada após a alta hospitalar (ver adiante), devido à conveniência das doses orais. Para o esquema de dose, ver a Tabela 3.4. O RNI-alvo de 2 a 3 não é atingido por pelo menos três dias.

Fondaparinux

O fondaparinux (Arixtra, GlaxoSmithKline) é um anticoagulante sintético que inibe seletivamente o fator de coagulação Xa. Os benefícios do fondaparinux em relação à heparina incluem efeito anticoagulante previsível (evitando a necessidade de monitorização laboratorial) e ausência de trombocitopenia mediada imunologicamente.[8,10]

Esquema de doses

a) A dose profilática de fondaparinux é 2,5 mg dada uma vez ao dia por injeção subcutânea. Quando usada para profilaxia cirúrgica, a primeira dose deve ser dada seis horas após a cirurgia (se dada antes, há um risco aumentado de sangramento).[1]
b) O fondaparinux é eliminado pelo rim e é contraindicado quando o *clearance* de creatinina é < 30 mL/min.[11] Além disso, também é contraindicado em pacientes que pesam < 50 kg, devido a um risco aumentado de sangramento.[11]

Indicações

O fondaparinux é tão eficaz quanto a HBPM na tromboprofilaxia após cirurgia de quadril e joelho (ver Tabela 3.4).[5]

Considerações especiais após cirurgia de quadril e joelho

Após cirurgia de quadril e de joelho, há um aumento no TEV sintomático depois do término da profilaxia e da alta do paciente, sendo que o TEV sintomático é a causa mais comum de reinternação após cirurgia de substituição do quadril.[1] Essas observações induziram as seguintes recomendações:[1]

1. Após a cirurgia de quadril e de joelho, a tromboprofilaxia deve ser continuada por pelo menos 10 dias, mesmo depois da alta dos pacientes.
2. Após cirurgia de quadril, pacientes com fatores de risco adicionais de TEV (p. ex., malignidade, idade avançada, história prévia de TEV) devem receber profilaxia por 28 a 35 dias.

ABORDAGEM DIAGNÓSTICA

A trombose das veias profundas das pernas com frequência é silenciosa clinicamente e se torna aparente apenas quando uma porção do trombo se solta e se torna evidente como um êmbolo pulmonar. Portanto, a avaliação diagnóstica de suspeita de TEV em geral envolve uma avaliação de suspeita de embolia pulmonar aguda.

Avaliação clínica

A apresentação clínica da embolia pulmonar aguda é inespecífica, e não há achado clínico ou laboratorial que confirme ou exclua a presença de embolia pulmonar com certeza.[12] O fraco valor preditivo dos parâmetros clínicos no diagnóstico da embolia pulmonar é mostrado na Tabela 3.5. Dois dos parâmetros nessa tabela merecem atenção: os estudos do dímero-D e a medida do espaço morto alveolar.

Níveis plasmáticos do dímero-D

a) Monômeros de fibrina com ligações covalentes, também chamados dímeros de degradação ou dímeros-D, são produtos da lise dos coágulos, e os seus níveis plasmáticos são elevados na presença de trombose ativa.

b) Infelizmente, várias condições (como sepse, malignidade, gravidez, insuficiência renal e idade avançada) além da trombose podem ser associadas com níveis plasmáticos de dímeros-D elevados.[13] Como consequência, até 80% dos pacientes de UTI podem ter níveis plasmáticos de dímero-D elevados na ausência de trombose venosa.[14]

c) Na UTI, os níveis plasmáticos de dímero-D podem ser bastante valiosos para excluir o diagnóstico de TEV. Como mostrado na Tabela 3.5, o valor preditivo negativo do nível plasmático do dímero-D é de 92%, que significa que um nível normal do dímero-D pode excluir a presença de TEV com > 90% de certeza.

d) O valor do exame do dímero-D para excluir o TEV é limitado pela elevada prevalência de níveis elevados de dímero-D em pacientes de UTI.

TABELA 3.5
Achados clínicos e laboratoriais em pacientes com suspeita de embolia pulmonar

Achados	Valor preditivo positivo[a]	Valor preditivo negativo[b]
Dispneia	37%	75%
Taquicardia	47%	86%
Taquipneia	48%	75%
Dor torácica pleurítica	39%	71%
Hemoptise	32%	67%
Hipoxemia	34%	70%
Elevação do dímero-D plasmático[c]	27%	92%
Aumento da ventilação do espaço morto[d]	36%	92%

[a] O valor preditivo positivo é a porcentagem de pacientes com o achado que tinham um êmbolo pulmonar. Ele expressa a probabilidade de haver um êmbolo pulmonar quando o achado está presente.
[b] O valor preditivo negativo é a porcentagem de pacientes com o achado que não tinham o êmbolo pulmonar. Ele expressa a probabilidade de não haver um êmbolo pulmonar quando o achado também não está presente.
[c] Fonte: referência 14.
[d] Fonte: referência 15. Outros dados: referência 12.

Espaço morto alveolar

a) Uma das principais consequências de uma embolia pulmonar é uma redução no fluxo sanguíneo pulmonar e um aumento na ventilação do espaço morto alveolar.
b) Em pacientes que vêm à sala de emergência com suspeita de embolia pulmonar, uma medida normal do espaço morto (i. e., < 15% da ventilação total) pode excluir a presença de TEV com > 90% de certeza (ver o valor preditivo negativo na Tabela 3.5).[15]
c) O valor preditivo da medida do espaço morto não foi estudado em pacientes de UTI.

Como a avaliação clínica da suspeita de embolia pulmonar tem um fraco valor preditivo, são necessários testes especializados, os quais estão incluídos no diagrama de fluxo na Figura 3.1.

Ultrassom venoso

A maioria dos êmbolos pulmonares parece se originar de trombos localizados nas grandes veias proximais das pernas (p. ex., veia femoral), de modo que a avaliação de suspeita de embolia pulmonar pode iniciar por uma avaliação das veias das pernas.

Confiabilidade do ultrassom venoso

a) Para a detecção da trombose venosa profunda (TVP) na coxa (TVP proximal), o ultrassom tem uma sensibilidade ≥ 95%, uma especificidade ≥ 97%, um valor preditivo positivo de até 97% e um valor preditivo negativo de até 98%.[16] Esses números indicam que o ultrassom tem um elevado grau de acurácia para a detecção de TVP proximal nas pernas.
b) Para a detecção de trombose venosa abaixo do joelho (TVP da panturrilha), o ultrassom tem uma sensibili-

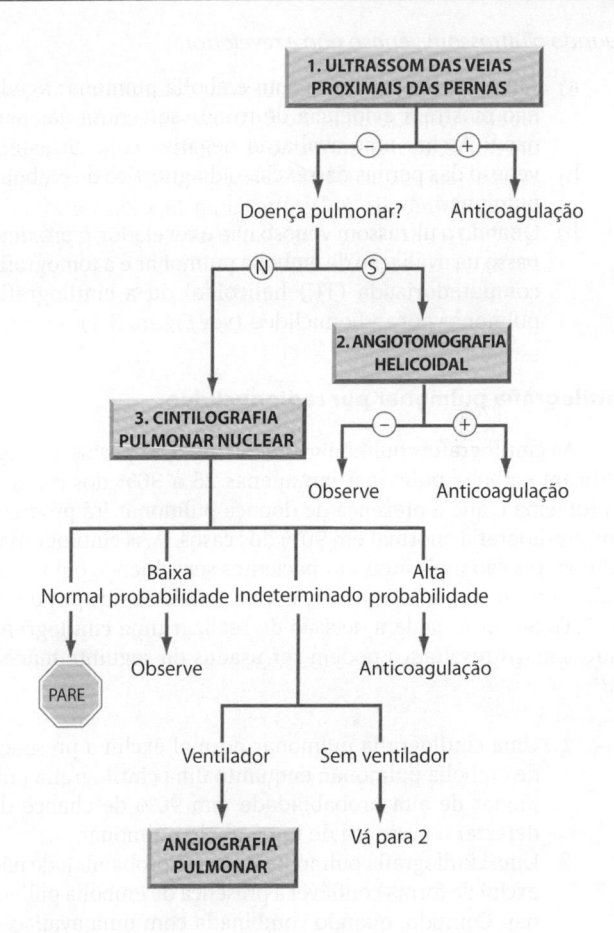

```
                    ┌─────────────────────────┐
                    │ 1. ULTRASSOM DAS VEIAS  │
                    │   PROXIMAIS DAS PERNAS  │
                    └─────────────────────────┘
                           ⊖         ⊕
                          ↙           ↘
                  Doença pulmonar?   Anticoagulação
                      Ⓝ      Ⓢ
                     ↙         ↘
                              ┌─────────────────────┐
                              │ 2. ANGIOTOMOGRAFIA  │
                              │     HELICOIDAL      │
                              └─────────────────────┘
                                    ⊖      ⊕
      ┌────────────────────┐       ↙        ↘
      │ 3. CINTILOGRAFIA   │    Observe   Anticoagulação
      │  PULMONAR NUCLEAR  │
      └────────────────────┘

         Baixa                              Alta
  Normal probabilidade  Indeterminado  probabilidade
    ↓       ↓                 ↓              ↓
  (PARE) Observe          Anticoagulação

                     Ventilador    Sem ventilador
                        ↓               ↓
                  ┌──────────────┐   Vá para 2
                  │  ANGIOGRAFIA │
                  │   PULMONAR   │
                  └──────────────┘
```

FIGURA 3.1
Fluxograma para a avaliação de suspeita de embolia pulmonar.

dade de apenas 33 a 70%.[2] Portanto, *não* é um método confiável para o diagnóstico de TVP abaixo do joelho.

Quando o ultrassom venoso não é revelador

a) Até 30% dos pacientes com embolia pulmonar aguda não mostram evidência de trombose venosa nas pernas.[17] Assim, uma avaliação negativa com ultrassom venoso das pernas não exclui o diagnóstico de embolia pulmonar.
b) Quando o ultrassom venoso não é revelador, o próximo passo na avaliação de embolia pulmonar é a tomografia computadorizada (TC) helicoidal ou a cintilografia pulmonar por radionuclídeo (ver Figura 3.1).

Cintilografia pulmonar por radionuclídeo

As cintilografias pulmonares de ventilação-perfusão diagnosticam embolia pulmonar em apenas 25 a 30% dos casos.[18] O problema é que a presença de doença pulmonar irá produzir uma cintilografia anormal em 90% dos casos.[18] As cintilografias pulmonares são mais úteis em pacientes sem doença pulmonar subjacente (o que, infelizmente, exclui a maioria dos pacientes de UTI). Se for tomada a decisão de realizar uma cintilografia pulmonar, os resultados podem ser usados da seguinte maneira.[18]

1. Uma cintilografia pulmonar normal exclui a presença de embolia pulmonar, enquanto uma cintilografia pulmonar de alta probabilidade tem 90% de chance de detectar a presença de um êmbolo pulmonar.
2. Uma cintilografia pulmonar de baixa probabilidade não exclui de forma confiável a presença de embolia pulmonar. Contudo, quando combinada com uma avaliação ultrassonográfica negativa das pernas, é suficiente para suspender a investigação diagnóstica – mesmo assim, deve-se continuar observando o paciente.
3. Uma cintilografia pulmonar de probabilidade intermediária ou indeterminada não tem valor para predizer a presença ou ausência de um êmbolo pulmonar. Nessa situação, as opções incluem a angiotomografia helicoidal (ver a seguir) ou a angiografia pulmonar convencional.

Angiotomografia helicoidal

Essa técnica é mais valiosa em pacientes com doença pulmonar (na qual as cintilografias pulmonares com frequência não são diagnósticas), mas o seu uso na UTI é limitado pela necessidade de prender a respiração durante o procedimento (ver a seguir).

Técnica

a) Na tomografia computadorizada (TC) convencional, o detector é movimentado com incrementos fixos para produzir uma série de imagens que aparecem como "fatias" de tecido. Já na TC helicoidal, o detector é girado continuamente em torno do paciente para produzir uma imagem volumétrica.
b) A TC helicoidal do tórax leva 30 segundos para ser completada, e não pode haver movimentação pulmonar durante o procedimento. Isso significa que *os pacientes devem ser capazes de prender a respiração por 30 segundos para realizar uma TC helicoidal*, o que exclui pacientes dependentes do ventilador ou que são incapazes de obedecer a comandos.
c) Quando a TC helicoidal é combinada com a injeção periférica de um agente de contraste, as artérias pulmonares centrais podem ser visualizadas. Um êmbolo pulmonar aparece como um defeito de enchimento.

Desempenho

a) A angiotomografia helicoidal tem uma sensibilidade de 93% e uma especificidade de 97% para detectar coágulos nas artérias pulmonares principais.[19] A sensibilidade é de apenas 30% para detectar coágulos nas artérias menores, subsegmentares.[19]

Angiografia pulmonar

A angiografia pulmonar é o padrão-ouro em exame para detecção de êmbolos pulmonares, mas é solicitada em menos de 15% dos casos de suspeita de embolia pulmonar.

TERAPIA ANTITROMBÓTICA

Anticoagulação

O tratamento inicial do tromboembolismo que não tem risco de morte é a anticoagulação com heparina.

Heparina não fracionada

a) O tratamento-padrão do TEV é a heparina não fracionada dada por infusão intravenosa contínua, usando uma dose baseada no peso do paciente, como mostra a Tabela 3.6.[20]
b) A heparina não fracionada tem uma atividade anticoagulante imprevisível (como descrito anteriormente), a qual deve ser monitorizada usando-se o tempo parcial de tromboplastina (TTP). Esse teste é um reflexo da atividade do fator IIa, e um dos efeitos proeminentes da heparina é a inibição desse fator.

Heparina de baixo peso molecular (HBPM)

A HBPM é tão eficaz quanto a heparina não fracionada[21] e oferece algumas vantagens, inclusive dose simplificada e nenhuma necessidade de monitorização da atividade anticoagulante (ver adiante).

a) Um tratamento-padrão com HBPM para TEV é a enoxaparina dada em uma dose de 1 mg/kg por injeção subcutânea a cada 12 horas.
b) Como a HBPM é eliminada pelos rins (como visto anteriormente), a heparina não fracionada é recomendada para pacientes com insuficiência renal.[21]
c) O TTP não pode ser usado para monitorizar a anticoagulação com a HBPM porque esta age primariamente inibindo o fator Xa, e o TTP não é um reflexo da atividade desse fator.
d) Como a HBPM produz um nível previsível de anticoagulação, a monitorização da atividade anticoagulante em geral não é necessária. A atividade do fator Xa deve ser medida para determinar a resposta anticoagulante à HBPM.[20]

TABELA 3.6
Esquema de doses de heparina com base no peso corporal

1. Preparar a infusão de heparina adicionando 20.000 UI de heparina a 500 mL de diluente (40 UI/mL).
2. Dar uma dose inicial em bolo de 80 UI/kg e seguir com a infusão contínua de 18 UI/kg/h. (Usar o peso corporal real.)
3. Verificar o TTP 6 horas após o início da infusão, e ajustar a dose de heparina como indicado a seguir.

TTP (seg)	TTP (Razão)	Dose em bolo	Infusão contínua
< 35	< 1,2	80 UI/kg	Aumentar em 4 UI/kg/h
35-45	1,2-1,5	40 UI/kg	Aumentar em 2 UI/kg/h
46-70	1,5-2,3	–	–
71-80	2,3-3,0	–	Diminuir em 2 UI/kg/h
> 90	> 3	–	Parar a infusão por 1 hora e depois diminuir em 3 UI/kg/h

4. Verificar o TTP 6 horas após cada ajuste de dose. Quando estiver na faixa desejada (46-70 s), monitorizar diariamente.

Fonte: De Raschke RA, Reilly BM, Guidry JR et al. Nomograma de dose de heparina com dose por peso comparado com o nomograma de cuidado-padrão. Ann Intern Med 1993;119-874.

Warfarina

a) A anticoagulação prolongada com warfarina (cumarínicos) é iniciada no primeiro dia da terapia com heparina. A dose inicial usual é de 5 a 10 mg uma vez ao dia. Quando o tempo de protrombina atinge um coeficiente internacional normalizado (RNI) de 2 a 3 (o que em geral leva três ou mais dias), a heparina pode ser descontinuada.

b) A anticoagulação com cumarínicos é continuada por 3 a 6 meses – ou mais – em pacientes com TEV relacionado com câncer ou recorrente.[21]

Terapia trombolítica

1. A terapia trombolítica é reservada para casos de embolia pulmonar com risco de morte acompanhado de instabilidade hemodinâmica.[21,22] Alguns autores recomendam

a terapia lítica para pacientes hemodinamicamente instáveis com disfunção ventricular direita,[23] embora os benefícios nessa situação não sejam comprovados.[21,23]

2. O principal problema da terapia lítica é o sangramento: há uma incidência de 12% de sangramento importante[22] e uma incidência de 1% de hemorragia intracraniana.[21,22]

3. Todos os agentes trombolíticos são considerados igualmente eficazes, e a administração sistêmica do fármaco é preferida em relação à infusão local nas artérias pulmonares.[21] Os dois esquemas de fármacos mostrados a seguir são programados para obter uma rápida lise do coágulo.
   a) Alteplase: 0,6 mg/kg em 15 minutos.[24]
   b) Reteplase: 10 UI em bolo; repetir após 30 minutos.[25]

4. Para mais informações sobre o uso de agentes trombolíticos, ver Capítulo 14.

FILTROS DE VEIA CAVA INFERIOR

Os filtros podem ser colocados na veia cava inferior (VCI) para aprisionar os trombos que se soltam das veias das pernas, evitando assim a embolia pulmonar.

Indicações

1. Os filtros de VCI são indicados em pacientes com TVP proximal que têm qualquer uma das condições listadas a seguir:[26]

   a) Contraindicação à anticoagulação.
   b) Embolia pulmonar durante anticoagulação completa.
   c) Trombo flutuante (i. e., a borda dominante do trombo está solta).
   d) Pouca reserva cardiopulmonar (i. e., é improvável que tolere um êmbolo pulmonar).

2. Esses filtros são inseridos por via percutânea, em geral pela veia jugular interna, e são colocados abaixo das veias renais, quando possível.

Eficácia

1. A incidência de embolia pulmonar pós-inserção é de cerca de 5%.[27]
2. As principais complicações (p. ex., migração do filtro) ocorrem em menos de 1% dos casos.[27] Notavelmente, a septicemia quase nunca resulta da colonização dos filtros de VCI, a despeito da sua localização intravascular.

REFERÊNCIAS

1. Geerts WH, Pirteo GF, Heit JA, et al. Prevention of venous thromboembolism. The Seventh ACCP Conference on Antithrombotic and Thrombolytic Therapy. Chest 2004; 126(5uppl):3385-4005.
2. Heit JA. Risk factors for venous thromboembolism. Clin Chest Med 2003; 24:1-12.
3. Bick RL, Haas S. Thromboprophylaxis and thrombosis in medical, surgical, trauma, and obstetric/gynecologic patients. Hematol Oncol Clin N Am 2003; 17:217-258.
4. Rocha AT, Tapson VF. Venous thromboembolism in the intensive care unit. Clin Chest Med 2003; 24:103-122.
5. Goldhaber SZ, Marpurgo M, for the WHO/ISFC Task Force on Pulmonary Embolism. Diagnosis, treatment and prevention of pulmonary embolism. JAMA 1992; 268:1727-1733.
6. Wells PS, Lensing AW, Hirsh J. Graduated compression stockings in the prevention of postoperative venous thromboembolism. A meta-analysis. Arch Intern Med 1994; 154:67-72.
7. Hirsch J, Raschke R. Heparin and low-molecular-weight heparin. The Seventh ACCP Conference on Antithrombotic and Thrombolytic Therapy. Chest 2004; 126(Suppl):188S-203S.
8. Bick RL, Frenkel EP, Walenga J, et al. Unfractionated heparin, low molecular weight heparins, and pentasaccharide: Basic mechanism of actions, pharmacology and clinical use. Hematol Oncol Clin N Am 2005; 19:1-51.
9. Raskob G, Hirsch J. Controversies in timing of first dose of anticoagulant prophylaxis against venous thromboembolism after major orthopedic surgery. Chest 2003; 124(Suppl):379S-385S.
10. Bauer KA. New pentasaccharides for prophylaxis of deep vein thrombosis: Pharmacology. Chest 2003; 124(Suppl):364S-370S.

11. Fondaparinux. Mosby's Drug Consult 2005. Accessed at www.mdconsult.com on March 6, 2007.
12. Hoellerich VL, Wigton RS. Diagnosing pulmonary embolism using clinical findings. Arch Intern Med 1986; 146:1699-1704.
13. Kelly J, Rudd A, Lewis RR, Hunt BJ. Plasma D-dimers in the diagnosis of venous thromboembolism. Arch Intern Med 2002; 162:747-756.
14. Kollef MH, Zahid M, Eisenberg PR. Predictive value of a rapid semiquantitative D-dimer assay in critically ill patients with suspected thromboembolism. Crit Care Med 2000; 28:414-420.
15. Kline JA, Israel EG, Michelson EA, et al. Diagnostic accuracy of a bedside D-dimer assay and alveolar dead space measurement for rapid exclusion of pulmonary embolism. JAMA 2001; 285:761-768.
16. Tracey JA, Edlow JA. Ultrasound diagnosis of deep venous thrombosis. Emerg Med Clin N Am 2004; 22:775-796.
17. Hull RD, Hirsh J, Carter CJ, et al. Pulmonary angiography, ventilation lung scanning, and venography for clinically suspected pulmonary embolism with abnormal perfusion scans. Ann Intern Med 1983; 98:891-899.
18. The PIOPED Investigators. Value of the ventilation/perfusion scan in acute pulmonary embolism. Results of the prospective investigation of pulmonary embolism diagnosis (PIOPED). JAMA 1990; 263:2753-2759.
19. Mullins MD, Becker DM, Hagspeil KD, Philbrick JT. The role of spiral volumetric computed tomography in the diagnosis of pulmonary embolism. Arch Intern Med 2000; 160:293-298.
20. Raschke RA, Reilly BM, Guidry JR, et al. The weight-based heparin dosing nomogram compared with a "standard care" nomogram. Ann Intern Med 1993; 119:874-881.
21. Buller HR, Agnelli G, Hull RD, et al. Antithrombotic therapy for venous thromboembolic disease. The Seventh ACCP Conference on Antithrombotic and Thrombolytic Therapy. Chest 2004; 126 (suppl): 401S-428s.
22. Wood KE. Major pulmonary embolism. Chest 2002; 121:877-905.
23. Comeraota AJ. The role of fibrinolytic therapy in the treatment of venous thromboembolism. Dis Mon 2005; 51:124-134.
24. Goldhaber SZ, Agnelli G, Levine MN. Reduced dose bolus alteplase vs conventional alteplase infusion for pulmonary embolism thrombolysis: an international multicenter randomized trial: the Bolus Alteplase Pulmonary Embolism Group. Chest 1994; 106:718-724.
25. Tebbe U, Graf A, Kamke W, et al. Hemodynamic effects of double bolus reteplase versus alteplase infusion in massive pulmonary embolism. Am Heart J 1999; 138:39-44.
26. Stein PD, Kayali F, Olson RE. Twenty-one year trends in the use of inferior vena cava filters. Arch Intern Med 2004; 164:1541-1545.
27. Athanasoulis CA, Kaufman JA, Halpern EF, et al. Inferior vena cava filters: review of 26-year single-center clinical experience. Radiology 2000; 216:54-66.

SEÇÃO II
Acesso vascular

Capítulo 4

CATETERES VASCULARES

O acesso ao sistema vascular é obrigatório nos cuidados com os pacientes graves. Dessa forma, este capítulo descreve as características básicas e específicas dos cateteres que proveem esse acesso.

CARACTERÍSTICAS BÁSICAS

Composição e tamanho

1. Os cateteres vasculares são feitos de um polímero impregnado de sais de bário ou de tungstênio para aumentar a radiopacidade.
2. Os cateteres projetados para uso de curta duração (dias) são feitos de poliuretano, um polímero conhecido por sua força e durabilidade. Os cateteres projetados para uso prolongado são feitos de um polímero de silicone, que é mais flexível e menos trombogênico do que o poliuretano.
3. O tamanho dos cateteres vasculares é expresso em termos do seu diâmetro externo com base no sistema métrico *French* ou em um fio metálico *gauge*.
   a) O tamanho French é uma série de números inteiros que aumentam em aproximadamente 0,33 milímetros (p. ex., 1 French = 0,33 mm, 2 French = 0,66 mm).
   b) O tamanho gauge (originalmente desenvolvido para fios metálicos sólidos) não tem uma relação definida com outras unidades de medida, requerendo uma tabela de valores de referência como a Tabela 4.1.

TABELA 4.1
Gráfico do tamanho de cateteres vasculares

Tamanho French	Gauge	Diâmetro interno	Diâmetro externo
1	27	0,1 mm	0,4 mm
2	23	0,3 mm	0,6 mm
3	20	0,5 mm	0,9 mm
4	18	0,6 mm	1,2 mm
5	16	0,7 mm	1,7 mm
7	13	1,3 mm	2,4 mm
9	11	1,6 mm	3,2 mm

Fonte: www.norfolkaccess.com/Catheters.html. Acessado em 4/7/2007.

Determinantes da taxa de fluxo

1. O fluxo de fluido através de tubos rígidos é definido pela equação de *Hagen-Poisseuille*:

$$Q = \Delta P \ (\pi r^4 / 8 \mu L) \qquad (4.1)$$

Q é a taxa de fluxo no estado de equilíbrio.
ΔP é o gradiente de pressão ao longo do tubo: $(P_{in} - P_{ex})$.
r é o raio interno do tubo.
L é o comprimento do tubo.
μ é a viscosidade do líquido.

2. Como a taxa de fluxo varia diretamente com a quarta potência do raio, *o raio do cateter é o principal determinante da taxa de fluxo*. Por exemplo, se o raio de um cateter for duplicado, a taxa irá aumentar 16 vezes: $(2r)^4 = 16r$.

3. A equação 4.1 demonstra que uma velocidade de infusão rápida é mais bem obtida com cateteres curtos e de diâmetros grandes. O papel do tamanho do cateter na reposição de volume é descrito no Capítulo 10.

TIPOS DE CATETER

Cateteres venosos periféricos

1. Os cateteres usados para canular veias periféricas são curtos e finos (comprimento: 5 a 7 cm, diâmetro: 18 a 22 gauge).
2. Esses cateteres são usados apenas em curto prazo (horas a dias), porque os seus polímeros plásticos (p. ex., polietileno) provocam uma reação inflamatória intensa no contato com os vasos sanguíneos. Além disso, como são curtos, eles tendem a se desalojar dos vasos sanguíneos. A vida útil limitada desses cateteres também limita a sua popularidade no cuidado de pacientes de UTI.

Cateteres venosos centrais

São cateteres usados para canular grandes veias que entram no tórax (p. ex., veias jugular interna e subclávia), as quais têm de 15 a 25 cm de comprimento, e estão disponíveis com um, dois ou três canais de infusão. O diâmetro do cateter venoso central (CVC) varia de acordo com o número e o tamanho dos canais de infusão.

Cateteres multilúmen

Os cateteres multilúmen são populares na UTI, pois permitem múltiplas infusões através de uma única punção venosa. A Tabela 4.2 mostra a variedade de tamanhos de cateter multilúmen disponíveis de um fabricante (Cook Critical Care). O mais popular desses é o cateter de lúmen triplo 7 French, que é mostrado na Figura 4.1. Esse cateter é pequeno o suficiente para passar através de um introdutor de cateter (ver adiante), e os canais são grandes o suficiente para permitir um fluxo adequado para a maioria das necessidades dos cuidados com os pacientes.

TABELA 4.2
A variedade de cateteres venosos centrais multilúmen

Tamanho French	Corte transverso	Porta	Tamanho Gauge	Velocidade de fluxo[a]
5		Distal	18	52 mL/min
		Intermediária	23	2 mL/min
		Proximal	23	2 mL/min
7		Distal	16	20 mL/min
		Intermediária	18	22 mL/min
		Proximal	18	24 mL/min
7,5		Distal	14	130 mL/min
		Proximal	21	5 mL/min
9		Distal	14	130 mL/min
		Intermediária	18	29 mL/min
		Proximal	18	31 mL/min
9,5		Distal	13	133 mL/min
		Proximal	18	43 mL/min

[a] Velocidade de fluxo da água purificada fluindo a partir de uma altura de 100 cm.
Fonte: Cook Double and Triple Lumen Quick Reference Guide, disponível em www.cookmedical.com. Acessado em 4/8/2007.

a) *Risco infeccioso*. Apesar do maior número de canais de infusão, os cateteres multilúmen não estão associados com uma maior incidência de infecções relacionadas ao cateter quando comparados com os cateteres de lúmen único.[1]

Cateteres recobertos com heparina

A formação de trombos tem sido documentada em até um terço dos cateteres de longa permanência.[2] Esses trombos criam risco de oclusão vascular, êmbolos pulmonares e infecção relacionada ao cateter (o risco infeccioso é devido a microrganismos que ficam aprisionados e proliferam na rede de fibrina dos coágulos sanguíneos).

a) Os CVCs estão disponíveis com uma cobertura de heparina para evitar a formação de trombos. Contudo, essa capa de heparina é retirada pelo fluxo sanguíneo e pode ser perdida completamente após algumas horas da inserção do cateter.[2]
b) A cobertura com heparina está associada a apenas uma pequena redução (2%) na incidência de infecções relacionadas com o cateter.[3] Além disso, a heparina que é eliminada desses cateteres pode causar trombocitopenia induzida por heparina em indivíduos suscetíveis.[4]
c) Cateteres recobertos com heparina agora são comuns. Contudo, considerando que eles fornecem apenas um benefício limitado e criam um risco de trombocitopenia induzida pela heparina, a sua popularidade é imerecida.

Cateteres impregnados de antimicrobianos

a) Os CVCs disponíveis são recobertos com clorexidina e sulfadiazina de prata (Arrow International, Reading PA) ou minociclina e rifampicina (Cook Critical Care, Bloomington, IN).
b) Um único estudo multicêntrico comparando ambos os tipos de cateteres antimicrobianos mostrou resultados superiores com os CVCs com minociclina-rifampicina.[5] Esses cateteres mostram atividade antimicrobiana por até quatro semanas, ao passo que os CVCs com clorexidina-sulfadiazina de prata apresentam atividade antimicrobiana por uma semana.[6]
c) Os CVCs impregnados de antimicrobianos devem ser considerados se a taxa de septicemia relacionada com cateteres na UTI em questão for maior do que a média nacional (3,8 a 5,3 infecções por 1.000 cateteres/dia em UTIs clínico-cirúrgicas).[7] Além disso, devem ser considerados em pacientes neutropênicos e em pacientes queimados.

Cateteres introdutores

Cateteres introdutores de grande calibre, como o que é mostrado na Figura 4.1, têm um diâmetro grande o suficien-

CATETER DE LÚMEN TRIPLO: 7 French

Intermediário (2)

Distal (1)

Proximal (3)

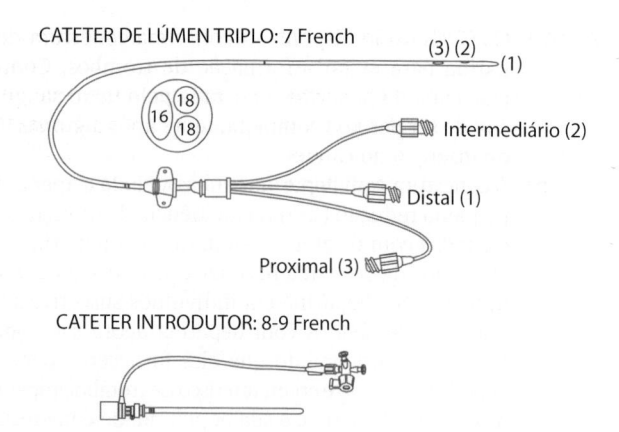

CATETER INTRODUTOR: 8-9 French

FIGURA 4.1
Um cateter venoso central multilúmen de tamanho popular e um cateter introdutor de grande calibre.

te (8-9 French) para permitir a passagem de cateter venoso central (inclusive cateter multilúmen) e cateter de artéria pulmonar. A canulação venosa central geralmente começa com a inserção de um cateter introdutor, que é deixado no local. Com isso, cateteres estreitos podem então ser inseridos e substituídos repetidamente sem o risco de uma nova punção venosa. (A Figura 7.1 mostra um cateter de artéria pulmonar inserido em um cateter introdutor.) O cateter introdutor também pode ser usado como um equipamento de infusão único, visto que o seu grande diâmetro o torna bem adequado às velocidades de infusão rápidas, que podem ser vantajosas para reanimação de pacientes hemorrágicos (ver Capítulo 10).

Cateteres especializados

Cateter de hemodiálise

A hemodiálise de curta duração é realizada com cateteres especializados, que apresentam um desenho especial, com lúmen duplo (Figura 4.2), e que são colocados na veia jugular interna ou na veia femoral. Um lúmen do cateter leva o sangue do paciente para as membranas de diálise e o outro traz o sangue de volta para o paciente. Cada lúmen é equivalente, em diâmetro, a um cateter introdutor (8 French ou 12 gauge), de modo a acomodar as velocidades de fluxo rápidas (200 a 300 mL/min) necessárias para uma hemodiálise eficaz.

Cateter de artéria pulmonar

Os cateteres de artéria pulmonar são usados para avaliação hemodinâmica e podem fornecer até 16 medidas da função cardiovascular. Esses cateteres são descritos em detalhe no Capítulo 7 (ver Figura 7.1).

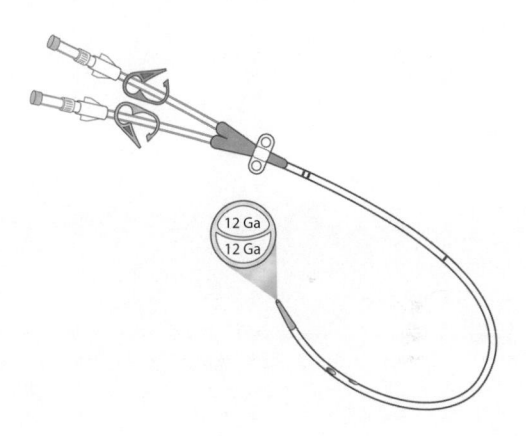

FIGURA 4.2
Um cateter de lúmen duplo, de grande calibre, usado para hemodiálise de curta duração.

REFERÊNCIAS

1. McGee DC, Gould MK. Preventing complications of central venous catheterization. N Engl J Med 2003; 348:1123-1133.
2. Jacobs BR. Central venous catheter occlusion and thrombosis. Crit Care Clin 2003; Vol. 19:489-514.

3. Marin MG, Lee JC, Skurnick JH. Prevention of nosocomial bloodstream infections: effectiveness of antimicrobial-impregnated and heparin-bonded central venous catheters. Crit Care Med 2000; 28:3332-3338.
4. Laster JL, Nichols WK, Silver D. Thrombocytopenia associated with heparin-coated catheters in patients with heparin-associated antiplatelet antibodies. Arch Intern Med 1989; 149:2285-2287.
5. Darouche RO, Raad II, Heard SO, et al. A comparison of antimicrobial-impregnated central venous catheters. N Engl J Med 1999; 340:1-8.
6. Hanna H, Darouche R, Raad I. New approaches for prevention of intravascular catheter-related infections. Infect Med 2001; 18:38-48.
7. Centers for Disease Control and Prevention. Guidelines for the prevention of intravascular catheter-related infections. MMWR 2002; 51(No.RR-10):1-30.

Capítulo 5

ESTABELECENDO UM ACESSO VENOSO

Este capítulo apresenta algumas diretrizes práticas para a inserção dos cateteres venoso central e periférico e descreve os eventos adversos que podem ocorrer durante a inserção.

PREPARAÇÃO PARA CANULAÇÃO VASCULAR

Equipe hospitalar

1. A higienização das mãos com um sabão ou gel antimicrobiano é recomendada para todas as inserções de cateter vascular (ver Tabela 1.2).
2. Luvas estéreis são recomendadas para inserção de cateter venoso central e cateteres arteriais. Luvas descartáveis não estéreis podem ser usadas para a canulação de veias periféricas, desde que as mãos enluvadas não toquem o cateter (ver Tabela 1.3).
3. Máscaras, aventais e campos estéreis são recomendados para a inserção de cateter venoso central e cateter central inserido perifericamente (CCIP).

Local de inserção

1. A pele em torno do local de inserção do cateter deve ser descontaminada com um agente antisséptico (ver Tabela 1.1). A clorexidina é preferida atualmente devido à sua atividade prolongada ($\geq$ 6 horas).
2. Se um iodofórmio, como a iodo-povidona, for usado, a solução deve ser deixada em contato com a pele por alguns minutos (ver Capítulo 1).

TÉCNICAS DE INSERÇÃO DO CATETER

Técnica do cateter-sobre-agulha

Cateteres curtos (5 a 7 cm de comprimento) são inseridos em veias superficiais pequenas usando-se um equipamento de cateter-sobre-agulha como o da Figura 5.1. Todo o equipamento (cateter e agulha) é introduzido no vaso-alvo com o bisel da agulha apontando para cima. Quando a ponta da agulha entra no vaso sanguíneo, o sangue aparece na câmara transparente. Nesse momento, a agulha é mantida parada e o cateter é introduzido sobre a agulha para dentro do vaso sanguíneo. A agulha é então retirada e o cateter é fixado na pele.

Técnica do guia metálico

Cateteres longos (10 a 25 cm de comprimento) são inseridos em veias localizadas profundamente utilizando-se um guia metálico. Essa técnica (chamada de *técnica de Seldinger* em homenagem ao seu criador) é mostrada na Figura 5.2. Uma agulha de pequeno calibre é usada para explorar o vaso sanguíneo alvo. Quando a ponta da agulha entra no vaso, um longo guia metálico flexível é introduzido pela agulha para o lúmen do vaso. A agulha então é removida sobre o guia e o cateter é passado sobre o guia para dentro do vaso sanguíneo. O guia então é removido e o cateter é fixado na pele.

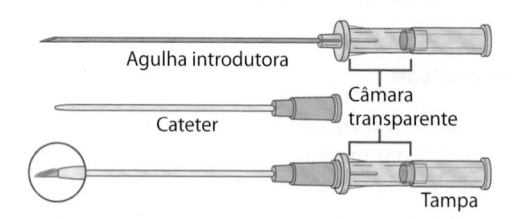

FIGURA 5.1
Um equipamento com cateter-sobre-agulha é usado para canular veias periféricas. A área ampliada mostra a agulha se estendendo além da ponta do cateter e a forma afinada da ponta deste. Quando a agulha penetra na veia, o sangue é visível na câmara transparente.

1. Inserir a agulha

2. Passar o guia metálico pela agulha

3. Remover a agulha

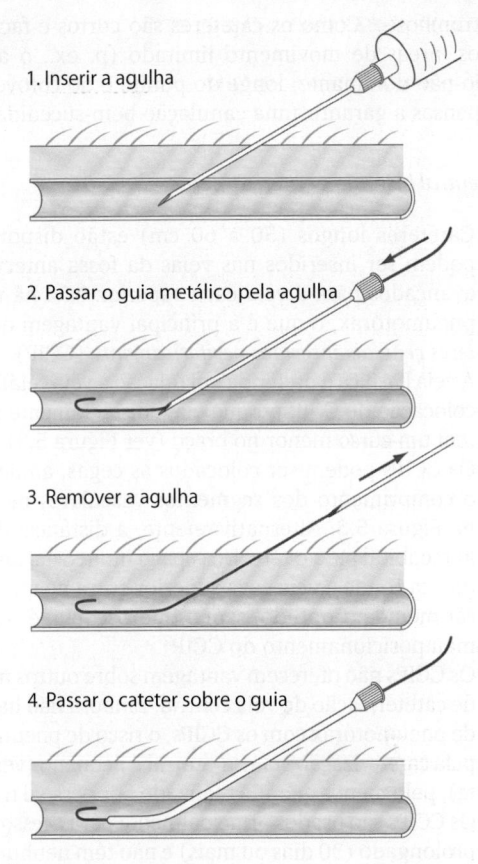

4. Passar o cateter sobre o guia

FIGURA 5.2
As etapas envolvidas na canulação de vasos sanguíneos assistida por guia metálico (técnica de Seldinger).

LOCAIS DE ACESSO VENOSO

Extremidade superior

Veias periféricas

Os braços são preferidos em relação às pernas para canulação das veias periféricas devido ao fácil acesso e ao menor risco de trombose.[1] Como os cateteres são curtos e facilmente deslocados, áreas de movimento limitado (p. ex., o antebraço da mão não dominante, longe do punho e do cotovelo) são mais propensas a garantir uma canulação bem-sucedida.

Cateter central inserido perifericamente

a) Cateteres longos (50 a 60 cm) estão disponíveis e podem ser inseridos nas veias da fossa antecubital e avançados para a veia cava superior. Não há risco de pneumotórax, o que é a principal vantagem dos *cateteres centrais inseridos perifericamente* (CCIP).
b) A veia basílica é preferida em relação à veia cefálica para colocação de CCIP, porque ela é discretamente maior e tem um curso menor no braço (ver Figura 5.3).
c) Os CCIPs podem ser colocados às cegas, aumentando o comprimento dos segmentos vasculares mostrados na Figura 5.3. Alternativamente, a distância da fossa antecubital para o terceiro espaço intercostal anterior à direita (onde a veia cava superior entra no átrio) pode ser medida. Contudo, sem a fluoroscopia, é comum o mau posicionamento do CCIP.[2]
d) Os CCIPs não oferecem vantagem sobre outros métodos de cateterização de veia central. Embora não haja risco de pneumotórax com os CCIPs, o risco de pneumotórax pela cateterização venosa central é pequeno (ver adiante), pelo menos quando realizado por pessoal treinado. Os CCIPs são usados principalmente para acesso venoso prolongado (30 dias ou mais) e não têm nenhum papel no cuidado de pacientes graves.

Veia subclávia

Anatomia

a) A veia subclávia é a continuação da veia axilar após esta passar sobre a primeira costela. Ela corre a maior parte do seu curso ao longo da borda inferior da clavícula e continua para a entrada do tórax, onde se junta à veia jugular interna para formar a veia inominada. A convergência das veias inominadas direita e esquerda formam, então, a veia cava superior.

b) A distância média do local de inserção até o átrio direito é de 14,5 e 18,5 cm para as canulações dos lados direito e esquerdo, respectivamente. Os cateteres de veia subclávia não devem ser maiores do que 15 cm, para evitar a colocação da ponta do cateter no lado direito do coração.[3]

Localização do vaso

a) Inicialmente, deve-se identificar a inserção do músculo esternoclidomastóideo na clavícula, pois a veia subclávia fica logo abaixo da clavícula nesse ponto. A veia pode ser abordada por cima ou por baixo da clavícula e deve ser penetrada dentro de 2 a 3 cm do local de inserção na pele.

b) Ao avançar-se a agulha de exploração, deve-se mantê-la logo abaixo da clavícula para evitar a punção acidental da artéria subclávia (que corre mais abaixo da veia subclávia).

Benefícios e riscos

a) A veia subclávia é bastante adequada para canulação, pois é um vaso largo (diâmetro de 20 mm) com uma localização anatômica previsível. A tolerância do paciente aos cateteres venosos centrais é maior com os cateteres de veia subclávia.

b) A principal preocupação com a canulação da veia subclávia é o pneumotórax pela punção do ápice pulmonar. A Tabela 5.1 mostra que isso não é uma ocorrência comum quando o procedimento é realizado por pessoas experientes.[4,5]

c) Um sangramento importante também é raro (ver Tabela 5.1), e a presença de coagulopatia não aumenta o risco de sangramento.[6,7] A presença de coagulopatia não é uma contraindicação à canulação venosa central.

TABELA 5.1
Complicações da canulação de veias grandes

	Índices de complicação		
Complicação	Veia subclávia	Veia jugular interna	Veia femoral
Punção arterial	1-5%	3%	9%[a]
Sangramento importante	2%	1%	1%
Trombose	1%	0	6%[a]
Pneumotórax	1-3%	1%	–
Sepse	1-4%	0-8%	2-5%

Fonte: referências 4, 5, 9 e 10. Os índices são expressos como o número inteiro mais próximo.
[a] Índice significativamente diferente dos outros.

Veia jugular interna

Anatomia

a) A veia jugular interna (JI) está localizada sob o músculo esternoclidomastóideo, no pescoço. Ela corre obliquamente ao longo de uma linha que vai da aba da orelha à junção esternoclavicular. Na região inferior do pescoço, a veia corre imediatamente lateral à artéria carótida, e essa proximidade cria um risco de punção da artéria carótida.

b) A veia JI do lado direito corre um curso reto para o átrio direito, e a distância envolvida é de cerca de 15 cm (ver Figura 5.3). Portanto, os cateteres usados para canular a veia JI direita não devem ter mais do que 15 cm, para evitar avançar o cateter para dentro do lado direito do coração. (Esse é o mesmo comprimento máximo recomendado para os cateteres de veia subclávia.)

Localização do vaso

Deve-se usar o lado direito do coração sempre que possível (devido ao curso direto para o coração).

a) *Abordagem posterior*. Identificar o ponto onde a veia jugular externa cruza sobre a borda lateral do músculo

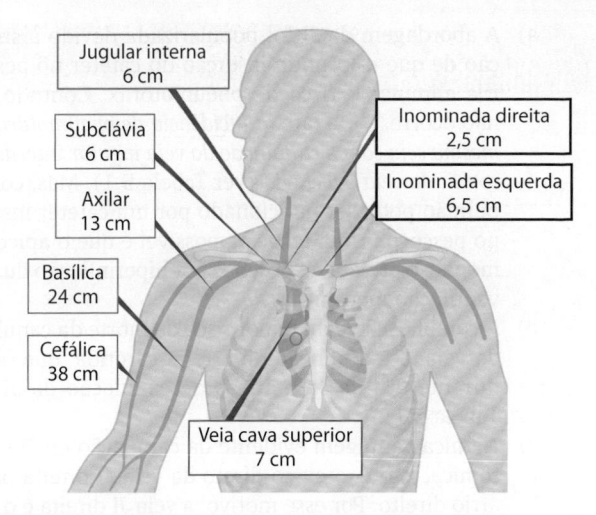

Labels da figura:
- Jugular interna 6 cm
- Subclávia 6 cm
- Axilar 13 cm
- Basílica 24 cm
- Cefálica 38 cm
- Inominada direita 2,5 cm
- Inominada esquerda 6,5 cm
- Veia cava superior 7 cm

FIGURA 5.3
O comprimento dos segmentos venosos envolvidos na inserção de cateteres centrais inseridos perifericamente (CCIPs) e cateteres venosos centrais (veia subclávia e jugular interna). O círculo no terceiro espaço intercostal anterior marca a junção da veia cava superior e do átrio direito.

esternoclidomastóideo. O local de inserção fica a 1 cm acima desse ponto. A agulha deve ser inserida logo abaixo do ventre do músculo esternoclidomastóideo e avançada em direção à fúrcula supraesternal. A veia deve ser penetrada 5 a 6 cm da pele.

b) *Abordagem anterior*. Na base do pescoço, identificar uma área triangular onde o músculo esternocleidomastoideo se divide para formar os feixes esternal e clavicular. A agulha deve ser inserida no ápice desse triângulo e avançada em direção ao mamilo ipsilateral em um ângulo de 45 graus com a pele. A veia deve ser penetrada a 5 cm da pele. Essa abordagem tem um maior risco de punção da artéria carótida do que a abordagem posterior.

Benefícios e riscos

A canulação da veia JI tem poucas vantagens em relação à canulação da veia subclávia.

a) A abordagem da JI foi popularizada devido à suposição de que o local de inserção do cateter no pescoço iria eliminar o risco de pneumotórax. Contudo, isso não ocorre.[4,5] De fato, *a incidência de pneumotórax é a mesma seja com a canulação da veia jugular interna seja com a da veia subclávia* (ver Tabela 5.1). Mas, como o pulmão pode ser puncionado por um cateter inserido no pescoço? Uma resposta possível é que o ápice pulmonar se projeta no pescoço por hiperinflação durante ventilação mecânica.
b) A complicação com maior risco de morte da canulação da veia JI é a punção da artéria carótida, que ocorre durante 3% das tentativas de canulação da JI (ver Tabela 5.1).
c) A única vantagem evidente da canulação da JI é anatômica, isto é, o curso direto da veia JI direita para o átrio direito. Por esse motivo, a veia JI direita é o local preferido para inserção de cateteres de marca-passo e de hemodiálise.

Veia femoral

Anatomia

A veia femoral é a principal via de saída venosa das pernas. No terço superior da coxa, corre junto à artéria femoral. Ambos os vasos estão localizados na porção medial do triângulo femoral, com a veia femoral situada imediatamente medial à artéria femoral (ver Figura 5.4). Ambos os vasos estão a alguns centímetros da pele na prega inguinal.

Localização do vaso

a) Logo abaixo da prega inguinal, palpar o pulso femoral no terço medial da perna. A veia femoral está justamente medial ao pulso palpado. Inserir a agulha a 2 cm do pulso palpado (a veia femoral deve ser penetrada 2 a 4 cm abaixo da pele).
b) Se o pulso femoral não for palpado, deve-se traçar uma linha imaginária a partir da crista ilíaca ântero-superior

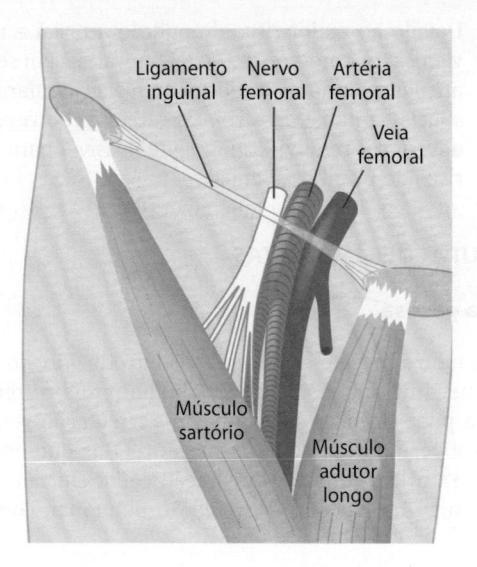

FIGURA 5.4
Anatomia do triângulo femoral.

em direção ao tubérculo pubiano e dividir a linha em três segmentos iguais. A artéria femoral deve estar logo abaixo da junção dos segmentos médio e medial da linha, e a veia femoral estará entre 1 e 2 cm medial a esse ponto. Esse método tem um índice de sucesso de 90% para localização da veia femoral.[8]

Benefícios e riscos

a) O principal benefício da canulação da veia femoral é anatômico, isto é, a veia é larga, fácil de ser localizada e fica longe do tórax.
b) Os principais riscos da canulação da veia femoral são a punção da artéria femoral e a trombose da veia femoral.[4,9] As infecções relacionadas ao cateter não ocorrem com maior frequência com os cateteres da veia femoral quando comparados com os cateteres da veia JI e da subclávia (ver Tabela 5.1).[10]

c) Devido ao maior risco de punção arterial e trombose venosa, os cateteres de veia femoral devem ser usados apenas quando a canulação das veias jugular interna e subclávia não é possível. Os cateteres de veia femoral devem ser removidos logo que possível para limitar o risco de trombose venosa.

PREOCUPAÇÕES IMEDIATAS

Embolia gasosa

Quando um cateter vascular é introduzido no tórax, a pressão negativa intratorácica gerada durante a respiração espontânea pode levar ar para dentro da circulação venosa se o cateter estiver aberto para a atmosfera. O ar que entra pode passar para o lado direito do coração como *embolia gasosa* e produzir uma obstrução na circulação pulmonar, com risco à vida.[11]

Medidas preventivas

O ar é impedido de entrar na circulação venosa quando a pressão venosa excede a pressão atmosférica (zero). As duas manobras a seguir são idealizadas com o objetivo de aumentar a pressão venosa central.

a) Colocar o paciente em posição de Trendelenburg com a cabeça 15° abaixo do plano horizontal aumentará a pressão venosa nas regiões da cabeça e do pescoço, o que pode ser vantajoso durante a canulação das veias subclávia e JI. Essa manobra não é dirigida a pacientes que já têm pressão venosa elevada por doença cardiopulmonar.
b) Ao trocar as conexões da linha venosa central, um aumento temporário na pressão venosa pode ser obtido pedindo ao paciente para sussurrar de forma audível. Isso não só produz uma pressão intratorácica positiva

como também permite ouvir quando o efeito desejado está ocorrendo.

Apresentação clínica

a) A primeira apresentação clínica da embolia gasosa é o início agudo de dispneia. Hipotensão e parada cardíaca podem ocorrer rapidamente.
b) O ar pode passar pelo forame oval patente e obstruir a circulação cerebral, produzindo um acidente vascular cerebral isquêmico agudo.
c) Um sopro característico em "roda de moinho" pode ser ouvido sobre o lado direito do coração, mas isso pode ser transitório.

Manobras terapêuticas

a) Quando há a primeira suspeita de entrada de ar, a linha venosa central deve ser aspirada para remover qualquer ar residual, e o paciente deve ser colocado com o lado esquerdo para baixo (de modo que o ar se recolha no lado direito do coração em vez de na via de saída pulmonar).
b) Em circunstâncias drásticas, uma agulha pode ser inserida através da parede torácica e dentro do ventrículo direito para aspirar o ar. Para realizar esse procedimento, deve-se inserir uma agulha longa no quarto espaço intercostal, logo à direita do esterno, e avançá-la sob o esterno em um ângulo de 45° até que haja um refluxo de sangue.
c) Em casos graves de embolia gasosa, a mortalidade é alta, apesar das manobras terapêuticas destacadas anteriormente.

Pneumotórax

Embora o risco de pneumotórax por canulação venosa central seja pequeno (ver Tabela 5.1), o raio X de tórax de rotina é recomendado imediatamente após todas as canulações (ou tentativas) das veias subclávia e JI.

Detecção radiográfica

a) O raio X pós-inserção deve ser obtido em posição ereta e durante expiração, se possível. A expiração reduz o volume de ar nos pulmões, mas não o volume de ar no espaço pleural, portanto facilitará a detecção de pequenos pneumotóraces.[12]
b) Radiografias em posição ereta nem sempre são possíveis em pacientes de UTI. Se for usada a posição supina, deve-se lembrar que o *ar pleural não se acumula no ápice pulmonar quando o paciente está em posição supina.*[13] Nessa posição, o ar pleural tende a aglomerar-se anteriormente e na base do pulmão (ver Capítulo 20).

Pneumotórax tardio

a) O pneumotórax pode não ser radiograficamente evidente até 24 a 48 horas após a inserção do cateter.[14] Portanto, a ausência de um pneumotórax em um raio X imediato pós-inserção não exclui de forma absoluta essa complicação. Contudo, o raio X de tórax seriado não é justificado em um paciente assintomático.
b) O pneumotórax tardio deve ser uma consideração em qualquer paciente que desenvolve dispneia ou hipoxemia progressiva nos primeiros dias após a canulação venosa central.

Posição do cateter

O raio X de tórax é aconselhado após as canulações venosas centrais para verificar a colocação adequada do cateter.

Colocação adequada

Um cateter venoso central colocado adequadamente deve correr paralelo à sombra da veia cava superior, e a ponta do cateter deve estar no terceiro espaço intercostal anterior ou discretamente acima (onde a veia cava superior encontra o átrio direito).

Ponta no átrio direito

Uma ponta de cateter que se estende abaixo do terceiro espaço intercostal anterior direito provavelmente estará no lado direito do coração. Se a porção anterior da terceira costela não puder ser visualizada, uma ponta de cateter que se estenda abaixo da carina traqueal (i. e., a divisão da traqueia em brônquios direito e esquerdo) pode ser usada como evidência de cateterização do lado direito do coração. Embora a perfuração cardíaca seja rara,[15] a retirada da ponta do cateter para a localização adequada é aconselhável.

Ponta contra a parede da veia cava

Os cateteres inseridos a partir do lado esquerdo devem fazer um giro agudo para baixo quando entram na veia cava superior a partir da veia inominada esquerda. Os cateteres que não fazem esse giro podem terminar com a ponta direcionada à parede lateral da veia cava superior. Esses cateteres podem perfurar a veia cava superior e devem, portanto, ser retrocedidos para a veia inominada ou avançados ainda mais para a veia cava.

REFERÊNCIAS

1. Centers for Disease Control and Prevention. Guidelines for the prevention of intravascular catheter-related infections. MMWR 2002; 51 (No.RR-10):1-30.
2. Heffner JE. A guide to the management of peripherally inserted central catheters. J Crit Illness 2000; 15:165-169.
3. McGee WT, Ackerman BL, Rouben LR, et al. Accurate placement of central venous catheters: a prospective, randomized, multicenter trial. Crit Care Med 1993; 21:1118-1123.
4. Merrer J, DeJonghe B, Golliot F, et al. Complications of femoral and subclavian venous catheterization in critically ill patients. JAMA 2001; 286:700-707.
5. Ruesch S, Walder B, Tramer M. Complications of central venous catheters: internal jugular versus subclavian access – A systematic review. Crit Care Med 2002; 30:454-460.

6. Fisher NC, Mutimer DJ. Central venous cannulation in patients with liver disease and coagulopathy – a prospective audit. Intensive Care Med 1999; 25:481-485.
7. Doerfler M, Kaufman B, Goldenberg A. Central venous catheter placement in patients with disorders of hemostasis. Chest 1996; 110:185-188.
8. Getzen LC, Pollack EW. Short-term femoral vein catheterization. Am J Surg 1979; 138:875-877.
9. Joynt GM, Kew J, Gomersall CD, et al. Deep venous thrombosis caused by femoral venous catheters in critically ill adult patients. Chest 2000; 117:178-183.
10. Deshpande K, Hatem C, Ulrich H, et al. The incidence of infectious complications of central venous catheters at the subclavian, internal jugular, and femoral sites in an intensive care unit population. Crit Care Med 2005; 33:13-20.
11. Muth CM, Shank ES. Gas embolism. N Engl J Med 2000; 342: 476-482.
12. Marino PL. Delayed pneumothorax: a complication of subclavian vein catheterization. J Parenter Enteral Nutr 1985;9:232.
13. Tocino IM, Miller MH, Fairfax WR. Distribution of pneumothorax in the supine and semirecumbent critically ill adult. Am J Radiol 1985; 144:901-905.
14. Collin GR, Clarke LE. Delayed pneumothorax: a complication of central venous catheterization. Surg Rounds 1994; 17:589-594.
15. McGee WT, Ackerman BL, Rouben LR, et al. Accurate placement of central venous catheters: a prospective, randomized, multicenter trial. Crit Care Med 993; 21:1118-1123.

Capítulo 6

CATETER VASCULAR PERMANENTE

Este capítulo descreve os cuidados de rotina e as consequências adversas dos cateteres vasculares permanentes, com ênfase na prevenção, no diagnóstico e no tratamento das infecções relacionadas ao cateter.

CUIDADOS DE ROTINA COM O CATETER

Curativos de proteção

Os locais de inserção do cateter são cobertos como medida antisséptica padrão. Compressas de gaze esterilizadas fornecem proteção adequada na maioria dos casos.[1]

Curativos aderentes, semipermeáveis

Os curativos aderentes feitos de membranas de poliuretano transparentes, semipermeáveis, são muito populares. Esses curativos bloqueiam parcialmente o escape de vapor d'água da pele subjacente e criam um ambiente úmido que é benéfico à cicatrização do ferimento.

a) Apesar da sua popularidade, esses curativos não reduzem a incidência de colonização ou infecção do cateter em comparação com os curativos com gaze esterilizada.[1-3] Ao contrário, eles podem aumentar o risco de infecção,[2,3] pois o ambiente úmido que criam favorece o crescimento de microrganismos.
b) Curativos oclusivos podem ser reservados para locais da pele próximos a uma fonte de secreções infecciosas (p. ex., traqueostomias).

Unguentos antimicrobianos

A prática de aplicar um gel antimicrobiano no local de inserção de um cateter venoso central (CVC) não reduz a incidência de infecções relacionadas ao cateter[4] e pode promover o desenvolvimento de organismos resistentes aos antibióticos.[5] Como resultado, o uso rotineiro de unguentos antimicrobianos não é recomendado.[1,4]

Limpeza dos cateteres

Os cateteres vasculares são limpos em intervalos regulares para prevenir a oclusão trombótica.

Lavagem heparinizada

a) A solução de limpeza padrão é a solução salina isotônica com heparina (10 a 1.000 U/mL).
b) Cateteres que são usados intermitentemente são enchidos com solução salina heparinizada e fechados quando fora de uso. (Isso é chamado de *fecho de heparina*, pois a tampa que veda o cateter cria um vácuo que mantém a solução heparinizada no lugar.)
c) Os cateteres arteriais são limpos continuamente (3 mL/h) usando-se uma bolsa pressurizada.

Alternativas à heparina

As pequenas quantidades de heparina usadas nas soluções de limpeza podem promover trombocitopenia induzida pela heparina (ver Capítulo 31). Há alternativas à limpeza heparinizada que eliminam esse risco.

a) Para limpeza de cateter venoso, a solução salina pura é tão eficaz quanto a solução heparinizada.[6]
b) Para limpar cateteres arteriais, o citrato de sódio a 1,4% é uma alternativa adequada à solução heparinizada.[7]

Substituição de cateter venoso periférico

A preocupação envolvendo a canulação prolongada das veias periféricas é a inflamação (flebite), e não a infecção. A inflamação é uma reação aos polímeros plásticos que são usados na fabricação dos cateteres vasculares e é agravada pela irritação mecânica da parede do vaso sanguíneo.

1. A incidência de flebite clinicamente aparente aumenta de forma significativa após os cateteres de veias periféricas serem deixados no local por mais de 72 a 96 horas.[1]
2. Portanto, recomenda-se a substituição dos cateteres de veia periférica (usando um novo local de punção venosa) a cada 72 a 96 horas.[1]

Substituição de cateter venoso central

A substituição de rotina não está indicada

A septicemia por CVC começa a aparecer após o cateter estar no local por três dias.[1] Contudo, a sua substituição em intervalos regulares não reduz a incidência de infecções relacionadas ao cateter,[8] inclusive aumentando o risco de complicações mecânicas relacionadas a ele.[4] Dessa forma, o risco global (infeccioso e mecânico) está aumentado,[9] de modo que a substituição de rotina dos CVC não é aconselhada.[1,4]

Indicações para substituição do cateter

A substituição do cateter é recomendada:

a) Quando há secreção purulenta no local de inserção do cateter. A presença de eritema em torno do local de inserção do cateter não é evidência absoluta de infecção[9] e não é indicação para sua substituição.

b) Quando há suspeita de que um cateter vascular permanente é a fonte de sepse e o paciente tem uma válvula prostética, é imunocomprometido ou tem sepse grave ou choque séptico.
c) Quando um cateter foi colocado de emergência, sem uma técnica asséptica estrita, e pode ser substituído com segurança.
d) Quando um cateter de veia femoral está no local há mais de 48 horas e pode ser substituído com segurança. Isso irá limitar o risco de trombose da veia femoral (ver Tabela 5.1).

O CATETER OCLUÍDO

A oclusão do cateter é a complicação mais comum da canulação venosa central.[11]

Fontes de obstrução

1. A trombose é a causa mais comum de obstrução dos CVC.[11]
2. Precipitados insolúveis no infusato podem acumular-se no lúmen do cateter e causar obstrução. As possíveis fontes desse tipo de obstrução incluem fármacos que são insolúveis em água (diazepam, digoxina, fenitoína e sulfa-trimetoprim), precipitação de sais inorgânicos (p. ex., $CaPO_4$) e resíduos lipídicos.
3. O lúmen do cateter também pode ser comprometido por ângulos agudos e endentações localizadas. Estas geralmente ocorrem durante a inserção do cateter.

Restaurando a patência do cateter

Um protocolo para restauração da patência de cateteres obstruídos é mostrado na Tabela 6.1. Como a trombose é a causa mais comum de oclusão do cateter, a tentativa inicial de restaurar a patência deve envolver uma tentativa de causar a lise do trombo oclusor.

TABELA 6.1
Protocolo para restauração da patência de cateteres ocluídos

Preparação do fármaco

1. Alteplase (ativador do plasminogênio tecidual): reconstituir uma ampola de 50 mg com 50 mL de água estéril (1 mg/mL).
2. Preparar alíquotas de 2 mL e congelar até que sejam necessárias.

Protocolo

1. Descongele duas alíquotas da solução medicamentosa. (O fármaco deve ser usado dentro de 8 horas após o descongelamento.)
2. Retirar 2 mL da solução (2 mg) com uma seringa de 5 mL e conectar ao distribuidor do cateter ocluído.
3. Injetar o máximo de volume possível (até 2 mL) no lúmen do cateter e, depois, fechar o distribuidor do cateter.
4. Deixar a solução na luz do cateter por 2 horas.
5. Tentar limpar o cateter com uma solução salina. Não usar uma seringa de tuberculina para limpar o cateter ocluído (a alta pressão gerada por essas seringas pode fraturar o distribuidor do cateter).
6. Se o cateter ainda estiver ocluído, repetir as etapas 1 a 5.
7. Se o cateter permanecer ocluído, considerar o uso de 0,1N HCl (2 mL) para precipitados de fármaco ou $CaPO_4$ ou etanol a 70% (2 mL) para suspeita de resíduo de lipídeo.
8. Se a obstrução persistir, substituir o cateter usando um novo local de punção.

Fonte: referências 12 a 15.

Oclusão trombótica

A instilação local do agente trombolítico alteplase (ativador do plasminogênio tecidual) usando o esquema da Tabela 6.1 tem uma eficácia de 90% para restauração da patência em cateteres com oclusão parcial ou completa.[12,13] A dose total de fármaco nesse esquema (até 4 mg) é muito pequena para causar trombólise sistêmica.

Oclusão não trombótica

a) A oclusão do cateter que é refratária à trombólise ocasionalmente responderá à instilação de ácido clorídrico 0,1N, o qual promove a solubilidade de sais inorgânicos e de algumas medicações.[14]

b) Se houver suspeita de que a causa da oclusão do cateter são resíduos lipídicos (p. ex., em pacientes recebendo emulsões lipídicas para nutrição), a instilação de etanol a 70% (2 mL) pode restaurar a patência do cateter.[15]

Substituição de cateter ocluído

Se a obstrução não puder ser aliviada e o cateter tiver de ser substituído, é necessário um novo local de punção venosa. A substituição do cateter sobre um guia não é aconselhada, visto que o guia pode deslocar a massa ou um trombo responsáveis pela oclusão na veia circunjacente (ver adiante) e produzir um êmbolo pulmonar.

Trombose venosa

A oclusão trombótica de um cateter venoso central pode ser acompanhada por trombose das veias circunjacentes. Isso é mais proeminente nas veias subclávia e femoral.

Trombose de veia subclávia

a) A trombose clinicamente aparente ocorre em cerca de 1% dos pacientes com cateter de veia subclávia (ver Tabela 5.1).
b) A característica da trombose da veia subclávia é o edema unilateral do braço.[16] O trombo pode se estender proximalmente para a veia cava superior, mas a oclusão completa desta com resultante síndrome da veia cava superior (edema do pescoço e da face, etc.) é rara.[17]
c) A embolia pulmonar sintomática pode ocorrer, mas a incidência relatada varia de 0 a 17%.[16,18]
d) O ultrassom tem baixa sensibilidade e especificidade (56 e 69%, respectivamente) para detecção de trombose da veia subclávia,[19] e o diagnóstico frequentemente é baseado na apresentação clínica (i. e., edema unilateral do braço). A venografia com contraste raramente é realizada.

e) O tratamento envolve a remoção imediata do cateter e elevação do braço afetado. A anticoagulação sistêmica com o uso de heparina é bastante usada,[16,18] mas não comprovada.

Trombose da veia femoral

a) A trombose clinicamente aparente é relatada em 6% dos pacientes com cateter de veia femoral (ver Tabela 5.1).
b) Como relatado no Capítulo 3, o ultrassom venoso tem elevada (> 90%) sensibilidade e especificidade para detecção de trombose proximal de veia profunda na perna. O tratamento inclui a remoção imediata do cateter e anticoagulação com heparina, como descrito no Capítulo 3.

INFECÇÕES RELACIONADAS AO CATETER

As infecções da corrente sanguínea adquiridas no hospital (nosocomiais) são 2 a 7 vezes mais comuns em pacientes de UTI do que em outros pacientes hospitalizados,[20] e os cateteres vasculares permanentes são responsáveis por mais da metade dessas infecções.[21]

Vias de infecção

As vias de infecção envolvendo cateteres vasculares permanentes são descritas a seguir. Os números correspondem aos da Figura 6.1.

1. Os micróbios ganham acesso ao lúmen interno dos cateteres vasculares por meio de pontos de ruptura no sistema de infusão, como as torneiras e conexões de distribuição de cateteres.
2. Os micróbios da pele podem migrar ao longo da superfície externa do cateter no trato criado durante a inserção percutânea do cateter. Essa é considerada a principal via de infecções da corrente sanguínea relacionadas ao cateter.
3. Os micróbios presentes no sangue circulante podem se ligar à porção intravascular de um cateter permanente.

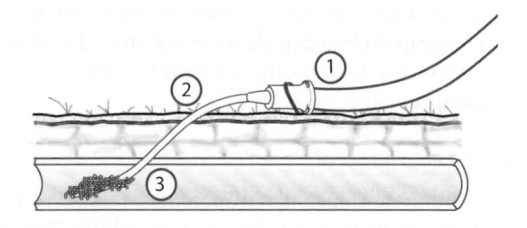

FIGURA 6.1
As vias de infecção da corrente sanguínea relacionada ao cateter.

Uma vez ligados, os micróbios podem proliferar e se tornar uma fonte secundária de septicemia.

Tipos de infecção

Os Centers for Disease Control and Prevention (CDC) identificaram os seguintes tipos de infecção relacionada ao cateter.[1]

1. A *colonização do cateter*, caracterizada pela presença de micróbios no cateter (mas não na corrente sanguínea).
2. A *infecção da via de saída*, caracterizada por secreção no local de inserção do cateter que gera o crescimento de microrganismos na cultura. As culturas sanguíneas podem ser positivas ou negativas.
3. A *septicemia relacionada ao cateter*, uma condição na qual o mesmo microrganismo está presente na ponta do cateter e na corrente sanguínea, e o cateter é fonte primária de infecção.

Quadro clínico

1. A colonização do cateter é assintomática, enquanto a septicemia relacionada ao cateter em geral é acompanhada por sinais de inflamação sistêmica (i. e., febre, leucocitose, etc.).

2. Não há sinais específicos de septicemia relacionada ao cateter. A presença de eritema em torno do local de inserção não é preditiva de septicemia,[10] e a presença de secreção purulenta no local de inserção pode indicar a infecção da via de saída sem septicemia.[1,22]
3. A septicemia relacionada ao cateter em geral é suspeitada quando um paciente com um cateter vascular no local há mais de 48 horas tem uma febre inexplicada. A confirmação é baseada nos resultados das culturas apropriadas, como descrito a seguir.

Cultura da ponta do cateter

A abordagem mais comum à suspeita de septicemia relacionada ao cateter é a combinação de cultura da ponta do cateter com uma hemocultura obtida a partir de veia periférica. Esse método é descrito a seguir.

Primeiro, o cateter é removido e, usando-se técnica estéril, um segmento de 5 cm da parte distal do cateter é cortado e colocado em um tubo de cultura estéril. Há dois métodos de cultura da ponta do cateter.

Método de placa de rolagem

a) A ponta do cateter é rolada diretamente sobre a superfície de uma placa de ágar-sangue, e o crescimento é medido como o número de unidades formadoras de colônias (UFC) na placa.
b) O diagnóstico de septicemia relacionada ao cateter requer o crescimento de pelo menos 15 UFCs na placa de cultura mais o isolamento do mesmo organismo da corrente sanguínea.[22]
c) Esse método irá detectar infecção apenas na superfície externa do cateter, o que explica por que ele tem uma sensibilidade de apenas 60% para detecção de infecção da ponta do cateter (ver Tabela 6.2).[22]

Método de diluição seriada

a) A ponta do cateter é colocada em meio de cultura e agitada vigorosamente para liberar os organismos liga-

TABELA 6.2
Métodos de cultura para septicemia relacionada ao cateter

Método	Superfície do cateter testada	Sensibilidade[a]
Cultura da ponta do cateter		
Método de placa de rolagem	Superfície externa	60%
Método de diluição seriada	Superfícies externa e interna	80%
Hemoculturas quantitativas		
Sangue do cateter *versus* periférico	Superfície interna	50%

[a] Fonte: referência 22.

dos a ela. Após diluições seriadas, o meio de cultura é colocado em uma placa de ágar-sangue, e o crescimento é medido como o número de unidades formadoras de colônias (UFC) na placa.

b) O diagnóstico de septicemia relacionada ao cateter requer o crescimento de pelo menos 100 UFCs na placa de cultura mais o isolamento do mesmo organismo na hemocultura.

c) Esse método irá detectar infecção em ambas as superfícies (interna e externa) do cateter, o que explica por que a sua sensibilidade é maior (80%) do que a do método de placa de rolagem (ver Tabela 6.2).

Hemoculturas quantitativas

A desvantagem das culturas da ponta do cateter é a necessidade de removê-lo. Considerando que até 70% dos cateteres que são removidos por suspeita de infecção são estéreis quando submetidos à cultura,[22] é desejável um método alternativo de cultura que não requeira a remoção do cateter. A técnica de hemocultura quantitativa descrita a seguir é esse método.

1. Esse método compara os resultados de cultura de duas amostras sanguíneas (10 mL cada): uma amostra é

retirada através do cateter permanente e a outra é retirada de uma veia periférica. As amostras são colocadas em tubos de cultura especiais (p. ex., Isolator System, Dupont Co.) para transporte até o laboratório.
2. Cada amostra de sangue é processada, primeiro isolando as células e suspendendo-as em um meio de cultura. As células então são lisadas para liberar organismos intracelulares, e o sobrenadante é colocado em uma placa de ágar e incubado. O crescimento é medido como o número de unidades formadoras de colônias por mililitro (UFC/mL).
3. O diagnóstico de septicemia relacionada ao cateter requer o isolamento do mesmo organismo nas hemoculturas mais um dos seguintes: crescimento de pelo menos 100 UFC/mL a partir do sangue do cateter ou uma contagem de colônias no sangue do cateter que é pelo menos cinco vezes maior do que a contagem de colônias no sangue periférico (ver Figura 6.2).
4. Esse método irá detectar infecção apenas na superfície interna do cateter, o que pode explicar a sua baixa sensibilidade (40 a 50%) para a detecção de infecções relacionadas ao cateter (ver Tabela 6.2).[22]

Qual método de cultura é preferido?

A escolha do método de cultura está muito relacionada com a possibilidade de remoção do cateter. Os critérios para remoção deste foram listados anteriormente (ver também Figura 6.3).

1. Se o cateter for removido, a sua ponta deve ser submetida à cultura pelo método de diluição seriada (que é mais sensível do que o método de placa de rolagem).
2. Se não for necessária a substituição do cateter (p. ex., em paciente apenas com febre) ou esta não for facilmente realizada (p. ex., cateteres em túnel ou acesso venoso limitado), o método da hemocultura comparativa é adequado.

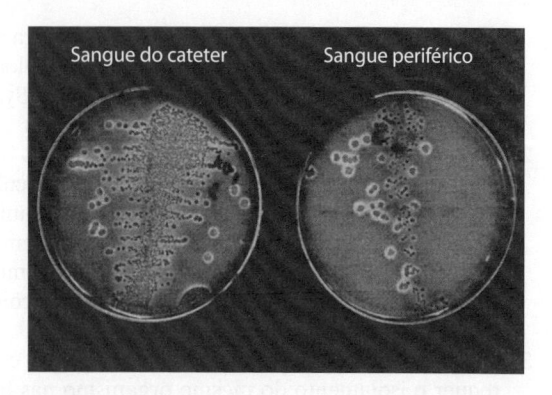

FIGURA 6.2
Crescimento comparativo de hemoculturas quantitativas em um caso de septicemia relacionada ao cateter. O *sangue do cateter* é o sangue retirado através de um cateter venoso central. O *sangue periférico* é o sangue retirado de uma veia periférica.
Fonte: referência 32.

Cobertura antibiótica empírica

A cobertura antibiótica empírica está indicada na maioria dos casos de suspeita de septicemia relacionada ao cateter.

O espectro microbiano

A seleção de antibióticos empíricos é ditada pelos micróbios que provavelmente estão envolvidos.

a) Uma pesquisa em 112 UTIs clínicas dos Estados Unidos revelou o seguinte espectro microbiano nas bacteremias primárias adquiridas em hospital (a maioria causada por cateteres permanentes):[23] *Staphylococcus epidermidis* (36%), enterococos (16%), bacilos aeróbicos gram-negativos (*Pseudomonas aeruginosa, Klebsiella pneumoniae, E. coli*, etc.) (16%), *Staphylococcus aureus* (13%), espécies de *Candida* (11%) e outros organismos (8%).
b) Cerca de metade das infecções envolve estafilococos e metade é causada por organismos geralmente encontrados no intestino, incluindo organismos *Candida*.

Recomendações

O manejo inicial da suspeita de septicemia relacionada ao cateter pode ser conduzido como mostrado na Figura 6.3.

a) Apesar de haver preocupações sobre a resistência à vancomicina, esse antibiótico é bem adequado para as suspeitas de infecção relacionada ao cateter, pois é ativo contra estafilococos (inclusive cepas coagulase-negativo e resistentes à meticilina) e contra a maioria das cepas de enterococos, que, juntos, são responsáveis por mais de 50% das infecções por cateter.
b) A cobertura gram-negativa com ceftazidima ou cefepima (para atividade antipseudomonas) pode ser

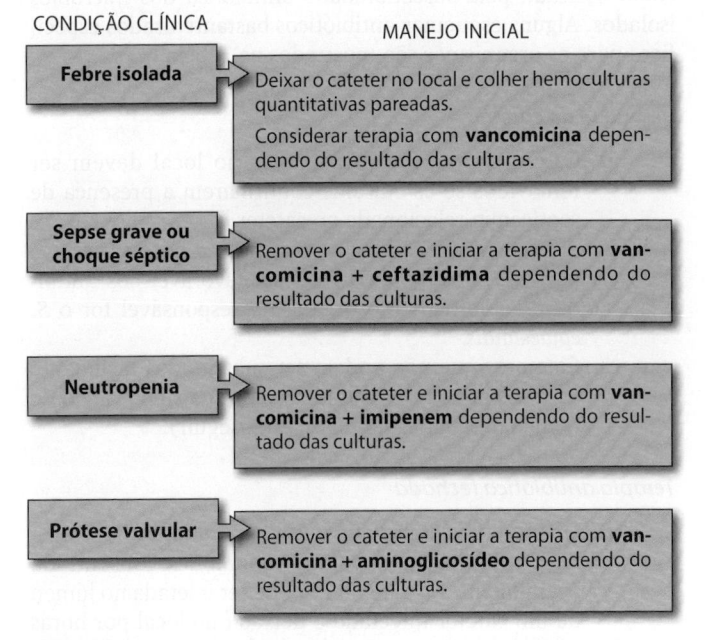

CONDIÇÃO CLÍNICA	MANEJO INICIAL
Febre isolada	Deixar o cateter no local e colher hemoculturas quantitativas pareadas. Considerar terapia com **vancomicina** dependendo do resultado das culturas.
Sepse grave ou choque séptico	Remover o cateter e iniciar a terapia com **vancomicina + ceftazidima** dependendo do resultado das culturas.
Neutropenia	Remover o cateter e iniciar a terapia com **vancomicina + imipenem** dependendo do resultado das culturas.
Prótese valvular	Remover o cateter e iniciar a terapia com **vancomicina + aminoglicosídeo** dependendo do resultado das culturas.

FIGURA 6.3
Recomendações para o manejo inicial de suspeita de septicemia relacionada ao cateter.
Fonte: referências 22 e 24.

adicionada em pacientes com sepse grave ou choque séptico.

c) Para pacientes com neutropenia (contagem de neutrófilos < 500/mm³), um carbapenem (imipenem ou meropenem) pode ser adicionado à vancomicina.[22,24]
d) Em pacientes com válvulas prostéticas, deve ser adicionado um aminoglicosídeo à vancomicina (os dois agentes podem ser sinergísticos para endocardite por *S. epidermidis*).

Tratamento da septicemia relacionada ao cateter

Se o resultado da cultura confirmar a septicemia relacionada ao cateter, a terapia antibiótica dirigida deve prosseguir como indicado pela suscetibilidade antibiótica dos micróbios isolados. Alguns esquemas antibióticos bastante usados específicos para os organismos são mostrados na Tabela 6.3.

Remoção do cateter

a) Cateteres que foram deixados no local devem ser removidos se as culturas confirmarem a presença de septicemia relacionada ao cateter.[22]
b) A remoção do cateter nem sempre é necessária se o paciente mostrar uma resposta favorável aos antibióticos empíricos e o organismo responsável for o *S. epidermidis*.[25]
c) Cateteres que não podem ser substituídos facilmente às vezes podem ser tratados com sucesso por meio de *terapia antibiótica fechada* (ver a seguir).

Terapia antibiótica fechada

a) Quando um cateter não é usado para infusão intravenosa contínua, uma solução antibiótica concentrada (geralmente 1 a 5 mg/mL) pode ser injetada no lúmen de um cateter infectado e deixada no local por horas ou dias.[22]

TABELA 6.3
Esquemas antibióticos bastante usados em infecções da corrente sanguínea relacionadas ao cateter

Organismo	Esquema antibiótico[a]
Estafilococo	
Sensível à meticilina	Nafcilina ou oxazolina (2 g a cada 4 h)
Resistente à meticilina (inclui a maioria das cepas de *S. epidermidis*)	Vancomicina (1 g a cada 12 h)
Enterococos	
Sensível à ampicilina	Ampicilina (2 g a cada 4-6 h)
Resistente à ampicilina	Vancomicina (1 g a cada 12 h)
Resistente à vancomicina	Linezolida (600 mg a cada 12 h)
Bacilos gram-negativos	
E. coli *Klebsiella* spp *Enterobacter* spp	Imipenem (500 mg a cada 6 h) OU Meropenem (1 g a cada 8 h)
P. aeruginosa	Para *P. aeruginosa*, pode-se usar ceftazidima (2 g a cada 8 h) ou uma penicilina antipseudomona
Organismos *Candida*	Fluconazol (6 mg/kg/dia) ou capsofungina (70 mg de dose de ataque; depois, 50 mg/dia) Anfotericina B (0,7 mg/kg/dia) para infecções graves

[a] Esquemas antibióticos apenas para infecções não complicadas.
Fonte: diretrizes nas referências 22 e 30.

b) Essa abordagem é mais adequada para cateteres com túnel que estão posicionados há mais de duas semanas, pois eles provavelmente têm uma fonte intraluminal de infecção.[22] O sucesso é limitado quando espécies de Candida estão envolvidas.[22]

Duração da terapia

Nos casos não complicados de septicemia relacionada ao cateter, são recomendados 10 a 14 dias de antibiótico, mas, na maioria dos casos de septicemia por *S. epidermidis*, apenas 5 a 7 dias são suficientes.[22]

Sepse persistente

A persistência de sinais de sepse após alguns dias de terapia antibiótica pode indicar uma das seguintes situações.

Trombose supurativa

A trombose em torno da ponta do cateter é um achado comum na sepse relacionada ao cateter,[11] e, se o trombo se tornar infectado, ele pode se transformar em um abscesso intravascular.

a) A secreção purulenta no local de inserção do cateter nem sempre está presente nessa situação.[22] Embolia séptica dos pulmões é um achado ocasional.
b) A remoção do cateter é essencial nessa condição, e a incisão cirúrgica com drenagem é recomendada quando os vasos periféricos estão envolvidos.
c) Quando essa condição envolve grandes veias centrais, a terapia antimicrobiana combinada com a anticoagulação com heparina pode produzir resultados satisfatórios em 50% dos casos.[26]

Endocardite

a) Os cateteres vasculares são a causa mais comum de endocardite nosocomial, sendo que o *S. aureus* é o organismo causador mais comum.[22] Assim, todos os casos de bacteremia por *S. aureus* relacionados ao cateter devem ser avaliados para endocardite.[22]
b) O ultrassom transesofágico é o procedimento diagnóstico de escolha para endocardite.
c) Se a endocardite for documentada, a remoção do cateter é mandatória e a terapia antibiótica é continuada por 4 a 6 semanas.[22]

Candidíase disseminada

a) Os cateteres vasculares são a causa mais comum de candidíase disseminada, e os fatores predisponentes incluem cirurgia abdominal, queimaduras, transplante de órgãos, infecção por HIV, quimioterapia para câncer, corticoterapia prolongada e terapia antimicrobiana de amplo espectro.[27]

b) O diagnóstico pode não ser feito em mais de 50% dos casos em virtude de as hemoculturas com frequência serem negativas.[28] Os marcadores clínicos da candidíase disseminada incluem o isolamento de organismos *Candida* em múltiplos locais, candidúria na ausência de um cateter uretral permanente e endoftalmite.

c) A colonização intensa da urina em pacientes de alto risco (independentemente da presença ou ausência de um cateter uretral permanente) é uma indicação para iniciar a terapia antifúngica empírica.[29]

d) A endoftalmite pode ocorrer em até um terço dos pacientes com candidíase disseminada[28] e pode levar à cegueira permanente. Como as consequências dessa condição podem ser sérias, todos os pacientes com candidemia persistente devem ser submetidos a um exame ocular detalhado.[28]

e) O tratamento-padrão para candidíase invasiva é a anfotericina B (0,7 mg/kg/dia),[30] disponível em uma formulação lipídica especial (anfotericina B lipossomal, 3 mg/kg/dia), que produz menos nefrotoxicidade (ver Capítulo 44). Outra possibilidade é agente antifúngico capsofungina (dose de ataque de 70 mg seguido de 50 mg/dia), que é igualmente eficaz para candidíase invasiva[31] e pode se tornar o agente preferido em função de seu perfil de segurança. Independentemente da escolha do agente antimicrobiano, resultados satisfatórios são obtidos em apenas 60 a 70% dos casos de candidíase invasiva.[30]

REFERÊNCIAS

1. Centers for Disease Control and Prevention. Guidelines for the prevention of intravascular catheter-related infections. MMWR 2002; 51 (No.RR-10):1-30.
2. Hoffman KK, Weber DJ, Samsa GP, et al. Transparent polyurethane film as intravenous catheter dressing. A meta-analysis of infection risks. JAMA 1992; 267:2072-2076.
3. Maki DG, Stolz SS, Wheeler S, Mermi LA. A prospective, randomized trial of gauze and two polyurethane dressings for site care of pulmonary artery catheters: implications for catheter management. Crit Care Med 1994; 22:1729-1737.
4. McGee DC, Gould MK. Preventing complications of central venous catheterization. N Engl J Med 2003; 348:1123-1133.
5. Zakrzewska-Bode A, Muytjens HL, Liem KD, Hoogkamp-Korstanje JA. Muciprocin resistance in coagulase-negative staphylococci after topical prophylaxis for the reduction of colonization of central venous catheters. J Hosp Infect 1995; 31:189-193.
6. Peterson FY, Kirchhoff KT. Analysis of research about heparinized versus non-heparinized intravascular lines. Heart Lung 1991; 20:631-642.
7. Branson PK, McCoy RA, Phillips BA, Clifton GD. Efficacy of 1.4% sodium citrate in maintaining arterial catheter patency in patients in a medical ICU. Chest 1993; 103:882-885.
8. Cook D, Randolph A, Kemerman P, et al. Central venous replacement strategies: a systematic review of the literature. Crit Care Med 1997; 25:1417-1424.
9. Cobb DK, High KP, Sawyer RP, et al. A controlled trial of scheduled replacement of central venous and pulmonary artery catheters. N Engl J Med 1992; 327:1062-1068.
10. Safdar N, Maki D. Inflammation at the insertion site is not predictive of catheter-related bloodstream infection with short-term, noncuffed central venous catheters. Crit Care Med 2002; 30:2632-2635.
11. Jacobs BR. Central venous catheter occlusion and thrombosis. Crit Care Clin 2003; 19:489-514.
12. Davis SN, Vermeulen L, Banton J, et al. Activity and dosage of alteplase dflution for clearing occlusions of vascular-access devices. Am J Health Syst Pharm 2000; 57:1039-1045.
13. Zacharias JM. Alteplase versus urokinase for occluded hemodialysis catheters. Ann Pharmacother 2003; 37:27-33.
14. Shulman RJ, Reed T, Pitre D, Laine L. Use of hydrochloric acid to clear obstructed central venous catheters. J Parenter Enteral Nutr 1988; 12:509-510.
15. Calis KA ed. Pharmacy Update. Drug Information Service, National Institutes of Health, Bethesda MD, Nov-Dec, 1999 (Accessed at www.cc.nih.gov/phar/updates/99nov-dec.html)

16. Mustafa S, Stein P, Patel K, et al. Upper extremity deep venous thrombosis. Chest 2003; 123:1953-1956.
17. Otten TR, Stein PD, Patel KC, et al. Thromboembolic disease involving the superior vena cava and brachiocephalic veins. Chest 2003; 123:809-812.
18. Hingorani A, Ascher E, Hanson J, et al. Upper extremity versus lower extremity deep venous thrombosis. Am J Surg 1997; 174:214-217.
19. Mustafa BO, Rathbun SW, Whitsett TL, Raskob GE. Sensitivity and specificity of ultrasonography in the diagnosis of upper extremity deep venous thrombosis. A systematic review. Arch Intern Med 2002; 162:401-404.
20. Pittet D, Tarara D, Wenzel RP. Nosocomial bloodstream infection in critically ill patients. JAMA 1994; 271:1598-1601.
21. Edgeworth J, Treacher D, Eykyn S. A 25-year study of nosocomial bacteremia in an adult intensive care unit. Crit Care Med 1999; 27:1421-1428.
22. Mermel LA, Farr BM, Sherertz RJ, et al. Guidelines for the management of intravascular catheter-related infections. Clin Infect Dis 2001; 32:1249-1272.
23. Richards M, Edwards J, Culver D, Gaynes R. Nosocomial infections in medical intensive care units in the United States. Crit Care Med 1999; 27:887-892.
24. Hughes WT, Armstrong D, Bodey GP, Bow EJ, et al. 2002 guidelines for the use of antimicrobial agents in neutropenic patients with cancer. Clin Infect Dis 2002; 34:730-751.
25. Raad I, Davis S, Khan A, et al. Impact of central venous catheter, removal on the recurrence of catheter-related coagulase-negative staphylococcal bacteremia. Infect Control Hosp Epidemiol 1992; 154:808-816.
26. Verghese A, Widrich WC, Arbeit RD. Central venous septic thrombophlebitis: the role of antimicrobial therapy. Medicine 1985; 64:394-400.
27. Ostrosky-Zeichner L, Rex JH, Bennett J, Kullberg B-J. Deeply invasive candidiasis. Infect Dis Clin North Amer 2002; 16:821-835.
28. Calandra T. Candida infections in the intensive care unit. Curr Opin Crit Care 1997; 3:335-341.
29. British Society for Antimicrobial Chemotherapy Working Party. Management of deep Candida infection in surgical and intensive care unit patients. Intensive Care Med 1994; 20:522-528.
30. Pappas PG, Rex JH, Sobel JD, et al. Guidelines for the treatment of candidiasis. Clin Infect Dis 2004; 38:161-189.
31. Mora-Duarte J, Betts R, Rotstein C, et al. Comparison of capsofungin and amphotericin B for invasive candidiasis. N Engl J Med 2002; 347:2020-2029.
32. Curtas S, Tramposch K. Culture methods to evaluate central venous catheter sepsis. Nutr Clin Pract 1991; 6:43.

SEÇÃO III
Monitorização hemodinâmica

Capítulo 7

CATETER DE ARTÉRIA PULMONAR

O surgimento da terapia intensiva como uma especialidade é o resultado principalmente de duas inovações: a ventilação mecânica com pressão positiva e o cateter de artéria pulmonar. Este capítulo irá apresentar o cateter de artéria pulmonar e as informações fornecidas por ele.[1-3]

O CATETER

Princípio de funcionamento

O cateter de artéria pulmonar (AP) é equipado com um balão inflável que age como um bote de borracha e permite que o fluxo sanguíneo venoso leve a ponta do cateter através do lado direito do coração e entre na circulação pulmonar. Esse método de *balão flutuante* possibilita a realização de cateterismo do coração direito à beira do leito sem orientação fluoroscópica.

Formato do cateter

As características básicas do cateter de AP são ilustradas na Figura 7.1.

1. O cateter tem 110 cm de comprimento e um diâmetro externo de 2,3 mm (cerca de 7 French). Há dois canais internos: um corre todo o comprimento do cateter e se abre na ponta (o lúmen distal ou de AP) e o outro termina a 30 cm da ponta do cateter e geralmente no átrio direito (o lúmen proximal ou de AD).
2. A ponta do cateter tem um pequeno balão (capacidade de 1,5 mL) que é usado como descrito. Quando inflado, o balão cria um recesso para a ponta do cateter que

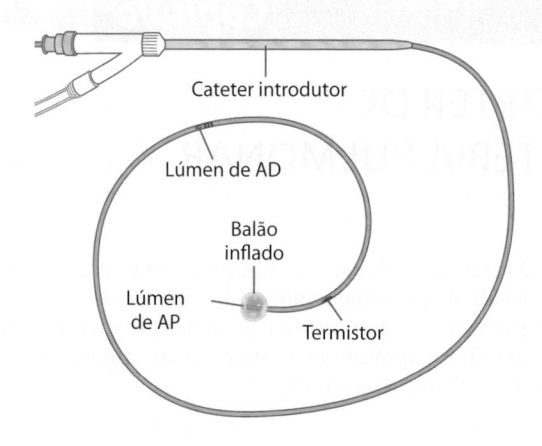

FIGURA 7.1
Características básicas do cateter de artéria pulmonar (AP) com balão flutuante. O cateter de AP é introduzido através de um cateter introdutor de grande calibre (ver Capítulo 4 para uma descrição de cateteres introdutores).

impede a ponta de raspar a parede do vaso à medida que o cateter avança.
3. O cateter também tem um pequeno termistor (i. e., um transdutor que sente alterações de temperatura) localizado a 4 cm da sua ponta. Esse equipamento pode medir o débito cardíaco usando o método de *termodiluição*, descrito mais adiante neste capítulo.

INSERÇÃO DO CATETER

O cateter de AP geralmente é inserido através de um introdutor de grande calibre (9 French) que é colocado na veia subclávia ou jugular interna (ver Figura 7.1). Logo antes da inserção, o lúmen distal é conectado a um transdutor de pressão. Quando a ponta do cateter de AP emerge do cateter introdutor, aparece uma onda de pressão venosa; o balão então é inflado e o cateter é avançado. A localização da ponta do cateter é determinada pelo traçado de pressão registrado a partir do lúmen distal, como mostrado na Figura 7.2.

1. A pressão da veia cava superior é uma pressão não pulsátil com oscilações de pequena amplitude. O formato da onda de pressão não se altera quando a ponta do cateter penetra no átrio direito. A pressão normal na veia cava superior e no átrio direito é 2 a 8 mmHg.
2. Quando a ponta do cateter passa pela válvula tricúspide para dentro do ventrículo direito, aparece uma onda de pressão pulsátil. A pressão de pico (sistólica) é uma função da força de contração ventricular direita e a menor pressão (diastólica) é equivalente à pressão atrial direita. A pressão sistólica do ventrículo direito em geral é de 15 a 30 mmHg.
3. Quando o cateter passa pela válvula pulmonar para dentro do tronco da artéria pulmonar, a onda de pressão mostra uma súbita elevação da pressão diastólica cau-

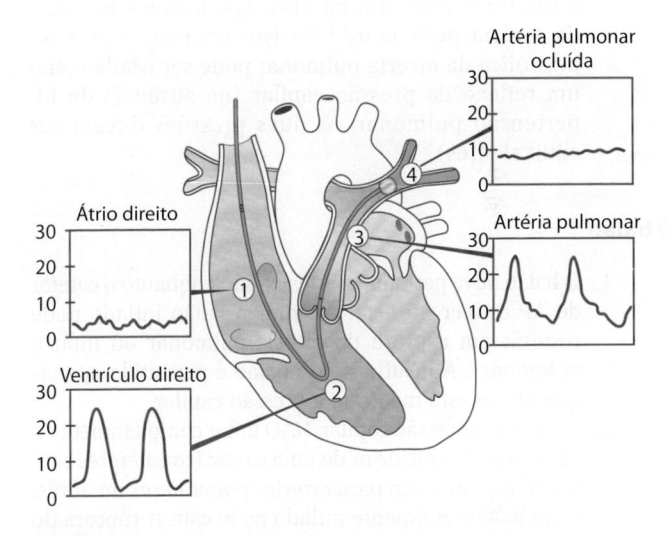

FIGURA 7.2
Ondas de pressão usadas para guiar a inserção adequada dos cateteres de artéria pulmonar.

sada pela resistência ao fluxo na circulação pulmonar. A pressão diastólica normalmente é de 6 a 12 mmHg.
4. À medida que o cateter avança mais na circulação pulmonar, a onda pulsátil eventualmente desaparece, deixando um formato de onda venoso ao mesmo nível pressórico da pressão diastólica da artéria pulmonar (6 a 12 mmHg). Essa é a pressão de oclusão da artéria pulmonar, também chamada de *pressão de artéria pulmonar ocluída* (PAPO) ou simplesmente *pressão capilar pulmonar* (PCP). Essa pressão é um reflexo da pressão de enchimento diastólico do ventrículo esquerdo (como explicado no próximo capítulo).
5. Quando a pressão capilar se torna evidente pela primeira vez, o balão na ponta do cateter deve ser desinflado, o que deve resultar no retorno de um traçado de pressão pulsátil. Se isso ocorrer, o cateter de AP deve ser deixado no local com o balão desinflado.
6. Em cerca de 25% das colocações dos cateteres de AP, a pressão pulsátil de AP nunca desaparece quando o cateter é avançado na distância máxima ao longo da artéria pulmonar.[1,2] Se isso ocorrer, a pressão diastólica da artéria pulmonar pode ser usada como um reflexo da pressão capilar (na ausência de hipertensão pulmonar, as duas pressões devem ser equivalentes).

O balão

1. O balão deve permanecer desinflado enquanto o cateter de AP estiver no local (manter o balão inflado pode resultar em ruptura da artéria pulmonar ou infarto pulmonar). A insuflação do balão é permitida apenas quando se está medindo a pressão capilar.
2. Ao medir a pressão capilar, NÃO inflar completamente o balão com 1,5 mL de ar de uma só vez (os cateteres com frequência migram para artérias pulmonares menores, e um balão totalmente inflado pode causar ruptura do vaso). O balão deve ser inflado lentamente até que seja obtido um traçado de pressão capilar.

3. Quando a pressão capilar for registrada, o balão deve ser desinflado completamente. Desconectar a seringa da porta de injeção do balão irá ajudar a prevenir a inflação inadvertida do balão quando o cateter estiver no local.

TERMODILUIÇÃO

O método

O método de termodiluição é ilustrado na Figura 7.3. Uma solução de dextrose ou salina, mais fria do que o sangue,

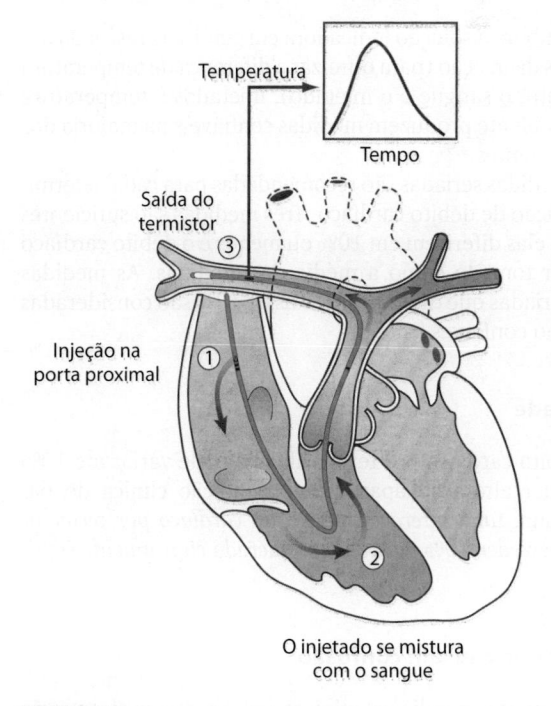

FIGURA 7.3
O método de termodiluição para medição do débito cardíaco.

é injetada na porta proximal do cateter no átrio direito. O líquido frio então se mistura com o sangue nas câmaras direitas do coração, e o sangue resfriado é ejetado na artéria pulmonar e passa no termistor na porção distal do cateter. O termistor, por sua vez, registra a alteração na temperatura sanguínea com o tempo e envia essa informação para um instrumento eletrônico que registra e mostra uma curva de temperatura-tempo. A área sob a curva é inversamente proporcional à velocidade do fluxo sanguíneo na artéria pulmonar. Na ausência de *shunts* intracardíacos, essa velocidade de fluxo é equivalente ao débito cardíaco (médio).

Considerações técnicas

1. Embora a solução indicadora em geral seja resfriada antes da injeção (para otimizar a diferença de temperatura entre o sangue e o injetado), injetados à temperatura ambiente produzem medidas confiáveis na maioria dos pacientes.[4,5]
2. Medidas seriadas são recomendadas para cada determinação de débito cardíaco. Três medidas são suficientes se elas diferirem em 10% ou menos e o débito cardíaco for tomado como a média das medidas. As medidas seriadas que diferem em mais de 10% são consideradas não confiáves.[6]

Variabilidade

O débito cardíaco por termodiluição pode variar até 10% sem qualquer alteração aparente na condição clínica do paciente.[7] Assim, *uma alteração no débito cardíaco por termodiluição deve exceder 10% para ser considerada clinicamente significativa.*

Condições que causam confusão

As seguintes condições clínicas podem afetar a acurácia da medida do débito cardíaco.

Regurgitação tricúspide

Essa condição pode ser comum durante ventilação mecânica com pressão positiva. O fluxo regurgitante leva o fluido indicador a ser reciclado, produzindo uma curva de termodiluição prolongada, de baixa amplitude, característica de um baixo débito cardíaco. Portanto, essa condição resulta em medidas de débito cardíaco falsamente baixas.[8]

Shunts *intracardíacos*

Os *shunts* intracardíacos produzem medidas de débito cardíaco falsamente elevadas.

a) Nos *shunts* direita-esquerda, uma porção do fluido injetado passa pelo *shunt*, criando uma curva de termodiluição abreviada similar à curva vista em estados de alto débito.
b) Nos *shunts* esquerda-direita, o sangue desviado aumenta o volume sanguíneo no lado direito do coração, o que dilui o fluido injetado e produz uma curva de termodiluição abreviada similar à que é vista nos estados de alto débito.

Medida contínua do débito cardíaco

Um cateter especializado de AP está disponível (Baxter Edwards Critical Care) e pode fornecer medidas frequentes e automáticas do débito cardíaco.[9] Um filamento térmico enrolado em torno da porção distal do cateter é usado para gerar pulsos de calor de baixa energia que aquecem o sangue circunjacente. A alteração na temperatura sanguínea então é captada por um termistor no cateter, e o débito cardíaco médio em intervalos sucessivos de tempo de três minutos é registrado e apresentado.

1. Esse método de termodiluição "contínuo" produz medidas mais acuradas do débito cardíaco[10] do que o método intermitente e não requer o tempo ou a experiência de um operador.

PARÂMETROS HEMODINÂMICOS

O cateter de AP pode fornecer uma riqueza de informações sobre a função cardiovascular e o transporte sistêmico de oxigênio. Esta seção fornece uma breve descrição dos parâmetros hemodinâmicos que podem ser medidos ou derivados com o cateter de AP (Tabela 7.1).

Parâmetros cardiovasculares

Pressão venosa central

A porta proximal do cateter de AP mede a pressão na veia cava superior, que é equivalente à pressão no átrio direito. Essa pressão é chamada comumente de *pressão venosa central* (PVC). Na ausência de uma anormalidade da válvula tricúspide, a PVC ou pressão de átrio direito (PAD) é equivalente à pressão diastólica final do ventrículo direito (PDFVD):

$$PVC = PAD = PDFVD$$

Como a PVC é equivalente à PDFVD, ela é usada como medida do enchimento ventricular direito. (Ver Capítulo 8 para mais informações sobre a PVC.)

TABELA 7.1
Parâmetros hemodinâmicos e do transporte de oxigênio

Parâmetro	Abreviatura	Faixa normal
Pressão venosa central	PVC	2-8 mmHg
Pressão capilar pulmonar	PCP	6-12 mmHg
Índice cardíaco	IC	2,4-4,0 L/min/m^2
Índice sistólico	IS	40-70 L/m^2
Índice de resistência vascular sistêmica	IRVS	25-30 unidades Wood[a]
Índice de resistência vascular pulmonar	IRVP	1-2 unidades Wood[a]
Oferta de oxigênio	DO$_2$	520-570 mL/min/m$_2$
Consumo de oxigênio	VO$_2$	110-160 mL/min/m$_2$
Coeficiente de extração de oxigênio	CEO$_2$	0,2-0,3

[a] mmHg por litro por minuto por metro quadrado

Pressão capilar pulmonar

Quando o balão inflado em um cateter de AP produz uma obstrução completa na artéria envolvida, a pressão na ponta do cateter de AP (que é chamada de *pressão capilar pulmonar* [PCP] é equivalente à pressão no átrio esquerdo. Na ausência de uma anormalidade da válvula mitral, a PCP ou a pressão do átrio esquerdo (PAE) é equivalente à pressão diastólica final do ventrículo esquerdo (PDFVE):

$$PCP = PAE = PDFVE$$

Como a PCP é equivalente à PDFVE, ela é usada como uma medida do enchimento ventricular esquerdo. (Ver capítulo 8 para uma descrição detalhada da pressão capilar.)

Índice cardíaco

O débito cardíaco (DC) varia com o tamanho corporal, portanto, a prática convencional é ajustar o débito cardíaco medido para o tamanho do paciente. As alterações do débito cardíaco dependentes de tamanho mostram uma maior correlação com alterações na área de superfície corporal (ASC) do que com alterações no peso corporal, de modo que a ASC é usada como a medida do tamanho do corpo. Um método simples para determinar a ASC com base na altura (A) e no peso (P) é mostrado a seguir.[11]

$$ASC\ (m^2) = A\ (cm) + P\ (kg) - 60/100 \qquad (7.1)$$

Para ajustar para o tamanho corporal, o DC é dividido pela ASC. O parâmetro ajustado para o tamanho é chamado *índice cardíaco* (IC) e é expresso como L/min/m².

$$IC = DC/ASC \qquad (7.2)$$

Um adulto médio tem uma ASC de 1,6 a 1,9 m², assim, o IC é normalmente cerca de 50 a 60% do débito cardíaco medido. A faixa normal de IC em adultos é mostrada na Tabela 7.1.

Índice sistólico

O volume sistólico (o volume de sangue ejetado pelos ventrículos durante a sístole) é um reflexo do desempenho sistólico do coração e é superior ao débito cardíaco nessa situação porque não é influenciado pela frequência cardíaca. O volume sistólico deve ser ajustado para o tamanho corporal como na Equação 7.3, dividindo-se o índice cardíaco (IC), e não o débito cardíaco (DC), pela frequência cardíaca (FC). O volume sistólico ajustado para o tamanho, ou *índice sistólico (IS)* é expresso como mL/m².

$$IS = IC/FC \qquad (7.3)$$

A faixa normal do IS em adultos é mostrada na Tabela 7.1. Um IS anormalmente baixo pode ser o resultado de enchimento ventricular reduzido (p. ex., hipovolemia), comprometimento da contratilidade (insuficiência cardíaca sistólica) ou aumento da impedância ao esvaziamento ventricular (p. ex., estenose aórtica).

Índice de resistência vascular sistêmica

A resistência vascular sistêmica (RVS) é calculada tradicionalmente como a queda de pressão por toda a circulação sistêmica ou a pressão arterial média menos a pressão venosa central (PAM – PVC) dividida pelo débito cardíaco (DC). Essas relações são mostradas na Equação 7.4 usando-se o índice cardíaco (IC) para derivar a RVS ajustada por tamanho ou *índice de resistência vascular sistêmica* (IRVS).

$$IRVS = (PAM - PVC)/IC \qquad (7.4)$$

O IRVS é expresso em unidades Wood (mmHg/L/min/m²) e a faixa normal é mostrada na Tabela 7.1. Uma prática comum é multiplicar unidades Wood por 80 para expressar a resistência vascular em unidades mais convencionais (dyne•s^{-1}•cm^{-5}/m²), mas essa prática não oferece vantagem.[12]

a) *Precaução*. A resistência hidráulica na circulação sistêmica não é uma entidade mensurável por inúmeras razões (p. ex., a resistência varia em tecidos diferentes e depende do fluxo, os vasos são compressíveis, e não rígidos, etc.). O IRVS não é uma medida real da resistência hidráulica; ele apenas descreve a relação global entre a pressão sanguínea e o fluxo sanguíneo na circulação sistêmica.

Índice de resistência vascular pulmonar

A resistência vascular pulmonar (RVP) é derivada como o gradiente de pressão nos pulmões ou a pressão média na artéria pulmonar menos a pressão atrial esquerda ou pressão capilar pulmonar (PAP – PCP) dividida pelo débito cardíaco (DC). Essas relações são mostradas a seguir usando-se o índice cardíaco para derivar a RVP ajustada para o tamanho ou *índice de resistência vascular pulmonar* (IRVP).

$$IRVP = (PAP - PCP)/IC \quad (7.5)$$

O IRVP é expresso em unidades Wood (mmHg/L/min/m^2) e a faixa normal é mostrada na Tabela 7.1. Observe que o IRVP é apenas uma pequena fração do IRVS, que é um reflexo das baixas pressões na circulação pulmonar. O IRVP apresenta a mesma desvantagem do IRVS como medida da resistência hidráulica.

Parâmetros de transporte de oxigênio

Há três parâmetros usados para definir o transporte sistêmico de oxigênio, os quais são descritos em detalhes no Capítulo 9 e são apresentados aqui de forma resumida.

Oferta de oxigênio

A velocidade de transporte de oxigênio no sangue arterial, ou *oferta de oxigênio* (DO_2), é determinada pelo débito cardíaco e pelo conteúdo de O_2 no sangue arterial (CaO_2). A equação a seguir mostra os determinantes da DO_2 ajustada para o tamanho, que é expresso em mL/min/m^2.

$$DO_2 = IC \times (1{,}34 \times Hb \times SaO_2) \times 10 \quad (7.6)$$

O termo ($1{,}34 \times Hb \times SaO_2$) representa o conteúdo arterial de oxigênio (CaO_2) e é descrito em mais detalhes no Capítulo 9. A faixa normal para a DO_2 ajustada para o tamanho é mostrada na Tabela 7.1.

Consumo de oxigênio

O *consumo de oxigênio* (VO_2) é a velocidade com que o oxigênio é captado dos capilares sistêmicos para os tecidos. Como o oxigênio não é armazenado nos tecidos, a VO_2 é equivalente ao consumo de O_2 nos tecidos. A equação a seguir mostra os determinantes do VO_2 ajustado para o tamanho, que é expresso como $mL/min/m^2$.

$$VO_2 = IC \times 1{,}34 \times Hb \times (SaO_2 - SvO_2) \times 10 \quad (7.7)$$

(Os componentes dessa equação são descritos no Capítulo 9.) A faixa normal para o VO_2 ajustado para o tamanho é mostrada na Tabela 7.1.

Coeficiente de extração de oxigênio

O coeficiente de extração de oxigênio (CEO_2) é o consumo fracional de oxigênio da microcirculação sistêmica e é equivalente à razão entre o consumo de O_2 e a oferta de O_2.

$$CEO_2 = VO_2/DO_2 \quad (7.8)$$

O CEO_2 normal é 0,2 a 0,3 (ver Tabela 7.1), que significa que apenas 20 a 30% do oxigênio que é distribuído para os tecidos são consumidos.

APLICAÇÕES

Perfis hemodinâmicos

A maioria dos problemas hemodinâmicos é identificada pela observação do padrão das alterações em três desses parâmetros: pressão de enchimento ventricular (PVC ou PCP), débito cardíaco e resistência vascular sistêmica ou pulmonar. Isso é demonstrado na Tabela 7.2 usando-se as três formas clássicas de choque: hipovolêmico, cardiogênico e vasogênico. Cada uma dessas condições produz um padrão distinto ou *perfil* de alterações hemodinâmicas. Como há três parâmetros e três condições possíveis (baixo, normal ou alto), há 3^3 ou 27 perfis possíveis, cada um representando uma condição hemodinâmica distinta.

TABELA 7.2
Padrões hemodinâmicos em diferentes tipos de choque

Parâmetro	Choque hipovolêmico	Choque cardiogênico	Choque vasogênico
PVC ou PCP	Baixo	Alto	Baixo
Débito cardíaco	Baixo	Baixo	Alto
Resistência vascular sistêmica	Baixo	Alto	Baixo

Consumo de oxigênio (VO_2)

Os perfis hemodinâmicos podem identificar um problema hemodinâmico, mas não fornecem informações quanto ao impacto do problema sobre a oxigenação tecidual. A adição do consumo de oxigênio (VO_2) aos perfis hemodinâmicos pode ajudar nessa situação. Assim, um VO_2 anormalmente baixo, na ausência de hipometabolismo, é evidência de oxigenação tecidual comprometida. Portanto, se um problema hemodinâmico está associado com um VO_2 baixo (menos de 100 mL/min/m^2), a condição é potencialmente ameaçadora à vida e merece atenção imediata. (Ver Capítulo 9 para mais informações sobre o VO_2.)

REFERÊNCIAS

1. Swan HJ. The pulmonary artery catheter. Dis Mon 1991; 37:473-543.
2. Pinsky MR. Hemodynamic monitoring in the intensive care unit. Clin Chest Med 2003; 24:549-560.
3. American Society of Anesthesiologists Task Force on Pulmonary Artery Catheterization. Practice guidelines for pulmonary artery catheterization: an updated report by the American Society of Anesthesiologists Task Force on Pulmonary Artery Catheterization. Anesthesiology 2003; 99:988-1014.

4. Nelson LD, Anderson HE. Patient selection for iced versus room temperature injectate for thermodilution cardiac output determinations. Crit Care Med 1985; 13:182-184.
5. Pearl RG, Rosenthal MH, Nielson L, et al. Effect of injectate volume and temperature on thermodilution cardiac output determinations. Anesthesiology 1986; 64:798-801.
6. Nadeau S, Noble WH. Limitations of cardiac output measurement by thermodilution. Can J Anesth 1986; 33:780-784.
7. Sasse SA, Chen PA, Berry RB, et al. Variability of cardiac output over time in medical intensive care unit patients. Chest 1994; 22:225-232.
8. Konishi T, Nakamura Y, Morii I, et al. Comparison of thermodilution and Fick methods for measurement of cardiac output in tricuspid regurgitation. Am J Cardiol 1992; 70:538-540.
9. Yelderman M, Ramsay MA, Quinn MD, et al. Continuous thermodilution cardiac output measurement in intensive care unit patients. J Cardiothorac Vasc Anesth 1992; 6:270-274.
10. Mihaljevic T, vonSegesser LK, Tonz M,et al. Continuous versus bolus thermodilution cardiac output measurements – A comparative study. Crit Care Med 1995; 23:944-949.
11. Mattar JA. A simple calculation to estimate body surface area in adults and its correlation with the Dubois formula. Crit Care Med 1989; 17:846-847.
12. Bartlett RH. Critical Care Physiology. New York: Little Brown & Co., 1996: 36.

Capítulo 8

PRESSÕES DE ENCHIMENTO CARDÍACO

Como destacado no capítulo anterior, a pressão venosa central e a pressão de artéria pulmonar ocluída (capilar) são as pressões de enchimento diastólico dos ventrículos direito e esquerdo, respectivamente (Tabela 8.1). Este capítulo descreve como essas pressões são medidas e destaca as limitações e os erros de interpretação que se relacionam com elas[1-3].

PRESSÕES VENOSAS NO TÓRAX

Pressão intravascular *versus* transmural

1. A pressão registrada a partir de um cateter permanente é a *pressão intravascular*, que é medida em relação à pressão atmosférica (ponto de referência zero).
2. A pressão que distende os ventrículos e empurra o fluido de edema para os tecidos é a *pressão transmural*, ou a diferença entre as pressões intravascular e extravascular. Essa é a pressão fisiologicamente importante.

TABELA 8.1
Pressões de enchimento cardíaco

	Coração direito	Coração esquerdo
Medida	Pressão da veia cava superior	Pressão de oclusão da artéria pulmonar
Termo comum	Pressão venosa central	Pressão capilar
Pressões equivalentes	Pressão atrial direita, pressão diastólica ventricular direita	Pressão atrial esquerda, pressão diastólica ventricular esquerda[a]
Faixa normal	2-8 mmHg	6-12 mmHg

[a] NÃO é uma medida da pressão hidrostática capilar pulmonar.

3. As pressões intravascular e transmural são equivalentes apenas quando a pressão extravascular é zero. No tórax, isso ocorre em geral ao final da expiração (ver na próxima seção).

Influência da pressão torácica

As alterações respiratórias na pressão intratorácica podem ser transmitidas através da parede dos vasos sanguíneos no tórax. Isso gera alterações fásicas na pressão intravascular similares ao traçado da pressão venosa central (PVC) na Figura 8.1. Apesar dessas alterações na pressão intravascular, há pouca ou nenhuma alteração na pressão transmural (porque as alterações na pressão torácica são transmitidas através da parede dos vasos sanguíneos), o que significa que variações respiratórias na PVC e nas pressões capilares não refletem alterações na pressão de enchimento cardíaco (i. e., pressão transmural).

O final da expiração

a) No tórax, as pressões intravasculares devem ser equivalentes às pressões transmurais ao final da expiração, quando a pressão intratorácica (extravascular) está no nível atmosférico ou referência zero. Portanto, quando as variações respiratórias são aparentes no traçado da

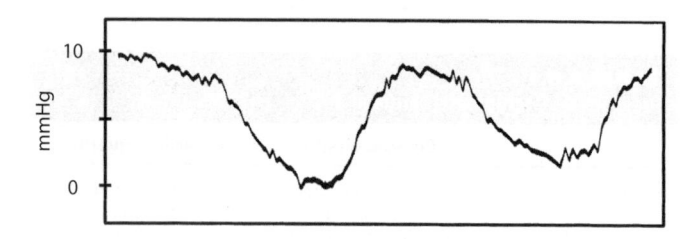

FIGURA 8.1
Variações respiratórias na pressão venosa central (PVC). A pressão real de enchimento cardíaco (a pressão transmural) está ao final da expiração, que corresponde às pressões de pico durante a respiração espontânea e às pressões mais baixas durante a ventilação mecânica.

PVC ou da pressão capilar, a pressão deve ser medida ao final da expiração.
b) A pressão média (que frequentemente é mostrada em monitores de beira de leito) nunca deve ser usada como a PVC ou capilar pulmonar quando variações respiratórias estão presentes.

Pressão expiratória final positiva

a) As pressões de enchimento cardíaco registradas ao final da expiração estarão falsamente elevadas na presença de pressão expiratória final positiva (PEEP).
b) Quando a PEEP é aplicada durante a ventilação mecânica, o paciente deve ser desconectado do ventilador para medir-se a PVC e a pressão capilar.[4]
c) Na presença de PEEP intrínseca (causada por esvaziamento incompleto dos pulmões durante a expiração), registros acurados da PVC e da pressão capilar podem ser difíceis.[5] Ver Capítulo 20 para um método de correção das medidas da PVC e de capilar pulmonar em pacientes com PEEP intrínseca.

Variações espontâneas

Em adição às variações respiratórias, a PVC e as pressões capilares podem variar de forma espontânea, sem causa aparente. A variação espontânea na pressão capilar é de 4 mmHg ou menos em 60% dos pacientes, mas pode ser de até 7 mmHg.[6] De um modo geral, *uma alteração na PVC ou na pressão capilar deve exceder 4 mmHg para ser considerada uma alteração clinicamente significativa.*

PRESSÃO CAPILAR

A pressão de artéria pulmonar ocluída (conhecida como *pressão capilar*) é a medida que estimulou a introdução do cateter de artéria pulmonar, em 1970. A despeito de anos de enorme popularidade (que está diminuindo), a pressão capilar com frequência é interpretada erroneamente.[3,7-9]

Traçado da pressão capilar

1. Quando o cateter de artéria pulmonar (AP) está posicionado adequadamente, a inflação do balão na porção distal do cateter irá obstruir o fluxo na artéria envolvida e a pressão pulsátil registrada na ponta do cateter irá desaparecer (Figura 8.2).
2. A pressão não pulsátil ou "em cunha" é composta de três ondas: a onda "a" é produzida pela contração atrial esquerda, a onda "c" é produzida pelo fechamento da válvula mitral durante a contração isométrica do ventrículo esquerdo e a onda "v" é produzida pela contração do ventrículo esquerdo contra uma válvula mitral fechada. Essas ondas identificam a pressão capilar como uma pressão venosa (enchimento cardíaco).

Princípio da pressão capilar

1. O princípio da pressão capilar é facilmente explicado usando-se as relações hidráulicas na seguinte equação (ver Figura 8.3):

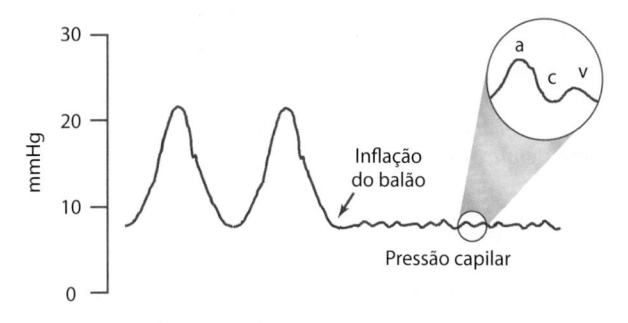

$$P_C - P_{AE} = Q \times R_V \qquad (8.1)$$

FIGURA 8.2
Transição de uma pressão de artéria pulmonar pulsátil para a pressão de oclusão com balão (em cunha). A área destacada mostra três componentes que identificam a pressão capilar como a pressão venosa.

Em que: P_C é a pressão na ponta do cateter
P_{AE} é a pressão no átrio esquerdo
Q é a taxa de fluxo sanguíneo (débito cardíaco)
R_V é a resistência ao fluxo nas veias pulmonares

2. Se o balão na ponta distal for inflado para obstruir o fluxo, o seguinte é previsto pela Equação 8.1:

   Quando: $Q = 0$
   Então: $P_C - P_{AE} = 0$
   E: $P_C = P_{AE}$

   Assim, a ausência de fluxo elimina o gradiente de pressão entre a ponta do cateter de AP e o átrio esquerdo, e isso permite que a pressão na ponta do cateter de AP (pressão capilar) seja usada como medida da pressão atrial esquerda.

3. A pressão atrial esquerda (pressão capilar) será equivalente à pressão diastólica final (pressão de enchimento) do ventrículo esquerdo desde que não haja obstrução no orifício da válvula mitral.

4. Dessa forma, o princípio da medida da pressão capilar é criar uma obstrução ao fluxo de modo que a pressão na ponta do cateter de AP possa ser usada como medida substituta da pressão de enchimento ventricular esquerdo.

Verificação da acurácia

Os seguintes fatores podem ser usados para determinar se a pressão capilar é um reflexo acurado da pressão no átrio esquerdo.

Posição da ponta do cateter

a) A ponta do cateter de AP deve estar em uma região pulmonar na qual a pressão capilar (venosa) exceda a pressão alveolar (se não, a pressão na ponta do cateter de AP irá refletir a pressão alveolar). Isso corresponde à região mais pendente do pulmão (Figura 8.3).

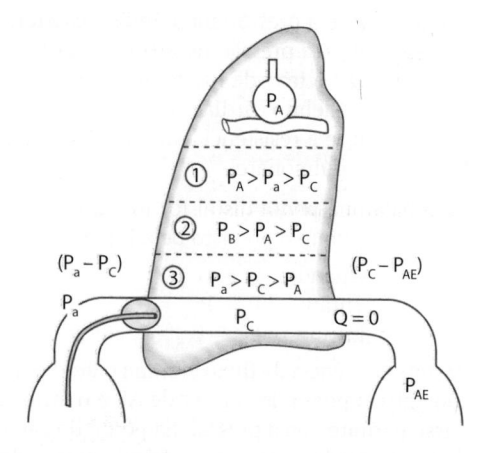

FIGURA 8.3
Princípio da medida da pressão capilar. Quando o fluxo cessa devido à insuflação do balão (Q = 0), a pressão arterial pulsátil (P_a) é perdida e a pressão na ponta do cateter (P_C) é a mesma pressão no átrio esquerdo (P_{AE}). Isso ocorre apenas na zona pulmonar mais pendente, na qual a pressão capilar (P_C) excede a pressão alveolar (P_A).

b) As regiões pulmonares nas quais a pressão capilar excede a pressão alveolar geralmente estão abaixo do nível do átrio esquerdo. Portanto, a ponta do cateter de AP deve estar localizada abaixo do nível do átrio esquerdo.[3] A confirmação desse local requer uma radiografia lateral (o que não é uma prática comum).

Variações respiratórias

Variações respiratórias proeminentes no traçado da pressão capilar indicam que esta é um reflexo da pressão alveolar mais do que a pressão atrial esquerda. Nessa situação, a pressão capilar deve ser medida ao final da expiração, quando a pressão alveolar em geral é zero.

PO_2 do sangue aspirado após oclusão da artéria pulmonar

Até 50% das pressões não pulsáteis produzidas pela inflação do balão são pressões de artéria pulmonar atenuada, e não pressão capilar verdadeira (i. e., venosa).[10] A aspiração de sangue da ponta do cateter durante a insuflação deste pode ajudar a identificar uma verdadeira pressão capilar.

a) Uma pressão capilar verdadeira terá uma PO_2 de sangue em cunha que é pelo menos 20 mmHg maior do que o PO_2 arterial.[10] Isso indica que o sangue colhido veio dos capilares pulmonares.

Pressão de oclusão *versus* pressão hidrostática capilar

1. A pressão na ponta do cateter de AP medida durante a insuflação do balão é usada, com frequência, como uma medida da pressão hidrostática nos capilares pulmonares. O problema disso é que a pressão capilar é medida na ausência de fluxo. *Quando o balão é desinsuflado e o fluxo sanguíneo retorna, a pressão na ponta do cateter de AP (a pressão hidrostática capilar) irá aumentar em relação à pressão atrial esquerda (capilar)* (gradiente de pressão que impulsiona o sangue dos capilares pulmonares para o átrio esquerdo).[11] Isso é expresso a seguir usando a Equação 8.1 e substituindo a pressão atrial esquerda (P_{AE}) pela pressão capilar pulmonar (PCP).

$$P_C - PCP = Q \times R_V \qquad (8.2)$$

Se: $Q \times R_V > 0$
Então: $P_C - PCP > 0$
E: $P_C > PCP$

2. A discrepância entre a pressão hidrostática capilar e a pressão capilar é determinada em parte pela resistência ao fluxo nas veias pulmonares. Isso pode ser exagerado em pacientes gravemente enfermos, pois condições que promovem venoconstricção (p. ex., hipoxia, endotoxemia, SARA) são comuns nesses pacientes.[12] Portanto, a pressão hidrostática capilar pode ser significativamente mais alta do que a pressão capilar em pacientes gravemente enfermos.

3. Como a pressão hidrostática capilar é maior do que a pressão capilar, *uma pressão capilar normal não exclui o diagnóstico de edema pulmonar cardiogênico.*

CONFIABILIDADE

Pressão *versus* volume

1. De acordo com a Lei de Frank Starling para o coração, o volume nos ventrículos ao final da diástole é o principal fator que governa a força da contração cardíaca.[13] Portanto, a medida importante do enchimento cardíaco é o volume diastólico final ventricular.
2. O volume diastólico final ventricular não é facilmente mensurável, de modo que a pressão diastólica final ventricular (medida pela PVC e pela pressão capilar) é usada como a medida clínica do enchimento cardíaco.
3. Infelizmente, a PVC e a PCP mostram uma relação inconsistente com o volume diastólico final,[14,15] como demonstrado na Figura 8.4. Observe que apenas metade das medidas da pressão capilar estão dentro da faixa normal (a área sombreada), embora o estudo tenha incluído apenas indivíduos saudáveis.

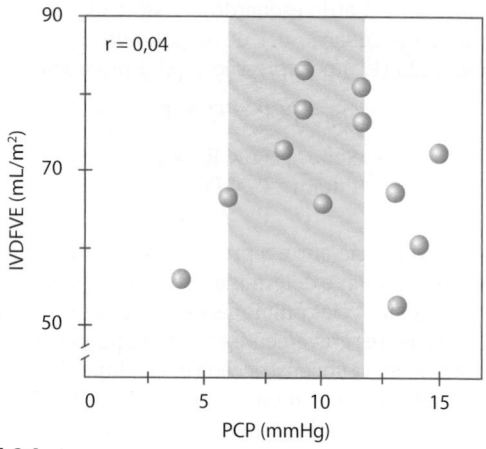

FIGURA 8.4
Relação entre a pressão capilar pulmonar (PCP) e o índice de volume diastólico final do ventrículo esquerdo (IVDFVE) em 12 indivíduos normais. A área sombreada representa a faixa normal para a PCP, e o valor de "r" é o coeficiente de correlação.
Fonte: referência 15.

4. Observações como as da Figura 8.4 indicam que *medidas isoladas das pressões de enchimento cardíaco não são confiáveis como medidas de enchimento cardíaco*. As tendências nas pressões de enchimento cardíaco podem ser mais confiáveis do que medidas isoladas.

Complacência ventricular

1. As pressões de enchimento cardíaco são determinadas não apenas pelo volume diastólico final, mas também pela distensibilidade (complacência) dos ventrículos. Portanto, a fraca correlação entre as pressões de enchimento cardíaco e o volume diastólico final pode ser devida a variações na complacência ventricular.
2. A complacência ventricular descreve a relação entre alterações no volume diastólico final (VDF) e a pressão diastólica final (PDF):

$$\text{Complacência} = \Delta\text{VDF} / \Delta\text{PDF} \qquad (8.3)$$

   a) Uma redução na complacência ventricular está associada com maior alteração na PDF para uma determinada alteração no VDF. Nessa situação (que pode ser comum em pacientes de UTI), as pressões de enchimento cardíaco irão superestimar o enchimento cardíaco (VDF).
   b) Se a complacência ventricular for constante, alterações na PDF devem ter uma relação constante com alterações no VDF. Dessa forma, alterações nas pressões de enchimento cardíaco podem fornecer mais informações sobre o enchimento cardíaco do que medidas isoladas.

REFERÊNCIAS

1. Magder S. Central venous pressure: A useful but not so simple measurement. Crit Care Med 2006; 34:2224-2227.
2. Pinsky MR. Hemodynamic monitoring in the intensive care unit. Clin Chest Med 2003; 24:549-560.

3. O'Quin R, Marini JJ. Pulmonary artery occlusion pressure: clinical physiology, measurement, and interpretation. Am Rev Respir Dis 1983; 128:319-326.
4. Pinsky M, Vincent J-L, De smet J-M. Estimating left ventricular filling pressure during positive end-expiratory pressure in humans. Am Rev Respir Dis 1991; 143:25-31.
5. Ieboul J-L, Pinsky MR, Mercat A, et al. Estimating cardiac filling pressure in mechanically ventilated patients with hyperinflation. Crit Care Med 2000; 28:3631-3636.
6. Nemens EJ, Woods SL. Normal fluctuations in pulmonary artery and pulmonary capillary wedge pressures in acutely ill patients. Heart Lung 1982; 11:393-398.
7. Jacka MJ, Cohen MM, To T, et al. Pulmonary artery occlusion pressure estimation: How confident are anesthesiologists. Crit Care Med 2002; 30:1197-1203.
8. Nadeau S, Noble WH. Misinterpretation of pressure measurements from the pulmonary artery catheter. Can Anesth Soc J 1986; 33:352-363.
9. Komandina KH, Schenk DA, LaVeau P, et al. Interobserver variability in the interpretation of pulmonary artery catheter pressure tracings. Chest 1991; 100:1647-1654.
10. Morris AH, Chapman RH. Wedge pressure confirmation by aspiration of pulmonary capillary blood. Crit Care Med 1985; 13:756-759.
11. Cope DK, Grimbert F, Downey JM, et al. Pulmonary capillary pressure: a review. Crit Care Med 1992; 20:1043-1056.
12. Kloess I, Birkenhauer U, Kottler B. Pulmonary pressure-flow relationship and peripheral oxygen supply in ARDS due to bacterial sepsis. Second Vienna Shock Forum, 1989:175-180.
13. Opie LH. Mechanisms of cardiac contraction and relaxation. In Braunwald E, Zipes DP, Libby P (eds). Heart disease: A textbook of cardiovascular medicine. 6th ed., Philadelphia: W.B. Saunders, 2001:443-478.
14. Diebel LN, Wilson RF, Tagett MG, Kline RA. End-diastolic volume. A better indicator of preload in the critically ill. Arch Surg 1992; 127:817-822.
15. Kumar A, Anel R, Bunnell E, et al. Pulmonary artery occlusion pressure and central venous pressure fail to predict ventricular filling volume, cardiac performance, or the response to volume infusion in normal subiects. Crit Care Med 2004; 32:691-699.

Capítulo 9

OXIGENAÇÃO SISTÊMICA

Um dos objetivos principais dos cuidados com o paciente na UTI é manter a oxigenação tecidual adequada. Este capítulo descreve os parâmetros usados para monitorizar o transporte sistêmico de oxigênio e como eles são usados para avaliar a oxigenação tecidual.

TRANSPORTE SISTÊMICO DE OXIGÊNIO

Há quatro parâmetros usados para avaliar o transporte sistêmico de O_2: a concentração de O_2 no sangue, a velocidade de transporte de O_2 no sangue arterial, a velocidade de consumo de O_2 nos tecidos e o grau de dessaturação da hemoglobina no sangue capilar.

Conteúdo de oxigênio no sangue

A concentração de O_2 no sangue (chamada de *conteúdo de* O_2) é a soma do oxigênio ligado à hemoglobina e do oxigênio dissolvido no plasma.

O_2 ligado à hemoglobina

$$HbO_2 = 1,34 \times Hb \times SO_2 \qquad (9.1)$$

a) HbO_2 é a concentração de O_2 ligado à hemoglobina (mL O_2 por 100 mL de sangue total).
b) Hb é a concentração de hemoglobina no sangue (gramas por 100 mL de sangue).
c) 1,34 é a capacidade de ligação da hemoglobina com o O_2 (1,34 mL de O_2 por grama de Hb).
d) SO_2 é a saturação da hemoglobina com O_2, que é expressa como a proporção de Hb oxigenada em relação à Hb

total (SO_2 = HbO_2/Hb total). A SO_2 deve ser expressa como um decimal, e não como uma porcentagem (p. ex., 0,9 em vez de 90%).

A Equação 9.1 demonstra que, quando a Hb está completamente saturada com oxigênio (SO_2 = 1), cada grama de Hb se liga a 1,34 mL de O_2.

O_2 dissolvido (mL O_2/100 mL de sangue)

$$O_2 \text{ dissolvido} = 0{,}003 \times PO_2 \quad (9.2)$$

a) PO_2 é a pressão parcial de O_2 no sangue (mmHg).
b) 0,003 é o coeficiente de solubilidade do O_2 no plasma na temperatura corporal normal. Esse número representa o volume de oxigênio (mL) que irá se dissolver em 100 mL de plasma para cada incremento de 1 mmHg no PO_2 (mL O_2/100 mL sangue/mmHg).

A Equação 9.2 demonstra que o *oxigênio é relativamente insolúvel no plasma*. Por exemplo, se a PO_2 arterial do sangue é 100 mmHg, cada 100 mL de sangue contêm apenas 0,3 mL de O_2 dissolvido (ou 1 L de sangue irá conter apenas 3 mL de O_2 dissolvido).

Conteúdo total de O_2 (mL O_2/100 mL de sangue)

$$\text{Conteúdo de } O_2 = (1{,}34 \times Hb \times SO_2) + (0{,}003 \times PO_2) \quad (9.3)$$

A Tabela 9.1 mostra as concentrações normais de O_2 (O_2 ligado, dissolvido e total) no sangue arterial e venoso. Observe que a contribuição do O_2 dissolvido é muito pequena. Como o O_2 dissolvido é uma fração tão pequena do O_2 total no sangue, o *conteúdo de O_2 do sangue é considerado equivalente à fração ligada à Hb*.

$$\text{Conteúdo de } O_2 = 1{,}34 \times Hb \times SO_2 \quad (9.4)$$

TABELA 9.1
Níveis normais de oxigênio no sangue arterial e venoso[a]

Parâmetro	Sangue arterial	Sangue venoso
PO_2	90 mmHg	40 mmHg
Saturação de O_2 da Hb	0,98	0,73
HbO_2	19,7 mL/dL	14,7 mL/dL
O_2 dissolvido	0,3 mL/dL	0,1 mL/L
Conteúdo total de O_2	20 mL/dL	14,8 mL/dL
Volume sanguíneo[b]	1,25 L	3,75 L
Volume de O_2	250 mL	555 mL

[a] Os valores mostrados são para uma temperatura corporal de 37ºC e uma concentração de hemoglobina de 15 g/dL (150 g/L) no sangue.
[b] As estimativas de volume são baseadas em um volume sanguíneo total (VST) de 5 L, um volume sanguíneo arterial de 25% do VST e um volume sanguíneo venoso de 75% do VST.
Hb = hemoglobina; HbO_2 = oxiemoglobina; PO_2 = pressão parcial de oxigênio; dL = decilitro (100 mL).

Oferta de oxigênio (DO_2)

A taxa de transporte de oxigênio no sangue arterial é conhecida como *oferta (ou distribuição) de O_2 (DO_2)*.

$$DO_2 = Q \times CaO_2 \times 10 \quad (9.5)$$

a) DO_2 é a taxa de oferta de O_2 no sangue arterial (mL/min).
b) Q é o débito cardíaco (L/min).
c) CaO_2 é o conteúdo de O_2 no sangue arterial (mL/100 mL).
d) O multiplicador 10 é usado para converter o CaO_2 de mL/100 mL para mL/L, que permite que o DO_2 seja expresso como mL/min.

Se o CaO_2 for decomposto em seus componentes ($1,34 \times Hb \times SaO_2$), em que SaO_2 é a saturação da oxiemoglobina no sangue arterial, a equação de DO_2 pode ser reescrita como:

$$DO_2 = Q \times (1,34 \times Hb \times SaO_2) \times 10 \quad (9.6)$$

A Tabela 9.2 mostra a faixa normal da DO_2 em adultos. Os valores ajustados para o tamanho são determinados usando-se

TABELA 9.2
Faixas normais para parâmetro de transporte de oxigênio

Parâmetro	Faixa absoluta	Faixa ajustada por tamanho[a]
Débito cardíaco	5-6 L/min	2,4-4 L/min²/m²
Oferta de O_2	900-1.100 mL/min	520-570 mL/min/m²
Consumo de O_2	200-270 mL/min	110-160 mL/min/m²
Coeficiente de extração de O_2	0,20-0,30	

[a] Valores ajustados para o tamanho representam os valores absolutos divididos pela área de superfície corporal do paciente em metros quadrados (m²).

a área de superfície corporal em metros quadrados, como descrito no Capítulo 7 (ver Equação 7.1).

CONSUMO DE OXIGÊNIO (VO_2)

A velocidade em que o O_2 se move para fora dos capilares e para dentro dos tecidos é chamada de *consumo de O_2* (VO_2). Como o O_2 não é armazenado nos tecidos em quantidades significativas, o VO_2 também é uma medida do consumo de O_2 dos tecidos. O VO_2 pode ser calculado ou medido diretamente.

VO_2 calculado

O consumo de qualquer substância em um leito tecidual é um reflexo de duas variáveis: a taxa de fluxo sanguíneo por aquele leito tecidual e a redução na concentração da substância do sangue arterial para o sangue venoso. Quando o O_2 é a substância, essa relação pode ser demonstrada da seguinte maneira:

$$VO_2 = Q \times (CaO_2 - CvO_2) \times 10 \quad (9.7)$$

a) VO_2 é a taxa de consumo de O_2 para os tecidos (mL/min).
b) Q é o débito cardíaco (L/min).
c) $CaO_2 - CvO_2$ é a diferença no conteúdo de oxigênio entre o sangue arterial e o venoso.

d) O multiplicador 10 é necessário pelo mesmo motivo explicado para a DO_2.

O CaO_2 e o CvO_2 compartilham um termo ($1{,}34 \times Hb$), portanto a Equação 9.7 pode ser reescrita da seguinte forma:

$$VO_2 = Q \times (1{,}34 \times Hb) \times (SaO_2 - SvO_2) \times 10 \quad (9.8)$$

em que $SaO_2 - SvO_2$ é a diferença na saturação da oxiemoglobina entre o sangue arterial e o venoso misto (artéria pulmonar). Os determinantes do VO_2 nessa equação são todas as quantidades mensuráveis (um cateter de artéria pulmonar é necessário para medir o débito cardíaco e a SvO_2, como descrito no Capítulo 7).

VO_2 medido

O VO_2 pode ser medido como a taxa de consumo de oxigênio pelos pulmões.

$$VO_2 = V_E \times (F_IO_2 - F_EO_2) \quad (9.9)$$

a) VO_2 é a taxa de consumo de O_2 a partir dos pulmões (mL/min).
b) V_E é o volume de gás que é expirado por min (L/min).
c) F_IO_2 e F_EO_2 representam a concentração fracional de oxigênio no gás expirado e exalado, respectivamente.

O VO_2 pode ser medido na beira do leito com um aparelho especializado equipado com um sensor de oxigênio.

VO_2 calculado versus medido

O VO_2 medido é superior ao VO_2 calculado pelas seguintes razões:

a) O VO_2 calculado tem uma maior variabilidade, pois envolve quatro medidas (Q, Hb, SaO_2, SvO_2) e cada uma dessas medidas tem sua própria variabilidade (ver Tabela 9.3).[1-4]

TABELA 9.3
Variabilidade do VO_2 calculado e medido

Parâmetro	Variabilidade
Débito cardíaco por termodiluição	± 10%
Concentração de hemoglobina	± 2%
Saturação arterial de O_2 (SaO_2)	± 2%
Saturação de venosa mista O_2 (SvO_2)	± 5%
VO_2 calculado	± 19%
VO_2 medido	± 5%

Fonte: referências 1-4.

b) O VO_2 calculado é menos acurado como medida do VO_2 corporal total, pois não inclui o VO_2 dos pulmões. Embora os pulmões normalmente contribuam com apenas 5% ou menos para o VO_2 corporal total, essa contribuição pode aumentar para 20% ou mais quando há inflamação nos pulmões (p. ex., pneumonia ou SARA).[5]

O VO_2 normal em um adulto em repouso é mostrado na Tabela 9.2. Observe que o VO_2 é apenas uma pequena fração da DO_2. Isso é explicado na próxima seção.

Extração de oxigênio

A razão entre o consumo de O_2 e a oferta de O_2 é chamada de *coeficiente de extração de oxigênio* (CEO_2).

$$CEO_2 = VO_2/DO_2 \qquad (9.10)$$

(Esse coeficiente pode ser multiplicado por 100 e expresso como uma porcentagem.) Como o VO_2 e a DO_2 compartilham termos (Q × 1,34 × Hb × 10), a Equação 9.10 pode ser expressa da seguinte maneira:

$$CEO_2 = (SaO_2 - SvO_2)/SaO_2 \qquad (9.11)$$

Quando a SaO_2 é próxima a 1,0 (em geral, é o que ocorre), o CEO_2 é aproximadamente igual à $SaO_2 - SvO_2$:

$$CEO_2 \approx SaO_2 - SvO_2 \quad (9.12)$$

O CEO_2 normalmente é de cerca de 0,25 (faixa de 0,2 a 0,3), como mostrado na Tabela 9.2. Isso significa que *apenas 25% do oxigênio oferecido aos capilares sistêmicos são captados pelos tecidos.* Embora a extração de O_2 em geral seja baixa, ela pode aumentar quando a oferta de O_2 está comprometida, como explicado na próxima seção.

CONTROLE DO CONSUMO DE OXIGÊNIO

Papel da extração de O_2

O sistema de transporte de O_2 opera para manter um fluxo constante de oxigênio para os tecidos (um VO_2 constante) mesmo quando ocorrem alterações no suprimento de oxigênio (DO_2 variável). Esse comportamento é possibilitado pela capacidade da extração de O_2 de se ajustar às alterações na oferta de O_2.[6] O sistema de controle para o VO_2 pode ser descrito rearranjando-se a Equação 9.10 para tornar o VO_2 a variável dependente:

$$VO_2 = DO_2 \times CEO_2 \quad (9.13)$$

Dessa forma, o VO_2 irá permanecer constante se as alterações na oferta de O_2 forem acompanhadas por alterações equivalentes e recíprocas na extração de O_2. Contudo, se a extração de O_2 permanecer fixa, alterações na DO_2 serão acompanhadas por alterações equivalentes no VO_2. A capacidade da extração de O_2 de se ajustar às alterações na DO_2 determinam, portanto, a tendência do VO_2 de permanecer constante quando ocorrem alterações na DO_2.

A relação $DO_2 - VO_2$

A resposta a uma diminuição progressiva na oferta de O_2 é ilustrada no gráfico da Figura 9.1. (A equação no topo da figura é similar à Equação 9.13, mas a diferença $SaO_2 - SvO_2$ é usada como o CEO_2.) No ponto que indica uma DO_2 normal, a saturação arterial de O_2 (SaO_2) é 98%, a saturação venosa mis-

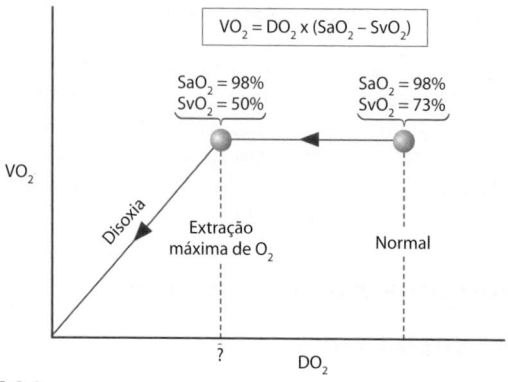

FIGURA 9.1
Gráfico mostrando os efeitos de uma redução progressiva na oferta sistêmica de O_2 (DO_2) sobre a captação corporal total de O_2 e a saturação de O_2 da hemoglobina no sangue arterial (SaO_2) e sangue venoso misto (SvO_2).

ta de O_2 (SvO_2) é 73% e a extração de O_2 ($SaO_2 - SvO_2$) é 25%. À medida que a DO_2 diminui (movendo-se para a esquerda no eixo horizontal do gráfico), o VO_2 permanece constante até ser atingido um ponto no qual a SvO_2 tenha diminuído para 50% e a extração de O_2 correspondente ($SaO_2 - SvO_2$) tenha aumentado para 48%. Essa é a extração máxima de O_2 que pode ser obtida em resposta a uma redução no fornecimento de O_2. Em situações em que a extração de O_2 é máxima, reduções adicionais na DO_2 irão resultar em reduções equivalentes no VO_2. Quando isso ocorre, o VO_2 é referido como sendo *dependente de suprimento*, o que significa que a taxa de metabolismo aeróbico é limitada pelo suprimento de oxigênio. Essa condição é conhecida como *disoxia* e é acompanhada de acúmulo de lactato (por glicólise anaeróbica) e comprometimento da função celular.

DO_2 crítica

A DO_2 na qual o VO_2 se torna dependente de suprimento é chamada de *oferta crítica de oxigênio* (DO_2 crítica), a menor DO_2 capaz de suportar completamente o metabolismo aeróbico. Embora conceitualmente importante, a DO2 crítica tem pouco valor clínico pelos seguintes motivos:

a) A DO_2 crítica tem variado muito em estudos de pacientes gravemente enfermos,[6-8] e, dessa forma, não é possível prever a DO_2 crítica em qualquer paciente individual.
b) A curva $DO_2 - VO_2$ nem sempre tem um ponto distinto que marca a transição para um VO_2 dependente de suprimento.[9]

Embora não seja possível identificar a DO_2 crítica em cada paciente, é possível evitá-la na maioria dos pacientes mantendo a DO_2 em uma taxa pelo menos quatro vezes maior do que o VO_2.

OXIGENAÇÃO TECIDUAL

Não é possível medir a PO_2 tecidual diretamente. Assim, as variáveis de transporte de oxigênio e níveis de lactato sanguíneo são usados para avaliar a oxigenação tecidual. A Tabela 9.4 mostra os marcadores de ameaça ou de comprometimento da oxigenação tecidual.

Parâmetros de transporte de oxigênio

Consumo de oxigênio (VO_2)

a) A adequação da oxigenação tecidual é determinada pelo equilíbrio entre as necessidades metabólicas de O_2 (NMO_2) e o suprimento tecidual de oxigênio (VO_2).

TABELA 9.4
Marcadores clínicos de ameaça ou de comprometimento da oxigenação tecidual

I. Variáveis de transporte de oxigênio
1. $VO_2 < 100$ mL/min/m² (quando não devido a hipometabolismo)
2. $(SaO_2 - SvO_2) \geq 50\%$
3. $SvO_2 \leq 50\%$

II. Concentração de lactato no sangue
1. > 2 mEq/L é anormal
2. > 4 mEq/L tem implicações prognósticas

b) Normalmente, o VO_2 é quase igual à NMO_2, e o metabolismo aeróbico continua sem impedimento.
c) Se o VO_2 cai abaixo da NMO_2, uma parte do metabolismo será feita de forma anaeróbica. Portanto, um VO_2 anormalmente baixo (< 100 mL/min/m^2), na ausência de hipometabolismo (que não é comum em pacientes de UTI), é evidência de oxigenação tecidual inadequada.

Extração de oxigênio (SaO_2 – SvO_2)

a) O gráfico na Figura 9.1 mostra que, em condições nas quais a oferta de oxigênio está reduzida (p. ex., anemia, hipoxemia ou baixo débito cardíaco), um aumento de 50% na extração de O_2 é o máximo ajuste possível para manter a oxigenação tecidual.
b) Portanto, uma extração de O_2 (SaO_2 – SvO_2) que é de 50% ou próximo a esse valor indica que a oxigenação tecidual está ou comprometida ou na iminência de ser comprometida.
c) Consistente com esse raciocínio, uma extração de O_2 de 50% tem sido sugerida como um "ponto de gatilho" para transfusão de eritrócitos a fim de corrigir anemia (10).

Saturação venosa de O_2 (SvO_2)

a) Como destacado anteriormente, a SvO_2 pode ser usada como medida substituta da extração de O_2 se a SaO_2 for próxima a 100%.
b) De acordo com o gráfico na Figura 9.1, uma redução na SvO_2 para 50% ocorre quando a extração de O_2 é máxima.
c) Portanto, uma SvO_2 de 50% pode ser usada como um marcador substituto de extração máxima de O_2.
d) A SvO_2 é medida tradicionalmente no sangue "venoso misto" (artéria pulmonar), mas o sangue da veia cava superior (de um cateter venoso central) pode ser uma alternativa adequada.[10] Contudo, deve ser feita uma média de múltiplas medidas da SvO_2 venosa central para obter-se uma concordância com a SvO_2 do sangue venoso misto.[11]

Lactato sanguíneo

O acúmulo de lactato no sangue é o marcador de oxigenação tecidual inadequada mais usado. O lactato pode ser medido no sangue total ou no plasma,[12] e concentrações acima de 2 mEq/L são consideradas anormais. O aumento no limiar para 4 mEq/L pode ser mais adequado para prever a sobrevida.[12]

Outras fontes de lactato

a) Infelizmente, o acúmulo de lactato no sangue não é específico de comprometimento da oxigenação tecidual.
b) Outras fontes de hiperlactatemia em pacientes de UTI incluem insuficiência hepática (que compromete a eliminação do lactato), deficiência de tiamina (que inibe a entrada de piruvato na mitocôndria) sepse grave (mesmo mecanismo da deficiência de tiamina) e alcalose intracelular (que estimula a glicólise).[13,14]

Sepse grave

a) A causa predominante de acúmulo de lactato na sepse grave parece ser a inibição da piruvato-desidrogenase mediada pela citocina. A piruvato-desidrogenase é uma enzima envolvida no transporte do piruvato para a mitocôndria.[15] Quando essa enzima é inibida, o resultado é o acúmulo de piruvato no citoplasma da célula e a sua subsequente conversão em lactato.
b) A ausência de condições anaeróbicas na sepse é suportada por um estudo mostrando que os níveis de PO_2 no músculo são *elevados* em pacientes com sepse grave.[16]
c) Dessa forma, a elevação do lactato no sangue não parece ser um marcador útil do comprometimento da oxigenação tecidual na sepse grave.
d) Há forte correlação entre a hiperlactatemia e a mortalidade na sepse grave,[12,17] particularmente quando são usados 4 mEq/L como limiar para elevação do lactato. Portanto, níveis elevados de lactato no sangue têm implicações prognósticas na sepse grave.

Ver Capítulo 23 para mais informações sobre o acúmulo de lactato no sangue.

REFERÊNCIAS

1. Sasse SA, Chen PA, Berry RB, et al. Variability of cardiac output over time in medical intensive care unit patients. Chest 1994; 22:225-232.
2. Noll ML, Fountain RL, Duncan CA, et al. Fluctuations in mixed venous oxygen saturation in critically ill medical patients: a pilot study. Am I Crit Care 1992; 3:102-106.
3. Bartlett RH, Dechert RE. Oxygen kinetics: Pitfalls in clinical research. J Crit Care 1990; 5:77-80.
4. Schneeweiss B, Druml W, Graninger W, et al. Assessment of oxygen-consumption by use of reverse Fick-principle and indirect calorimetry in critically ill patients. Clin Nutr 1989; 8:89-93.
5. Jolliet P, Thorens JB, Nicod L, et al. Relationship between pulmonary oxygen consumption, lung inflammation, and calculated venous admixture in patients with acute lung injury. Intensive Care Med 1996; 22:277-285.
6. Leach RM, Treacher DF. The relationship between oxygen delivery and consumption. Dis Mon 1994; 30:301-368.
7. Shoemaker WC. Oxygen transport and oxygen metabolism in shock and critical illness. Crit Care Clin 1996; 12:939-969.
8. Ronco J, Feriwick J, Tweedale M, et al. Identification of the critical oxygen delivery for anaerobic metabolism in critically ill septic and nonseptic humans. *JAMA* 1993; 270:1724-1730.
9. Lebarsky DA, Smith LR, Sladen RN, et al. Defining the relationship of oxygen delivery and consumption: use of biological system models. J Surg Res 1995; 58:503-508.
10. Levy PS, Chavez RP, Crystal GJ, et al. Oxygen extraction ratio: a valid indicator of transfusion need in limited coronary vascular reserve? J Trauma 1992; 32:769-774.
11. Dueck MH, Kilmek M, Appenrodt S, et al. Trends but not individual values of central venous oxygen saturation agree with mixed venous oxygen saturation during varying hemodynamic conditions. Anesthesiology 2005; 103:249-257.
12. Aduen J, Bemstein WK, Khastgir T, et al. The use and clinical importance of a substrate-specific electrode for rapid determination of blood lactate concentrations. JAMA 1994; 272:1678-1685.
13. Duke T. Dysoxia and lactate. Arch Dis Child 1999; 81:343-350.

14. Mizock BA, Falk JL. Lactic acidosis in critical illness. Crit Care Med 1992; 20:80-93.
15. Curtis SE, Cain SM. Regional and systemic oxygen delivery/uptake relations and lactate flux in hyperdynamic, endotoxintreated dogs. Am Rev Respir Dis 1992; 145:348-354.
16. Sair M, Etherington PJ, Winlove CP, et al. Tissue oxygenation and perfusion in patients with systemic sepsis. Crit Care Med 2001; 29:1343.
17. Bakker J, Coffemils M, Leon M, et al. Blood lactate levels are superior to oxygen-derived variables in predicting outcome in septic shock. Chest 1991; 99:956-962.

SEÇÃO IV
Distúrbios do fluxo circulatório

Capítulo 10

HEMORRAGIA E HIPOVOLEMIA

O sistema circulatório opera com um volume relativamente pequeno e uma bomba sensível a volume. Esse é um projeto eficiente em energia, mas apresenta tolerância limitada à uma perda sanguínea aguda. Por exemplo, a perda de menos de 50% do volume sanguíneo pode ser fatal, enquanto órgãos importantes como os pulmões, o fígado e os rins podem perder até 75% da sua massa funcional sem um desfecho fatal. Devido à tolerância limitada à perda sanguínea, o manejo bem-sucedido de pacientes hemorrágicos requer uma intervenção imediata para sustar o sangramento e repor o déficit de volume.

FLUIDOS CORPORAIS E PERDA SANGUÍNEA

Distribuição dos fluidos corporais

A Tabela 10.1 mostra o volume dos fluidos corporais para homens e mulheres adultos expresso em relação ao peso corporal magro em quilogramas. Observa-se o seguinte:

1. A água corporal total em litros é equivalente a 60% do peso corporal magro (600 mL/kg) em homens e 50% do peso corporal magro (500 mL/kg) em mulheres.
2. O volume sanguíneo (66 mL/kg em homens e 60 mL/kg em mulheres) é apenas uma pequena fração (11 a 12%) da água corporal total. A escassa distribuição de líquidos corporais no compartimento vascular é um fator importante na tolerância limitada à perda sanguínea.
3. O volume plasmático representa cerca de um quarto do volume de fluido extracelular (fluido intersticial mais plasma). Essa relação é importante para compreender

TABELA 10.1
Volumes dos fluidos corporais em homens e mulheres adultos

Fluido	Homens		Mulheres	
	mL/kg	75 kg[a]	mL/kg	60 kg[a]
Água corporal total	600	45 L	500	30 L
Fluido intersticial	120	9 L	100	6 L
Sangue total	66	5 L	60	3,6 L
Plasma	40	3 L	36	2,2 L

Todos os pesos são referentes ao peso corporal total.
[a] Peso corporal médio (magro) para homens e mulheres adultos.
Fonte: Da American Association of Blood Banks Technical Manual. 10º Ed. Arlington, VA, American Association of Blood Banks, 1990:650.

os efeitos da reposição de líquidos coloides e cristaloides (descritos mais adiante neste capítulo).

Gravidade da perda sanguínea

O sistema de classificação apresentado a seguir baseia-se na gravidade da perda sanguínea aguda.[1]

Classe I

a) Perda de 15% ou menos do volume sanguíneo (ou ≤ 10 mL/kg).
b) A perda de volume nessa situação é totalmente reposta por deslocamento do fluido intersticial (enchimento transcapilar), de modo que o volume sanguíneo é mantido e os achados clínicos são mínimos ou ausentes.

Classe II

a) Perda de 15 a 30% do volume sanguíneo (ou 10 a 20 mL/kg).
b) Isso representa a fase compensada da hipovolemia. O volume sanguíneo está reduzido, mas a pressão arterial é mantida por vasoconstrição sistêmica. Alterações posturais no pulso e na pressão arterial podem ser

evidentes, mas não consistentemente (ver adiante). O débito urinário pode cair para 20 ou 30 mL/h, e o fluxo esplâncnico pode estar comprometido.

Classe III

a) Perda de 30 a 45% do volume sanguíneo (ou 20 a 30 mL/kg).
b) Isso marca o início da hipovolemia descompensada ou choque hipovolêmico, com hipotensão, oligúria (débito urinário < 15 mL/h), depressão do estado mental e acúmulo de lactato no sangue (> 2 mEq/L).

Classe IV

a) Perda de mais de 45% do volume sanguíneo (ou > 30 mL/kg).
b) Essa condição pode ser irreversível e fatal. A hipotensão e a oligúria podem ser profundas (p. ex., o débito urinário < 5 mL/h) e refratárias à reposição de volume. Os níveis de lactato sanguíneo são tipicamente maiores do que 4 a 6 mEq/L.

Esse sistema de classificação pode ser usado para determinar o volume de reposição em pacientes individuais com perda sanguínea aguda (ver adiante).

AVALIAÇÃO CLÍNICA

A avaliação clínica da perda sanguínea aguda é limitada em acurácia, como descrito a seguir.

Sinais vitais

A sensibilidade dos sinais vitais para detectar a perda sanguínea é muito fraca, como mostrado na Tabela 10.2.[2]

1. Ao contrário da crença popular, a taquicardia supina (> 90 bpm) está ausente na maioria dos pacientes com perda sanguínea aguda, a despeito da gravidade.

TABELA 10.2
Sensibilidade dos sinais vitais na detecção da perda sanguínea aguda

	Sensibilidades relatadas[c]	
	Perda moderada (450-630 mL)	Perda grave (630-1.150 mL)
Taquicardia supina	0-42%	5-24%
Hipotensão supina	0-50%	21-47%
Aumento postural do pulso[a]	6-48%	91-100%
Hipotensão postural[b]		
Idade < 65 anos	6-12%	–
Idade ≥ 65 anos	14-40%	–

[a] Aumento na frequência de pulso ≥ 30 bpm ao ficar de pé.
[b] Diminuição da pressão sistólica > 20 mmHg ao ficar de pé.
[c] Resultados combinados de nove estudos clínicos.
Fonte: referência 2.

2. A hipotensão supina (pressão sistólica < 90 mmHg) aparece apenas em estágios avançados de perda sanguínea, quando o déficit de volume excede 30% do volume sanguíneo (cerca de 1,5 L ou mais em um adulto médio).

Alterações posturais

a) Para registrar alterações posturais no pulso e na pressão arterial, a posição deve se alterar de supina para ortostase (não sentado) e deve passar pelo menos um minuto antes que as medidas sejam obtidas.[2]

b) Uma alteração postural significativa é definida como um aumento na frequência de pulso de pelo menos 30 bpm ou uma redução na pressão sistólica de pelo menos 20 mmHg.[2]

c) O teste mais sensível é o aumento postural do pulso, que pode se tornar evidente após 15 a 20% de perda de volume sanguíneo (cerca de 750 a 1.000 mL em um adulto médio).

d) De um modo geral, os sinais vitais ortostáticos contribuem pouco para a avaliação da hipovolemia.

Hemoglobina e hematócrito

1. A hemorragia aguda envolve a perda de sangue total, o que não deve alterar a concentração de hemoglobina sanguínea ou o hematócrito. Isso explica por que há fraca correlação entre os déficits de volume sanguíneo e a hemoglobina ou o hematócrito na hemorragia aguda.[3]
2. Queda na hemoglobina e no hematócrito nas primeiras horas após hemorragia aguda é reflexo da reposição de volume com fluidos cristaloides ou coloides (que expandem o volume plasmático e causam uma redução dilucional na hemoglobina e no hematócrito).[4]
3. Pelos motivos apresentados anteriormente, a hemoglobina e o hematócrito NUNCA devem ser usados para avaliar a perda sanguínea aguda.

Hemodinâmica invasiva

Pressões de enchimento cardíaco

a) As pressões de enchimento cardíaco mostram uma fraca correlação com o volume diastólico final ventricular (ver Capítulo 8, Figura 8.4) e não predizem a responsividade à infusão de volume.[5]
b) A hipovolemia está associada com uma diminuição na distensibilidade ventricular (complacência),[6] o que significa que as pressões de enchimento cardíaco irão superestimar o volume intravascular em pacientes hipovolêmicos.
c) *Alterações* nas pressões de enchimento cardíaco em resposta à infusão de volume são consideradas mais significativas do que medidas isoladas. Acredita-se que a infusão rápida de 500 mL de solução salina isotônica

não irá elevar as pressões de enchimento cardíaco mais do que 2 mmHg em pacientes hipovolêmicos,[7] mas a validade dessa crença não foi comprovada.

Transporte sistêmico de oxigênio

(Ver Capítulo 9 para a descrição dos parâmetros de transporte de O_2.) A hipovolemia é acompanhada de débito cardíaco reduzido e redução associada na oferta de O_2 sistêmico (DO_2). O efeito desse declínio na DO_2 sobre o consumo sistêmico de O_2 (VO_2) pode ajudar a distinguir hipovolemia compensada de choque hipovolêmico.

a) Na hipovolemia compensada, o VO_2 irá permanecer normal (110 a 160 mL/min/m²), pois a extração de O_2 aumentou para compensar a redução no DO_2.
b) No choque hipovolêmico, o VO_2 cai abaixo do normal (< 100 mL/min/m²) porque a extração de O_2 atingiu o seu nível máximo (aproximadamente 50%) e não pode aumentar mais em resposta ao DO_2 em declínio. Essas relações $DO_2 - VO_2$ são demonstradas na Figura 9.1.

Parâmetros ácido-básicos

O déficit de base e o nível de lactato sanguíneo podem prover informações quanto aos efeitos da hipovolemia sobre a oxigenação tecidual.

Déficit de base

a) O déficit de base é a quantidade (em mililitros) de base necessária para titular um litro de sangue total a um pH de 7,4 (a uma temperatura de 37°C e uma PCO_2 de 40 mmHg). Como o déficit de base é medido quando a PCO_2 é normal, ele é uma medida do distúrbio acido-básico não respiratório. No paciente hipovolêmico, déficit de base elevado é um marcador de acidose tecidual global por comprometimento da oxigenação.[8]
b) A maioria dos analisadores dos gases sanguíneos determina o déficit de base rotineiramente (usando

um nomograma PCO_2/HCO_3), e os resultados são incluídos no relato da gasometria arterial. O déficit de base também pode ser calculado usando-se a Equação 10.1,[9] em que DB é o déficit de base em mmol/L, Hb é a concentração de hemoglobina no sangue e HCO_3 é a concentração sanguínea de bicarbonato.

$$DB = [(1 - 0{,}014\ Hb) \times HCO_3] - 24 \\ + [(9{,}5 + 1{,}63\ Hb) \times (pH - 7{,}4)] \quad (10.1)$$

c) A faixa normal do déficit de base é +2 a –2 mmol/L. Aumentos no déficit de base são classificados como leve (–2 a –5 mmol/L), moderado (–6 a –14 mmol/L) e grave (≥ 15 mmol/L).

d) No paciente com hemorragia, há uma correlação direta entre a magnitude do aumento no déficit de base e a extensão de perda sanguínea.[10] A correção do déficit de base dentro de horas após a reposição de volume está associada com um resultado favorável, enquanto elevações persistentes no déficit de base podem ser um sinal de falência multiorgânica iminente.[10]

Lactato sanguíneo

a) Como descrito no Capítulo 9, a hiperlactatemia (lactato sanguíneo > 2mEq/L) pode ser um sinal de desvio global para um metabolismo anaeróbico.

b) Em comparação com o déficit de base, elevações no lactato sanguíneo mostram uma correlação próxima com a magnitude da perda sanguínea[11] e a probabilidade de um desfecho fatal.[11,12]

INFUSÃO DE VOLUME

A mortalidade no choque hipovolêmico está relacionada diretamente à magnitude e à duração da hipoperfusão de órgãos vitais.[1] Isso significa que a taxa de reposição de volume pode ter um impacto no desfecho no choque hipovolêmico. Esta seção descreve os fatores que influenciam a velocidade de infusão de fluidos de reposição.

Tamanho do cateter

1. Há uma tendência a canular as grandes veias centrais para obter velocidades de infusão mais rápidas. Contudo, *a velocidade de infusão de volume é determinada pelas dimensões do cateter vascular, e não pelo tamanho da veia.*
2. A influência do tamanho do cateter sobre a velocidade de infusão é definida pela equação de Hagen-Poisseuille, descrita no Capítulo 4 (ver Equação 4.1) e mostrada a seguir.

$$Q = \Delta P(\pi r^4 / 8\mu L) \qquad (10.2)$$

De acordo com essa equação, o fluxo constante (Q) através de um cateter está relacionado diretamente com a pressão de impulsão (ΔP) do fluxo e a quarta potência do raio (r) do cateter e é inversamente relacionada com o comprimento (L) do cateter e a viscosidade (μ) do líquido infundido.

3. A Equação 10.2 prevê que o fluxo através de cateteres de veias centrais (que têm 15 a 20 cm de comprimento) será muito mais lento do que o fluxo através de cateteres de veias periféricas (que têm 5 cm de comprimento) se o diâmetro dos canais de infusão forem equivalentes.
4. A influência do comprimento do cateter sobre a velocidade de infusão é demonstrada na Figura 10.1.[13] Assim, usando-se cateteres de mesmo diâmetro (16 gauge), o fluxo em um cateter de 5 cm de comprimento é cerca de 50% maior do que o fluxo em um de 14 cm e é mais do que duas vezes a velocidade do fluxo em um cateter de 30 cm. Portanto, *para reposição rápida de volume, a canulação de veias periféricas com cateteres curtos é preferida à canulação de grandes veias centrais com cateteres longos.*

Cateteres introdutores

A reposição de volume em vítimas de trauma pode requerer velocidades de fluxo maiores do que 5 L/min.[14] Como o

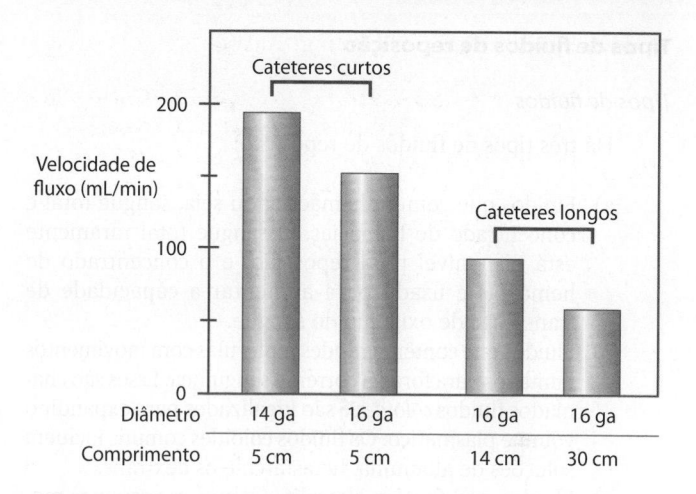

FIGURA 10.1
A influência do tamanho do cateter sobre a velocidade de fluxo gravitacional da água. As dimensões dos cateteres são indicadas abaixo do eixo horizontal do gráfico.
Fonte: referência 13.

fluxo aumenta com a quarta potência do raio do cateter, velocidades de fluxo muito elevadas são mais bem obtidas com cateteres de grande calibre, como os *cateteres introdutores*, descritos no Capítulo 4 (ver Figura 4.1). Estes normalmente são usados como condutos para cateter de artéria pulmonar, mas podem ser usados como equipamentos de infusão isoladamente.

a) O fluxo impulsionado por gravidade através de um cateter introdutor pode atingir 15 mL/s, que é apenas discretamente menor do que a velocidade de fluxo por gravidade (18 mL/s) através de tubos intravenosos padrão (diâmetro de 3 mm).[15]
b) A porta lateral de infusão na base do cateter introdutor (ver Figura 4.1) tem uma capacidade de fluxo que é de apenas 25% da capacidade de fluxo do cateter.[15] Portanto, a porta lateral nesses cateteres não deve ser usada para infusão rápida de volume.

Tipos de fluidos de reposição

Tipos de fluidos

Há três tipos de fluidos de reposição:

a) Fluidos que contêm hemácias; ou seja, sangue total e concentrado de hemácias. O sangue total raramente está disponível para reposição, e o concentrado de hemácias é usado para aumentar a capacidade de transporte de oxigênio do sangue.
b) Fluidos que contêm grandes moléculas com movimentos limitados para fora da corrente sanguínea. Esses são chamados fluidos *coloides* e são idealizados para expandir o volume plasmático. Os fluidos coloides comuns incluem soluções de albumina, hetastarch e os dextrans.
c) Fluidos que contêm eletrólitos e outras pequenas moléculas que se movem livremente para fora da corrente sanguínea. Estes são chamados fluidos *cristaloides* e são usados para expandir o volume extracelular. Os fluidos cristaloides mais notáveis são as soluções salinas (cloreto de sódio) e a solução de Ringer.

Características do fluxo

a) A tendência de um líquido a fluir é determinada por sua viscosidade (ver Equação 10.2), e a viscosidade dos fluidos de reposição é uma função da densidade celular.
b) A influência da densidade celular sobre a velocidade de infusão dos fluidos de reposição é mostrada na Figura 10.2.[16] A solução de albumina flui tão prontamente quanto a água porque não possui células e tem uma viscosidade comparável à da água. O sangue total flui com menor velocidade do que os fluidos sem células, e os concentrados de hemácias têm a menor velocidade de fluxo.
c) A velocidade de infusão do concentrado de hemácias é melhorada pelo aumento da pressão de impulsão com um manguito inflável enrolado em torno da bolsa de sangue e também adicionando-se um volume igual de

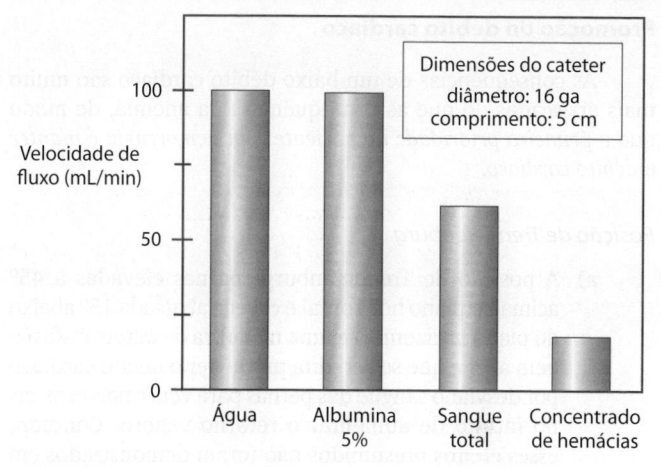

FIGURA 10.2
Velocidades de infusão comparativas de fluidos de reposição contendo hemácias e fluidos sem células. O tamanho do cateter e a pressão de impulsão são as mesmas para todas as infusões.
Fonte: referência 16.

solução salina isotônica para reduzir a viscosidade da solução infundida.

ESTRATÉGIAS DE REPOSIÇÃO

O objetivo final da reposição de volume na perda sanguínea aguda é manter o consumo de oxigênio (VO_2) dos tecidos e sustentar um metabolismo aeróbico. As estratégias usadas para manter o VO_2 são identificadas pelos determinantes do VO_2 na Equação 10.3. (A equação é descrita em detalhes no Capítulo 9.)

$$VO_2 = Q \times Hb \times 1{,}34 \times (SaO_2 - SvO_2) \times 10 \quad (10.3)$$

A perda sanguínea aguda afeta dois componentes dessa equação: o débito cardíaco (Q) e a concentração de hemoglobina no sangue (Hb). Portanto, promover o débito cardíaco e corrigir o déficit de hemoglobina são os dois objetivos da reposição na perda sanguínea aguda.

Promoção do débito cardíaco

As consequências de um baixo débito cardíaco são muito mais arriscadas do que as consequências da anemia, de modo que a *primeira prioridade no paciente com hemorragia é manter o débito cardíaco.*

Posição de Trendelenburg

a) A posição de Trendelenburg (pernas elevadas a 45° acima do plano horizontal e cabeça abaixada 15° abaixo do plano horizontal) é uma manobra de autotransfusão bem aceita que se acredita promover o débito cardíaco por desviar o sangue das pernas para veias mais centrais no intuito de aumentar o retorno venoso. Contudo, esses efeitos presumidos não foram demonstrados em estudos experimentais.

b) Estudos têm demonstrado que a posição de Trendelenburg não aumenta o volume sanguíneo central,[17,18] e não aumenta o débito cardíaco em pacientes hipovolêmicos.[19]

c) Como não há prova de eficácia, a posição de Trendelenburg não é aconselhada para o manejo da hipovolemia. Há um axioma que diz que o tratamento adequado da hipovolemia é a reposição de volume.

Eficácia dos fluidos de reposição

A capacidade de cada tipo de fluido de reposição de aumentar o débito cardíaco é mostrada na Figura 10.3.[20] Os seguintes resultados merecem ser comentados:

a) Um fluido coloide (dextran-40) é o fluido de reposição mais eficaz para aumentar o débito cardíaco. Em um comparativo de volume, o fluido coloide é aproximadamente duas vezes mais eficaz do que o sangue total, seis vezes mais eficaz do que o concentrado de hemácias e oito vezes mais eficaz do que os fluidos cristaloides (Ringer lactato).

b) A limitada capacidade do sangue (particularmente do concentrado de hemácias) de aumentar o débito

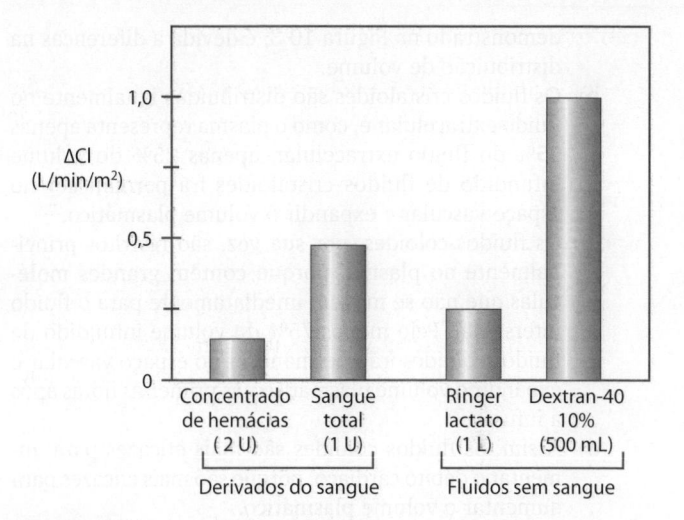

FIGURA 10.3
Gráfico mostrando a alteração no índice cardíaco (ΔCI) após uma infusão de uma hora de um fluido de reposição específico. O volume de sangue total (1 unidade = 450 mL), concentrado de hemáceas (2 unidades = 500 mL) e dextran-40 (500 mL) são equivalentes, enquanto o volume de Ringer lactato (1 litro) é duas vezes o de outros fluidos.
Fonte: referência 20.

cardíaco é devida aos efeitos da viscosidade dos eritrócitos. Nesse sentido, alguns estudos têm mostrado que o concentrado de hemácias pode realmente *reduzir* o débito cardíaco.[21]

Se aumentar o débito cardíaco é a primeira prioridade na hemorragia aguda, os resultados na Figura 10.3 indicam que *o sangue não é o líquido de escolha para a reposição inicial de volume na perda sanguínea aguda.*

Reposição de coloide versus cristaloide

a) A acentuada diferença na capacidade dos fluidos coloides e cristaloides de aumentar o débito cardíaco, como demonstrado na Figura 10.3, é devida a diferenças na distribuição de volume.

b) Os fluidos cristaloides são distribuídos igualmente no fluido extracelular e, como o plasma representa apenas 25% do fluido extracelular, apenas 25% do volume infundido de fluidos cristaloides irá permanecer no espaço vascular e expandir o volume plasmático.[22]

c) Os fluidos coloides, por sua vez, são restritos principalmente ao plasma, porque contêm grandes moléculas que não se movem imediatamente para o fluido intersticial. Pelo menos 75% do volume infundido de fluidos coloides irão permanecer no espaço vascular e expandir o volume plasmático nas primeiras horas após a infusão.[22]

d) Assim, os fluidos coloides são mais eficazes para aumentar o débito cardíaco, porque são mais eficazes para aumentar o volume plasmático.

e) Os fluidos cristaloides podem obter o mesmo aumento de volume plasmático e débito cardíaco visto com os fluidos coloides, mas o volume de infusão deve ser pelo menos duas vezes maior do que o dos fluidos coloides.

A reposição com coloides e cristaloides é descrita em detalhes no próximo capítulo.

Volume de reposição

O volume de reposição de fluidos coloides e cristaloides necessário para repor o déficit de volume pode ser estimado em pacientes individuais usando-se a seguinte abordagem em duas etapas.

1. Estimar o déficit de volume classificando a condição do paciente o mais próximo possível em um dos quatro estágios da perda sanguínea progressiva descrita anteriormente neste capítulo. Os déficits de volume correspondente são os seguintes: Classe I = 5 mL/kg, Classe II, 15 mL/kg, Classe III, 25 mL/kg, Classe IV, 35 mL/kg (esses valores são a média na faixa de valores

mostrados anteriormente). Deve-se lembrar de usar o peso corporal ideal.

2. O volume de reposição (V_{infus}) é determinado, então, como o déficit de volume (V_{perd}) dividido pela fração do volume infundido que é retida no plasma. A última variável é o coeficiente de incremento no volume plasmático em relação ao volume infundido ($\Delta V_{plasma}/V_{infuns}$) e pode ser chamada de *coeficiente de retenção plasmática*.

$$V_{infus} = V_{perd}/\text{coeficiente de retenção plasmática} \quad (10.4)$$

Para os coloides, pelo menos 75% do volume infundido irá permanecer no plasma, portanto, o coeficiente de retenção plasmática é ≥ 0,75. Já para os cristaloides, apenas 25% do volume infundido é retido no plasma, portanto, o coeficiente de retenção plasmática é 0,25.

Exemplo

Considerar um homem adulto com um peso corporal ideal de 70 kg que apresenta hemorragia gastrintestinal aguda. O exame físico mostra apenas um aumento postural na frequência de pulso de 35 bpm. O último achado permite considerar essa hemorragia como Classe II com uma perda de volume estimada de 15 mL/kg, de modo que a perda de volume nesse paciente é de 15 × 70 = 1.050 mL. Assim, se for usado um fluido cristaloide para reposição de volume, o volume de reposição é de 1.050/0,25 = 4.200 mL. Já no caso de se usar um fluido coloide, o volume mínimo de reposição é de 1.050/0,75 = 1.400 mL. Portanto, a reposição com cristaloides requer pelo menos três vezes mais volume do que a reposição com coloides.

Correção da anemia

Após a reposição dos déficits de volume e da recuperação do débito cardíaco, a atenção deve ser dirigida à correção do déficit de hemoglobina. O uso de transfusão de eritrócitos para corrigir a anemia é descrito no Capítulo 30.

Objetivos da reposição

Desfechos tradicionais

a) Os desfechos tradicionais da reposição de volume são a normalização da pressão arterial e do débito urinário.
b) Cerca de 85% dos pacientes com choque hipovolêmico terão evidência continuada de comprometimento da oxigenação tecidual após a pressão arterial e o débito urinário retornarem ao normal.[23]
c) Portanto, a normalização da pressão arterial e do débito urinário não deve marcar o final da reposição, mas deve ser seguida por uma avaliação da oxigenação sistêmica.

Oxigenação sistêmica

a) As medidas clínicas listadas a seguir são usadas como evidência indireta de oxigenação tecidual adequada (ver Capítulo 9); dessa forma, elas também podem ser usadas como desfechos da reposição volumétrica no choque hipovolêmico.

Consumo de oxigênio (VO_2) > 100 mL/min/m^2
Déficit de base > 2 mmol
Lactato sérico < 2 mEq/L

b) O objetivo é atingir esses desfechos dentro de 24 horas do início do choque hipovolêmico.[23] Infelizmente, isso nem sempre é possível, e quanto mais prolongado o choque circulatório, maior o risco de um desfecho fatal. Em um estudo com vítimas de trauma,[24] não houve morte quando os níveis de lactato sanguíneo retornaram ao normal dentro de 24 horas, mas a taxa de mortalidade se elevou para 85% quando a hiperlactatemia persistiu por mais de 48 horas.

REFERÊNCIAS

1. Falk JL, O'Brien IF, Kerr R. Fluid resuscitation in traumatic hemorrhagic shock. Crit Care Clin 1992; 8:323-340.

2. McGee S, Abernathy WB, Simel DL. Is this patient hypovolemic. JAMA 1999; 281:1022-1029.
3. Cordts PR, LaMorte WW, Fisher JB, et al. Poor predictive value of hematocrit and hemodynamic parameters for erythrocyte deficits after extensive vascular operations. Surg Gynecol Obstet 1992; 175:243-248.
4. Stamler KD. Effect of crystalloid infusion on hematocrit in non-bleeding patients, with applications to clinical traumatology. Ann Emerg Med 1989; 18:747-749.
5. Kumar A, Anel R, Bunnell E, et al. Pulmonary artery occlusion pressure and central venous pressure fail to predict ventricular r filling volumes, cardiac performance, or the response to volume infusion in normal subjects. Crit Care Med 2004; 32:691-699.
6. Walley KR, Cooper DJ. Diastolic stiffness impairs left ventricular function during hypovolemic shock in pigs. Am J Physiol 1991; 260:H702-712.
7. Barbeito A, Mark JB. Arterial and central venous pressure monitoring. Anesthesibl Clin 2006; 24:717-735.
8. Kincaid EH, Miller PR, Meredith JW, et al. Elevated arterial base deficit in trauma patients: a marker of impaired oxygen utilization. J Am Coll Surg 1998; 187:384-392.
9. Landow L. Letter to the editor. J Trauma 1994; 37:870-871.
10. Davis JW, Shackford SR, Mackersie RC, Hoyt DB. Base deficit as a guide to volume resuscitation. J Trauma 1998; 28:1464-1467.
11. Moomey CB Jr, Melton SM, Croce MA, et al. Prognostic value of blood lactate, base deficit, and oxygen-derived variables in an LD_{50} model of penetrating trauma. Crit Care Med 1999; 27:154-161.
12. Husain FA, Martin MJ, Mullenix PS, et al. Serum lactate and base deficit as predictors of mortality and morbidity. Am J Surg 2003; 185:485-491.
13. Mateer JR, Thompson BM, Aprahamian C, Darin JC. Rapid fluid resuscitation with central venous catheters. Ann Emerg Med 1983; 12:149-152.
14. Buchman TG, Menker JB, Lipsett PA. Strategies for trauma resuscitation. Surg Gynecol Obstet 1991; 172:8-12.
15. Hyman SA, Smith DW, England R, et al. Pulmonary artery catheter introducers: Do the component parts affect flow rate? Anesth Analg 1991; 73:573-575.
16. Dula DJ, Muller A, Donovan JW. Flow rate variance of commonly used IV infusion techniques. J Trauma 1981; 21:480-482.
17. Bivins HG, Knopp R, dos Santos PAL. Blood volume distribution in the Trendelenburg position. Ann Emerg Med 1985; 14:641-643.
18. Gaffney FA, Bastian BC, Thai ER, Atkins JM. Passive leg raising does not produce a significant autotransfusion effect. J Trauma 1982; 22:190-193.
19. Sing R, O'Hara D, Sawyer MJ, Marino PL. Trendelenburg position and oxygen transport in hypovolemic adults. Ann Emerg Med 1994, 23:564-568.

20. Shoemaker WC. Relationship of oxygen transport patterns to the pathophysiology and therapy of shock states. Intensive Care Med 1987; 213:230-243.
21. Marik PE, sibbald WJ. Effect of stored-blood transfusion on oxygen delivery in patients with sepsis. JAMA 1993; 269:3024-3029.
22. Imm A, Carlson RW. Fluid resuscitation in circulatory shock. Crit Care Clin 1993; 9:313-333.
23. Tisherman SA, Barie P, Bokhari F, et al. Clinical practice guideline: Endpoints of resuscitation. Winston-salem (NC): Eastern Association for Surgery of Trauma, 2003. Available at www.east.org/tpg/endpoints.pdf (accessed 6/18/07)
24. Abramson D, Scalea TM, Hitchcock R, et al. Lactate clearance and survival following injury. J Trauma 1993; 35:584-589.

Capítulo 11

REPOSIÇÃO DE COLOIDES E DE CRISTALOIDES

Os fluidos intravenosos são classificados como fluidos cristaloides ou coloides. Este capítulo descreve as características comparadas de cada tipo de fluido e os fluidos disponíveis para uso clínico. Uma breve descrição da reposição com fluidos hipertônicos está incluída no final do capítulo.

FLUIDOS CRISTALOIDES

Os fluidos cristaloides são soluções de eletrólitos que contêm apenas pequenas moléculas capazes de movimentos irrestritos entre o plasma e o fluido intersticial. O principal componente nos fluidos cristaloides é o sal inorgânico cloreto de sódio (que tem como vantagem o papel do sódio como o principal soluto no fluido extracelular).

Distribuição de cristaloides

1. Os fluidos cristaloides são distribuídos uniformemente no fluido extracelular. Como o fluido intersticial representa cerca de 75% do fluido extracelular (excluindo o osso), então 75% dos fluidos cristaloides infundidos serão distribuídos no fluido intersticial.
2. A tendência dos fluidos cristaloides de se distribuir mais no fluido intersticial do que no plasma é demonstrada na Figura 11.1. Nesse caso, a infusão de um litro de solução de cloreto de sódio a 0,9% (solução salina isotônica) acrescenta 275 mL ao plasma e 825 mL ao fluido intersticial.[1] O aumento total no volume (1.100 mL) é mais do que o volume infundido porque a solução salina isotônica é discretamente hipertônica em relação

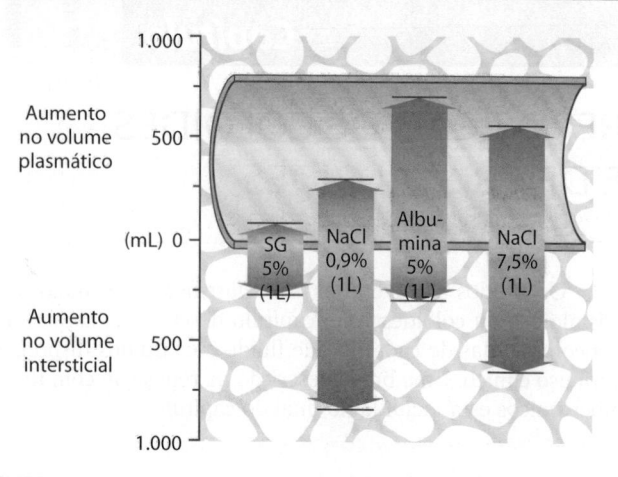

FIGURA 11.1
Os efeitos de fluidos coloides e cristaloides selecionados sobre o volume plasmático e o volume do fluido intersticial. O volume de infusão para cada fluido é mostrado entre parênteses.
Fonte: referência 1.

ao fluido intersticial e, portanto, irá retirar água das células.

Solução salina isotônica

O fluido cristaloide clássico é o cloreto de sódio 0,9% (NaCl 0,9%), também chamado de solução *salina isotônica* (embora não seja isotônica em relação ao plasma) ou salina normal (embora não seja uma solução um-normal [1N]).

Composição

Quando comparada com o plasma (ver Tabela 11.1), a solução salina tem concentração de sódio mais alta (154 *versus* 140 mEq/L), concentração de cloreto muito mais elevada (154 *versus* 103 mEq/L), pH muito mais baixo (5,7 *versus* 7,4) e osmolalidade discretamente elevada (308 *versus* 290 mOsm/L). A diferença de cloreto é significativa, como descrito a seguir.

Efeitos adversos

Infusões de grandes volumes de solução salina isotônica podem provocar *acidose metabólica hiperclorêmica*,[2] devido ao excesso de cloreto nessa solução, o qual irá promover excreção renal de bicarbonato. Essa condição não tem consequências adversas, mas pode criar confusão na reposição de fluidos na cetoacidose diabética, como explicado no Capítulo 23.

Solução de Ringer lactato

A solução de Ringer foi introduzida em 1880 como um fluido que contém cálcio e que podia promover a contração cardíaca em preparações com coração de sapos. Posteriormente ela foi adotada para uso clínico, e o lactato foi adicionado como um tampão em 1930.

Composição

a) A solução de Ringer contém potássio e cálcio em concentrações próximas às concentrações livres (ionizadas) do plasma. A adição desses cátions requer uma redução na concentração de sódio para obter-se neutralidade elétrica, e a concentração de sódio resultante é menor do que a da solução salina isotônica ou a do plasma (ver Tabela 11.1).

b) A adição de lactato (28 mEq/L) requer uma redução na concentração de cloreto, de modo que a concentração de cloreto resultante (109 mEq/L) é próxima à do plasma (103 mEq/L). Isso elimina o risco de acidose metabólica hiperclorêmica observada após a infusão de grandes volumes de solução salina isotônica.

Efeitos adversos

a) O cálcio na solução de Ringer pode se ligar a certos fármacos (p. ex., anfotericina, ampicilina, tiopental) e reduzir a sua eficácia.[3] Assim, esses fármacos não devem ser misturados com a solução de Ringer.

b) O cálcio na solução de Ringer também pode se ligar ao citrato anticoagulante dos produtos sanguíneos. Isso

TABELA 11.1
Características comparativas entre os fluidos cristalóides e o plasma

Fluido	Na	Cl	K	Ca	Mg	Tampões	pH	Osmolalidade (mOsm/L)
	mEq/L							
Plasma	140	103	4	5	2	HCO_3	7,4	290
NaCl 0,9%	154	154	–	–	–	–	5,7	308
Ringer lactato	130	109	4	3	–	Lactato	6,4	273
NaCl 7,5%[a]	1.283	1.283	–	–	–	–	5,7	2.567
Normosol Plasma-Lyte Isolyte[b]	140	98	5	–	3	Acetato e gluconato	7,4	295

[a]Fonte: Stapczynski JS et al. Emerg Med Rep 1994;15:245.
[b]Isolyte também contém fosfato (1 mEq/L).

inativa o anticoagulante, promovendo a formação de coágulo em sangue doado. De acordo com a American Association of Blood Banks, *as soluções de Ringer são contraindicadas como diluentes para transfusões de hemácias.*[4]

Fluidos com pH normal

1. Três fluidos cristaloides (Normosol, Isolyte e Plasma-Lyte) contêm tampões acetato e gluconato para obter um pH de 7,4 (ver Tabela 11.1). Todos os três fluidos contêm potássio (5 mEq/L) e magnésio (3 mEq/L), enquanto o Isolyte também contém fosfato (1 mEq/L).
2. Embora não sejam muito utilizados, esses três fluidos têm sido recomendados como preferíveis em relação à solução salina isotônica para lavar ou diluir as hemácias recuperadas.[5]

SOLUÇÕES DE GLICOSE

Efeito poupador de proteína

1. A glicose foi adicionada aos fluidos intravenosos como nutriente. Um grama de glicose provê 3,4 quilocalorias (kcal) quando é totalmente metabolizada, portanto uma solução de glicose a 5% (50 gramas por litro) fornece 170 kcal por litro.
2. Infusões diárias de 3 L de solução de glicose a 5% (SG5%) fornecem cerca de 500 kcal por dia, que é uma quantidade suficiente de calorias não proteicas para limitar a quebra das proteínas endógenas a fim de atender as necessidades calóricas diárias. Esse *efeito poupador de proteína* é responsável pela preferência inicial pelos fluidos contendo glicose.
3. A disponibilidade atual de esquemas de nutrição enteral e parenteral reduzem a necessidade das soluções de glicose a 5% como fonte calórica.

Efeito sobre o volume

1. A adição de glicose a um fluido intravenoso não aumenta o desempenho do fluido para reposição de volume, visto que a glicose é captada pelas células e metabolizada.
2. O mau desempenho da solução de glicose a 5% em água como líquido de reposição é mostrado na Figura 11.1. Nesse caso, a infusão de um litro de SG5% está associada com um aumento mínimo no volume plasmático (cerca de 100 mL).
3. Observa-se, na Figura 11.1, que os aumentos combinados no volume plasmático (100 mL) e no fluido intersticial (250 mL) são muito menores do que o volume infundido. A diferença de volume (650 mL) é o resultado do movimento dos fluidos para dentro das

células, o que significa que a SG5% *expande o volume intracelular* (o que não é um efeito desejável).

Efeitos adversos

Aumento da produção de lactato

Em indivíduos saudáveis, apenas 5% do metabolismo da glicose levam à produção de lactato, mas, em pacientes gravemente enfermos com hipoperfusão tecidual, até 85% do metabolismo da glicose são desviados para a produção de lactato.[6] Assim, quando a oxigenação tecidual é comprometida, a glicose é mais uma fonte de produção de ácidos metabólicos do que de produção de energia metabólica.

Hiperglicemia

a) A hiperglicemia tem vários efeitos indesejáveis em pacientes gravemente enfermos, incluindo imunossupressão,[7] agravamento de lesão cerebral isquêmica[8] e aumento da mortalidade.[9,10]
b) Estudos clínicos têm mostrado uma melhora na sobrevida em pacientes de UTI quando há um protocolo para controle estrito da glicemia com infusões de insulina.[9,10] O mecanismo desse efeito não é conhecido.

Como as soluções de glicose a 5% não oferecem benefício e podem ser danosas, o uso rotineiro dessas soluções deve ser abandonado.

FLUIDOS COLOIDES

O comportamento dos fluidos coloides é determinado por uma força osmótica que é descrita de forma resumida nesta seção.

Pressão coloidosmótica

1. Os fluidos coloides contêm moléculas grandes que não se movimentam prontamente para fora do compartimento

vascular. Essas moléculas criam uma pressão osmótica chamada de *pressão coloidosmótica*, a qual favorece a retenção de água no compartimento vascular.
2. A seguinte relação identifica o papel da pressão coloidosmótica na troca de fluidos capilares:

$$Q \propto (P_C - PCO) \qquad (11.1)$$

   a) Q é a taxa de fluxo através dos capilares.
   b) P_C é a pressão hidrostática nos capilares.
   c) PCO é a pressão coloidosmótica do plasma. Essa pressão é gerada pelas proteínas plasmáticas (principalmente a albumina), e a sua faixa normal é de 20 a 25 mmHg.
3. As duas pressões (P_C e PCO) agem de forma oposta: a P_C favorece o movimento de fluidos para fora dos capilares e a PCO favorece o movimento para dentro dos capilares.
4. Os fluidos coloides que são usados para repor as perdas de volume têm uma PCO equivalente à PCO do plasma. Isso ajuda a reter a maior parte do volume infundido no plasma.
5. Alguns fluidos coloides têm uma PCO muito mais alta do que a PCO plasmática; eles são usados para levar fluido intersticial para o plasma.

Efeito sobre o volume

1. O efeito da reposição de fluidos coloides sobre os volumes plasmático e do fluido intersticial é mostrado na Figura 11.1. O fluido coloide, nesse caso, é uma solução de albumina a 5%, que apresenta uma PCO (20 mmHg) equivalente à PCO do plasma. A infusão de um litro dessa solução acrescenta 700 mL ao plasma e 300 mL ao fluido intersticial.
2. A comparação dos efeitos dos fluidos coloides e cristaloides sobre o volume plasmático, na Figura 11.1, revela que *o fluido coloide é cerca de três vezes mais eficaz do que o fluido cristaloide para aumentar o volume plasmático*.[1,11-13]

3. Os fluidos coloides diferem na sua capacidade de aumentar o volume do plasma, e essa diferença é uma função da PCO de cada fluido. Isso é demonstrado na Tabela 11.2, que mostra que os fluidos com uma maior PCO produzem maior aumento no volume plasmático.

Soluções de albumina

As soluções de albumina são preparações tratadas a quente da albumina sérica humana que estão disponíveis como solução a 5% (50 g/L) e solução a 25% (250 g/L) em solução salina isotônica.

Efeito sobre o volume

a) A solução de albumina a 5% tem uma concentração de albumina (5 g/dL) e uma PCO (20 mmHg) equivalentes às do plasma. Essa solução é administrada em alíquotas de 250 mL, sendo que o efeito agudo sobre o volume (70% de retenção no plasma, como mostrado na Figura 11.1) desaparece após 12 horas.[1,11]
b) A solução de albumina a 25% tem uma PCO (70 mmHg) cerca de três vezes maior do que a PCO plasmática. Como resultado, a albumina a 25% retira fluido do espaço intersticial, causando um aumento no volume plasmático que pode ser 4 a 5 vezes maior do que o volume infundido (ver Tabela 11.2). Esse fluido coloide é administrado em pequenas alíquotas (50 mL) para

TABELA 11.2
Características comparativas dos fluidos coloides

Fluido	Pressão coloidosmótica	Δ Volume plasmático / Volume infundido	Duração do efeito
Albumina a 25%	70 mmHg	4,0-5,0	12 h
Dextran-40 a 10%	40 mmHg	1,0-1,5	6 h
Hetastarch a 6%	30 mmHg	1,0-1,3	24 h
Albumina a 5%	20 mmHg	0,7-1,3	12 h

Fonte: referências 1, 11-13, 17.

desviar o fluido intersticial para o plasma em condições nas quais a hipovolemia está associada com edema (p. ex., hipoalbuminemia). Ele não é adequado para reposição de perda de volume.

Segurança

Os relatos iniciais de aumento da mortalidade atribuídos às infusões de albumina[14] não foram corroborados nos estudos mais recentes.[15] Além disso, há evidências de redução da morbidade quando é usada albumina em vez dos fluidos cristaloides.[16]

Hetastarch

O hetastarch (amido hidroxietílico) é um polímero de carboidrato sintético que está disponível como uma solução a 6% em solução salina isotônica. Há três preparações com base no peso molecular (alto PM, médio PM e baixo PM),* mas apenas a preparação de alto PM está disponível nos Estados Unidos.[17]

Efeito sobre o volume

De um modo geral, o hetastarch a 6% é considerado equivalente à albumina a 5% como expansor de volume (embora a PCO seja mais alta e o aumento no volume plasmático seja discretamente maior, como mostrado na Tabela 11.2).

Efeitos colaterais

a) O hetastarch de alto PM pode causar uma tendência a sangramento devido à redução nos níveis do fator VIII e do fator de von Willebrand, além de comprometimento da adesividade plaquetária.[17,18] Essa tendência se torna pronunciada quando é infundido mais do que 1,5 L de hetastarch em um período de 24 horas.[17] O sangramento evidente é inconsistente, não sendo visto com o hetastarch de baixo PM.[18]

---

* N. de T.: No Brasil, há o pentastarch com baixo PM.

b) Os níveis de amilase sérica ficam elevados (2 a 3 vezes o normal) por uma semana após a infusão de hetastarch (a amilase quebra o hetastarch antes da eliminação pelos rins),[17] e isso pode ser interpretado erroneamente como indicativo de pancreatite.

Papel clínico

O hetastarch é uma alternativa menos dispendiosa do que a albumina a 5% (ver Tabela 11.3), mas o volume de reposição deve ser menor do que 1.500 mL por dia para evitar uma coagulopatia preocupante.

Os dextrans

Os dextrans são polímeros de glicose preparados como dextran-40 a 10% e dextran-70 a 6%, cada um com um peso molecular diferente. Ambas as preparações usam solução salina como diluente.

Efeito sobre o volume

Ambas as preparações de dextran têm uma PCO de 40 mmHg e causam um aumento maior no volume plasmático do

TABELA 11.3
Comparação de custo dos fluidos de reposição

Fluido	Fabricante	Tamanho da unidade (mL)	Preço médio[a] (U$)
Fluidos cristaloides			
Salina isotônica	Hospira	1.000	1,46
Ringer lactato	Hospira	1.000	1,48
Fluidos coloides			
Albumina a 5%	Bayer	250	30,63
Albumina a 25%	Bayer	50	30,63
Hetastarch a 6%	Abbott	500	27,63
Dextran-70 a 6%	Hospira	500	14,96

[a]Preço médio no revendedor listado no 2005 Redbook. Montvale, NJ. Thomson PDR, 2005.

que a albumina a 5% ou o hetastarch a 6% (ver Tabela 11.2). O dextran-70 pode ser preferido por apresentar duração de ação (12 horas) superior à do dextran-40 (6 horas).[11]

Efeitos colaterais

a) Os dextrans causam tendência a sangramento em função da dose, o que envolve o comprometimento da agregação plaquetária, a redução dos níveis de fator VIII e de fator de von Willebrand e o aumento da fibrinólise.[18] Esses efeitos são mínimos quando a dose de dextran é limitada a 20 mL/kg por dia.

b) Os dextrans revestem a superfície das hemácias e podem interferir na capacidade de compatibilidade sanguínea. Portanto, as preparações de hemácias devem ser lavadas para eliminar esse problema. Os dextrans também aumentam a velocidade de sedimentação eritrocitária como resultado da sua interação com as hemácias.[19]

c) Os dextrans foram implicados como causa de insuficiência renal aguda,[19] mas o elo causal não foi provado.

Papel clínico

Os dextrans caíram em desuso devido aos seus efeitos colaterais.

COLOIDES *VERSUS* CRISTALOIDES

Há um longo debate a respeito do tipo de fluido (cristaloide ou coloide) que é mais adequado para a reposição de volume.

Fluidos coloides

Prós

O principal ponto a favor dos fluidos coloides é a sua eficácia na expansão do volume plasmático. Os fluidos coloides irão atingir um determinado incremento no volume plasmático com apenas um quarto a um terço do volume necessário de fluidos cristaloides. Como o objetivo da reposição de volume é suportar o volume intravascular, os fluidos coloides são a escolha lógica em relação aos fluidos cristaloides.

Contras

O principal argumento contra os fluidos coloides é o custo (ver Tabela 11.3) e a falta de um benefício documentado na sobrevida para justificar o gasto. As evidências não mostram diferença na mortalidade em pacientes que são reanimados com fluidos coloides ou cristaloides.[15,20]

FLUIDOS CRISTALOIDES

Prós

Os defensores da reposição com cristaloides dizem que esses fluidos podem atingir o mesmo aumento de volume plasmático que os coloides (se for infundido fluido cristaloide suficiente) com um custo muito menor.

Contras

O principal argumento contra os fluidos cristaloides é o seu mau desempenho como expansor plasmático. *O principal efeito da infusão cristaloide é expandir o volume de fluido intersticial, e não o volume plasmático.*

Preferências

Em vez de selecionar um tipo de fluido para todas as ocasiões, parece mais razoável selecionar o fluido mais adequado para a condição clínica. Por exemplo, um fluido cristaloide é mais adequado para um paciente com hipovolemia por desidratação (na qual há uma perda uniforme de fluido extracelular), enquanto um fluido coloide é mais adequado para um paciente com hipovolemia com risco de morte devido a hemorragia.

REPOSIÇÃO HIPERTÔNICA

A reposição de volume com NaCl a 7,5% (solução salina hipertônica), que tem uma osmolalidade cerca de 8,5 vezes maior do que a do plasma (ver Tabela 11.1), está sendo investigada como um método de reposição de pequeno volume.

Efeito sobre o volume

1. Como mostrado na Figura 11.1, o aumento no volume plasmático após a infusão de 250 mL de NaCl a 7,5% é cerca de duas vezes o volume infundido. O mesmo aumento no volume plasmático iria requerer a infusão de 2 L de solução salina isotônica (ou oito vezes o volume de solução salina hipertônica).
2. A Figura 11.1 também mostra que o NaCl a 7,5% produz um aumento no volume de fluido extracelular (1.235 mL) que é 4 a 5 vezes maior do que o volume infundido (250 mL). O volume adicional vem do fluido intracelular, que se move para fora da célula e para dentro do espaço extracelular. Isso destaca uma das temidas consequências da reposição hipertônica: a desidratação celular.

Papel clínico

1. A reposição de pequeno volume com solução salina hipertônica apresenta benefícios potenciais nas seguintes situações clínicas:
   a) Em vítimas de trauma com hipotensão e traumatismo craniano fechado (para limitar a gravidade do edema cerebral).
   b) Em casos de hemorragia aguda por lesão vascular (para limitar a perda sanguínea através de vasos lesados até que a lesão possa ser reparada cirurgicamente).
   c) Em pacientes com hemorragia subaracnoide, uma combinação de solução salina hipertônica e hetas-

tarch a 6% tem sido bem-sucedida na redução da pressão intracraniana.[21]

2. No presente momento, não há indicações firmes para uso de solução salina hipertônica em detrimento de fluidos de reposição mais tradicionais.

REFERÊNCIAS

1. Imm A, Carlson RW. Fluid resuscitation in circulatory shock. Crit Care Clin 1993; 9:313-333.
2. Scheingraber S, Rehm M, Schrnisch C, Finsterer U. Rapid saline infusion produces hyperchloremic acidosis in patients undergoing gynecologic surgery. Anesthesiology 1999; 90:1265-1270.
3. Griffith CA. The family of Ringer's solutions. J Natl Intravenous Ther Assoc 1986; 9:480-483.
4. American Association of Blood Banks Technical Manual. l0th ed. Arlington, VA: American Association of Blood Banks, 1990:368.
5. Halpem NA, Alicea M, Seabrook B, et al. Isolyte S, a physiologic multielectrolyte solution, is preferable to normal saline to wash cell saver salvaged blood: conclusions from a prospective, randomized study in a canine model. Crit Care Med 1997; 12:2031- 2038.
6. Gunther B, Jauch W, Hartl W, et al. Low-dose glucose infusion in patients who have undergone surgery. Arch Surg 1987; 122:765-771.
7. Turina M, Fry D, Polk HC, Jr. Acute hyperglycemia and the innate immune system: Clinical, cellular, and molecular aspects. Crit Care Med 2005; 33:1624-1633.
8. Sieber FE, Traystman RJ. Special issues: glucose and the brain. Crit Care Med 1992; 20:104-114.
9. Van Den Berghe G, Wouters P, Weekers F, et al. Intensive insulin therapy in critically ill patients. N Engl J Med 2001; 345:1359-1367.
10. Finney SJ, Zekveld C, Elia A, Evans TW. Glucose control and mortality in critically ill patients. JAMA 2003; 290:2041-2047.
11. Griffel MI, Kaufman BS. Pharmacology of colloids and crystalloids. Crit Care Clin 1992; 8:235-254.
12. Kaminski MY, Haase TJ. Albumin and colloid osmotic pressure: implications for fluid resuscitation. Crit Care Clin 1992; 8:311-322.
13. Sutin KM, Ruskin KJ, Kaufman BS. Intravenous fluid therapy in neurololric injury. Crit Care Clin 1992: 8:367-408.
14. Cochrane Injuries Group Albumin Reviewers. Human albumin administration in critically ill patients: Systematic review of randomized, controlled trials. Br Med J 1998; 317:235-240.
15. SAFE Study Investigators. A comparison of albumin and saline for fluid resuscitation in the Intensive Care Unit. N Engl J Med 2004; 350:2247-2256.

16. Vincent J-L, Navickis RJ, Wilkes MM. Morbidity in hospitalized patients receiving human serum albumin: A meta-analysis of randomized, controlled trials. Crit Care Med 2004; 32:2029-2038.
17. Treib J, Baron JF, Grauer MT, Strauss RG. An international view of hydroxyethyl starches. Intensive Care Med 1999; 25:258-268.
18. de Jonge E, Levi M. Effects of different plasma substitutes on blood coagulation: A comparative review. Crit Care Med 2001; 29:1261-1267.
19. Nearman HS, Herman ML. Toxic effects of colloids in the intensive care unit. Crit Care Clin 1991; 7:713-723.
20. Choi PT, Yip G, Quinonez LG, et al. Crystalloids vs. colloids in fluid resuscitation: A systematic review. Crit Care Med 1999; 27: 200-210.
21. Bentsen G, Breivik H, Lundar T, Stubhaug A. Hypertonic saline (7.2%) in 6% hydroxyethyl starch reduces intracranial pressure and improves hemodynamics in a placebo-controlled study involving stable patients with subarachnoid hemorrhage. Crit Care Med 2006; 34:2912-2917.

Capítulo 12

INSUFICIÊNCIA CARDÍACA AGUDA

A insuficiência cardíaca aguda descompensada é a principal causa de internação hospitalar em adultos acima dos 65 anos.[1] A insuficiência cardíaca não é uma entidade única, podendo ser classificada de acordo com o lado do coração envolvido (direito ou esquerdo) e a porção do ciclo cardíaco afetado (insuficiência cardíaca sistólica ou diastólica). Este capítulo descreve o diagnóstico e o manejo dessas insuficiências cardíacas na UTI.

ALTERAÇÕES HEMODINÂMICAS

Insuficiência cardíaca progressiva

A influência da insuficiência cardíaca progressiva sobre o desempenho cardíaco é mostrada na Figura 12.1. As alterações no desempenho cardíaco ocorrem em três estágios distintos (como indicado pelos números circulados na Figura 12.1):

1. O estágio mais precoce da insuficiência cardíaca é caracterizado por um aumento isolado da pressão diastólica final ventricular (a pressão capilar na Figura 12.1). O volume sistólico e o débito cardíaco são mantidos, mas à custa de congestão venosa.
2. O próximo estágio é caracterizado por uma redução no volume sistólico e um correspondente aumento na frequência cardíaca. A taquicardia desencadeia a redução no volume ejetado, portanto o débito cardíaco permanece inalterado.
3. O estágio final se caracteriza por um declínio constante no débito cardíaco e uma elevação acelerada na pressão capilar. (Observe a resposta atenuada da

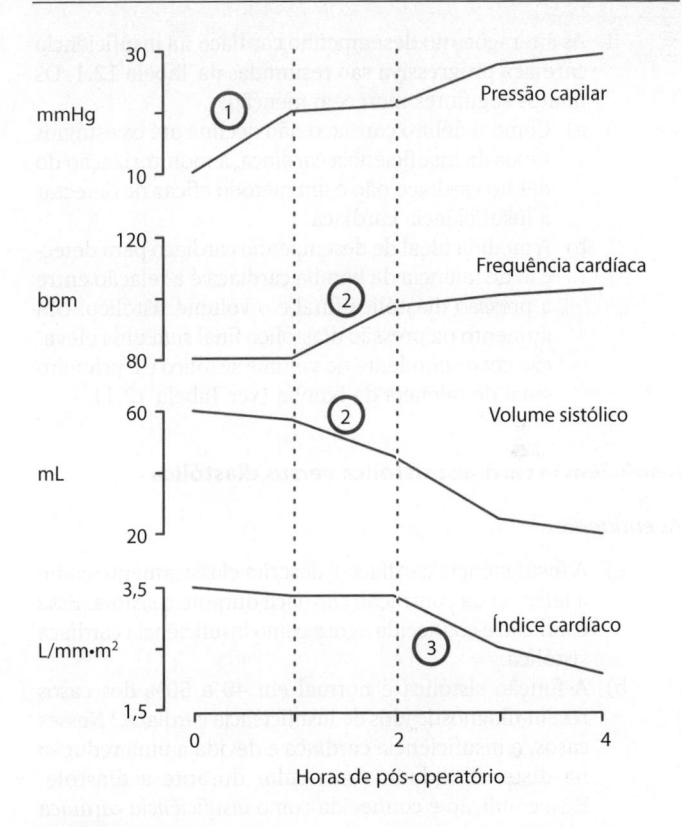

FIGURA 12.1
Alterações seriadas nas medidas de desempenho cardíaco em um paciente que desenvolveu insuficiência cardíaca progressiva rapidamente no período pós-operatório imediato.

> frequência cardíaca, que é responsável pela queda no débito cardíaco.) Essas alterações marcam o início da *insuficiência cardíaca descompensada*. Se não for verificado, o declínio constante no débito cardíaco irá eventualmente levar a hipoperfusão de órgãos vitais e lesão tecidual isquêmica, uma condição conhecida como *choque cardiogênico*.

4. As alterações no desempenho cardíaco na insuficiência cardíaca progressiva são resumidas na Tabela 12.1. Os pontos seguintes merecem menção:
   a) Como o débito cardíaco não declina até os estágios finais da insuficiência cardíaca, a monitorização do débito cardíaco não é um método eficaz de detectar a insuficiência cardíaca.
   b) A medida ideal de desempenho cardíaco para detecção de falência da bomba cardíaca é a relação entre a pressão diastólica final e o volume sistólico. Um aumento na pressão diastólica final sem uma elevação correspondente no volume sistólico é o primeiro sinal de falência da bomba (ver Tabela 12.1).

Insuficiência cardíaca sistólica *versus* diastólica

As entidades

a) A insuficiência cardíaca é descrita classicamente como a falência da contração cardíaca durante a sístole. Essa condição é conhecida agora como insuficiência cardíaca sistólica.
b) A função sistólica é normal em 40 a 50% dos casos recém-diagnosticados de insuficiência cardíaca.[1] Nesses casos, a insuficiência cardíaca é devida a uma redução na distensibilidade ventricular durante a diástole. Essa condição é conhecida como *insuficiência cardíaca diastólica*.[2] As causas comuns de insuficiência cardíaca diastólica em pacientes de UTI incluem a hipertrofia

TABELA 12.1
Desempenho cardíaco na insuficiência cardíaca progressiva

Medida do desempenho	Falência da bomba cardíaca		
	Leve	Moderada	Avançada
Pressão diastólica final	Alta	Alta	Alta
Volume sistólico	Normal	Baixo	Baixo
Débito cardíaco	Normal	Normal	Baixo

ventricular, a isquemia miocárdica (miocárdio atordoado) e a ventilação mecânica com pressão positiva.

Curvas de pressão-volume

As relações de pressão-volume na Figura 12.2 serão usadas para mostrar as similaridades e diferenças entre a insuficiência cardíaca sistólica e a diastólica.

a) As curvas no topo da Figura 12.2 demonstram que a insuficiência cardíaca está associada com uma pressão diastólica final (PDF) aumentada e um volume sistólico diminuído. Essas alterações ocorrem em ambos os tipos de insuficiência cardíaca, como indicado na Tabela 12.2.

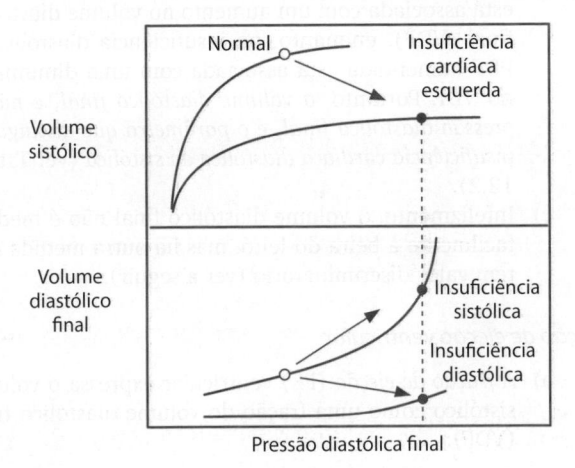

FIGURA 12.2
Gráfico mostrando os efeitos da insuficiência cardíaca sobre as relações pressão-volume durante a sístole (curvas superiores) e a diástole (curvas inferiores). A insuficiência cardíaca esquerda está associada com um aumento na pressão diastólica final, e isso está associado com um volume diastólico final *aumentado* na falência sistólica e um volume diastólico final *reduzido* na insuficiência diastólica.

TABELA 12.2
Características da insuficiência cardíaca diastólica e sistólica

Parâmetro	Insuficiência diastólica	Insuficiência sistólica
Pressão diastólica final	Alta	Alta
Volume sistólico	Baixo	Baixo
Volume diastólico final	Baixo	Alto
Fração de ejeção	Normal	Baixa

Apenas os parâmetros abaixo da linha pontilhada podem distinguir os dois tipos de insuficiência cardíaca.

b) O conjunto inferior de curvas na Figura 12.2 mostra as relações de pressão-volume durante a diástole em ambos os tipos de insuficiência cardíaca. Observe que, na insuficiência cardíaca sistólica, a PDF aumentada está associada com um aumento no volume diastólico final (VDF), enquanto, na insuficiência diastólica, a PDF aumentada está associada com uma diminuição no VDF. Portanto, *o volume diastólico final, e não a pressão diastólica final, é o parâmetro que distingue a insuficiência cardíaca diastólica da sistólica* (ver Tabela 12.2).

c) Infelizmente, o volume diastólico final não é medido facilmente à beira do leito, mas há outra medida que tem valor discriminatório (ver a seguir).

Fração de ejeção ventricular

a) *A fração de ejeção* (FE) ventricular expressa o volume sistólico como uma fração do volume diastólico final (VDF):

$$FE = VS/VDF \qquad (12.1)$$

A FE fornece uma medida da força contrátil cardíaca durante a diástole.

b) A FE é normal em pacientes com insuficiência cardíaca diastólica e reduzida em pacientes com insuficiência cardíaca sistólica. A fração de ejeção normal de cada ventrículo é mostrada a seguir:

Fração de ejeção (FE)	Faixa normal
Ventrículo direito	0,50-0,55
Ventrículo esquerdo	0,40-0,50

c) O ultrassom cardíaco pode ser usado para medir a FE à beira do leito. Já o ultrassom transtorácico pode ser usado para medir a FE do ventrículo esquerdo,[2,3] e o ultrassom transesofágico, por sua vez, pode ser usado para medir a FE do ventrículo direito.[4] Um cateter especializado de artéria pulmonar também está disponível e pode monitorizar a FE do ventrículo direito (ver a próxima seção).

Insuficiência cardíaca direita

1. A insuficiência cardíaca direita é mais comum na UTI do que se suspeita,[5] mas pode ser clinicamente aparente apenas nos últimos estágios da doença.
2. A insuficiência cardíaca direita em geral é uma falência sistólica e, dessa forma, está associada com um volume diastólico final aumentado e uma fração de ejeção diminuída.
3. A pressão venosa central (PVC) é normal em cerca de um terço dos casos de falência ventricular direita.[6] A PVC começa a subir apenas quando a dilatação do ventrículo direito atingiu um ponto no qual é impedida pelo pericárdio.[6] Isso difere a insuficiência cardíaca direita da esquerda; nesta última, a pressão capilar pulmonar eleva-se precocemente no curso da doença (ver Figura 12.1).
4. Um cateter especializado de artéria pulmonar está disponível e pode medir o volume diastólico final e a fração de ejeção do ventrículo direito (ver referência 7 para uma descrição desse cateter). O ultrassom transesofágico também pode ser usado para medir a FE ventricular direita, como destacado anteriormente.

PEPTÍDEO NATRIURÉTICO TIPO B

O peptídeo natriurético tipo B (cerebral) (BNP) é um hormônio que é liberado pelo miocárdio ventricular em resposta à sobrecarga de pressão e volume. Os níveis plasmáticos de BNP aumentam em relação direta com aumentos no volume diastólico final ventricular e na pressão diastólica final (direita e esquerda); a elevação do BNP produz vasodilatação e aumento na excreção renal de sódio.[8]

Valor diagnóstico

1. Em pacientes que vão à unidade de emergência com dispneia de etiologia desconhecida, um BNP plasmático > 100 picogramas/mililitros (pg/mL) irá identificar insuficiência cardíaca em quase 90% das vezes.[9]
2. Os níveis de BNP plasmático também mostram uma correlação direta com a gravidade da insuficiência cardíaca,[8] ou seja, os níveis de BNP no plasma podem ser úteis para avaliar a resposta ao tratamento e selecionar os objetivos do manejo.
3. Os níveis de BNP plasmáticos também são influenciados por gênero, idade e função renal. Assim, eles são 50% maiores em mulheres do que em homens, podendo triplicar em ambos os sexos na idade avançada (> 75 anos de idade).[8] Contudo, esses fatores não elevam os níveis de BNP acima de 100 pg/mL, que é o limiar para o diagnóstico de insuficiência cardíaca.
4. A insuficiência renal aumenta os níveis de BNP plasmático, porque o BNP é eliminado pelos rins, e os níveis plasmáticos podem exceder o limiar de 100 pg/mL se houver sobrecarga de volume associada.[10]

Algum papel na UTI?

1. O BNP plasmático tem sido estudado principalmente na unidade de emergência. Poucos estudos foram realizados na UTI.
2. É improvável que o BNP plasmático venha a substituir métodos mais tradicionais de avaliar a insuficiência car-

díaca na UTI, mas os níveis de BNP poderiam mostrar-se úteis na monitorização da resposta ao tratamento.

ESTRATÉGIAS DE MANEJO

O manejo da insuficiência cardíaca descrito aqui é dirigido apenas para o ambiente de UTI, visto que os tratamentos são baseados em medidas hemodinâmicas invasivas, em vez de nos sintomas, e os fármacos usados são dados por infusão intravenosa contínua. A Tabela 12.3 contém uma lista dos fármacos e as velocidades de doses recomendadas. (Esses fármacos são apresentados com mais detalhes no Capítulo 45.)

Insuficiência cardíaca sistólica esquerda

A falência contrátil envolvendo o ventrículo esquerdo é o protótipo da insuficiência cardíaca e o modelo para o qual a maioria dos tratamentos são projetados. Os tratamentos descritos aqui são para insuficiência cardíaca descompensada, o que corresponde ao ponto na curva inferior na Figura 12.3. O objetivo da terapia é mover o ponto para a esquerda e para cima

TABELA 12.3
Fármacos usados no manejo da insuficiência cardíaca aguda

Fármaco	Faixa de dose	Ação principal
Dobutamina	3-15 µg/kg/min	Efeito inotrópico positivo e vasodilatação sistêmica
Dopamina	1-3 µg/kg/min	Vasodilatação renal e natriurese
	3-10 µg/kg/min	Efeito inotrópico positivo e vasodilatação sistêmica
	> 10 µg/kg/min	Vasoconstricção sistêmica
Milrinona	50 µg/kg em bolo, depois 0,25-1 µg/kg/min	Efeito inotrópico positivo e efeito lusitrópico; vasodilatação sistêmica
Nitroglicerina	1-50 µg/min	Vasodilatação venosa
	> 50 µg/min	Vasodilatação arterial
Nitroprussiato	0,3-2 µg/kg/min	Vasodilatação sistêmica

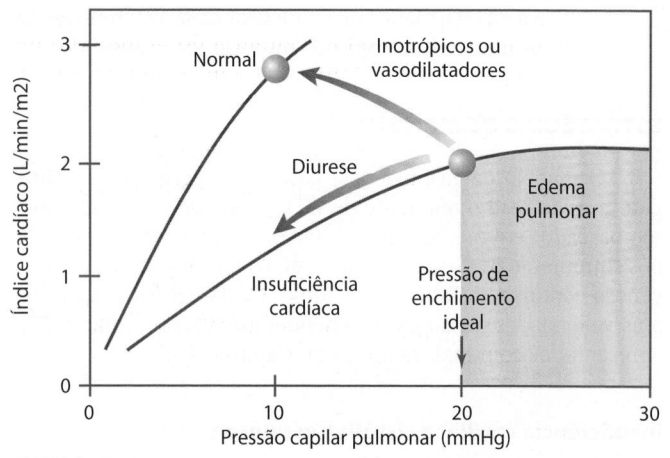

FIGURA 12.3
Curvas de desempenho cardíaco para o ventrículo esquerdo normal e em falência. O ponto na curva inferior representa insuficiência cardíaca descompensada.

(como indicado pela seta). É importante ressaltar que os tratamentos são organizados de acordo com a condição da pressão arterial do paciente (ou seja, alta, normal ou baixa).

Pressão arterial elevada

A insuficiência cardíaca descompensada com pressão arterial elevada é uma condição comum no período inicial da cirurgia de *bypass* cardiopulmonar.

Perfil: PCP alta/DC baixo/PA alta
Tratamento: terapia vasodilatadora com nitroprussiato ou nitroglicerina. Se a PCP permanecer acima de 20 mmHg, adicionar terapia diurética com furosemida.

a) Os fármacos vasodilatadores, como o nitroprussiato e a nitroglicerina, irão dilatar as artérias e veias, e o efeito global será a redução da pressão arterial, um aumento no débito cardíaco e uma redução na pressão capilar.[11]

b) O nitroprussiato é um vasodilatador mais eficaz do que a nitroglicerina, mas a segurança do fármaco é uma preocupação. O principal problema com o nitroprussiato é a *intoxicação por cianeto*, descrita no Capítulo 45. O nitroprussiato também não é aconselhável em pacientes com doença cardíaca isquêmica, pois pode provocar uma "síndrome de roubo coronariano".[12]

c) A nitroglicerina é uma alternativa mais segura ao nitroprussiato. Velocidades de infusão baixas (< 50 µg/min) irão dilatar as veias seletivamente (o que pode reduzir ainda mais o débito cardíaco), e velocidades de doses em excesso, de 50 µg/min, em geral são necessárias para conseguir vasodilatação arterial efetiva. A principal desvantagem das infusões de nitroglicerina é o desenvolvimento de tolerância, que pode aparecer após 16 a 24 horas.[12]

d) A terapia diurética com furosemida está indicada apenas se a terapia vasodilatadora não reduzir a pressão capilar a menos de 20 mmHg. (Os efeitos da terapia diurética são descritos mais adiante neste capítulo.)

e) A pressão capilar deve ser mantida logo abaixo de 20 mmHg, pois essa é a maior pressão que irá aumentar o débito cardíaco sem causar edema pulmonar. Isso é mostrado na Figura 12.3 como o ponto mais alto na curva inferior que não entra na região sombreada (edema pulmonar).

Pressão arterial normal

Essa é a apresentação usual da insuficiência cardíaca causada por doença cardíaca não hipertensiva (p. ex., doença cardíaca isquêmica).

Perfil: PCP alta/DC baixo/PA normal
Tratamento: terapia inodilatadora com dobutamina ou milrinona ou terapia vasodilatadora com nitroglicerina. Se a PCP não cair abaixo de 20 mmHg, acrescentar terapia diurética com furosemida.

a) A dobutamina e a milrinona são chamadas de *inodilatadores* porque têm ação inotrópica positiva e vasodilatadora.[13,14] A dobutamina é um agonista dos receptores β, enquanto a milrinona é um inibidor da fosfodiesterase. Ambos os fármacos aumentam o débito cardíaco e reduzem as pressões de enchimento ventricular. A pressão arterial geralmente não é afetada nas doses usuais, mas a dobutamina pode aumentar a pressão arterial, e a milrinona pode promover hipotensão.
b) Como a dobutamina pode aumentar o oxigênio miocárdico (devido às suas ações inotrópicas positivas), terapias vasodilatadoras (p. ex., nitroglicerina) têm sido recomendadas como uma alternativa segura à dobutamina em pacientes com doença cardíaca isquêmica.[13,14]
c) A milrinona é preferida à dobutamina em pacientes usando β-bloqueadores, pois sua eficácia é independente dos β-receptores.
d) A terapia diurética tem o mesmo papel nessa situação e na insuficiência cardíaca hipertensiva: ela é reservada para casos nos quais a pressão capilar permanece acima de 20 mmHg a despeito da terapia inodilatadora ou vasodilatadora.

Pressão arterial baixa

Insuficiência cardíaca descompensada acompanhada de hipotensão é o *sine qua non* do choque cardiogênico e requer intervenção imediata.

Perfil: PCP alta/DC baixo/PA baixa
Tratamento: dopamina em doses vasoconstritoras. Deve-se considerar o uso de um equipamento de assistência mecânica em pacientes com doença arterial coronariana e lesão que pode ser corrigida.

a) Os fármacos hemodinâmicos notoriamente não são bem-sucedidos no choque cardiogênico, e a taxa de mortalidade continua a ser de até 80%.[15]

b) Aumentar a pressão arterial (para uma pressão média de 60 mmHg) é uma prioridade, e a dopamina costuma ser escolhida para esse fim porque age como um vasopressor em altas doses (> 10 µg/kg/min) e mantém algumas ações inotrópicas positivas associadas com doses menores (5 a 10 µg/kg/min).[12-14] Contudo, estados de baixo débito cardíaco são acompanhados de vasoconstricção sistêmica, de modo que fármacos vasopressores podem agravar ainda mais a hipoperfusão tecidual.

c) O suporte mecânico cardíaco está indicado se for esperada a melhora espontânea da função miocárdica (como ocorre no período inicial após a cirurgia de *bypass* cardiopulmonar) ou quando um procedimento corretivo (p. ex., angioplastia) está planejado. Uma descrição dos equipamentos de suporte está além do escopo deste livro.

Papel limitado dos diuréticos

a) Os diuréticos devem ser usados com cuidado na insuficiência cardíaca aguda, visto que *a furosemida intravenosa pode causar uma queda de 15 a 20% do débito cardíaco nessa situação*.[16,17] O efeito esperado da diurese na insuficiência cardíaca descompensada é mostrado pela seta na Figura 12.3.

b) Os fármacos que aumentam o débito cardíaco devem sempre ter prioridade sobre os diuréticos na insuficiência cardíaca aguda. De fato, se o débito cardíaco puder ser restaurado, o estímulo para reter sal e água será eliminado, de forma que os diuréticos não serão necessários.

Furosemida por infusão contínua

a) Pacientes graves podem ter uma resposta atenuada à furosemida,[18] possivelmente como resultado de redução das proteínas de transporte e depleção de cloretos (a furosemida age inibindo a reabsorção do cloreto na alça de Henle).

b) Como o efeito diurético da furosemida está muito relacionado com a sua velocidade de excreção,[19] a infusão contínua do fármaco irá produzir uma diurese mais vigorosa do que a injeção em bolo.
c) *Indicação*. A infusão contínua de furosemida deve ser considerada quando uma dose IV em bolo de 80 mg de furosemida não produz mais do que 2 litros de urina nas quatro horas seguintes.
d) Dose. Iniciar com 100 mg de furosemida em bolo IV e imediatamente seguir com uma infusão contínua de furosemida a 40 mg/h. Dobrar a velocidade da dose a cada 12 h se necessário para obter um débito urinário de pelo menos 100 mL/h. A velocidade da dose não deve exceder 170 mg/h.[20]

Nesiritide

a) O nesiritide (Natrecor) é um peptídeo natriurético humano recombinante do tipo B que age como um vasodilatador sistêmico para aumentar o débito cardíaco.
b) *Dose*. Administrar um bolo inicial de 2 µg/kg e seguir com uma infusão contínua de 0,01 µg/kg/min. Essa dose pode ser aumentada 0,01 µg/kg/min a cada 3 horas para uma dose máxima de 0,03 µg/kg/min.[21]
c) Estudos clínicos mostram que o nesiritide não oferece vantagem em relação aos vasodilatadores tradicionais, como a nitroglicerina.[21] De fato, há um relato de aumento da mortalidade a curto prazo (30 dias) atribuída ao nesiritide,[22] que desencadeou um alerta de segurança da Food and Drug Administration (FDA) com relação a esse fármaco.

Insuficiência cardíaca diastólica esquerda

A prevalência de disfunção diastólica na insuficiência cardíaca aguda não é conhecida, mas a insuficiência cardíaca associada com hipertrofia ventricular esquerda ou isquemia miocárdica provavelmente é uma falência diastólica. Não há concordância geral sobre o tratamento ideal da insuficiência cardíaca diastólica,[3] mas as seguintes recomendações parecem válidas.

1. Como a função sistólica é normal ou apenas levemente comprometida na insuficiência cardíaca diastólica, *os agentes inotrópicos positivos não têm papel no tratamento da insuficiência cardíaca diastólica.*
2. Como o enchimento ventricular está comprometido na insuficiência cardíaca diastólica, a *terapia diurética é contraprodutiva na insuficiência cardíaca diastólica.*
3. A terapia vasodilatadora é apropriada para insuficiência diastólica resultante de hipertrofia ventricular esquerda induzida por hipertensão. Alguns agentes vasodilatadores, como a nitroglicerina e a milrinona, podem promover o relaxamento ventricular durante a diástole,[3,14] e esse *efeito lusitrópico* é bastante adequado à insuficiência cardíaca diastólica.

Insuficiência cardíaca direita

As estratégias terapêuticas a seguir são designadas para casos de insuficiência cardíaca direita primária, e não para pacientes com insuficiência ventricular direita secundária à doença pulmonar. A PCP e o volume diastólico final do ventrículo direito (VDFVD) são usados como focos do manejo. (O VDFVD pode ser medido com um cateter de AP especializado, como descrito anteriormente).

1. Se a PCP estiver abaixo de 15 mmHg, infundir volume até que a PCP ou a PVC aumente em 5 mmHg ou qualquer uma atinja 20 mmHg.[6]
2. Se o VDFVD for menor do que 140 mL/m^2, infundir volume até que ele atinja 140 mL/m^2.[23]
3. Se a PCP estiver acima de 15 mmHg ou o VDFVD for 140 mL/m^2 ou mais, infundir dobutamina, iniciando a uma velocidade de 5 µg/kg/min.[24,25]
4. Na presença de dissociação AV ou bloqueio AV total, instituir marca-passo AV sequencial e evitar marca-passo AV.[3]

A resposta à infusão de volume deve ser monitorizada cuidadosamente na insuficiência ventricular direita, visto que o volume excessivo pode superdistender o ventrículo direito, causando um abaulamento do septo interventricular para dentro da cavidade ventricular esquerda e comprometimento do enchimento ventricular esquerdo. Esse processo no qual o ventrículo direito pode influenciar a função do ventrículo esquerdo é chamado de interdependência interventricular.

REFERÊNCIAS

1. Nieminen Ms, Harjola V-P. Definition and etiology of acute heart failure syndromes. Am J Cardiol 2005; 96(suppl):5G-10G.
2. Zile MR, Baicu CF, Gaasch WH. Diastolic heart failure. Abnormalities in active relaxation and passive stiffness of the left ventricle. N Engl J Med 2004; 350:1953-1959.
3. Aurigemma GP, Gaasch WH. Diastolic heart failure. N Engl J Med 2004; 351:1097-1015.
4. Numi Y, Haki M, Ishiguro Y, et al. Determination of right ventricular hmction by transesophageal echocardiography: Impact of proximal right coronary artery stenosis. J Clin Anesthesia 2004; 16:104-110.
5. Hurford WE, Zapol WM. The right ventricle and critical illness: a review of anatomy, physiology, and clinical evaluation of its function. Intensive Care Med 1988; 14:448-457.
6. Isner JM. Right ventricular myocardial infarction. JAMA 1988; 259:712-718.
7. Vincent JL, Thirion M, Brimioulle S, et al. Thermodilution measurement of right ventricular ejection fraction with a modified pulmonary artery catheter. Intensive Care Med 1986; 12:33-38.
8. Maisel AS, Wanner EC. Measuring BNP levels in the diagnosis and treatment of CHF. J Crit Illness 2002; 17:434-442.
9. Maisel AS, Krishnaswamy P, Nomak RM, et al. Rapid measurement of B-type natriuretic peptide in the emergency diagnosis of heart failure. N Engl J Med 2002; 347:161-167.
10. Takami Y, Horio T, Iwashima Y, et al. Diagnostic and prognostic value of plasma bran natriuretic peptide in non-dialysis-dependent CRF. Am J Kidney Dis 2004; 44:420-428.
11. Stough WG, O'Connor CM, Gheorghiade M. Overview of current noninodilator therapies for acute heart failure syndromes. Am J Cardiol 2005; 96(suppl):41G-46G.
12. The Task Force on Acute Heart failure of the European Society of Cardiology. Guidelines on the diagnosis and treatment of heart failure. European Society of Cardiology Web Site. Available at www.escardio.org.

13. Bayram M, De Luca L, Massie B, Gheorghiade M. Reassessment of dobutamine, dopamine, and milrinone in the management of acute heart failure syndromes. Am J Cardiol 2005; 96(suppl): 47G-58G.
14. Chatterjee K, De Marco T. Role of nonglycosidic inotropic agents: indications, ethics, and limitations. Med Clin N Am 2003; 87:391-418.
15. Samuels LE, Darze ES. Management of acute cardiogenic shock. Cardiol Clin 2003; 21:43-49.
16. Kiely J, Kelly DT, Taylor DR, Pitt B. The role of furosemide in the treatment of left ventricular dysfunction associated with acute myocardial infarction. Circulation 1973; 58:581-587.
17. Mond H, Hunt D, Sloman G. Haemodynamic effects of frusemide in patients suspected of having acute myocardial infarction. Br Heart J 1974; 36:44-53.
18. Brater DC. Resistance to loop diuretics: why it happens and what to do about it. Drugs 1985; 30:427-443.
19. van Meyel JIM, Smits P, Russell FGM, et al. Diuretic efficiency of furosemide during continuous administration versus bolus injection in healthy volunteers. Clin Pharmacol Ther 1992; 51:440-444.
20. Howard PA, Dunn MI. Aggressive diuresis for severe heart failure in the elderly. Chest 2001; 119:807-810.
21. Vasodilation in the Management of Acute CHF (VMAC) Investigators. Intravenous nesiritide vs nitroglycerin for treatment of decompensated congestive heart failure. JAMA 2002; 287:1531- 1540.
22. Sackner-Bernstein JD, Kowalski M, Fox M, Aaronson K. Short-term risk of death after treatment with nesiritide for decompensated heart Failure. JAMA 2005; 293:1900-1905.
23. Reuse C, Vincent IL, Pinsky MR. Measurement of right ventricular volumes during fluid challenge. Chest 1990; 98:1450-1454.
24. Vincent RL, Reuse C, Kahn RJ. Effects on right ventricular function of a change from dopamine to dobutamine in critically ill patients. Crit Care Med 1988; 16:659-662.
25. Dell'Italia LI, Starling MR, Blumhardt R, et al. Comparative effects of volume loading, dobutamine and nitroprusside in patients with predominant right ventricular infarction. Circulation 1986; 72:1327-1335.

Capítulo 13

PARADA CARDÍACA

A parada cardíaca é manejada com uma variedade de intervenções conhecidas como *ressuscitação cardiopulmonar* ou RCP. Como menos de 10% das vítimas de parada cardíaca sobrevivem à experiência,[1] a RCP dificilmente pode ser chamada de eficaz, embora seja adotada universalmente como o padrão de cuidado. Este capítulo apresenta as características essenciais da RCP como descrito nas diretrizes mais recentes a respeito do assunto.[2]

SUPORTE BÁSICO À VIDA

O suporte básico à vida envolve três diretrizes: estabelecer e manter a patência das vias aéreas superiores, prover ventilação por meio de inflações pulmonares periódicas e promover a circulação com compressões torácicas.[3]

Patência das vias aéreas

1. A patência das vias aéreas é uma preocupação em todos os pacientes inconscientes.
2. A via aérea orofaríngea, um equipamento em forma de S que é passado sobre a língua e para dentro da faringe, é colocado facilmente e pode impedir que uma língua flácida oclua a orofaringe.
3. A intubação translaríngea deve ser o método preferido para manter a patência das vias aéreas em ambiente hospitalar, onde há pessoal treinado disponível.

Ventilação

1. A ventilação em SBV consiste em insuflações pulmonares periódicas com "bolsas de ventilação" (ambu)

autoinfláveis que são conectadas a uma máscara facial ou tubo endotraqueal.
2. A frequência recomendada de insuflações pulmonares é de 8 a 10 por minuto, e não é necessário fornecê-las entre as compressões torácicas.
3. Os volumes de inflação devem ser apenas suficientes para produzir uma elevação na parede torácica, e o tempo de inflação não deve exceder um segundo, para permitir que os pulmões se esvaziem.

Ventilação excessiva

a) Há uma tendência a hiperventilar os pacientes durante a RCP, o que pode ser contraprodutivo. Em uma pesquisa de técnicas de RCP, a frequência de inflações pulmonares foi de 20/min (o dobro da frequência recomendada) em 60% das ressuscitações.[4]

b) O problema com a respiração rápida e com grandes volumes de inflação é a incapacidade dos pulmões de esvaziarem-se completamente durante a expiração. Devido a essa incapacidade, o ar retido cria uma pressão expiratória final positiva (chamada *PEEP intrínseco*), a qual pode reduzir o débito cardíaco por impedir o retorno venoso e restringir a distensão ventricular durante a diástole. Isso apenas irá aumentar a elevada mortalidade nessa situação.[5]

c) Para evitar ventilação excessiva durante RCP, é obrigatório manter a frequência de inflações pulmonares entre 8 e 10/minutos. Pode-se reduzir o volume de inflação comprimindo o ambu apenas com uma mão. A capacidade desses ambus é de cerca de 1.600 mL, o qual é cerca de três vezes maior do que o volume corrente de um adulto médio (cerca de 7 mL/kg ou 500 mL em um adulto com 70 kg). A compressão com uma das mãos expelirá um volume de cerca de 800 mL, o qual é mais próximo do volume corrente normal de que esvaziar o ambu completamente com as duas mãos.

Compressões torácicas

1. As compressões torácicas devem ser aplicadas sobre o meio do esterno com os cotovelos travados e os braços

retos. Cada compressão é um impulso fornecido com a base das mãos (uma sobre a outra) para causar uma depressão esternal de 3 a 5 cm. Quando a compressão é liberada, o esterno deve retornar completamente à posição inicial antes da próxima compressão.

2. A frequência de compressões torácicas deve ser de pelo menos 100 por minuto, e uma proporção de compressão:ventilação de 30:2 é recomendada.[3]
3. É importante evitar interrupções desnecessárias nas compressões torácicas. Uma pesquisa sobre RCP revelou que as interrupções nas compressões torácicas foram responsáveis por um quarto do tempo total de reanimação.[4]

SUPORTE AVANÇADO À VIDA

O suporte avançado à vida (também chamado de suporte cardíaco avançado à vida ou SCAV) inclui medidas de suporte ventilatório (intubação e ventilação mecânica), suporte hemodinâmico (fármacos) e suporte ao ritmo cardíaco (desfibrilação). Esta seção descreve o uso de tais medidas de suporte no manejo da parada cardíaca sem pulso. Essa informação está incluída nos fluxogramas das Figuras 13.1 e 13.2.

Desfibrilação

A cardioversão com corrente contínua (DC) é o tratamento de escolha para a taquicardia ventricular (TV) e a fibrilação ventricular (FV) e é a única modalidade de tratamento que tem resultado em impacto na sobrevida por parada cardíaca.

Tempo

a) O benefício da cardioversão elétrica na sobrevida é uma função do tempo passado entre o início da parada cardíaca e o primeiro choque elétrico,[6,7] o que é demonstrado na Figura 13.3. É importante observar que 40% dos pacientes sobreviveram quando o primeiro choque foi aplicado 5 minutos após a parada cardíaca,

TV / FV

① Aplicar um choque:
- Monofásico: 360 J
- DEA: específico do equipamento
- Bifásico: específico do equipamento ou 200 J

   Retomar a RCP *imediatamente* após o choque

② Verificar o ritmo: é responsivo ao choque?

- **Sim** → Repetir a Caixa 1
- **Não** → Se não houver pulso, ir para a Caixa 1A na Figura 13.2

Se IV/IO disponível, administrar vasopressores durante a RCP (antes ou depois do choque):
Adrenalina: 1 mg IV/IO e repetir a cada 3-5 min, se necessário
Vasopressina: pode ser administrada uma dose (40 unidades IV/IO) para substituir a primeira ou a segunda dose da adrenalina

Verificar o ritmo: é responsivo ao choque?

- **Sim** → Repetir a Caixa 1
- **Não** → Se não houver pulso, ir para a Caixa 1A na Figura 13.2

Considerar o uso de antiarrítmicos durante a RCP (antes ou depois do choque):
Amiodarona: 300 mg IV/IO e considerar outros 150 mg

OU

Lidocaína: 1-1,5 mg/kg IV/IO, depois 0,5-0,75 mg/kg se necessário (dose máx. = 3 mg/kg). Usar apenas como agente de segunda linha

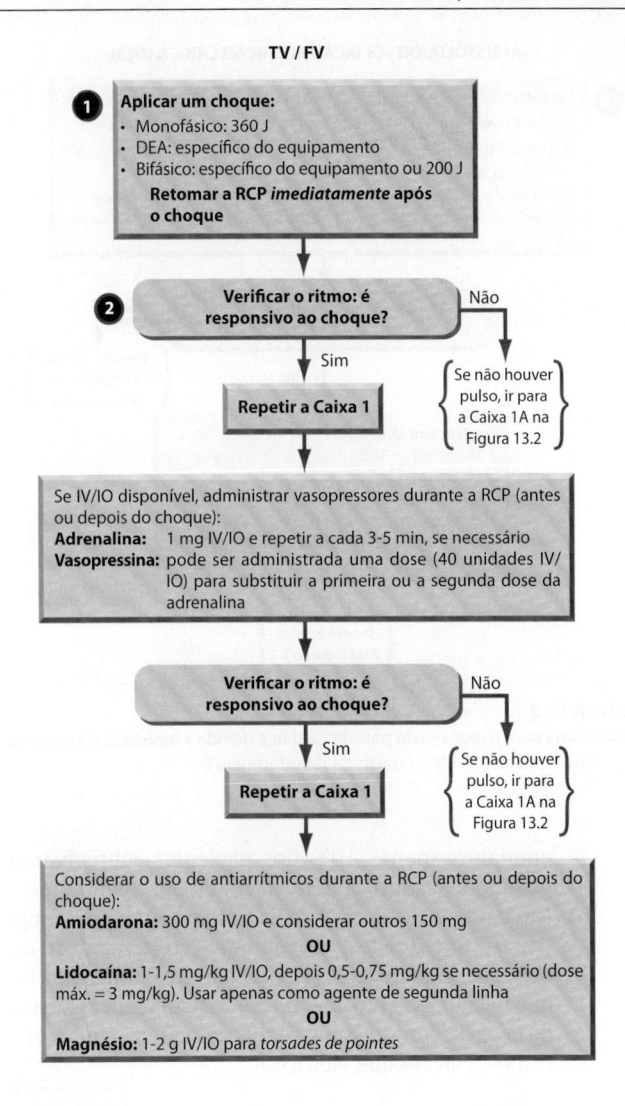

OU

Magnésio: 1-2 g IV/IO para *torsades de pointes*

FIGURA 13.1
Fluxograma para o manejo da parada cardíaca com dissociação eletromecânica devido a taquicardia ventricular (TV) e fibrilação ventricular (FV). Adaptada da referência 8.

ASSISTOLIA/DISSOCIAÇÃO ELETROMECÂNICA (DEM)

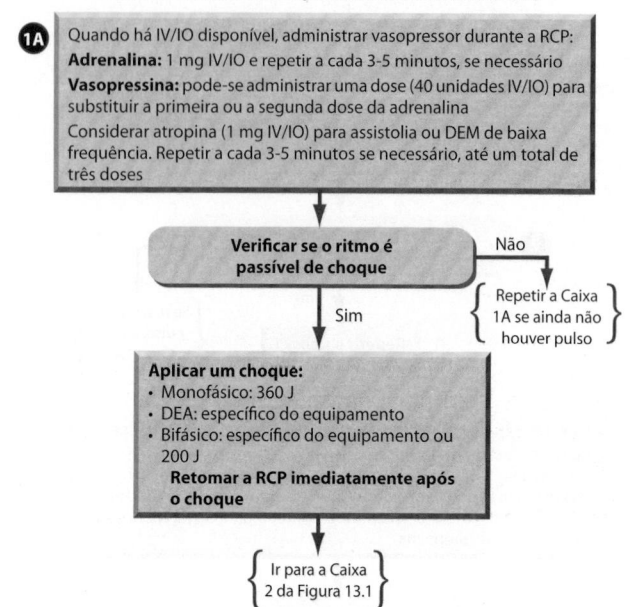

1A Quando há IV/IO disponível, administrar vasopressor durante a RCP:
Adrenalina: 1 mg IV/IO e repetir a cada 3-5 minutos, se necessário
Vasopressina: pode-se administrar uma dose (40 unidades IV/IO) para substituir a primeira ou a segunda dose da adrenalina
Considerar atropina (1 mg IV/IO) para assistolia ou DEM de baixa frequência. Repetir a cada 3-5 minutos se necessário, até um total de três doses

↓

Verificar se o ritmo é passível de choque — Não → { Repetir a Caixa 1A se ainda não houver pulso }

Sim ↓

Aplicar um choque:
- Monofásico: 360 J
- DEA: específico do equipamento
- Bifásico: específico do equipamento ou 200 J

Retomar a RCP imediatamente após o choque

↓ { Ir para a Caixa 2 da Figura 13.1 }

FIGURA 13.2
Fluxograma para o manejo da parada cardíaca devida a assistolia ou dissociação eletromecânica (DEM). Adaptada da referência 8.

enquanto apenas 10% dos pacientes sobreviveram quando a desfibrilação foi atrasada por 20 minutos.

b) Nas paradas cardíacas fora do hospital, quando o tempo de resposta excede cinco minutos, é recomendado um breve período de RCP (1,5 a 3 minutos) antes do choque inicial. Essa recomendação baseia-se em evidência de que as compressões torácicas podem melhorar a resposta ao choque elétrico.[1]

Considerações técnicas

A eficácia dos choques elétricos depende do formato de onda fornecido. Os desfibriladores mais modernos fornecem

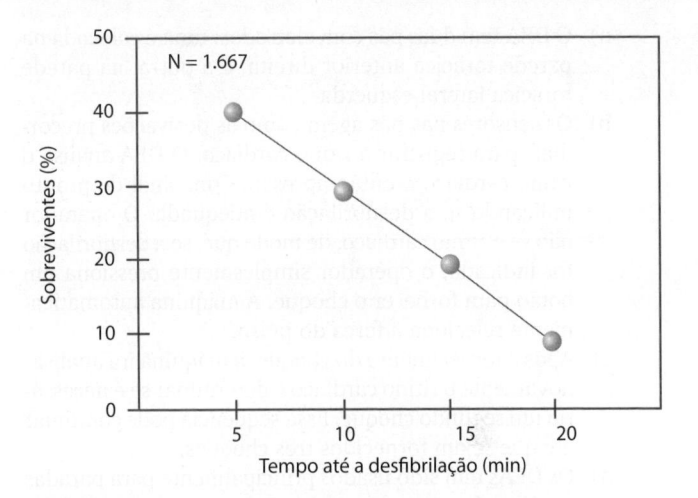

FIGURA 13.3
Relação entre a taxa de sobrevida e o tempo até a desfibrilação em pacientes com fibrilação ventricular. N = número de indivíduos estudados.
Fonte: referência 7.

choques bifásicos, que são eficazes com menores níveis de energia do que os choques monofásicos, usados pelos desfibriladores mais antigos.

a) O nível de energia recomendado para o primeiro choque é de 200 J para os choques bifásicos (a menos que seja especificado de outra forma pelo fabricante do desfibrilador) e 360 J para os choques monofásicos.[11]
b) Se o primeiro choque for ineficaz, podem ser tentados dois choques adicionais (não esquecer de realizar a RCP entre os choques sucessivos). Não há evidência de que o aumento do nível de energia em choques sucessivos seja mais eficaz do que manter o nível de energia do primeiro choque.

Desfibrilador externo automático

Os desfibriladores externos automáticos (DEAs) são projetados para operar com a mínima interferência humana.[6]

a) O DEA tem duas pás com eletrodos: uma é colocada na parede torácica anterior direita, e a outra, na parede torácica lateral esquerda.
b) Os sensores nas pás agem como as derivações precordiais para registrar o ritmo cardíaco. O DEA analisa o ritmo cardíaco e então apresenta um sinal de pronto indicando se a desfibrilação é adequada. O operador não vê o ritmo cardíaco, de modo que, se a desfibrilação for indicada, o operador simplesmente pressiona um botão para fornecer o choque. A máquina automaticamente seleciona a força do pulso.
c) Após o fornecimento do choque, a máquina irá analisar novamente o ritmo cardíaco e determinar se é necessário um segundo choque. Essa sequência pode continuar até que sejam fornecidos três choques.
d) Os DEAs têm sido usados principalmente para paradas cardíacas que ocorrem fora do hospital, mas também estão disponíveis na maioria do hospitais. A capacidade de gerar uma cardioversão DC rápida sem introduzir erro humano deve tornar os DEAs bastante usados em todas as situações.

Vias de administração de fármacos

Via intravenosa

a) A via intravenosa é preferida para o fornecimento de fármacos durante a RCP, e *as veias periféricas são preferidas em relação às veias centrais*, porque a canulação das veias periféricas não requer interrupção das manobras de RCP.[8]
b) Os fármacos administrados por veias periféricas devem sempre ser injetados em bolo, seguidos de um bolo de 20 mL de fluidos intravenosos.[8] A extremidade deve ser elevada por 10 a 20 segundos para facilitar o fornecimento do fármaco ao coração.
c) Se a injeção inicial do fármaco não for bem-sucedida, a canulação de uma veia central pode ser realizada para administração subsequente de fármacos. Essa última

manobra reduz o tempo de trânsito dos fármacos até atingirem o coração em 1 a 2 minutos (8).

Vias alternativas

a) Quando o acesso venoso não está prontamente disponível, os fármacos podem ser administrados por punção da cavidade medular (em geral no esterno) ou por injeção nas vias aéreas superiores.
b) A *via intraóssea (IO) é preferida em relação às vias aéreas*, porque a absorção do fármaco pelas vias aéreas é errática.[8] Contudo, as vias aéreas continuam sendo uma alternativa bastante usada em adultos.

Via endotraqueal

a) Os fármacos que podem ser administrados por via endotraqueal são atropina, adrenalina, vasopressina e lidocaína.
b) A dose endotraqueal de cada fármaco deve ser 2 a 2,5 vezes a dose intravenosa recomendada.[8]
c) Todas os fármacos injetados nas vias aéreas devem ser diluídos em 5 a 10 mL de água ou solução salina isotônica. A água pode ser o diluente preferido devido a uma melhora na absorção da droga.[8]

Fármacos vasopressores

Os fármacos vasopressores são recomendados na maioria dos casos de dissociação eletromecânica (ver Figuras 13.1 e 13.2).

Adrenalina

a) A adrenalina, que é um agonista dos receptores β em baixas doses e um agonista do receptor α em altas doses, é o vasopressor tradicionalmente usado na parada cardíaca.
b) A dose recomendada é de 1 mg (10 mL de uma solução a 1:10.000) em bolo IV/IO, repetida a cada 3 a 5 minutos, se necessário (ver Tabela 13.1).

TABELA 13.1
Fármacos usados na ressuscitação cardiopulmonar

Fármaco	Dose (IV ou IO)	Indicações
Vasopressores		
Adrenalina	1 mg na primeira dose e repetir a cada 3-5 minutos se necessário	Assistolia, DEM e TV ou FV resistente ao choque
Vasopressina	40 U em dose única	Pode substituir a primeira ou a segunda dose da adrenalina
Agentes antiarrítmicos		
Amiodarona	300 mg na primeira dose; depois, 150 mg uma vez, se necessário	FV ou TV que é refratária à desfibrilação e aos vasopressores
Lidocaína	1-1,5 mg/kg na primeira dose; depois, 0,5-0,7 mg/kg até um total de 3 doses ou 3 mg/kg	Alternativa à amiodarona
Magnésio	1-2 g em 5 min	*Torsades de pointes* associada com um intervalo QT prolongado
Atropina	1 mg na primeira dose e repetir a cada 3-5 min, se necessário, até um total de 3 doses	Bradiarritmias, ou como adjunto aos vasopressores para assistolia e DEM de baixa frequência

Fonte: referência 8.
Abreviaturas IV = intravenoso; FV = fibrilação ventricular; TV = taquicardia ventricular; DEM = dissociação eletromecânica.

c) A adrenalina endotraqueal (dose usual 2 a 2,5 mg) não é aconselhada, pois a sua má absorção pode resultar em uma proeminente estimulação dos receptores β e estimulação cardíaca indesejada.[8]

Vasopressina

a) A vasopressina é um vasoconstritor não adrenérgico que pode ser usado em dose única em bolo de 40 unidades (IV/IO) para substituir a primeira ou a segunda dose de adrenalina.

b) O uso de vasopressina tem dois benefícios potenciais: (1) a vasopressina age como um vasodilatador cerebral e (2) não há risco de estimulação cardíaca indesejada pela adrenalina. A desvantagem da vasopressina é a sua ação como vasoconstrictor da artéria coronariana.[8]

c) Vários estudos clínicos não têm mostrado *nenhum benefício na sobrevida quando a adrenalina é substituída pela vasopressina.*[9]

Agentes antiarrítmicos

Amiodarona

a) A amiodarona é recomendada para casos de FV e TV sem pulso que são refratárias à desfibrilação e aos vasopressores.[8,10]

b) A dose inicial é de 300 mg (IV/IO), seguida por uma segunda dose de 150 mg, se necessário.

c) A amiodarona pode produzir hipotensão e bradicardia,[10] mas esses efeitos têm sido minimizados por uma nova formulação aquosa que não contém solventes vasoativos.[8]

Lidocaína

a) A lidocaína tem sido o agente antiarrítmico tradicional usado para FV e TV resistentes ao choque. Contudo, como a amiodarona parece produzir melhores resultados na sobrevida a curto prazo,[11] a lidocaína é recomendada agora apenas como agente de segunda linha.[8]

b) A dose recomendada de lidocaína é de 1 a 1,5 mg/kg (IV/IO) inicialmente; depois, 0,5 a 0,75 mg/kg a cada 5 a 10 minutos, se necessário, até um máximo de três doses ou 3 mg/kg.

Magnésio

a) O magnésio intravenoso é eficaz para terminar a TV polimórfica (também chamada de *torsades de pointes*) associada com intervalo QT prolongado (ver Capítulo 15).

b) A dose recomendada de magnésio é de 1 a 2 g (IV/IO) infundida durante cinco minutos.[8]

Atropina

a) A atropina é um agente anticolinérgico que é recomendado como um adjunto à terapia vasopressora para parada cardíaca associada com assistolia ou dissociação eletromecânica de baixa frequência (ver Figura 13.2). A dose recomendada é de 1 mg (IV/IO), que pode ser repetida a cada 3 a 5 minutos até uma dose total de 3 mg (a dose que produz bloqueio vagal completo).[8]

MONITORIZAÇÃO DURANTE RCP

O objetivo do esforço de ressuscitação é restaurar o fluxo circulatório. Como não é possível medir diretamente o fluxo sanguíneo (global ou regional) durante a RCP, são usadas medidas indiretas ou substitutas. Essas medidas, que são descritas a seguir, são limitadas e, às vezes, enganadoras.

Pulso e pressão arterial

Apesar de bastante usados para verificação do fluxo sanguíneo circulatório, o pulso e a pressão arterial não são marcadores confiáveis para esse fim. Isso é demonstrado na Figura 13.4, que mostra o efeito das compressões torácicas sobre a pressão arterial e a pressão venosa central em um paciente com assistolia. Se a pressão arterial fosse considerada isoladamente, o tamanho do pulso de pressão (50 mmHg) seria interpretado como indicativo de que as compressões torácicas estão obtendo sucesso na promoção de fluxo sistêmico. Contudo, a pressão venosa central tem aproximadamente a mesma magnitude da pressão arterial, indicando que *não há um gradiente pressórico para fluxo sanguíneo sistêmico*. Portanto, nesse caso, a pressão arterial provavelmente não está associada com uma taxa significativa de fluxo sanguíneo.

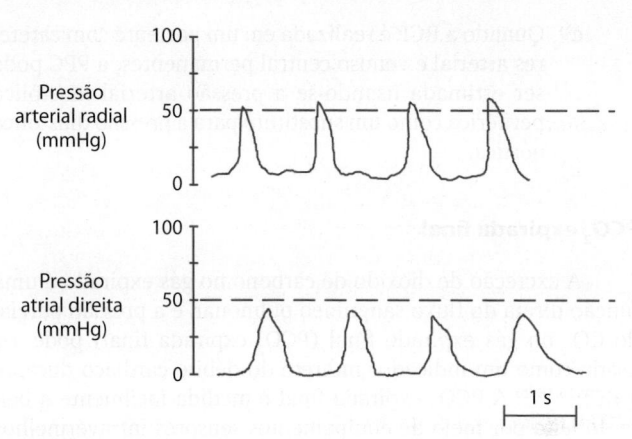

FIGURA 13.4
A influência das compressões torácicas sobre os traçados de pressão arterial e venosa central em um paciente com parada cardíaca assistólica. Embora haja uma pressão sistólica de 50 mmHg, a pressão venosa central é equivalente; portanto, não há gradiente de pressão para permitir o fluxo sanguíneo sistêmico.

Pressão arterial média

Apesar de a pressão arterial ser um marcador não confiável do fluxo sanguíneo durante a RCP, um objetivo bastante comum da ressuscitação é atingir uma pressão arterial média de 60 mmHg, que é considerada a pressão mínima necessária para um fluxo sanguíneo cerebral adequado.

Pressão de perfusão coronariana

a) O gradiente de pressão que impulsiona o fluxo sanguíneo coronariano, chamado de *pressão de perfusão coronariana* (PPC), é a diferença entre a pressão diastólica aórtica e a pressão atrial direita.
b) Estudos clínicos têm mostrado que uma PPC ≥ 15 mmHg durante a RCP está associada com um desfecho bem-sucedido.[12,13]

c) Quando a RCP é realizada em um paciente com cateteres arterial e venoso central permanentes, a PPC pode ser estimada usando-se a pressão arterial diastólica periférica como um substituto para a pressão diastólica aórtica.

PCO_2 expirada final

A excreção de dióxido de carbono no gás expirado é uma função direta do fluxo sanguíneo pulmonar, e a pressão parcial do CO_2 no gás expirado final (PCO_2 expirada final) pode ser usada como um indicador indireto do débito cardíaco durante a RCP.[16,18-20] A PCO_2 expirada final é medida facilmente à beira do leito por meio de equipamentos sensores infravermelhos chamados capnômetros que são conectados a uma via aérea artificial (i. e., um tubo traqueal).

a) Um aumento na PCO_2 expirada final durante a RCP é uma indicação de que os esforços de ressuscitação estão obtendo sucesso na promoção do débito cardíaco.
b) Estudos clínicos têm mostrado que um aumento na PCO_2 expirada final durante a RCP é preditivo de desfecho bem-sucedido[12,14,15] (Figura 13.5). Observe que a PCO_2 expirada final aumentou (de 12 para 31 mmHg) após 20 minutos de RCP nos sobreviventes, enquanto a PCO_2 expirada final diminuiu durante a RCP nos que não sobreviveram.
c) Um limiar de 10 mmHg para a PCO_2 expirada final pode ser usado para prever o desfecho, isto é, *quando a PCO_2 expirada final não se eleva acima de 10 mmHg durante a RCP, é improvável que os esforços de ressuscitação sejam bem-sucedidos.*

Gases sanguíneos venosos

Durante a RCP, a análise da gasometria arterial frequentemente revela alcalose respiratória (indicando hiperventilação induzida pelo operador), enquanto a análise da gasometria venosa com frequência revela acidose metabólica (indicando

FIGURA 13.5
Alterações na PCO_2 expirada final durante RCP em sobreviventes e não sobreviventes de PCR devido à atividade elétrica sem pulso. Dados apresentados representam a média de PCO_2 expirada final para cada grupo.
Fonte: referência 15.

hipoperfusão sistêmica).[16,17] Portanto, a análise da gasometria venosa é mais adequada para avaliação da perfusão tecidual durante a RCP.

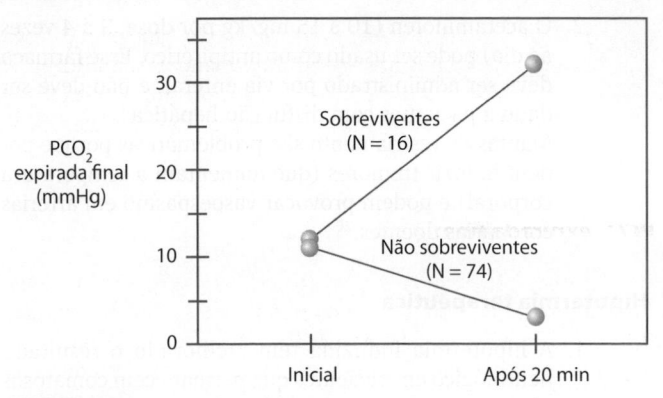

PREOCUPAÇÕES PÓS-RESSUSCITAÇÃO

O objetivo imediato da RCP é restaurar a circulação espontânea, mas isso não garante uma recuperação satisfatória. Esta seção descreve algumas preocupações no manejo pós-ressuscitação que irão ajudar a otimizar a recuperação da parada cardíaca.

Supressão da febre

1. Estudos com animais mostram que a lesão cerebral isquêmica é agravada pelo aumento da temperatura corporal[18] e estudos clínicos mostram que o aumento da temperatura corporal após a RCP está associado com um desfecho neurológico desfavorável.[19] Assim, esses estudos sugerem que é prudente evitar o aumento da temperatura corporal após parada cardíaca.

2. O acetaminofen (10 a 15 mg/kg por dose, 3 a 4 vezes ao dia) pode ser usado como antipirético. Esse fármaco deve ser administrado por via enteral, e não deve ser dado a pacientes com disfunção hepática.
3. Mantas de resfriamento são problemáticas porque podem induzir tremores (que aumentam a temperatura corporal) e podem provocar vasoespasmo em artérias coronárias doentes.[20]

Hipotermia terapêutica

1. A hipotermia induzida tem melhorado o resultado neurológico em pacientes que permanecem comatosos após uma parada cardíaca fora do hospital por FV ou TV.[21,22]
2. Os critérios de elegibilidade para hipotermia pós-RCP são listados na Tabela 13.2, juntamente com aspectos importantes da metodologia.
   a) A temperatura corporal alvo é 32 a 34°C e deve ser mantida por não menos do que 12 horas e não mais do que 24 horas.[21]
   b) O resfriamento externo pode provocar tremores, o que é contraproducente, como destacado anteriormente. Portanto, os tremores devem ser suprimidos pela administração de um bloqueador neuromuscular (p. ex., atracurium).
   c) A hipotermia está associada com hipercalemia (geralmente leve) e hiperglicemia;[27] portanto, a vigilância dessas ocorrências está indicada.

Controle glicêmico

1. A hiperglicemia após a parada cardíaca está associada com um desfecho neurológico ruim.[23]
2. Não há estudos mostrando que o manejo agressivo da hiperglicemia melhora o desfecho neurológico após a parada cardíaca, mas essa prática tem reduzido a morbidade e a mortalidade em pacientes de UTI.[24]

TABELA 13.2
Hipotermia induzida após parada cardíaca

Pacientes elegíveis

Pacientes com parada cardíaca fora do hospital causada por FV ou TV que permanecem comatosos após o retorno da circulação espontânea

Critérios de inclusão

Todos os critérios a seguir devem ser atendidos:
a) A parada cardíaca é de origem cardíaca
b) A temperatura corporal não é reduzida
c) O paciente é hemodinamicamente estável
d) O paciente está intubado e no ventilador

Metodologia

1. Iniciar o resfriamento dentro de 1 a 2 horas após a RCP
2. Usar uma manta de resfriamento para atingir uma temperatura corporal de 32 a 34 °C
3. Usar sedação e bloqueio neuromuscular para evitar tremores
4. Observar a ocorrência de hipercalcemia e hiperglicemia durante hipotermia
5. Manter a hipotermia por 12 a 24 horas e depois permitir o reaquecimento passivo

Fonte: referências 21 e 22.

3. Com base nessas observações, as recentes Diretrizes para RCP, da American Heart Association, recomendam evitar a hiperglicemia no período pós-ressuscitação.[25] Esse objetivo é atingido usando-se infusões de insulina, quando necessário, e evitando-se soluções intravenosas contendo dextrose, quando possível. A monitorização cuidadosa da glicose sanguínea é necessária durante a infusão de insulina, porque a hipoglicemia também pode ser lesiva ao sistema nervoso central.

Previsão do desfecho neurológico

Em pacientes que não acordam imediatamente após a RCP, a preocupação mais importante é a probabilidade de recuperação neurológica. Os fatores clínicos a seguir irão ajudar a prever a probabilidade de uma recuperação neurológica satisfatória.

Duração do coma

a) A falha em recuperar a consciência após a RCP tem um significado prognóstico se o coma persistir por mais de 4 a 6 horas.
b) Menos de 15% dos pacientes irão se recuperar completamente se o coma persistir por mais de 4 a 6 horas após parada cardíaca.[26]
c) Se um paciente não acordar 24 horas após uma parada cardíaca, há apenas 10% de chance de recuperação neurológica satisfatória.[26]
d) Um escore de coma de Glasgow menor do que 5 (ver Capítulo 40) no terceiro dia após parada cardíaca irá identificar pacientes com pouca ou nenhuma chance de recuperação neurológica.[27]

Outros sinais prognósticos

Uma revisão de 11 estudos envolvendo pacientes que não acordaram imediatamente após a RCP identificou quatro sinais clínicos que agem como preditores independentes de morte ou má recuperação neurológica após parada cardíaca.[28]

a) Ausência de reflexo corneano.
b) Ausência de reflexo pupilar à luz.
c) Ausência de resposta à dor.
d) Ausência de resposta motora.

A presença de qualquer um desses sinais 24 horas após a parada cardíaca tem um mau prognóstico para a recuperação neurológica.

REFERÊNCIAS

1. Ristagno G, Gullo A, Tang W, Weil MH. New cardiopulmonary resuscitation guidelines 2005: Importance of uninterrupted chest compressions. Crit Care Clin 2006; 22:531-538.

2. 2005 American Heart Association Guidelines for Cardiopulmonary Resuscitation and Emergency Cardiovascular Care. Circulation, 2005; 112(Suppl).
3. 2005 American Heart Association Guidelines for Cardiopulmonary Resuscitation and Emergency Cardiovascular Care. Part 4: Adult basic life support. Circulation 2005; 112 (Suppl):IV-l9-IV-34.
4. Abella BS, Alvarado JP, Mykelbust H, et al. Quality of cardiopulmonary resuscitation during in-hospital cardiac arrest. JAMA 2005; 293:305-310.
5. Aufderheide TP, Lurie KG. Death by hyperventilation: A common and life-threatening problem during cardiopulmonary resuscitation. Crit Care Med 2004; 32(Suppl):S345-S351.
6. 2005 American Heart Association Guidelines for Cardiopulmonary Resuscitation and Emergency Cardiovascular Care. Part 5: Electrical therapies: Automated external defibrillators, defibrillation, cardioversion, and pacing. Circulation 2005; 112(Suppl):IV-35-IV-46.
7. Larsen MP, Eisenberg M, Cummins RO, Hallstrom AP. Predicting survival from out-of-hospital cardiac arrest: a graphic model. Ann Emerg Med 1993; 22:1652-1658.
8. 2005 American Heart Association Guidelines for Cardiopulmonary Resuscitation and Emergency Cardiovascular Care. Part 7.2: Management of cardiac arrest. Circulation 2005; 112(Suppl):IV-58-IV-66.
9. Aung K, Htay T. Vasopressin for cardiac arrest: a systematic review and meta-analysis. Arch Intern Med 2005; 165:17-24.
10. Kudenchuk PJ, Cobb LA, Copass MK, et al. Amiodarone for out-of-hospital cardiac arrest due to ventricular fibrillation. N Engl J Med 1999; 341:871-878.
11. Dorian P, Cass D, Schwartz B, et al. Amiodarone as compared to lidocaine for shock-resistant ventricular fibrillation. N Engl J Med 2002; 346:884-890.
12. 2005 American Heart Association Guidelines for Cardiopulmonary Resuscitation and Emergency Cardiovascular Care. Part 7.4: Monitoring and medications. Circulation 2005; 112 (Suppl):IV-78-1V-83.
13. Paradis NA, Martin GB, Rivers EP, et al. Coronary perfusion pressure and the return of spontaneous circulation in human cardiopulmonary resuscitation. JAMA 1990; 263:1106-1113.
14. Falk JL, Rackow EC, Weil MH. End-tidal carbon dioxide concentration during cardiopulmonary resuscitation. N Engl J Med 1988; 318:607-611.
15. Wayne MA, Levine RL, Miller CC. Use of end-tidal carbon dioxide to predict outcome in prehospital cardiac arrest. Ann Emerg Med 1995; 25:762-767.
16. Weil MH, Rackow EC, Trevino R. Difference in acid-base state between venous and arterial blood during cardiopulmonary resuscitation. N Engl J Med 1986; 315:153-156.

17. Steedman DJ, Robertson CE. Acid-base changes in arterial and central venous blood during cardiopulmonary resuscitation. Arch Emerg Med 1992; 9:169-176.
18. Hickey RW, Kochanek PM, Ferimer H, et al. Induced hyperthermia exacerbates neurologic neuronal histologic damage after asphyxial cardiac arrest in rats. Crit Care Med 2003; 31:531-535.
19. Zeiner A, Holzer M, Sterz F, et al. Hyperthermia after cardiac arrest is associated with an unfavorable neurologic outcome. Arch Intern Med 2001; 161:2007-2012.
20. Nobel EG, Gang P, Gordon JB, et al. Dilation of normal and constriction of atherosclerotic coronary arteries cause by the cold pressor test. Circulation 1987; 77:43-52.
21. The Hypothermia After Cardiac Arrest Study group. Mild therapeutic hypothermia to improve the neurologic outcome after cardiac arrest. N Engl J Med 2002; 346:549-556.
22. Bernard SA, GrayTW, Buist MD, et al. Treatment of comatose survivors of out-of-hospital cardiac arrest with induced hypothermia. N Engl J Med 2002; 346:557-563.
23. Calle PA, Buylaert WA, Vanhaute OA. Glycemia in the post-resuscitation period. The Cerebral Resuscitation Study group. Resuscitation 1989; 17(Suppl):S181-S188.
24. van der Berghe G, Wouters P, Weekers F, et al. Intensive insulin therapy in critically ill patients. N Engl J Med 2001; 345: 1359-1367.
25. 2005 American Heart Association Guidelines for Cardiopulmonary Resuscitation and Emergency Cardiovascular Care. Part 7.5: Postresuscitation support. Circulation 2005; 112(Suppl I): IV-84-IV-88.
26. Levy DE, Caronna JJ, Singer BH, et al. Predicting outcome from hypoxic-ischemic coma. JAMA 1985; 253:1420-1426.
27. Edgren E, Hedstrand U, Kelsey S, et al. Assessment of neurologic prognosis in comatose survivors of cardiac arrest. Lancet 1994; 343:1055-1059.
28. Booth CM, Boone RH, Tornlinson G, Detsky AS. Is this patient dead, vegetative, or severely neurologically impaired? Assessing outcome for comatose survivors of cardiac arrest. JAMA 2004; 291:870-879.

SEÇÃO V
Cuidados intensivos em cardiologia

Capítulo 14

SÍNDROMES CORONARIANAS AGUDAS

O manejo de pacientes com síndromes coronarianas agudas requer intervenções oportunas (frequentemente dentro de horas após o início dos sintomas). Essas intervenções são descritas neste capítulo por meio de informações de diretrizes listadas na bibliografia ao final do capítulo.[1-3]

AS SÍNDROMES CORONARIANAS

Definições

As *síndromes coronarianas agudas* (SCA) são caracterizadas pelo início súbito de insuficiência coronariana como resultado de oclusão trombótica de uma ou mais artérias coronárias. As seguintes condições são identificadas:

1. Infarto do miocárdio com elevação do segmento ST (IMEST), causado por oclusão coronariana completa e sustentada.
2. Infarto do miocárdio sem elevação do segmento ST (IMSEST) e angina instável (AI), que são causados por oclusão parcial da coronária ou oclusão transitória com revascularização espontânea.

Patogênese

O evento gerador em todas essas condições é a formação de trombo em uma ou mais artérias coronárias. Já o evento desencadeador é a ruptura de uma placa aterosclerótica, que expõe o sangue aos lipídeos trombogênicos e leva à ativação das plaquetas e dos fatores de coagulação. O gatilho para a ruptura da placa não é conhecido, mas a liquefação causada pela inflamação local e pelos mediadores inflamatórios parece estar envolvida.

MEDIDAS DE ROTINA

As medidas de rotina usadas para todos os pacientes com SCA são mostradas na Figura 14.1. Essas medidas devem ser iniciadas imediatamente após a suspeita de uma SCA.

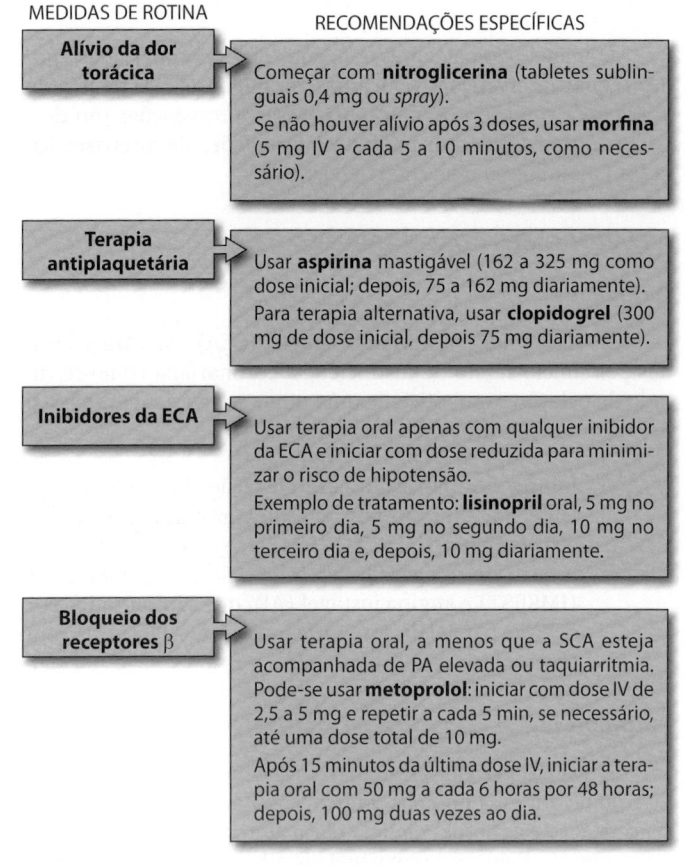

MEDIDAS DE ROTINA — RECOMENDAÇÕES ESPECÍFICAS

Alívio da dor torácica
- Começar com **nitroglicerina** (tabletes sublinguais 0,4 mg ou *spray*).
- Se não houver alívio após 3 doses, usar **morfina** (5 mg IV a cada 5 a 10 minutos, como necessário).

Terapia antiplaquetária
- Usar **aspirina** mastigável (162 a 325 mg como dose inicial; depois, 75 a 162 mg diariamente).
- Para terapia alternativa, usar **clopidogrel** (300 mg de dose inicial, depois 75 mg diariamente).

Inibidores da ECA
- Usar terapia oral apenas com qualquer inibidor da ECA e iniciar com dose reduzida para minimizar o risco de hipotensão.
- Exemplo de tratamento: **lisinopril** oral, 5 mg no primeiro dia, 5 mg no segundo dia, 10 mg no terceiro dia e, depois, 10 mg diariamente.

Bloqueio dos receptores β
- Usar terapia oral, a menos que a SCA esteja acompanhada de PA elevada ou taquiarritmia. Pode-se usar **metoprolol**: iniciar com dose IV de 2,5 a 5 mg e repetir a cada 5 min, se necessário, até uma dose total de 10 mg.
- Após 15 minutos da última dose IV, iniciar a terapia oral com 50 mg a cada 6 horas por 48 horas; depois, 100 mg duas vezes ao dia.

FIGURA 14.1
Medidas de rotina para o manejo inicial das síndromes coronarianas agudas. ECA = enzima conversora da angiotensina.

Alívio da dor torácica

Nitroglicerina

a) A nitroglicerina (0,4 mg em tabletes sublinguais ou em *spray*) é dada em até três doses (a cada 5 minutos) para aliviar a dor torácica. Se a dor torácica persistir após três doses de nitroglicerina, está indicada a administração imediata de morfina.
b) A infusão IV de nitroglicerina é recomendada em pacientes com dor torácica recorrente devido a angina instável. A dose inicial é de 5 a 10 µg/min e pode ser aumentada em 5 a 10 µg/min a cada 5 minutos até que o alívio da dor seja obtido. (Ver Capítulo 45 para um gráfico de dose da nitroglicerina.)
c) A nitroglicerina NÃO é aconselhada em pacientes que fizeram uso de inibidores da sintetase do óxido nítrico ou inibidores da fosfodiesterase para disfunção erétil nas últimas 24 horas (devido ao risco de hipotensão).

Morfina

A morfina é o fármaco de escolha para a dor torácica refratária à nitroglicerina.

a) A dose inicial é de 5 mg dada por via intravenosa (IV) em bolo (p. ex., 1 mg/min), o que pode ser repetido a cada 5 a 10 minutos, se necessário. O alívio da dor pode ser mantido com infusão de morfina (1 a 5 mg/h).
b) A morfina pode causar redução na pressão arterial que é devida principalmente à redução da atividade do sistema nervoso simpático, mas isso em geral não requer intervenção. Queda na pressão arterial a níveis hipotensos muitas vezes indica hipovolemia e pode ser corrigida com infusão de volume.[2] É importante ressaltar que os agentes pressóricos NUNCA devem ser usados para corrigir reduções de pressão causadas pela morfina.

Terapia antiplaquetária

Aspirina

A aspirina causa inibição irreversível da agregação plaquetária por inibir a produção de tromboxane[4] e reduz a mortalidade a curto prazo (30 dias) nas SCAs em 2 a 3%.[5]

a) Aspirina mastigável na dose de 162 a 325 mg deve ser dada a todos os pacientes com suspeita de SCA que não fizeram uso de aspirina anteriormente à apresentação. A aspirina não entérica é a preferida em razão da melhor absorção bucal.
b) A dose inicial deve ser seguida por uma dose diária de 75 a 162 mg, que é continuada indefinidamente.

Tienopiridinas

As tienopiridinas bloqueiam de forma irreversível os receptores de superfície envolvidos na agregação plaquetária induzida pelo ADP.[4] Esse mecanismo de ação difere do da aspirina, de modo que os efeitos da aspirina e das tienopiridinas podem ser aditivos.

a) Há dois fármacos nessa classe: o clopidogrel (Plavix) e a ticlopidina (Ticlid). O clopidogrel parece ser preferido, pois apresenta menos efeitos colaterais.[4]
b) A dose recomendada de clopidogrel na SCA é de 300 mg inicialmente, seguida por 75 mg diariamente.[2]
c) O clopidogrel tem sido usado como um substituto da aspirina. Contudo, a terapia combinada de clopidogrel e aspirina na SCA está associada com uma menor mortalidade do que a terapia da aspirina isoladamente.[6]

Bloqueio dos receptores β

O bloqueio dos receptores β é recomendado para todos os pacientes com SCA, exceto aqueles com contraindicações (p. ex., bradicardia) e aqueles com infarto do miocárdio induzido por cocaína (devido ao risco de vasoespasmo coronariano por atividade receptora α sem oposição) (7).

a) A terapia oral é adequada para a maioria dos casos de SCA. A terapia intravenosa, por sua vez, é mais adequada para pacientes com hipertensão e taquiarritmias.
b) Os agentes usados mais frequentemente são o **atenolol** (Atenol) e o **metoprolol** (Lopressor), que são antagonistas dos receptores β_1 seletivos. Os esquemas de dose oral e intravenosa para o metoprolol são apresentados a seguir.[8]

Esquema oral: iniciar com metoprolol IV em uma dose de 2,5 a 5 mg e repetir a cada 5 minutos, se necessário, até uma dose total de 10 mg. Quinze minutos após a última dose IV, iniciar a terapia oral com 50 mg a cada 6 horas por 48 horas; depois, 100 mg duas vezes ao dia.

Esquema IV: adicionar 5 mg de metoprolol a 50 mL de SG5% e infundir em 15 a 30 minutos. Repetir a cada 6 horas.

Inibidores da enzima conversora da angiotensina

Os inibidores da enzima conversora da angiotensina (ECA) reduzem o trabalho cardíaco e também podem ter um efeito inibidor sobre o remodelamento cardíaco que contribui para a insuficiência cardíaca pós-IM.

1. Os inibidores da ECA são recomendados para todos os pacientes com infarto agudo do miocárdio (IAM), mas fornecem o melhor benefício nas seguintes condições:[9]
   a) IAM anterior.
   b) IAM com disfunção ventricular esquerda (fração de ejeção de VE < 0,40) ou insuficiência cardíaca esquerda sintomática.
   c) IAM com taquicardia.
2. As contraindicações aos inibidores da ECA incluem hipotensão, creatinina sérica > 2,5 mg/dL e estenose bilateral da artéria renal.

3. Qualquer inibidor da ECA pode ser usado, e a primeira dose deve ser dada dentro de 24 horas após o início dos sintomas.[2] Um esquema eficaz com inibidor da ECA é mostrado na Figura 14.1.[10] Apenas a terapia oral é recomendada para minimizar o risco de hipotensão.

4. Os bloqueadores dos receptores da angiotensina (BRAs) são considerados uma alternativa adequada aos inibidores da ECA em pacientes com IAM complicado por disfunção de VE ou insuficiência cardíaca.[2] Um esquema oral bem-sucedido com BRAs é o **valsartan** oral dado em uma dose inicial de 20 mg, seguido por um aumento gradual até 160 mg duas vezes ao dia ao final da hospitalização.[11]

TERAPIA DE REPERFUSÃO

A terapia de reperfusão é programada para aliviar a obstrução trombótica e restaurar a patência das artérias coronarianas ocluídas. Há duas abordagens da reperfusão, a farmacológica (usando agentes trombolíticos) e a mecânica (usando angioplastia com balão).

Terapia trombolítica

Indicações

Os pacientes são candidatos à terapia trombolítica quando satisfazem as seguintes condições.

a) Início da dor torácica entre 30 minutos e 12 horas do atendimento.
b) Eletrocardiograma (ECG) de 12 derivações mostra elevação de ST de pelo menos 0,1 mV (1 mm) em duas derivações contíguas ou um novo bloqueio de ramo esquerdo.
c) A angioplastia coronariana não está disponível imediatamente.
d) Não há hipotensão ou evidência de insuficiência cardíaca.

e) Não há contraindicação à terapia trombolítica (ver Tabela 14.1).

As diretrizes recentes[2] incluem o IM posterior verdadeiro como uma indicação para terapia trombolítica se o tratamento for iniciado dentro de 12 horas do início dos sintomas. Essa condição deve ser suspeitada quando o ECG mostra depressão do segmento ST com ondas T positivas nas derivações V_1 a V_4.[12]

Tempo

O benefício da terapia trombolítica na sobrevida é maior quando a terapia é iniciada nas primeiras horas após a dor torácica começar. Daí em diante, o benefício para a sobrevida declina constantemente com o tempo e eventualmente desapa-

---

TABELA 14.1
Contraindicações à terapia trombolítica

Contraindicações absolutas

Sangramento ativo (exceto menstruação)
Neoplasia intracraniana maligna (primária ou metastática)
Anomalia cerebrovascular (p. ex., malformação AV)
Suspeita de dissecção da aorta
Acidente vascular cerebral isquêmico nos últimos três meses (mas não dentro de três horas)
História prévia de hemorragia intracraniana
Trauma facial ou craniano fechado significativo nos últimos três meses

Contraindicações relativas

PA sistólica > 180 mmHg ou PA diastólica > 110 mmHg
Sangramento ativo nas últimas quatro semanas
Punção vascular não compressível
Cirurgia de grande porte nas últimas três semanas
RCP traumática ou prolongada (> 10 min)
Acidente vascular cerebral isquêmico há mais de três meses
Demência
Doença péptica ulcerativa ativa
Gravidez
Terapia com anticoagulantes

Fonte: referência 2.

rece após 12 horas do início dos sintomas. Para garantir que a terapia trombolítica seja iniciada oportunamente, as unidades de emergência nos Estados Unidos adotaram as seguintes diretrizes:[2]

a) Quando um paciente com dor torácica súbita entra na unidade de emergência, um ECG de 12 derivações deve ser feito e interpretado dentro de 10 minutos (tempo da porta ao ECG < 10 minutos).
b) A terapia trombolítica, quando indicada, deve ser iniciada dentro de 30 minutos após o paciente ter entrado na unidade de emergência (tempo da porta à agulha < 30 minutos).

Agentes fibrinolíticos

Os agentes fibrinolíticos disponíveis e os esquemas de doses recomendadas para o IAM são mostrados na Tabela 14.2. Todos esses agentes agem convertendo o plasminogênio em plasmina, que então quebra as cadeias de fibrina em subunidades menores. A estreptoquinase age sobre o plasminogênio circulante e produz um estado lítico sistêmico, enquanto os outros agentes agem apenas sobre o fibrinogênio ligado à fibrina e produzem uma lise específica do coágulo. Essa distinção (específica do coágulo *versus* lise sistêmica), contudo, tem pouca relevância clínica.

a) A **estreptoquinase** foi o primeiro agente trombolítico que mostrou benefício na sobrevida no **IAM**, mas passou a ser menos usada ao longo dos anos, em parte devido a efeitos colaterais preocupantes. A estreptoquinase é uma proteína bacteriana e age como um antígeno que promove febre (20 a 40% dos casos), reações alérgicas (5% dos casos) e acúmulo de anticorpos neutralizantes (com o uso repetido).[13]
b) A **alteplase** (ativador do plasminogênio tecidual ou tPA) provê um maior benefício na sobrevida do que a estreptoquinase[14] e tem menos efeitos colaterais. Ela é atualmente o agente lítico preferido para a terapia de reperfusão, mas a sua grande utilização está sendo

TABELA 14.2
Agentes trombolíticos

Agente	Dose	Comentários
Estreptoquinase (SK)	1,5 milhão de unidade IV em 60 minutos	Menos eficaz e efeitos colaterais mais frequentes do que a alteplase
Alteplase (tPA)	15 mg IV em bolo + 0,75 mg/kg durante 30 min + 0,5 mg/kg durante 60 min (total: 90 min)	Agente lítico usado mais frequentemente
Reteplase (rPA)	10 unidades em bolo IV e repetir em 30 min	As doses em bolo são mais fáceis de ser administradas e produzem uma lise mais rápida do coágulo do que a tPA
Tenecteplase (TNK)	Bolo IV de: 30 mg para PC < 60 kg 35 mg para PC = 60-69 kg 40 mg para PC = 70-79 kg 45 mg para PC = 80-89 kg 50 mg para PC = 90 kg	Agente lítico mais específico ao coágulo e de ação mais rápida. Agente de uso mais fácil devido à dose única em bolo

PC = peso corporal.

ameaçada pelos novos agentes líticos capazes de uma lise mais rápida do coágulo.

c) A **reteplase** (rPA) é uma variante molecular da tPA que é dada em duas doses em bolo com um intervalo de 30 minutos entre elas (ver Tabela 14.3). Apesar de uma lise mais rápida do coágulo,[15] a reteplase não tem um desfecho melhor do que a alteplase.[16]

d) A **tenecteplase** (TNK-tPA) é outra variante da tPA que é dada em bolo. A lise do coágulo ocorre em menor tempo do que com outros agentes líticos,[17] mas a taxa de mortalidade não é diferente da de outros agentes líticos.[18]

Excluindo a estreptoquinase, não há um claro favorito entre os agentes trombolíticos em termos de promoção de sobrevida no IMEST. Contudo, *a terapia em bolo com a reteplase ou a tenecteplase provavelmente deve ser favorecida*, devido a uma lise mais rápida do coágulo (que é desejável mesmo se a sobrevida não for afetada) e a um esquema de dose simplificado.

Sangramento

a) A tendência ao sangramento que assombra a terapia trombolítica é o resultado da fibrinólise sistêmica com depleção dos níveis de fibrinogênio circulante.
b) A hemorragia cerebral é a complicação mais temida da terapia trombolítica e ocorre em 0,5 a 1% dos casos.[17] Alteplase, reteplase e tenecteplase compartilham o mesmo risco dessa séria complicação.
c) O sangramento preocupante (i. e., que requer reposição de sangue) em outras partes do corpo ocorre em 5 a 15% dos pacientes, a despeito do agente lítico usado.[19]
d) O defeito hemostático produzido pelos agentes fibrinolíticos pode ser corrigido parcialmente pela administração de crioprecipitados (10 a 15 bolsas) para elevar o nível de fibrinogênio sérico a 1 g/L.[19] Se o sangramento persistir, plasma fresco congelado (até 6 unidades) irá elevar ainda mais o nível de fibrinogênio e também irá prover reposição de volume.
e) Agentes antifibrinolíticos como o ácido epsilon-aminocaproico (5 gramas infundidos durante 15 a 30 minutos) devem ser reservados apenas para os casos mais sérios e refratários de sangramento, porque podem promover trombose disseminada.[19]

Reoclusão

A reoclusão (que ocorre dentro de dias) é relatada em cerca de um em cada quatro pacientes que recebem terapia trombolítica,[2,17] sendo que a trombina liberada durante a dissolução do coágulo parece ser a responsável por isso. O risco de reoclusão tem indicado o uso de terapia antitrombótica com heparina e agentes antiplaquetários após uma lise do coágulo bem-sucedida. Essa terapia adjuntiva é descrita mais adiante neste capítulo.

Angioplastia coronária

O uso de cateter com balão na ponta para abrir artérias obstruídas foi adaptado para uso em artérias coronárias em 1977; esse método de *angioplastia coronariana percutânea é atualmente o método preferido de reperfusão nas síndromes coronarianas agudas.*

Angioplastia versus terapia lítica

Vários estudos clínicos têm comparado a angioplastia coronária com a terapia trombolítica em pacientes com IMEST que são atendidos dentro de 12 horas do início dos sintomas. Os resultados acumulados mostram uma redução significativa na taxa de mortalidade e de reinfarto quando a angioplastia é usada em vez da terapia trombolítica. *Para cada 100 pacientes tratados com angioplastia em vez de terapia trombolítica, há menos duas mortes e menos quatro reinfartos (não fatais).*[20]

Tempo

Estudos clínicos em pacientes com IMEST têm mostrado que o benefício na sobrevida com a angioplastia cai significativamente quando o procedimento é retardado por mais de duas horas após o paciente ter chegado ao hospital.[21] Essa observação gerou a recomendação de que *não devem se passar mais do que 90 minutos entre o momento em que o paciente chega à unidade de emergência e o momento em que a angioplastia é realizada.*[2]

Transferência inter-hospitalar

Menos de 25% dos hospitais dos Estados Unidos (e menos de 10% dos hospitais da Europa) têm a capacidade de realizar angioplastia coronariana. Uma solução potencial para essa situação é a transferência oportuna inter-hospitalar dos pacientes. Nesse sentido, estudos clínicos têm mostrado que a transferência inter-hospitalar para angioplastia coronariana, se completada em 1 a 2 horas, pode manter os benefícios de sobrevida da angioplastia.[2,22] As seguintes recomendações foram propostas para hospitais sem capacidade de realizar angioplastia:[2]

a) Se a duração dos sintomas for menor do que três horas, a terapia trombolítica é recomendada (porque a terapia lítica é mais eficaz nesse período), a menos que a transferência inter-hospitalar não retarde a terapia de reperfusão em mais de uma hora.
b) Se a duração dos sintomas for maior do que três horas, a transferência inter-hospitalar para angioplastia é recomendada. O tempo total da porta ao balão, incluindo o tempo de transferência, deve ser próximo de 90 minutos para que seja obtido o maior benefício da angioplastia.

ADJUNTOS À TERAPIA DE REPERFUSÃO

A terapia antitrombótica com agentes antiplaquetários e heparina tem um benefício comprovado quando usada isoladamente ou em combinação com a terapia de reperfusão. Quando usada em combinação, a terapia antitrombótica reduz o risco de reoclusão e reinfarto.

Heparina

Qual heparina para qual condição

É apresentado a seguir um resumo das recomendações da ACC/AHA para o uso da heparina não fracionada (HNF) e da heparina de baixo peso molecular (HBPM) nas síndromes coronarianas agudas.[2,3] (Ver Capítulo 3 para uma descrição das diferentes preparações da heparina.)

a) A HBPM é preferida à HNF em pacientes com angina instável (AI) e IMSEST.[3,23]
b) A HNF e a HBPM são consideradas equivalentes em pacientes com IMEST que não receberam terapia de reperfusão.[2]
c) Apesar de haver resultados promissores com a HBPM,[24] a HNF é recomendada em pacientes com IMEST que

são submetidos a angioplastia ou terapia trombolítica.[2]

Esquemas de doses

As recomendações da ACC/AHA para as doses da heparina nas síndromes coronarianas agudas são mostradas a seguir.[1-3] A enoxaparina é usada como substituta da HBPM porque esse agente tem sido mais avaliado nos estudos clínicos.

Enoxaparina: iniciar com um bolo IV de 40 mg e seguir com injeções subcutâneas de 1 mg/kg duas vezes por dia, por cinco dias.[3] Reduzir a dose em pacientes com insuficiência renal usando as diretrizes da Tabela 14.3.

HNF: iniciar com um bolo IV de 60 a 70 unidades/kg e seguir com uma infusão de 12 a 15 unidades/kg/h. Usar a menor dose (de 60 unidades/kg e velocidade de infusão de 12 unidades/kg/h) quando a HNF for combinada com a terapia trombolítica e a maior dose em bolo (70 a 100 unidades/kg) quando a HNF for usada em combinação com a angioplastia. Medir o tempo parcial de tromboplastina ativado (kTTP) três horas após o início da infusão e ajustar

TABELA 14.3
Dose de enoxaparina com base na função renal

TFG[a] (mL/min)	Dose SC (mg/kg q 12 h)	TFG[a] (mL/min)	Dose SC (mg/kg q 12 h)
≥ 80	1,0	40-49	0,6
70-79	0,9	30-39	0,5
60-69	0,8	20-29	0,4
50-59	0,7	10-19	0,3

[a]TFG (mL/min) = (140-idade) × P(kg)/72 × creatinina sérica (mg/dL).
Em mulheres, multiplicar TFG por 0,5.
Fonte: Green B, et al. *Dosing strategy for enoxaparin in patients with renal impairment presenting with acute coronary syndromes.* Br J Clin Pharmacol 2004; 59:281.

a velocidade de infusão para manter o kTTP em 1,5 a 2 vezes o controle.[3]

Aspirina

Quando usada em combinação com agentes fibrinolíticos, a aspirina reduz a taxa de reinfarto. O esquema de dose para a aspirina foi descrito anteriormente neste capítulo.

Inibidores da glicoproteína das plaquetas

Quando as plaquetas são ativadas, glicoproteínas especializadas na superfície das plaquetas (chamadas receptores IIb/IIIa) alteram a configuração e começam a se ligar ao fibrinogênio. A ligação do fibrinogênio com as plaquetas adjacentes promove então a agregação plaquetária. Uma classe de fármacos conhecida como *inibidores da glicoproteína plaquetária (IIb/IIIa)* pode se ligar aos receptores IIb/IIIa nas plaquetas e evitar a ligação com o fibrinogênio. O resultado final é a inibição da agregação das plaquetas. Como os receptores IIb/IIIa são a via final comum da agregação plaquetária, os inibidores IIb/IIIa são os agentes antiplaquetários mais potentes disponíveis.

Preparações de fármacos

Os inibidores da glicoproteína das plaquetas disponíveis para uso clínico estão incluídos na Tabela 14.4, juntamente com o esquema de dose para cada um deles.

a) **Abciximabe** é um anticorpo monoclonal e é o fármaco mais caro, mais potente e de maior duração de ação do grupo. O tempo de sangramento pode levar até 12 horas para normalizar após a suspensão do fármaco.[4] Essa atividade prolongada é uma desvantagem quando uma cirurgia de revascularização miocárdica é necessária.

b) **Eptifibatide** (um peptídeo sintético) e **tirofiban** (um derivado da tirosina) são agentes de curta ação que são eliminados pelos rins. Após descontinuar esses fármacos, os tempos de sangramento retornam ao normal em 15 minutos (para o eptifibatide) a 4 horas (para o tirofiban).[4]

c) Ajustes de dose são recomendados para agentes de curta duração em pacientes com insuficiência renal (ver Tabela 14.4). O abciximabe é eliminado pelo sistema reticuloendotelial e não necessita de ajuste de dose na insuficiência renal.

Indicações

Os inibidores da glicoproteína das plaquetas são usados principalmente em pacientes com angina instável (AI) e IMSEST quando as seguintes condições estão presentes:[3]

a) Quando a angioplastia coronariana é planejada nas próximas 24 a 48 horas.
b) Quando há evidência de isquemia miocárdica continuada.
c) Quando há fatores de risco de eventos isquêmicos recorrentes, como idade > 75 anos, insuficiência cardíaca, regurgitação mitral nova ou que está se agravando,

TABELA 14.4
Inibidores da glicoproteína das plaquetas (IIb/IIIa)

Agente	Preparação comercial	Esquema de dose
Abciximabe	ReoPro	0,25 mg/kg em bolo IV seguidos de uma infusão de 0,125 µg/kg/min (máximo de 10 µg/min)
Eptifibatide	Integrilin	180 µg/kg em bolo IV seguidos de infusão de 2 µg/kg/min por até 96 horas. Para uma creatinina sérica de 2-4 mg/dL, primeiro reduzir a dose para 130 µg/kg e reduzir a velocidade de infusão para 0,5 µg/kg/min[a]
Tirofiban	Aggrastat	0,4 µg/kg/min por 30 min seguidos de infusão de 0,1 µg/kg/min. Para um *clearance* de creatinina < 30 mL/min, reduzir a velocidade da dose em 50%[a]

[a]Recomendação do fabricante.

níveis de troponina cardíaca acentuadamente elevados e choque cardiogênico.[3]

O maior benefício ocorre quando esses agentes são usados em conjunto com a angioplastia,[1-3,23] e o abciximabe é usado apenas quando a angioplastia é realizada. Esses fármacos também têm sido usados em pacientes com IMEST, sendo, em geral, administrados em combinação com a angioplastia ou a terapia trombolítica.[2, 3]

Efeitos adversos

O sangramento anormal é, obviamente, a principal preocupação com os inibidores da glicoproteína das plaquetas.

a) O sangramento mucocutâneo é o efeito colateral mais comum, mas a incidência real é difícil de verificar, porque esses fármacos com frequência são dados em combinação com a aspirina e a heparina. A hemorragia intracraniana não foi relatada em associação com esses fármacos.
b) A trombocitopenia é relatada em 2% dos pacientes que recebem abciximabe e é mais comum com o uso repetido do fármaco.[23]

Contraindicações

a) O sangramento ativo é uma contraindicação absoluta aos inibidores da glicoproteína das plaquetas.
b) As contraindicações relativas incluem a cirurgia de grande porte nos últimos três meses, acidente vascular cerebral nos últimos seis meses, pressão sistólica > 180 mmHg ou pressão diastólica > 110 mmHg e trombocitopenia grave.[23]

COMPLICAÇÕES INICIAIS

Complicações mecânicas

As complicações mecânicas geralmente são o resultado de IM transmural. Todas são graves e requerem ação imediata.

1. A *regurgitação mitral aguda* é o resultado de ruptura dos músculos papilares e se apresenta com edema pulmonar de início súbito e sopro holossistólico característico que se irradia para a axila. A pressão de oclusão da artéria pulmonar pode revelar ondas V proeminentes, mas isso pode ser um achado inespecífico. O diagnóstico é confirmado pela ecocardiografia, e os vasodilatadores arteriais (p. ex., a hidralazina) com frequência são necessários para aliviar o edema pulmonar até a cirurgia. A taxa de mortalidade é de 70% sem cirurgia e 40% com cirurgia.[24]
2. A *ruptura do septo ventricular* pode ocorrer em qualquer momento nos primeiros cinco dias após um IAM, e o seu diagnóstico pode ser impreciso sem o ultrassom cardíaco. Há um aumento na saturação de oxigênio a partir do átrio direito até a artéria pulmonar, mas isso raramente é medido. O manejo inicial envolve a infusão de um vasodilatador (p. ex., nitroglicerina) combinada com suporte mecânico (balão intra-aórtico), se necessário. A taxa de mortalidade é de 90% sem cirurgia e 20 a 50% com cirurgia.[2]
3. A *ruptura da parede livre ventricular* ocorre em até 6% dos casos de IMEST e é mais comum no IM anterior, na terapia fibrinolítica ou esteroide e em idade avançada.[2] As manifestações iniciais incluem a recorrência de dor torácica e novas anormalidades do segmento ST no ECG. O acúmulo de sangue no pericárdio frequentemente leva a deterioração rápida e colapso cardiovascular por tamponamento pericárdico. O diagnóstico é feito por ultrassom cardíaco (se o tempo permitir), e a pericardiocentese imediata combinada com a reposição agressiva de volume é necessária para suporte hemodinâmico. A cirurgia imediata é a única opção de tratamento, mas, mesmo que ela seja realizada, menos de metade dos pacientes sobrevivem.[2]

Arritmias

Os distúrbios do ritmo cardíaco são comuns após o IAM, e esse tópico é discutido em detalhes no próximo capítulo.

Falência da bomba cardíaca

Cerca de 15% dos casos de IAM são acompanhados de falência da bomba cardíaca e choque cardiogênico.[24] O manejo envolve o suporte hemodinâmico (em geral com o balão de contrapulsação aórtico) seguido por reperfusão por meio de angioplastia coronariana ou cirurgia de revascularização coronária. A taxa de mortalidade no choque cardiogênico é elevada (60 a 80%),[25] apesar dos grandes esforços para evitá-la.

Suporte hemodinâmico

O objetivo do suporte hemodinâmico nessa situação é aumentar o débito cardíaco sem aumentar o consumo de oxigênio miocárdico. A Tabela 14.5 mostra os efeitos dos diferentes tipos de suporte hemodinâmico sobre os determinantes do consumo de oxigênio miocárdico (pré-carga, contratilidade, pós-carga e frequência cardíaca) na insuficiência cardíaca descompensada e no choque cardiogênico. Como indicado pelo efeito total sobre o consumo de oxigênio miocárdico, a terapia vasodilatadora é superior à dobutamina na insuficiência cardíaca, e o BIA é superior à dopamina no choque cardiogênico. (Ver Capítulo 12 para mais informações sobre o tratamento da falência da bomba cardíaca.)

TABELA 14.5
Suporte hemodinâmico e consumo de oxigênio miocárdico

Parâmetro	Insuficiência cardíaca		Choque cardiogênico	
	Vasodilatadores	Dobutamina	BIA	Dopamina
Pré-carga	↓	↓	↓	↑
Contratilidade	–	↑↑	–	↑↑
Pós-carga	↓↓	↓	↓	↑
Frequência cardíaca	–	↑	–	↑
Efeito líquido sobre o VO$_2$ miocárdico	↓↓↓	↑	↓↓	↑↑↑↑↑

BIA = balão intra-aórtico; VO$_2$ = consumo de oxigênio.

Terapia de reperfusão

a) As diretrizes da ACC/AHA recomendam a angioplastia coronária quando o choque cardiogênico aparece dentro de 36 horas do IAM e quando a angioplastia pode ser realizada dentro de 18 horas no início do choque.[2]
b) A cirurgia de revascularização miocárdica é considerada se o cateterismo revelar doença multivascular que não é adequada à angioplastia ou se a obstrução envolver o tronco da artéria coronária esquerda.[2]

DISSECÇÃO AÓRTICA AGUDA

A dissecção aórtica aguda está incluída neste capítulo porque sua apresentação clínica pode ser confundida com uma síndrome coronariana aguda, e um diagnóstico errado pode ser fatal.

Dor torácica

1. A dor torácica é a queixa mais comum na dissecção aórtica aguda. A dor geralmente é em pontada e descrita como lacerante em cerca de 50% dos casos.[26] A irradiação para o queixo e para os braços é incomum.
2. A dor torácica na dissecção aórtica *pode ceder espontaneamente* em horas ou dias.[26,27] sendo essa uma causa de erro no diagnóstico. A recorrência da dor após um intervalo sem dor é, em geral, um sinal de ruptura aórtica iminente.

Achados clínicos

1. A hipertensão e a insuficiência aórtica estão presentes cada uma em cerca de 50% dos casos, e a hipotensão é relatada em 25% dos casos.[26,27]
2. A dissecção pode causar obstrução da artéria subclávia esquerda levando a diferença na pressão arterial nos braços. Contudo, esse achado está ausente em até 85% dos casos.[27]

3. O alargamento mediastinal é evidente no raio X de rotina em 60% dos pacientes com dissecção aórtica. No entanto, esse achado não confirma nem exclui a presença de dissecção aórtica.

Diagnóstico

1. O diagnóstico requer uma de quatro modalidades de exame por imagem:[28]
   a) Imagem de ressonância magnética (IRM): 98% de sensibilidade e especificidade.
   b) Tomografia computadorizada contrastada: 94% de sensibilidade, 87% de especificidade.
   c) Ecocardiografia transesofágica: 98% de sensibilidade, 77% de especificidade.
   d) Aortografia: 88% de sensibilidade, 94% de especificidade.
2. IRM é a modalidade diagnóstica de escolha para dissecção aórtica. A angiotomografia e o ultrassom transesofágico são alternativas de alta resolutividade à IRM.

Manejo

1. A dissecção aguda da aorta torácica ascendente é uma emergência cirúrgica.
2. O controle imediato da hipertensão está indicado antes da cirurgia para reduzir o risco de ruptura aórtica. A redução da pressão arterial não deve ser acompanhada de um aumento no débito cardíaco, visto que aumentos no fluxo na aorta irão criar forças de acisalhamento que promovem ainda mais dissecção.
3. Os esquemas de fármacos mostrados na Tabela 14.6 irão reduzir a pressão arterial sem aumentar o débito cardíaco.[26,27] Um esquema usa uma infusão de vasodilatador (nitroprussiato) combinado com a infusão de β-bloqueador (esmolol). O β-bloqueador é dado primeiro para evitar o aumento no débito cardíaco induzido pelo vasodilatador. O esmolol é usado como o β-bloqueador

porque tem uma curta duração de ação (9 minutos) e, portanto, é fácil de ser titulado. A monoterapia com labetalol, um antagonista combinado dos receptores α e β, irá produzir o mesmo resultado.

TABELA 14.6
Tratamento da hipertensão na dissecção aórtica

Terapia combinada com β-bloqueador e vasodilatador

Começar com esmolol: 500 µg/kg em bolo e seguir com 50 µg/kg/min. Aumentar a infusão em 25 µg/kg/min a cada 5 min até que a frequência cardíaca seja 60-80 bpm. A velocidade máxima de infusão é de 200 µg/kg/min.

Adicionar o nitroprussiato: iniciar a infusão em 0,2 µg/kg/min e titular para cima até o efeito desejado. Ver o gráfico de dosagem do nitroprussiato no Capítulo 45.

Monoterapia com antagonista combinado dos receptores α e β

Labetalol: 20 mg IV em 2 min; depois, infundir 1-2 mg/min até o efeito desejado e parar a infusão. A dose máxima cumulativa é de 300 mg.

REFERÊNCIAS

1. 2005 American Heart Association Guidelines for Cardiopulmonary Resuscitation and Emergency Cardiovascular Care. Part 8: Stabilization of the patient with acute coronary syndromes. Circulation 2005; 112(Suppl I):IV89-IV110.
2. Antman EM, Anbe DT, Armstrong PW, et al. ACC/ AHA guidelines for the management of patients with ST-elevation myocardial infarction-executive summary: a report of the American College of Cardiology/ American Heart Association Task Force on Practice Guidelines (Writing Committee to Revise the 1999 Guidelines for the Management of Patients with Acute Myocardial Infarction). Circulation 2004; 110:588-636.
3. Braunwald E, Anbnan EM, Beasley JW, et al. ACC/AHA 2002 guideline update for the management of patients with unstable angina and non-ST-segment myocardial infarction – summary article: a report

of the American College of Cardiology/American Heart Association Task Force on Practice Guidelines (Committee on the Management of Patients with Unstable Angina). J Am Coll Cardiol2002; 40:1366-1374.
4. Patrono C, Coller B, Fitzgerald G, et al. Platelet-active drugs: The relationships among dose, effectiveness, and side effects. Chest 2004; 126:234S-264S.
5. ISIS-2 (second International Study of Infarct Survival) Collaborative Group. Randomized trial of intravenous streptokinase, oral aspirin, both, or neither among 17,187 cases of suspected acute myocardial infarction: ISIS-2. Lancet 1988; 2:349-360.
6. Clopidogrel in Unstable Angina to Prevent Recurrent Events Trial Investigators. Effects of clopidogrel in addition to aspirin in patients with acute coronary syndromes without ST-segment elevation. N Engl J Med 2001; 345:494-502.
7. Kloner RA, Hale S. Unraveling the complex effects of cocaine on the heart. Circulation 1993; 87:1046-47.
8. Metoprolol succinate and metoprolol tartrate. In: McEvoy GK, ed. AHFS drug information, 2001. Bethesda, MD: American Society for Health System Pharmacists, 2001:1622-1629.
9. ACE Inhibitor Myocardial Infarction Collaborative Group. Indications for ACE inhibitors in the early treatment of acute myocardial infarction: systematic overview of individual data from 100,000 patients in randomized trials. Circulation 1998; 97:2202-2212.
10. Gruppo Italiano per lo Studio della Sopravvivenza nell'infarto Miocardico (GISSI). GISSI-3: effects of lisinopril and transdennal glyceryl trinitrate singly and together on 6-week mortality and ventricular function after acute myocardial infarction. Lancet 1994; 343:1115-1122.
11. Pfeffer MA, McMurray JJ, Velazquez EJ, et al, for the Valsartan in Acute Myocardial Infarction Trial Investigators. Valsartan, captopril, or both in myocardial infarction complicated by heart failure, left ventricular dysfunction, or both. N Engl J Med 2003; 349,1.1!93-1906.
12. Boden WE, Kleiger RE, Gibson RS, et al. Electrocardiographic evolution of posterior acute myocardial infarction: importance of early precordial ST-segment depression. Am J Cardiol 1987; 59: 782-787.
13. Guidry JR, Raschke R, Morkunas AR. Anticoagulants and thrombolytics. In: Blumer JL, Bond GR, eds. Toxic effects of drugs in the ICU. Critical care clinics. Vol. 7. Philadelphia: WB Saunders, 1991; 533-554.
14. GUSTO Investigators. An international randomized trial comparing four thrombolytic strategies for acute myocardial infarction. N Engl J Med 1993; 329:673-682.

15. Smalling RW, Bode C, Kalbfleisch J, et al. More rapid, complete, and stable coronary thrombolysis with bolus administration of reteplase compared with alteplase infusion in acute myocardial infarction. Circulation 1995; 91:2725-2732.
16. GUSTO-III Investigators. An international, multicenter, randomized comparison of reteplase with alteplase for acute myocardial infarction. N Engl JMed 1997; 337:1118-l123.
17. Llevadot J, Giugliano RP, Antman EM. Bolus fibrinolytic therapy in acute myocardial infarction. JAMA 2001; 286:442-449.
18. Assessment of the Safety and Efficacy of a New Thrombolytic (ASSENT-2) Investigators. Single-bolus tenecteplase compared with front-loaded alteplase in acute myocardial infarction. Lancet 1999; 354:716-722.
19. Young GP, Hoffman JR. Thrombolytic therapy. Emerg Med Clin 1995; 13:735-759.
20. Keeley EC, Boura JA, Grines CL. Primary angioplasty versus intravenous thrombolytic therapy for acute myocardial infarction: a quantitative review of 23 randomized trials. Lancet 2003; 361:13-20.
21. Cannon CP, Gibson CM, Lambrew CT, et al. Relationship of symptom onset to balloon time and door-to-balloon time with mortality in patients undergoing angioplasty for acute myocardial infarction. JAMA 2000; 283:2941-2947.
22. Andersen HR, Nielsen TT, Rasmussen K, et al. for the DANAMI-2 Investigators. A comparison of coronary angioplasty with fibrinolytic therapy in acute myocardial infarction. N Engl J Med 2003; 349:733-742.
23. Bhatt DL, Topol EJ. Current role of platelet glycoprotein IIb/IIIa inhibitors in acute coronary syndromes. JAMA 2000; 284:1549-1558.
24. Thompson CR, Buller CE, Sleeper LA, et al. Cardiogenic shock due to acute severe mitral regurgitation complicating acute myocardial infarction: a report from the SHOCK trial registry. J Am Coll Cardiol 2000; 36:1104-1109.
25. Samuels LF, Darze ES. Management of acute cardiogenic shock. Cardiol Clin 2003; 21:43-49.
26. Khan IA, Nair CK. Clinical, diagnostic, and management perspectives of aortic dissection. Chest 2002; 122:311-328.
27. Knaut AL, Cleveland JC. Aortic emergencies. Emerg Med Clin N Am 2003; 21:817-845.
28. Zegel HG, Chmielewski S, Freiman DB. The imaging evaluation of thoracic aortic dissection. Appl Radiol 1995; (June):15-25.

Capítulo 15

TAQUIARRITMIAS

Este capítulo descreve o diagnóstico e o manejo das taquiarritmias usando as diretrizes da prática clínica desenvolvidas por grupos de consenso nos Estados Unidos e na Europa.[1-3]

ABORDAGEM DIAGNÓSTICA

A abordagem diagnóstica às taquicardias (frequência cardíaca > 100 bpm) pode ser organizada da forma mostrada na Figura 15.1. Essa abordagem baseia-se em componentes selecionados do eletrocardiograma (ECG), incluindo 1) a duração do complexo QRS, 2) a uniformidade dos intervalos R-R e 3) o padrão de atividade atrial.

Duração do QRS

1. Um QRS de duração normal (≤ 0,12 segundos) identifica taquicardias que se originam acima do sistema de condução AV. Essas *taquicardias de complexo QRS estreito* (também chamadas de taquicardias supraventriculares) incluem taquicardia sinusal, taquicardias atriais, taquicardia reentrante do nódulo AV (um tipo de taquicardia paroxística supraventricular), *flutter* atrial e fibrilação atrial (ver Figura 15.1).
2. Um QRS de duração prolongada (> 0,12 segundos) é, mais frequentemente, o resultado de taquicardia que se origina abaixo do sistema de condução AV; isto é, taquicardia ventricular (TV). Algumas vezes, uma taquicardia de QRS alargado é o resultado de taquicardia supraventricular (TSV) com condução prolongada pelo nódulo AV.

Frequência cardíaca > 100 bpm

(QRS ≤ 0,12s)

(QRS > 0,12s)

Taquicardias com complexo QRS estreito
1. Taquicardia sinusal
2. Taquicardia atrial
3. Taquicardia reentrante nodal AV
4. *Flutter* ou fibrilação atrial

Taquicardias com complexo QRS alargado
1. Taquicardia ventricular
2. Taquicardia supraventricular (TSV) com condução AV prolongada

Intervalos R-R uniformes

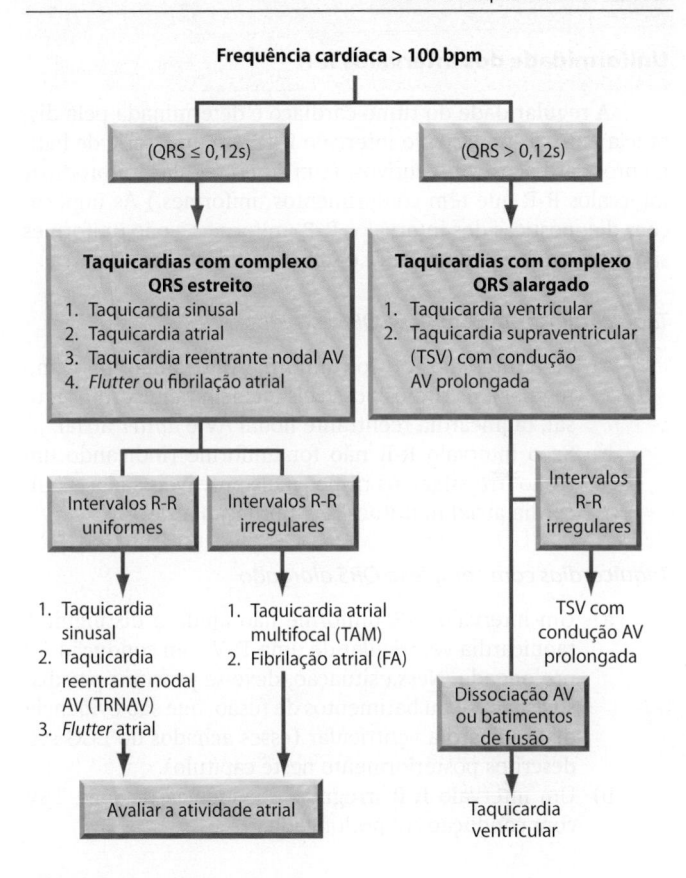

Intervalos R-R irregulares

Intervalos R-R irregulares

1. Taquicardia sinusal
2. Taquicardia reentrante nodal AV (TRNAV)
3. *Flutter* atrial

1. Taquicardia atrial multifocal (TAM)
2. Fibrilação atrial (FA)

TSV com condução AV prolongada

Dissociação AV ou batimentos de fusão

Avaliar a atividade atrial

Taquicardia ventricular

Taquicardia sinusal: ondas p uniformes
TRNAV: ausência de ondas p
Flutter atrial: ondas em dente de serra
TAM: múltiplas morfologias de onda p
FA: ondas de fibrilação

FIGURA 15.1
Fluxograma para a avaliação das taquicardias usando critérios selecionados do ECG.

Uniformidade dos intervalos R-R

A regularidade do ritmo cardíaco é determinada pela distância entre as ondas R (o intervalo R-R) em uma série de batimentos cardíacos consecutivos. (Um ritmo regular irá produzir intervalos R-R que têm comprimentos uniformes.) As implicações diagnósticas dos intervalos R-R uniformes e não uniformes são mostradas na Figura 15.1 e são resumidas a seguir.

Taquicardias com complexo QRS estreito

a) Se o intervalo R-R for uniforme (indicando um ritmo regular), os ritmos possíveis incluem taquicardia sinusal, taquicardia reentrante nodal AV e *flutter* atrial.
b) Se o intervalo R-R não for uniforme (indicando um ritmo irregular), os ritmos mais prováveis são a taquicardia atrial multifocal e a fibrilação atrial.

Taquicardias com complexo QRS alargado

a) Um intervalo R-R uniforme não ajuda a distinguir a taquicardia ventricular de uma TSV com condução AV prolongada. Nessa situação, deve-se procurar por dissociação AV ou batimentos de fusão, que são evidência de taquicardia ventricular (esses achados do ECG são descritos posteriormente neste capítulo).
b) Um intervalo R-R irregular é evidência de uma TSV com condução AV prolongada.

Atividade atrial

O padrão de atividade atrial pode ser muito útil na identificação da causa de uma taquicardia com complexo QRS estreito, como indicado na parte inferior da Figura 15.1.

1. Para uma taquicardia com complexo QRS estreito com ritmo regular:
    a) A presença de ondas p uniformes e um intervalo PR fixo é evidência de taquicardia sinusal.
    b) A ausência de ondas p é evidência de uma taquicardia reentrante nodal AV (ver Figura 15.2).

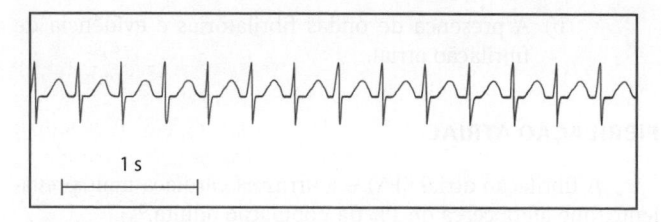

FIGURA 15.2
Taquicardia reentrante nodal AV, um tipo de taquicardia supraventricular paroxística (TSVP). Observe a ausência de ondas p, que estão escondidas nos complexos QRS.

      c) A presença de ondas em dente de serra é evidência de *flutter* atrial.
2. Para uma taquicardia com complexo QRS estreito com ritmo irregular (ver Figura 15.3):
      a) A presença de múltiplas morfologias de onda p é evidência de taquicardia atrial multifocal.

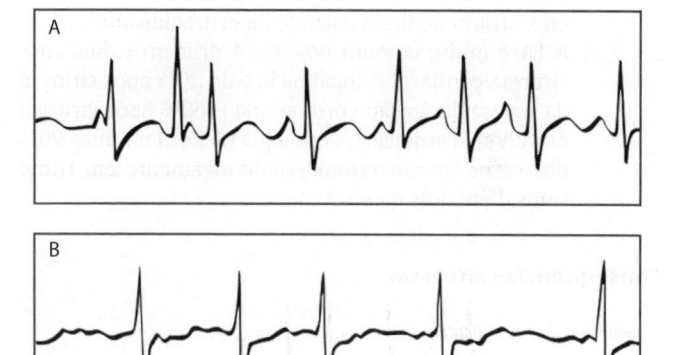

FIGURA 15.3
Taquicardias com complexo QRS estreito com um ritmo irregular. O painel A é uma taquicardia atrial multifocal (observe as múltiplas morfologias da onda p e os intervalos PR variáveis) e o painel B é uma fibrilação atrial.
Fonte: CD-Rom fornecido com *Critical care nursing: a holistic approach*. Philadelphia: Lippincott Williams & Wilkins, 2005.

b) A presença de ondas fibrilatórias é evidência de fibrilação atrial.

FIBRILAÇÃO ATRIAL

A fibrilação atrial (FA) é a arritmia cardíaca mais prevalente, que afeta cerca de 1% da população adulta.[3]

Fatores predisponentes

1. A maioria dos pacientes com FA são idosos (idade média de 75 anos) e têm doença cardíaca subjacente. Cerca de 15% são mais jovens (< 60 anos) e não têm comorbidades.[3] Essa última condição é conhecida como *fibrilação atrial isolada*.
2. O hipertireoidismo é considerado a principal fonte extracardíaca de FA, mas a importância dessa condição pode ser superestimada. Em uma pesquisa entre moradores de uma casa de repouso que tinham FA, não foi encontrado nenhum caso de hipertireoidismo.[4]
3. A FA é muito comum nos 3 a 4 primeiros dias após cirurgia cardíaca. A incidência é de 30% após cirurgia de revascularização coronariana e 60% após cirurgia de válvula cardíaca.[5] A etiologia não é clara, mas 90% dos casos se convertem espontaneamente em ritmo sinusal em dois meses.[3]

Consequências adversas

Desempenho cardíaco

a) A principal ameaça da FA é o comprometimento do enchimento ventricular. Os fatores que contribuem para isso são a perda da contração atrial (que normalmente contribui com 25% do volume diastólico final) e uma frequência cardíaca elevada (que reduz o tempo de enchimento diastólico). Além disso, a disfunção diastólica (p. ex., por hipertrofia ventricular esquerda) aumenta

os efeitos deletérios da FA sobre o enchimento ventricular.
b) O volume de ejeção cardíaco será reduzido em resposta à alteração no enchimento ventricular, mas a magnitude da alteração vai depender de vários fatores (p. ex., a presença e gravidade da disfunção sistólica).

Trombos atriais

A formação de trombos no átrio esquerdo pode ser aparente 72 horas após a instalação da FA.[7] Esses trombos podem se soltar e penetrar na circulação cerebral (e o fazem), causando acidente vascular cerebral embólico. Os aspectos de manuseio relacionados a trombos atriais na FA são descritos mais adiante neste capítulo.

Cardioversão por corrente contínua

A cardioversão por corrente contínua (DC), que é uma experiência dolorosa e que produz ansiedade em pacientes acordados, deve ser reservada apenas para casos de FA com comprometimento hemodinâmico grave (hipotensão ou edema pulmonar agudo). O protocolo a seguir foi bem-sucedido em 90% das tentativas de cardioversão:[3]

1. A pré-medicação com um opiáceo (morfina ou fentanil) é aconselhada, e irá produzir analgesia e sedação.
2. Os choques com DC devem ser sincronizados com a onda R do complexo QRS para evitar a estimulação elétrica durante o período vulnerável da repolarização ventricular, que geralmente coincide com o pico da onda T.[3]
3. Se o desfibrilador for um modelo antigo que fornece choques monofásicos, deve-se começar com 200 J para fibrilação atrial e 50 J para *flutter* atrial. Se forem necessários choques adicionais, aumenta-se o nível de energia em 100 J para cada choque até que seja atingida uma força máxima de 400 J.

4. Para choques bifásicos (o formato de onda usado pelos modelos mais modernos de desfibriladores), deve-se seguir o protocolo para choques monofásicos, reduzindo, porém, a energia de cada choque em 50%.

Cardioversão farmacológica

Indicações

A cardioversão aguda com um agente antiarrítmico é adequada para os *primeiros episódios de FA que têm menos de 48 horas de duração e não estão associados com comprometimento hemodinâmico*. A cardioversão bem-sucedida nessa situação irá evitar a necessidade de anticogulação a longo prazo. A decisão de tentar a cardioversão deve levar em consideração o fato de que 50% dos casos de FA de início recente convertem-se espontaneamente em ritmo sinusal nas primeiras 72 horas.[6]

Esquema de fármaco

O agente antiarrítmico mais bem-sucedido para o término agudo da FA é o **ibutilide** (ver a recomendação da dose na Tabela 15.1). A cardioversão bem-sucedida é obtida em mais de 50% dos casos, e 80% das respostas ocorrem dentro de 30 minutos da administração do fármaco.[7] O único risco associado com o ibutilide é a ocorrência de *torsades de pointes* (descrita mais adiante), que é relatada em 4% dos casos.[7]

Controle agudo da frequência

Quando não há uma ameaça imediata à vida, o manejo da FA é direcionado à redução da frequência cardíaca a um nível-alvo entre 60 e 80 bpm,[3] que é obtido com os esquemas de fármaco mostrados na Tabela 15.1. Os fármacos nessa tabela têm a capacidade de reduzir a transmissão do impulso pelo nódulo AV.

Diltiazem

a) O diltiazem é um bloqueador dos canais de cálcio que **obtém um controle satisfatório da frequência em**

85% dos pacientes com FA.[8] A resposta aguda termina em 1 a 3 horas, portanto é recomendada uma infusão contínua (5 a 15 mg/h) para manter o controle da frequência.

b) O diltiazem tem efeitos inotrópicos negativos, mas, em geral, é seguro usá-lo em pacientes com insuficiência cardíaca sistólica.[3]

TABELA 15.1
Farmacoterapia aguda da fibrilação atrial

Fármaco	Esquema de dose	Comentários
Cardioversão		
Ibutilide	1 mg IV em 10 min e repetir uma vez, se necessário.	Cardioversão bem-sucedida em 50% dos casos, em geral dentro de 30 min.
Controle agudo da frequência		
Diltiazem	0,25 mg/kg IV em 2 min; depois, 0,35 mg/kg 15 min mais tarde, se necessário. Seguir com uma infusão de 5-15 mg/h por 24 h.	Controle eficaz da frequência em 85% dos pacientes. Seu uso é seguro em pacientes com insuficiência cardíaca.
Esmolol	500 µg/kg IV em 1 min; depois, infundir a 50 µg/kg/min. Aumentar a velocidade da dose em 25 µg/kg/min a cada 5 min, se necessário, até um máximo de 200 µg/kg/min.	β-bloqueador de ação ultrarrápida que permite uma rápida titulação de dose.
Metoprolol	2,5 a 5 mg IV em 2 min. Repetir a cada 10-15 min, se necessário, até um total de 3 doses.	O esquema de dose em bolo não é ideal para o controle preciso da frequência.
Amiodarona	300 mg IV em 15 min; depois, 45 mg/h por 24 h.	Uma alternativa adequada para pacientes que não toleram fármacos redutores de frequência mais eficazes.

Fonte: referência 3. Fonte do esquema de dose da amiodarona: referência 17.

β-Bloqueadores

a) Os β-bloqueadores são preferidos para o controle da frequência quando a FA é associada com estados hiperadrenérgicos (p. ex., após cirurgia cardíaca).
b) Os β-bloqueadores com eficácia comprovada na FA incluem o esmolol e o metoprolol. O esmolol é preferido para o controle agudo da frequência devido à sua ação ultracurta (meia-vida sérica de 9 minutos), e a velocidade da dose pode ser titulada rapidamente para manter a frequência cardíaca desejada.[9]

Amiodarona

a) Quando dada como recomendada na Tabela 15.1, a amiodarona irá produzir uma redução satisfatória na frequência em 75% dos pacientes com FA.[10]
b) A amiodarona é menos eficaz do que o diltiazem, mas produz menos depressão cardíaca e hipotensão do que este.[10] Isso cria um possível nicho para a amiodarona em pacientes que não toleram o diltiazem.
c) Os efeitos adversos da amiodarona IV incluem hipotensão (15%), flebite de infusão (15%), bradicardia (5%) e elevação das enzimas hepáticas (3%).[7, 11]
d) Há várias interações medicamentosas potenciais, porque a amiodarona é metabolizada pelo sistema enzimático do citocromo P450 no fígado. As interações com a digoxina e a warfarina (níveis sanguíneos aumentados pela amiodarona) são mais relevantes na UTI.[11]

Terapia antitrombótica

O risco de trombose atrial e acidente vascular cerebral embólico subsequente é uma das principais preocupações em pacientes com FA.

Categorias de risco

Há três categorias de risco para acidente vascular cerebral embólico (risco alto, moderado e baixo). A Tabela 15.2 mostra

TABELA 15.2
Terapia antitrombótica e risco de acidente vascular cerebral embólico

Alto risco

I. **Anticoagulação oral (RNI = 2-3)**

Idade > 75 anos
Idade ≥ 60 anos mais diabete ou doença arterial coronariana
Insuficiência cardíaca com fração de ejeção de VE < 0,35
Insuficiência cardíaca com hipertensão ou tireotoxicose
Prótese cardíaca valvular (mecânica ou tecidual)
Doença reumática na válvula mitral
Tromboembolismo anterior

Risco moderado

II. **Terapia antiplaquetária (aspirina, 325 mg diariamente)**

Idade < 60 anos com doença cardíaca mas sem fatores de risco[a]
Idade ≥ 60 anos sem fatores de risco[a]

Baixo risco

III. **Nenhuma terapia necessária**

Idade < 60 anos e sem doença cardíaca (*FA isolada*)

[a]Os fatores de risco incluem insuficiência cardíaca, fração de ejeção de VE < 0,35 e história de hipertensão.

---

as características clínicas de cada categoria, juntamente com as recomendações terapêuticas.

a) Nos pacientes de alto risco, a incidência de acidente vascular cerebral embólico é de 6% por ano sem tratamento e 3% por ano com a anticoagulação com cumarínicos para obter um RNI de 2 a 3.[12]

b) Pacientes de risco moderado têm uma incidência anual de 2% de acidente vascular cerebral embólico (que é menor do que a incidência relatada durante a terapia de anticoagulação com cumarínicos). A terapia antiplaquetária com aspirina (325 mg diariamente) é recomendada para esses pacientes.

c) Pacientes com fibrilação atrial isolada (i. e., FA sem co-morbidades em um paciente com menos de 60 anos de idade) têm o mesmo risco de acidente vascular cerebral embólico da população em geral, portanto a terapia antitrombótica não é necessária nesses pacientes.

Cardioversão

Para a cardioversão da FA que tem menos de 48 horas de duração, o risco de embolia é baixo (< 1%), de modo que a anticoagulação não é necessária antes da cardioversão.[3] Quando a duração da FA excede 48 horas, o risco de embolia com a cardioversão é de cerca de 6% e a anticoagulação é recomendada por três semanas antes de tentar-se a cardioversão.

Síndrome de Wolff-Parkinson-White

1. A síndrome de Wolff-Parkinson-White (WPW) (intervalo P-R curto e ondas delta antes do QRS) é caracterizada por taquicardias supraventriculares recorrentes que se originam de uma via acessória (reentrante) no sistema de condução AV.[2] Uma dessas taquicardias é a fibrilação atrial.
2. *Nos casos de FA associada com síndrome de WPW, os bloqueadores de canal de cálcio e a digoxina são contraindicados*, pois podem acelerar paradoxalmente a frequência ventricular (por bloquear a via errada).
3. O tratamento de escolha desse tipo de taquicardia é a cardioversão elétrica ou a cardioversão com a procainamida. (O esquema de dose da procainamida é 100 mg IV em 2 min; depois, até 25 mg/min IV até um máximo de 1 g na primeira hora; após, 2 a 6 mg/min.)

TAQUICARDIA ATRIAL MULTIFOCAL

Características

A taquicardia atrial multifocal (TAM) é uma taquicardia com QRS estreito com um ritmo irregular e que é caracterizada por múltiplas morfologias de onda p e um intervalo P-R variável (ver Figura 15.3). Ela é vista mais frequentemente em idosos (média de idade = 70), e mais da metade dos casos ocorre em pacientes com doença pulmonar crônica.[13]

Manejo agudo

A TAM pode ser difícil de manejar, mas as seguintes medidas podem ser eficazes.

1. Começar com magnésio intravenoso: misturar 2 g de $MgSO_4$ em 50 mL de solução salina e infundir em 15 minutos; depois, misturar 6 g de $MgSO_4$ em 500 mL de solução salina e infundir em 6 horas.[14] Esse esquema tem obtido sucesso em converter a TAM em ritmo sinusal em 88% das tentativas, mesmo quando os níveis de magnésio sérico são normais. O mecanismo não é claro, mas as ações do magnésio como bloqueador dos canais de cálcio podem ser as responsáveis.
2. Corrigir a hipomagnesemia e a hipocalemia, quando presentes. Se esses distúrbios eletrolíticos coexistirem, a deficiência de magnésio deve ser corrigida antes de iniciar-se a reposição de potássio. (O motivo para isso é explicado no Capítulo 28). Usar o seguinte protocolo de reposição: 2 mg de $MgSO_4$ (em 50 mL de solução salina) IV em 15 minutos; depois, 40 mg de potássio IV em uma hora.
3. Se as medidas descritas anteriormente forem ineficazes, dar **metoprolol** IV (um β-bloqueador) conforme orientação da Tabela 15.1. Esse esquema tem sido bem-sucedido na conversão da TAM em ritmo sinusal em até 80% das tentativas.[13]
   a) Se o metoprolol não puder ser dado com segurança (p. ex., o paciente tiver doença reativa das vias aéreas), utilizar **verapamil** (um bloqueador dos canais de cálcio) em uma dose de 7 a 150 mg/kg IV em 2 min.[3] O verapamil converte a TAM em ritmo sinusal em menos de 50% dos casos, mas também pode reduzir a frequência ventricular. Observar a presença de hipotensão, que é um efeito colateral comum do verapamil.

à duração de ação ultracurta desse nucleotídeo. Um dos efeitos mais preocupantes é a broncoconstrição em indivíduos asmáticos,[17] de forma que a adenosina NÃO deve ser usada em pacientes com asma.

Bloqueadores dos canais de cálcio

Em casos raros nos quais a adenosina não é eficaz ou não é tolerada, os bloqueadores dos canais de cálcio podem ser usados para eliminar a TRNAV. Um esquema fármaco recomendado é mostrado a seguir:[18]

Diltiazem: 0,25 mg/kg IV em 2 min. Se não houver resposta, dar 0,35 mg/kg em 2 min. Após a conversão em ritmo sinusal, infundir a uma velocidade de 5 a 15 mg/h por 24 h.

É muito importante excluir a síndrome de WPW como causa de TPSV antes de administrar bloqueadores dos canais de cálcio, devido ao potencial desses fármacos de aumentar a frequência ventricular nas taquicardias associadas com WPW (ver anteriormente neste capítulo).

TAQUICARDIA VENTRICULAR

A taquicardia ventricular (TV) é uma taquicardia com complexo QRS amplo que tem um início abrupto, ritmo regular e uma frequência acima de 100 bpm. A TV que dura mais de 30 segundos (TV sustentada) é uma arritmia potencialmente fatal, que requer atenção imediata.

TV *versus* TSV

A TV pode ser difícil de distinguir da TSV com condução AV prolongada, como é demonstrado na Figura 15.4. O traçado no painel superior mostra uma taquicardia com complexo QRS amplo que parece uma TV. Já o traçado no painel inferior mostra a conversão espontânea para ritmo sinusal. É importante observar que o complexo QRS permanece inalterado após o término da arritmia, revelando um bloqueio de ramo subjacente.

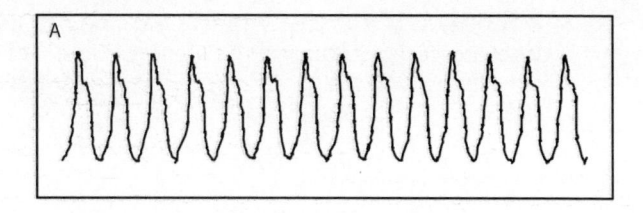

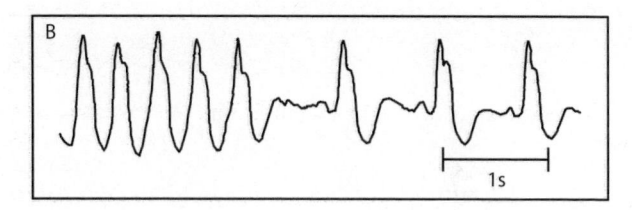

FIGURA 15.4
TV aparente (painel superior) que, na verdade, é uma TSV com condução AV aberrante (prolongada). O diagnóstico correto é evidente apenas quando a conversão espontânea a ritmo sinusal (painel inferior) revela um bloqueio de ramo preexistente. (Os traçados são uma cortesia do Dr. Richard M. Greenberg, M.D.)

Assim, a TV aparente no painel superior é, na verdade, uma TSV paroxística com um bloqueio de ramo preexistente.

Evidência de TV

A presença de uma das seguintes anormalidades no ECG é evidência de que o distúrbio de ritmo é uma TV.

a) **Dissociação AV.** Os átrios e os ventrículos batem independentemente na TV, portanto a falta de uma relação fixa entre as ondas p e os complexos QRS é evidência de TV.
b) **Batimentos de fusão.** Um batimento de fusão é um complexo QRS de forma irregular que precede o aparecimento de uma TV. Esses complexos são o resultado de uma transmissão retrógrada do impulso ventricular ectópico que se funde com o complexo QRS normal.

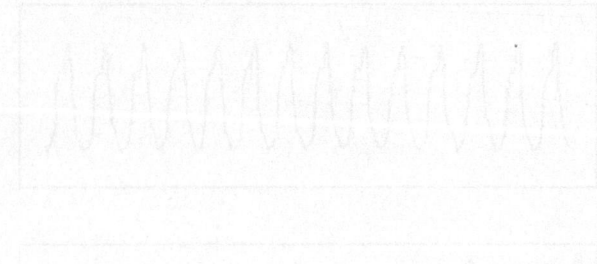

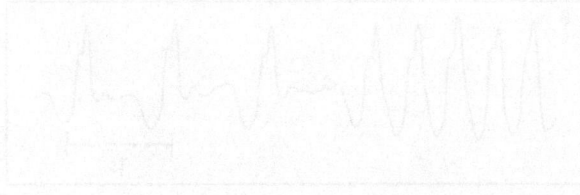

TORSADES DE POINTES

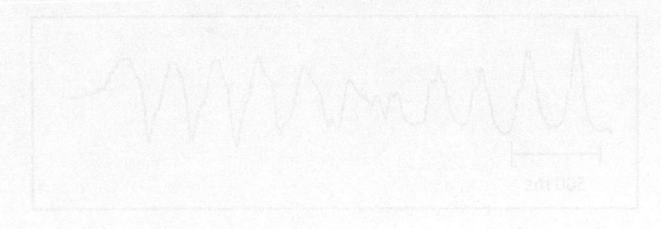

Características gerais

1. Torsades de pointes ("torção das pontas") é uma TV polimórfica que é associada com um intervalo QT prolongado.[20] O nome deriva do aspecto dos complexos QRS, que giram em torno da linha isoelétrica do ECG (ver Figura 13.6).

2. A TV polimórfica com intervalo QT normal não é torsades de pointes e é chamada simplesmente de TV polimórfica.

Medição do intervalo QT

O intervalo QT é dinâmico e muda na dependência da frequência cardíaca. O intervalo QT corrigido para a frequência (QTc) é equivalente ao intervalo QT medido dividido pela raiz quadrada do intervalo R-R.

$$QTc = QT/\sqrt{RR} \qquad (13.1)$$

Um intervalo QT prolongado é definido como um QTc > 0,44 segundos.

FIGURA 13.6
Torsades de pointes: uma taquicardia ventricular polimórfica que aparece oscilando em torno da linha isoelétrica do ECG. (Cortesia do Dr. Borys Surawicz, MD.)

TORSADES DE POINTES

Características gerais

1. *Torsades de pointes* ("giros em torno dos pontos") é uma TV polimórfica que é associada com um intervalo QT prolongado.[20] O nome deriva do aspecto dos complexos QRS que giram em torno da linha isoelétrica do ECG (ver Figura 15.6).
2. TV polimórfica com intervalo QT normal não é *torsades de pointes* e é chamada simplesmente de TV polimórfica.

Medição do intervalo QT

O intervalo QT geralmente é medido na derivação DII e deve ser corrigido para a frequência cardíaca. O intervalo QT corrigido para a frequência (QTc) é equivalente ao intervalo QT medido dividido pela raiz quadrada do intervalo R-R.[21]

$$QTc = QT/\sqrt{RR} \quad (15.1)$$

Um intervalo QT prolongado é definido como um QTc > 0,44 segundos.

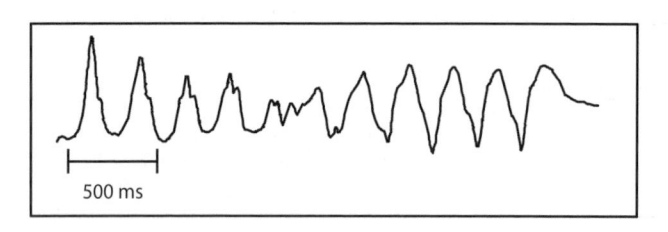

FIGURA 15.6
Torsades de pointes, uma taquicardia ventricular polimórfica, que parece estar girando em torno da linha isoelétrica do ECG. (Os traçados são uma cortesia do Dr. Richard M. Greenberg, M.D.)

Etiologias

Torsades de pointes podem ser congênitas (idiopáticas) ou adquiridas. A forma adquirida é causada por uma variedade de fármacos e distúrbios eletrolíticos que prolongam o intervalo QT.

1. Os fármacos que podem desencadear essa arritmia estão listados na Tabela 15.4.[22,23]
2. Os distúrbios eletrolíticos que podem ser responsáveis são a hipocalemia, a hipomagnesemia e a hipocalcemia.[20]

Manejo

O manejo da TV polimórfica com intervalo QT normal é o mesmo descrito para a TV monomórfica (i. e., amiodarona). O manejo das *torsades de pointes* depende do prolongamento do QT, ou seja, se ele é congênito ou adquirido.

1. A forma adquirida é manejada com marca-passo ventricular para elevar a frequência cardíaca acima de 100 bpm. A frequência aumentada encurta o intervalo QT e reduz a tendência para TV.
2. A forma adquirida é tratada da seguinte maneira:
   a) Usar o magnésio intravenoso (Mg^{++}) para o manejo agudo: iniciar com 2 g de Mg^{++} (como $MgSO_4$) injetado em 1 min e repetir 10 min mais tarde. Seguir com uma infusão contínua de 1 g de Mg^{++} por hora nas próximas 6 horas.
   b) Identificar e descontinuar qualquer fármaco que prolongue o intervalo QT.
   c) Identificar e corrigir qualquer anormalidade eletrolítica relevante. A deficiência de Mg^{++} é a principal preocupação nessa situação, em particular devido ao fato de a hipocalemia e a hipocalcemia poderem ser o resultado de uma deficiência de Mg^{++} subjacente. (Para mais informações sobre a deficiência de Mg^{++}, ver Capítulo 28).

SEÇÃO VI
Distúrbios pulmonares

TABELA 16.1
Condições predisponentes à SARA

1. Condições associadas com resposta inflamatória sistêmica (febre, leucocitose):
   a) Síndrome séptica
   b) Endotoxemia
   c) Lesão tecidual extensa
   d) *Bypass* cardiopulmonar

2. Condições locais pulmonares
   a) Aspiração ácido-gástrica
   b) Pneumonia
   c) Contusão pulmonar
   d) Lesão pulmonar induzida por ventilador

3. Síndromes embólicas
   a) Síndrome de embolia gordurosa
   b) Embolia por fluido amniótico

4. Condições variadas
   a) Transfusão sanguínea
   b) Medicamentos
   c) Pancreatite
   d) Hipertensão intracraniana

(i. e., febre e leucocitose). A mais comum entre essas é a *síndrome séptica*, que é uma infecção local ou da corrente sanguínea associada com resposta inflamatória sistêmica. A incidência de SARA na síndrome séptica é de até 40%.[4]

2. Se as condições predisponentes forem combinadas, a incidência de SARA é de cerca de 25%, e a presença de SARA triplica a taxa de mortalidade.[4]

Manifestações clínicas

1. Os primeiros sinais da SARA incluem taquipneia e hipoxemia progressiva, que geralmente é refratária à suplementação de oxigênio. A febre é comum e pode estar presente devido à condição predisponente.

2. O raio X pode não revelar nada nas primeiras horas da doença. Contudo, após 24 horas do início dos sintomas,

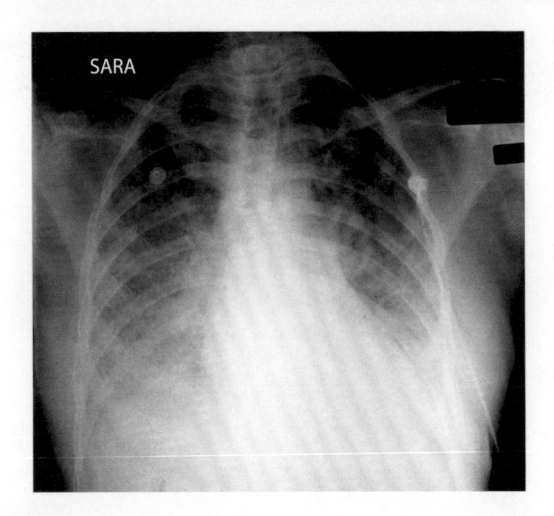

FIGURA 16.1
Raio X em aparelho portátil de um paciente com SARA. O infiltrado parece estar distribuído uniformemente em ambos os campos pulmonares inferiores. A localização real dos infiltrados na SARA é mostrada na Figura 16.2.

revela infiltrados pulmonares bilaterais (ver Figura 16.1).
3. Hipoxemia progressiva levando à dependência de ventilação mecânica frequentemente ocorre nas primeiras 48 horas da doença.

DIAGNÓSTICO

Critérios diagnósticos

1. O diagnóstico da SARA requer todas as condições listadas na Tabela 16.2.[5] É importante observar que o termo *lesão pulmonar aguda* (LPA) refere uma forma menos grave de SARA.
2. As condições mais frequentemente confundidas com SARA são a *pneumonia multilobar* e o *edema pulmonar cardiogênico*. A pneumonia multilobar pode ser indistinguível da SARA com base nos critérios diagnósticos

Lesão pulmonar induzida pelo ventilador

Desde a introdução da ventilação mecânica com pressão positiva, grandes volumes de inflação (volumes correntes) têm sido usados para reduzir a tendência à atelectasia durante a ventilação mecânica.

1. O volume corrente padrão durante a ventilação mecânica é de 10 a 15 mL por quilograma de peso corporal, que é cerca de duas vezes o volume corrente normal registrado durante uma respiração calma (6 a 7 mL/kg).
2. Em pacientes com SARA, os grandes volumes de inflação são fornecidos para pulmões que têm uma acentuada redução no volume funcional. O volume funcional reduzido é evidente na Figura 16.2. Observe que a consolidação pulmonar é confinada às regiões posteriores ou pendentes. A região relativamente pequena de pulmão não envolvida na porção anterior do tórax é a região na qual os volumes de inflação do ventilador são distribuídos.
3. Como o volume funcional pulmonar é acentuadamente reduzido na SARA, os grandes volumes de inflação

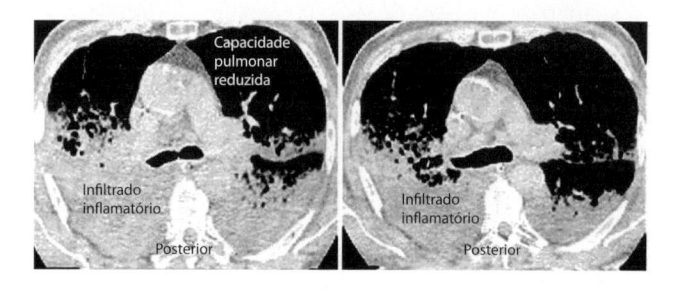

FIGURA 16.2
Imagens de tomografia computadorizada (TC) de cortes pulmonares em um paciente com SARA. A capacidade pulmonar é reduzida pela consolidação nas regiões posteriores do pulmão, e o maior volume da ventilação mecânica é fornecido às regiões pulmonares não envolvidas no tórax anterior. (Imagens de TC retocadas digitalmente. De Rouby J-J, et al. Crit Care Med 2003;31[Suppl]:S285-S295.)

fornecidos pela ventilação mecânica causam superdistensão e ruptura dos espaços aéreos distais. Essa lesão relacionada ao volume é conhecida como *volutrauma*. (A lesão pulmonar relacionada à pressão é chamada de *barotrauma*.)

4. O volutrauma produz fraturas de estresse na interface alvéolo-capilar, o que leva a infiltração dos espaços aéreos distais com células inflamatórias e material proteináceo. A condição clínica resultante é chamada de *lesão pulmonar induzida pelo ventilador*, a qual apresenta alterações patológicas muito semelhantes às da SARA.[8]

5. Os efeitos danosos da ventilação mecânica podem não ficar limitados ao pulmão; isto é, os mediadores inflamatórios que se acumulam nos pulmões em resposta ao volutrauma podem entrar na circulação sistêmica e chegar em órgãos distantes, provocando, dessa forma, lesão inflamatória disseminada e disfunção multiorgânica.[9]

Ventilação com baixo volume

Para reduzir o risco de lesão pulmonar induzida pelo ventilador, foi adotada uma nova estratégia para a ventilação mecânica na SARA que usa volumes correntes reduzidos (6 mL/kg em vez dos habituais 10 a 15 mL/kg). Alguns estudos clínicos têm mostrado benefício na sobrevida associado com a ventilação com baixo volume na SARA.[10,11]

Protocolo

a) Um protocolo para a ventilação com baixo volume na SARA é mostrado na Tabela 16.3. Esse protocolo tem três objetivos: (1) manter um volume corrente de não mais do que 6 mL/kg, (2) manter o platô da pressão inspiratória final abaixo de 30 cmH$_2$O (essa pressão é descrita no Capítulo 18) e (3) evitar acidose respiratória grave.

de toxicidade pulmonar pelo oxigênio é considerado mínimo quando a FIO$_2$ está abaixo de 60%.)

Manejo dos fluidos

O manejo dos fluidos na SARA geralmente visa a redução da água pulmonar extravascular com diuréticos. Enquanto essa abordagem tem mostrado benefícios modestos nas medidas clínicas como a complacência pulmonar, trocas gasosas e a duração de tempo no ventilador, há pouca evidência de um benefício consistente na sobrevida.[16,17] A seguir, são listados alguns problemas com a terapia diurética na SARA que merecem destaque.

Problemas com a terapia diurética na SARA

a) O primeiro problema com a terapia diurética na SARA é a natureza da infiltração pulmonar. Os diuréticos são usados para reduzir os fluidos aquosos do edema. Contudo, *a infiltração pulmonar na SARA é um processo inflamatório, e os diuréticos não reduzem a inflamação.*

b) O segundo problema com a terapia diurética na SARA é o risco de comprometimento hemodinâmico. A maioria dos pacientes com SARA está recebendo ventilação mecânica com pressão positiva, e as pressões venosas devem ser maiores do que o normal para exceder as pressões positivas intratorácicas e manter o retorno venoso para o coração. A terapia diurética pode comprometer o retorno venoso ao coração, e a diminuição resultante no débito cardíaco irá afetar adversamente o transporte sistêmico de oxigênio. Assim, a monitorização hemodinâmica com um cateter de artéria pulmonar pode fornecer informações valiosas se for planejada a terapia diurética agressiva.

Transfusões sanguíneas

1. A prática tradicional de transfundir hemácias para manter uma hemoglobina de 10 g/dL não tem benefício

documentado em pacientes de UTI, incluindo pacientes dependentes do ventilador.[18] Um baixo limiar de transfusão de 7 g/dL tem se mostrado seguro em pacientes de UTI, sendo possíveis excessões em pacientes com doença coronariana ativa.[19]
2. Considerando que as transfusões sanguíneas podem *causar* SARA e que essa complicação pode ser muito mais comum do que é reconhecida,[20] é prudente evitar transfusões de hemácias sempre que possível em pacientes com SARA.
3. Ver Capítulo 30 para mais informações sobre anemia e transfusões sanguíneas na UTI.

Farmacoterapia

Esteroides

A terapia com esteroides em altas doses não tem efeito sobre a SARA quando dada dentro de 24 horas do início da doença.[21] Contudo, quando os esteroides são dados mais tarde no curso da doença, durante a fase fibrinoproliferativa, que começa 7 a 14 dias após o início da doença, há um benefício definitivo para a sobrevida.[22] Um dos esquemas bem-sucedidos envolve a metilprednisolona em uma dose de 2 a 3 mg/kg/dia.

Terapias falhas

Várias terapias que foram tentadas para a SARA falharam em mostrar benefício na sobrevida. As terapias falhas incluem surfactante (em adultos), óxido nítrico, pentoxifilina, lisofilina, ibuprofeno, prostaglandina E, cetoconazol e *N*-acetilcisteína.[16,17]

Terapia equivocada?

As tentativas de tratar a SARA têm sido direcionadas principalmente aos pulmões, mas a maioria das mortes em pacientes com SARA são o resultado de falência múltipla de órgãos, em vez de falência respiratória.[23-25] A relação entre mortalidade e falência múltipla de órgãos na SARA é mostrada na Figura

19. Hebert PC, Yetisir E, Martin C, et al. Is a low transfusion threshold safe in critically ill patients with cardiovascular disease. Crit Care Med 2001; 29:227-234.
20. Goodnough LT. Risks of blood transfusion. Crit Care Med 2003; 31(Suppl):S678-S686.
21. Bernard GR, Luce JM, Sprung CL, et al. High-dose corticosteroids in patients with adult respiratory distress syndrome. N Engl J Med 1987; 317:1565-1570.
22. Meduri GU, Chinn A. Fibrinoproliferation in late adult respiratory distress syndrome. Chest 1994; 105(Suppl):127S-129S.
23. Montgomery AB, Stager MA, Carrico J, Hudson LD. Causes of mortality in patients with the adult respiratory distress syndrome. Am Rev Respir Dis 1985; 132:485-489.
24. Bartlett RH, Morris AH, Fairley B, et al. A prospective study of acute hypoxic respiratory failure. Chest 1986; 89:684-689.
25. Gillespie DJ, Marsh HMM, Divertie MB, Meadows JA III. Clinical outcome of respiratory failure in patients requiring prolonged (> 24 hours) mechanical ventilation. Chest 1986; 90:364-369.

Capítulo 17

ASMA E DPOC NA UTI

Este capítulo descreve o manejo de pacientes com exacerbações agudas de asma e de doença pulmonar obstrutiva crônica (DPOC). O foco aqui é no uso de agentes farmacológicos para aliviar a obstrução das vias aéreas. Os princípios da ventilação mecânica são descritos na próxima parte deste livro.

EXACERBAÇÃO AGUDA DA ASMA

Pico de velocidade de fluxo expiratório

O manejo da asma aguda requer uma avaliação da obstrução do fluxo de ar, mas o exame físico não é confiável para esse fim.[1] O *pico de velocidade de fluxo expiratório* (PVFE) é uma medida objetiva da obstrução ao fluxo de ar que é obtida facilmente à beira do leito.

1. O PVFE é a maior velocidade de fluxo que pode ser gerada durante uma expiração forçada a partir da capacidade pulmonar total (i. e., quando os pulmões estão totalmente inflados). A medida é obtida por meio de um equipamento manual (chamado de *medidor do pico de fluxo*) no qual o paciente expira. Deve-se obter uma série de três medições, se possível, e o maior valor é tomado como a medida do PVFE.
2. O PVFE é uma medida dependente do esforço e é confiável apenas quando o paciente produz um esforço expiratório máximo. Desse modo, os pacientes que estão em estresse respiratório podem ser incapazes de realizar tal manobra.
3. A Figura 17.1 mostra o PVFE normal para um homem e uma mulher adultos.[2] Como indicado, o PVFE varia de acordo com idade, sexo e altura. Nos homens, leituras do PVFE de até 100 L/min abaixo do previsto são con-

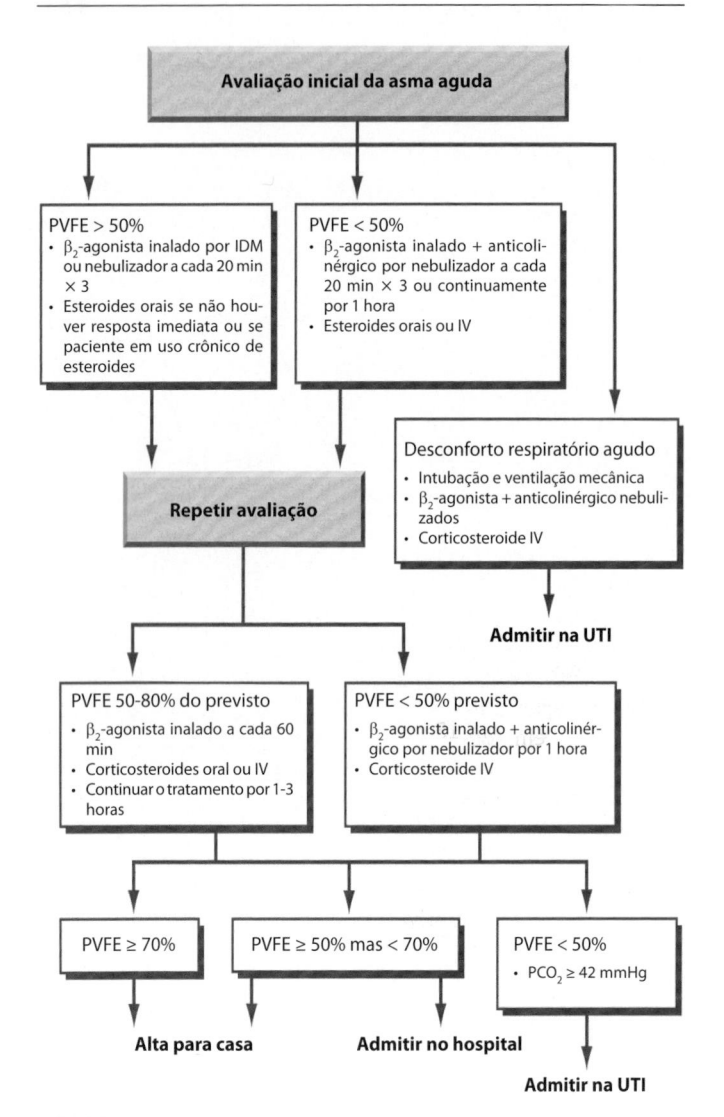

```
┌─────────────────────────────────────┐
│   Avaliação inicial da asma aguda   │
└─────────────────────────────────────┘
```

PVFE > 50%
- β_2-agonista inalado por IDM ou nebulizador a cada 20 min × 3
- Esteroides orais se não houver resposta imediata ou se paciente em uso crônico de esteroides

PVFE < 50%
- β_2-agonista inalado + anticolinérgico por nebulizador a cada 20 min × 3 ou continuamente por 1 hora
- Esteroides orais ou IV

Repetir avaliação

Desconforto respiratório agudo
- Intubação e ventilação mecânica
- β_2-agonista + anticolinérgico nebulizados
- Corticosteroide IV

Admitir na UTI

PVFE 50-80% do previsto
- β_2-agonista inalado a cada 60 min
- Corticosteroides oral ou IV
- Continuar o tratamento por 1-3 horas

PVFE < 50% previsto
- β_2-agonista inalado + anticolinérgico por nebulizador por 1 hora
- Corticosteroide IV

PVFE ≥ 70% → **Alta para casa**

PVFE ≥ 50% mas < 70% → **Admitir no hospital**

PVFE < 50%
- $PCO_2 \geq 42$ mmHg

Admitir na UTI

FIGURA 17.2
Protocolo para o manejo da exacerbação aguda da asma. Adaptada da referência 3. PVFE = pico da velocidade de fluxo expiratório.

ser usados rotineiramente para melhorar a deposição pulmonar de *sprays* de IDM.

Nebulizadores versus *IDM*

A dose de broncodilatadores fornecida pelos nebulizadores é muito maior do que a dose fornecida pelos IDMs, mas a resposta aos broncodilatadores é a mesma, como demonstrado na Figura 17.3.[7] Como são equivalentes aos nebulizadores mas são menos trabalhosos (i. e., não requerem um terapeuta para administrar), *os IDMs são preferidos em relação aos nebulizadores para a terapia broncodilatadora* (não esquecer de usar os espaçadores com os IDMs).

Agonistas dos receptores β

Os broncodilatadores preferidos na asma são os fármacos que estimulam os receptores β-adrenérgicos no músculo

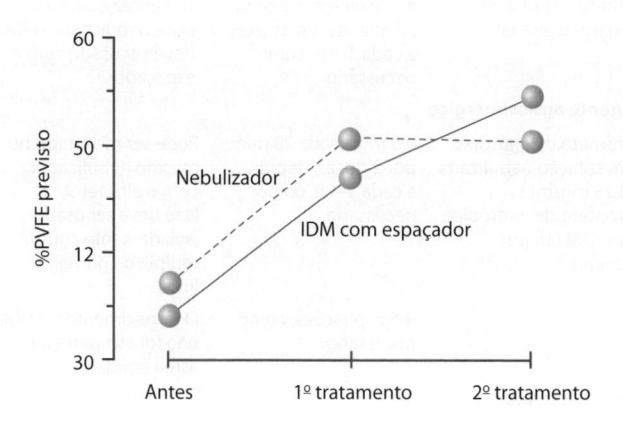

FIGURA 17.3
Resposta broncodilatadora ao albuterol fornecido por nebulizador (2,5 mg por tratamento) e por inalador com dose metrificada (IDM) (0,4 mg por tratamento) em pacientes com exacerbações agudas de asma. PVFE = pico de velocidade de fluxo expiratório. Adaptada da referência 7.

liso brônquico (subtipo β_2) a fim de promover o relaxamento do músculo liso.[8] Além disso, os agentes de ação curta são preferidos para terapia aguda, porque podem ser dados com mais frequência. O β_2-agonista de ação curta mais popular é o albuterol. Quando inalado em aerossol, o albuterol produz efeito em 5 minutos e dura de 2 a 5 horas.[8] A dose de albuterol aerossolizada na asma aguda é mostrada na Tabela 17.1.

TABELA 17.1
Terapia medicamentosa para exacerbação aguda da asma

Preparação do fármaco	Dose	Comentários
Antagonista do receptor β_2 de curta ação		
Solução nebulizada de albuterol (5 mg/mL)	2,5-5 mg a cada 20 min × 3 doses, ou 10-15 mg/h continuamente; depois, 2,5-10 mg a cada 1-4 h, como necessário.	Diluir a solução de albuterol para um volume final de 5 mL e fornecer em um fluxo de gás de 6-8 L/min.
Albuterol por IDM (90 µg/aspirada)	4-8 aspirações a cada 20 min até 4 h; depois, a cada 1-4 h, como necessário.	Tão eficaz quanto a dose nebulizada. O IDM deve ser usado com o espaçador.
Agente anticolinérgico		
Brometo de ipatrópio em solução nebulizada (0,25 mg/mL)	0,5 mg a cada 20 min por 3 doses; depois, a cada 2-4 h, como necessário.	Pode ser misturado no mesmo nebulizador com o albuterol. Não deve ser usado isoladamente como terapia de primeira linha.
Brometo de ipatrópio por IDM (18 µg/aspirada)	4-8 aspirações, como necessário.	O fornecimento por IDM não foi estudado na asma aguda.
Corticosteroides		
Metilprednisolona (IV) ou prednisona (oral)	120-180 mg/dia em 3-4 doses por 48 h; depois, 60-80 mg/dia, até PVFE ≥ 70% do previsto.	Não há diferença na eficácia entre o uso oral ou IV. O início do efeito leva várias horas.

Fonte: referência 3. As doses dos fármacos são apenas para adultos.

Terapia aerossol intermitente versus *continuada*

Para as exacerbações agudas da asma, o albuterol pode ser dado como uma série de tratamentos intermitentes (usando-se um nebulizador ou um IDM) a cada 20 minutos ou como uma dose única contínua com um nebulizador (ver Tabela 17.1 para as doses). A maioria dos estudos não mostra diferença na eficácia entre os dois esquemas.[9] A terapia contínua é preferida por muitos porque é mais fácil de ser administrada.

Terapia parenteral

Nos raros pacientes asmáticos que não toleram os broncodilatadores em aerossol (em geral devido à tosse excessiva), os seguintes esquemas são eficazes:[1]

a) **Epinefrina**: 0,3 a 0,5 mg por injeção subcutânea a cada 20 minutos × 3 ou
b) **Terbutalina**: 0,25 mg por injeção subcutânea a cada 20 minutos × 3.

Efeitos colaterais

A terapia com β_2-agonistas em aerossol em altas doses pode produzir diversos efeitos colaterais, incluindo taquicardia, tremores, hiperglicemia, hipocalemia, hipomagnesemia e hipofosfatemia.[8,10,11] A isquemia cardíaca é rara.[11]

Agentes anticolinérgicos

1. Os agentes anticolinérgicos são menos eficazes do que os β_2-agonistas na asma e são usados apenas em combinação com os β_2-agonistas (ver Figura 17.2).[3,4,12]
2. O único agente anticolinérgico aprovado para uso clínico é o **brometo de ipatrópio**, um derivado da atropina que bloqueia os receptores muscarínicos nas vias aéreas. A dose em aerossol do ipatrópio na asma aguda é mostrada na Tabela 17.1.
3. A absorção sistêmica do ipatrópio aerossolizado é mínima; portanto, há pouco risco de efeitos colaterais

anticolinérgicos, como taquicardia, boca seca, visão borrada e retenção urinária.

Corticosteroides

Os esteroides são recomendados para todos os pacientes com asma aguda (ver Figura 17.2). As preparações de esteroides mais usadas são a **metilprednisolona** (para terapia intravenosa) e a **prednisona** (para terapia oral), e as doses recomendadas são mostradas na Tabela 17.1. A seguir, são apresentados alguns pontos sobre a corticoterapia que merecem destaque.

1. Não há diferença em eficácia entre os esteroides orais e os intravenosos.[13]
2. Os efeitos benéficos dos esteroides podem não ser aparentes por até 12 horas após o início da terapia.[13]
3. Não há uma curva dose-resposta claramente definida para os esteroides, o que significa que doses mais altas de esteroides não são superiores a doses menores.[13]
4. Um curso de 10 dias de esteroides pode ser suspenso abruptamente sem uma redução gradual da dose.[14]
5. Uma *miopatia* foi relatada em pacientes asmáticos dependentes de ventilador tratados com corticosteroides em altas doses e agentes bloqueadores neuromusculares.[15]
    a) Ao contrário da miopatia esteroide tradicional, que é caracterizada por fraqueza muscular proximal, essa miopatia envolve os músculos distais e proximais e é associada, frequentemente, com rabdomiólise. A fraqueza muscular pode retardar o desmame da ventilação mecânica.
    b) Quando houver suspeita do distúrbio, a redução rápida do agente paralisante e do esteroide é aconselhada.
    c) A fraqueza muscular pode ser prolongada, mas o distúrbio geralmente é reversível.

Outras considerações

A seguir, são apresentadas considerações importantes para o manejo da asma aguda na unidade de emergência:

1. Oxigênio suplementar não é necessário se a saturação arterial de O_2 medida por oximetria de pulso for maior ou igual a 92%.
2. Raios X de tórax não são necessários, a menos que haja suspeita de uma condição que não seja a asma (p. ex., pneumonia).
3. A gasometria arterial não é necessária, a menos que o paciente esteja *in extremis*, esteja cianótico ou seja refratário à terapia broncodilatadora inicial.
4. Os antibióticos não são necessários, a menos que haja evidência de uma infecção *tratável*.

EXACERBAÇÕES AGUDAS DA DPOC

As exacerbações agudas da DPOC (i. e., bronquite crônica e enfisema) são responsáveis por cerca de meio milhão de hospitalizações anualmente nos Estados Unidos, e metade destas são internações em UTI.[16]

Terapia broncodilatadora

1. Os β_2-agonistas de ação curta, como o albuterol, são usados rotineiramente na exacerbação aguda da DPOC. A dose usual é de 2,5 a 5 mg por nebulizador ou duas aspiradas por IDM a cada 4 a 6 horas.
2. Ao contrário do que é recomendado na asma, o brometo de ipatrópio aerossolizado pode ser usado isoladamente como broncodilatador nas exacerbações agudas da DPOC.[17,18] A dose usual é de 0,5 mg por nebulizador ou 2 a 4 aspiradas por IDM a cada 4 a 6 horas. A prática comum é combinar o ipatrópio com os β_2-agonistas, mas alguns estudos não apoiam essa prática.[18]

Corticosteroides

Um curso curto (duas semanas) de terapia com corticosteroides é recomendado para todos os pacientes com exacerbação aguda de DPOC.[16-18] Um exemplo de esquema eficaz com esteroides por duas semanas é mostrado a seguir.[19]

Metilprednisolona: 125 mg IV a cada 6 horas nos dias 1-3,
Prednisona: 60 mg 1 × ao dia nos dias 4-7,
40 mg 1 × ao dia nos dias 8-11,
20 mg 1 × ao dia nos dias 12-15.

Antibioticoterapia

1. A infecção das vias aéreas parece ser o evento desencadeante em 80% dos casos de exacerbação aguda de DPOC, e bactérias são isoladas em pelo menos metade dos casos.[20] As infecções em geral são polimicrobianas, e os germes isolados tratáveis mais frequentes são *Chlamydia pneumoniae, Haemophilus influenzae* e *Streptococcus pneumoniae*.
2. A despeito da prevalência de infecção das vias aéreas, o benefício da terapia antimicrobiana na exacerbação aguda da DPOC tem sido difícil de provar. A evidência mais recente usando dados acumulados de 11 estudos clínicos indica que a terapia antimicrobiana é benéfica em pacientes com risco de um desfecho desfavorável.[18]
3. A terapia antibiótica na exacerbação aguda da DPOC não se baseia em culturas de escarro, mas, sim, no risco de um desfecho desfavorável. As recomendações de terapia antibiótica baseada na avaliação de risco são mostradas na Tabela 17.2.
4. A duração ideal da antibioticoterapia não é conhecida; no entanto, a prática comum é continuar a terapia por pelo menos sete dias.

TABELA 17.2
Antibióticoterapia para exacerbação aguda da DPOC com base na avaliação de risco

I. Avaliação de risco

Responda às seguintes perguntas:

	Sim	Não
1. O VEF_1 é menor do que 50% do previsto?	☐	☐
2. O paciente tem uma doença cardíaca ou outras condições comórbidas significativas?	☐	☐
3. O paciente teve três ou mais exacerbações nos 12 meses anteriores?	☐	☐

Se a resposta for SIM para pelo menos uma dessas perguntas, o paciente é considerado de alto risco para um desfecho desfavorável.

II. Seleção do antibiótico

Pacientes de alto risco: amoxicilina-clavulanato ou uma das mais novas fluoroquinolonas (gatifloxacina, levofloxacina ou moxifloxacina)

Pacientes de baixo risco: doxiciclina, uma cefalosporina de segunda geração (p. ex., cefuroxima) ou um novo macrolídeo (azitromicina ou claritromicina)

Fonte: referência 20. VEF_1 = volume expiratório forçado em um segundo.

Oxigenoterapia

Em pacientes com DPOC e hipercapnia crônica, a inalação de altas concentrações de oxigênio pode agravar a hipercapnia.[21] Para minimizar esse risco, a concentração de O_2 inalado deve ser apenas o suficiente para manter a saturação de oxiemoglobina arterial (SaO_2) em 88 a 90%. Não há evidência de que elevar a SaO_2 acima desse nível irá melhorar a oxigenação tecidual.

REFERÊNCIAS

1. Shim CS, Williams MH. Evaluation of the severity of asthma: patients versus physicians. Am J Med 1980; 68:11-13.

2. Nunn AJ, Gregg I. New regression equations for predicting peak expiratory flow in adults. Br Med J 1989; 298:1068-1070.
3. National Asthma Education and Prevention Program Expert Panel Report 2. Guidelines for the diagnosis and management of asthma. NIH Publication No.97-4051, July, 1997.
4. National Asthma Education and Prevention Program Expert Panel Report: Guidelines for the diagnosis and management of asthma. Update on selected topics, 2002. NIH Publication No. 02-5074, June, 2003.
5. Shim C, Williams MH. Bronchial response to oral versus aerosol metaproterenol in asthma. Ann Intern Med 1980; 93:428-431.
6. Salmeron S, Brochard L. Mal H, et al. Nebulized versus intravenous albuterol in hypercapnic acute asthma. Am J Respir Crit Care Med 1994; 149:1466-1470.
7. Idris AH, McDermott MF, Raucci JC, et al. Emergency department treatment of severe asthma: Metered-dose inhaler plus holding chamber is equivalent in effectiveness to nebulizer. Chest 1993; 103:665-672.
8. Dutta EJ, Li JTC. β-agonists. Med Clin N Am 2002; 86:991-1008.
9. Rodrigo GJ, Rodrigo C. Continuous vs. intermittent beta-agonists in the treatment of acute adult asthma: A systematic review with meta-analyses. Chest 2002; 122:1982-1987.
10. Truwit JD. Toxic effect of bronchodilators. Crit Care Clin 1991; 7:639-657.
11. Bodenhamer J, Bergstrom R, Brown D, et al. Frequently nebulized beta-agonists for asthma: Effects on serum electrolytes. Ann Emerg Med 1992; 21:1337-1342.
12. Rodrigo G, Rodrigo C. The role of anticholinergics in acute asthma treatment. An evidence-based evaluation. Chest 2002; 121:1977-1987.
13. Rodrigo G, Rodrigo C. Corticosteroids in the emergency department therapy of acute adult asthma. An evidence-based evaluation. Chest 1999; 116:285-295.
14. Cydulka RK, Emerman CL. A pilot study of steroid therapyafter: emergency department treatment of acute asthma: Is a taper needed? J Emerg Med 1998; 16:15-19.
15. Griffin D, Fairman N, Coursin D, et al. Acute myopathy during treatment of status asthmaticus with corticosteroids and steroidal muscle relaxants. Chest 1992; 102:510-514.
16. Stoller JK. Acute exacerbations of chronic obstructive pulmonary disease. N Engl J Med 2002; 346:988-994.
17. Snow V, Lascher S, Mottur-Pilson C, for the Joint Expert Panel on COPD of the American College of Chest Physicians and the American College of Physicians-American Society of Internal Medicine. The evidence base for management of acute exacerbations of COPD. Chest 2001; 119:1185-1189.

18. McCrory DC, Brown C, Gelfand SE, Bach PB. Management of acute exacerbations of COPD. A summary and appraisal of published evidence. Chest 2001; 119:1190-1209.
19. Niewoehner DE, Erbland ML, Deupree RH, et al. Effect of systemic glucocorticoids on exacerbations of chronic obstructive pulmonary disease. N Engl J Med 1999; 340:1941-1947.
20. Sethi S. Acute exacerbations of COPD: A "multipronged" approach. J Respir Dis 2002; 23:217-225.
21. Campbell EJM. The J. Burns Amberson Lecture. The management of acute respiratory failure in chronic bronchitis and emphysema. Am Rev Respir Dis 1967; 96:626-639.

SEÇÃO VII
Ventilação mecânica

Capítulo 18

PRINCÍPIOS DA VENTILAÇÃO MECÂNICA

O cuidado do paciente em qualquer UTI requer o conhecimento da mecânica da ventilação. Muito desse aprendizado é adquirido pela exposição repetida aos ventiladores à beira do leito, mas as informações nos próximos capítulos podem servir como ponto de partida.

VENTILAÇÃO COM PRESSÃO POSITIVA

Relações de pressão-volume

1. Durante a ventilação mecânica, o ventilador cria pressão positiva que empurra o ar para os pulmões. Essa pressão de inflação é transmitida para dentro do tórax para criar pressão intratorácica positiva.
2. A pressão de inflação é influenciada pelo volume que é fornecido (volume de inflação) e pelas propriedades mecânicas dos pulmões. Isso é demonstrado na Figura 18.1. Deve-se observar o seguinte:
   a) A pressão de inflação aumenta à medida que o volume de inflação aumenta.
   b) Em condições de aumento da resistência das vias aéreas e redução da complacência pulmonar, a pressão de inflação é maior com qualquer volume de inflação (i. e., a curva é desviada para a esquerda).
3. A pressão de inflação é aproximadamente equivalente à pressão intratorácica. Portanto, a Figura 18.1 mostra que *a influência da ventilação mecânica sobre a pressão intratorácica é determinada pelo volume fornecido e pelas propriedades mecânicas dos pulmões.*

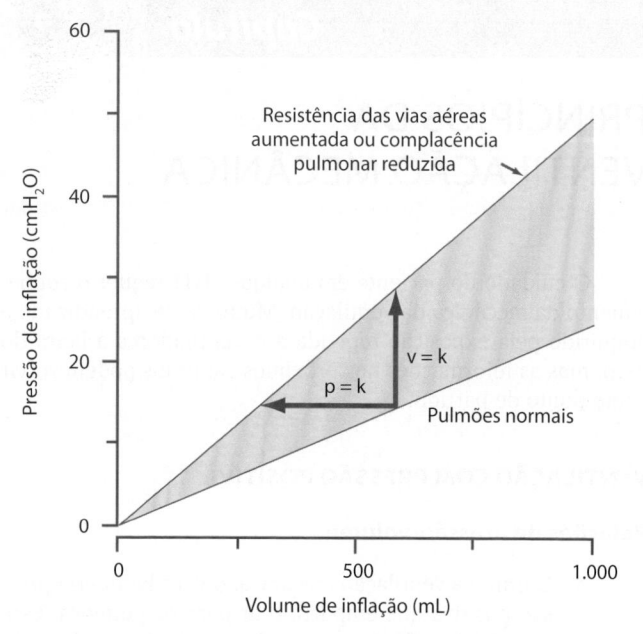

FIGURA 18.1
Relações de pressão-volume durante a ventilação mecânica com pressão positiva. A seta vertical (v = k) representa a ventilação ciclada por volume e a seta horizontal (p = k) representa a ventilação ciclada por pressão.

Controle por pressão *versus* controle por volume

1. Uma respiração mecânica pode ser terminada em uma pressão predeterminada (ventilação ciclada por pressão) ou em um volume pré-ajustado (ventilação ciclada por volume).
2. Durante a ventilação ciclada por pressão, o volume de inflação varia com as propriedades mecânicas dos pulmões (o que é mostrado pela seta horizontal na Figura 18.1); isto é, quando a mecânica pulmonar é anormal, o volume de inflação diminui.
3. Durante uma ventilação ciclada por volume, o volume de inflação é constante, independentemente das pro-

priedades mecânicas dos pulmões (o que é mostrado pela seta vertical na Figura 18.1); isto é, quando a mecânica pulmonar é anormal, o ventilador desenvolve pressões de inflação maiores para fornecer o volume pré-ajustado.

4. A ventilação ciclada por volume é preferida devido à capacidade de manter um volume de inflação constante a despeito de alterações nas propriedades mecânicas dos pulmões (o que pode ocorrer com frequência em pacientes dependentes do ventilador). Contudo, pressões intratorácicas podem atingir níveis muito altos durante a ventilação ciclada por volume (em particular quando os pulmões não são complacentes), o que pode afetar de modo adverso o débito cardíaco (ver a seguir).

Desempenho cardíaco

A ventilação com pressão positiva pode influenciar o enchimento e o esvaziamento ventricular.[1]

Enchimento ventricular

A inflação pulmonar com pressão positiva pode reduzir o enchimento ventricular pelos seguintes mecanismos:

a) A pressão intratorácica positiva impede o retorno venoso pela redução do gradiente de pressão para o influxo venoso no tórax.
b) A pressão positiva exercida na superfície externa do coração reduz a distensibilidade cardíaca, e isso pode reduzir o enchimento ventricular durante a diástole.

Esvaziamento ventricular

A pressão intratorácica positiva pode facilitar o esvaziamento ventricular pela redução da pressão transmural que precisa ser desenvolvida pelo ventrículo para ejetar o volume sistólico. (A pressão positiva intratorácica age como uma mão que aperta os ventrículos durante a sístole.)

Débito cardíaco

O efeito da ventilação mecânica sobre o débito cardíaco sistólico irá depender de qual dos dois efeitos sobre o desempenho cardíaco (diminuição no enchimento cardíaco ou aumento no esvaziamento cardíaco) for predominante.

a) Em condições nas quais a pressão intratorácica excede a pressão venosa central (p. ex., hipovolemia), o efeito predominante da ventilação mecânica é reduzir o enchimento ventricular e, assim, reduzir o débito sistólico cardíaco.

b) Quando o enchimento cardíaco é adequado, o efeito predominante da ventilação mecânica é aumentar o esvaziamento ventricular e, dessa forma, aumentar o volume de ejeção sistólico.

c) O efeito da ventilação mecânica sobre o débito cardíaco pode ser inferido a partir de variações respiratórias na pressão arterial. Quando o volume de ejeção sistólico é aumentado, há um aumento na pressão arterial associado com cada inflação pulmonar, como demonstrado na Figura 18.2. Quando o volume de ejeção sistólico é diminuído, cada inflação pulmonar produz uma redução na pressão arterial.

INICIAÇÃO DA VENTILAÇÃO MECÂNICA

Intubação traqueal

A ventilação com pressão positiva requer intubação traqueal com *tubos endotraqueais* especializados que têm um balão inflável (chamado balonete) na porção distal para impedir que o ar escape em torno do tubo durante as inflações pulmonares.

1. Os tubos endotraqueais são classificados por tamanho de acordo com seu diâmetro interno, que varia de 5 a 10 mm (em adultos). Tubos de tamanho 7 ou 8 (ou seja, diâmetro interno de 7 ou 8 mm) são recomendados para adultos. Tubos de tamanhos menores (mais estreitos)

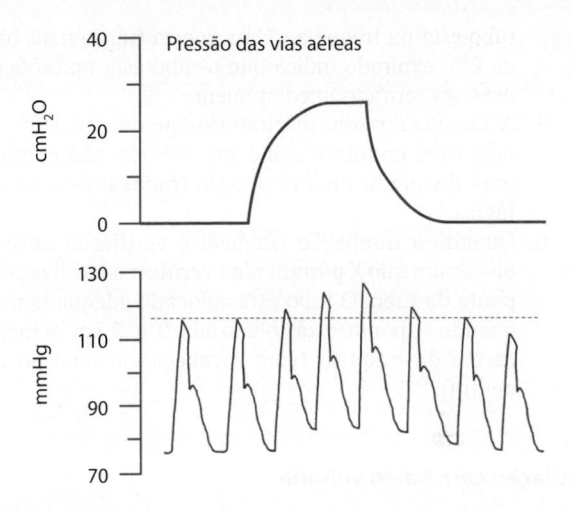

FIGURA 18.2
Variação respiratória da pressão arterial. A inflação pulmonar com pressão positiva (mostrada no gráfico) é associada com uma elevação transitória na pressão arterial, refletindo um aumento no débito cardíaco.

criam uma obstrução ao fluxo de ar, enquanto tubos mais largos aumentam o risco de dano laríngeo.

2. A intubação da traqueia é obtida pela inserção de um tubo endotraqueal através do nariz ou da boca e avançando o tubo pela laringe para dentro da traqueia. A via nasal é reservada para intubações eletivas em pacientes acordados.

3. Quando o tubo endotraqueal estiver no local, o balonete na porção distal do tubo é inflado (com uma seringa cheia de ar) até que não haja evidência de vazamento de ar (ou seja, nenhum som audível de ar escapando pela boca quando os pulmões são inflados manualmente).

4. Para verificar a colocação do tubo na traqueia, o CO_2 expirado é medido com um detector descartável, colorimétrico, de CO_2 (Easy Cap II, Nellcor, Pleasantville, CA). Se o CO_2 expirado estiver acima de 0,5% (que produz uma cor dourada ou amarela no detector de CO_2), o

tubo está na traqueia.[2] Uma concentração mais baixa de CO_2 expirado indica que o tubo está no esôfago e deve ser retirado imediatamente.
5. A ausculta dos sons respiratórios quando o ar é forçado pelo tubo endotraqueal é um método não confiável para distinguir uma intubação traqueal de uma esofágica.[3]
6. Quando a intubação traqueal é verificada deve ser obtido um raio X portátil para verificar a localização da ponta do tubo. O tubo está colocado adequadamente quando a ponta está localizada 3 a 5 cm acima da carina da traqueia (com a cabeça em uma posição neutra).[4]

Ventilação com baixo volume

Após intubação bem-sucedida, a ventilação mecânica pode prosseguir de acordo com o protocolo mostrado na Tabela 18.1. Esse protocolo foi desenvolvido para pacientes com síndrome de angústia respiratória aguda (SARA) e é descrito em detalhes no Capítulo 16 (ver Tabela 16.3).

1. A ventilação com baixo volume é delineada para reduzir o risco de *lesão pulmonar induzida pelo ventilador*,[5] uma condição caracterizada pela hiperdistensão e pela ruptura de alvéolos em segmentos pulmonares sem doença. Essa condição é causada por volumes de insuflação que são muito grandes para o volume de pulmão sem doença, no qual a maioria do volume de inflação é distribuído. Essa condição é descrita no Capítulo 16.
2. O volume de inflação (também chamado de *volume corrente*) na respiração com baixo volume é de 6 mL/kg, o que corresponde a cerca da metade do volume de inflação tradicional (10 a 12 mL/kg). É importante observar que o *peso corporal previsto* é usado para determinar o volume corrente. O peso corporal previsto é a medida preferida do tamanho corporal porque está bastante associado com os volumes pulmonares normais.

TABELA 18.1
Protocolo para iniciação de ventilação com baixo volume

Etapa 1: ajustes iniciais do ventilador

1. Selecionar o modo de ventilação assistida-controlada optando por "NÃO" nos suspiros do ventilador.
2. Ajustar o volume corrente inicial (V_C) em 8 mL/kg usando o peso corporal previsto do paciente (PCP).
   Homens: PCP = 50 + [2,3 × (altura em polegadas – 60)]
   Mulheres: PCP = 45,5 + 2,3 × (altura em polegadas – 60)]
3. Ajustar a frequência respiratória (FR) em 12-14 respirações.
4. Acrescentar pressão expiratória final positiva (PEEP) de 5-7 cmH_2O.
5. Ajustar a fração inspirada de O_2 (FiO_2) em 100%.

Etapa 2: redução de volume

1. Reduzir V_C em 1 mL/kg a cada 2 h até V_C = 6 mL/kg.
2. Quando V_C = 6 mL/kg, medir o platô de pressão expiratória final (Ppl).
3. Se Ppl > 30 cmH_2O, diminuir V_C em incrementos de 1 mL/kg até Ppl < 30 cmH_2O ou V_C = 4 mL/kg.

Etapa 3: ajustes para acidose respiratória

1. Medir os gases sanguíneos arteriais para evidência de acidose respiratória aguda. Se presente, proceder da maneira descrita a seguir.
2. Se o pH arterial for de 7,15-7,30, aumentar a FR até o pH > 7,30 ou FR = 35 rpm.
3. Se o pH arterial < 7,15, aumentar a FR para 35 rpm. Se o pH ainda < 7,15, aumentar V_C em incrementos de 1 mL até atingir um pH > 7,15.

Etapa 4: obtenção de uma FIO_2 não tóxica

1. Diminuir a FIO_2 em incrementos de 10-20% até que a FIO_2 < 60% ou a SaO_2 = 80% (pela oximetria de pulso).
2. Se a FIO_2 permanecer > 60%, adicionar PEEP em incrementos de 2-3 cmH_2O até que a FiO_2 < 60% e a $SaO_2 \geq$ 88%.

Adaptada do protocolo para ventilação com baixo volume em SARA (ver Tabela 16.3).

3. O uso de pressão expiratória final positiva de baixo nível (PEEP) é uma prática-padrão durante a ventilação com baixo volume e visa contrabalançar a tendência das pequenas vias aéreas a colapsarem ao final da expiração, quando os volumes de inflação são reduzidos.[6]
4. O platô de pressão expiratória final (descrito mais adiante neste capítulo), que é a pressão de recolhimento elástico dos pulmões e do tórax, é mantido abaixo de 30 cmH_2O, porque um grande estudo clínico mostrou

que essa condição foi associada com melhores desfechos durante ventilação com baixos volumes.[7]
5. É permitido que o CO_2 se eleve durante a ventilação com baixo volume (uma condição conhecida como *hipercapnia permissiva*), mas não se deve deixar o pH arterial cair abaixo de 7,15.
6. Para reduzir o risco de toxicidade pulmonar pelo oxigênio, a FIO_2 deve ser mantida abaixo de 60% em todos os pacientes que respiram oxigênio suplementar por mais de 48 horas. PEEP adicional pode ser usada para atingir esse objetivo, se necessário. (As ações da PEEP para melhorar a oxigenação arterial são descritas no Capítulo 19.)

MONITORIZAÇÃO DA MECÂNICA PULMONAR

Propriedades mecânicas dos pulmões

1. As propriedades mecânicas dos pulmões incluem a resistência ao fluxo nas vias aéreas e a força elástica de recuo do parênquima pulmonar.
2. O recolhimento elástico dos pulmões é medido como a *complacência*, que é uma medida da distensibilidade dos pulmões (i. e., uma redução na complacência pulmonar indica uma redução na distensibilidade dos pulmões).

Pressões das vias aéreas proximais

As pressões nas vias aéreas proximais mostradas na Figura 18.3 podem ser usadas para avaliar as propriedades mecânicas dos pulmões durante a ventilação mecânica.[8,9]

Pressão de pico

A pressão de pico ao final da inspiração (P_{pico}) varia na mesma direção das alterações na resistência das vias aéreas e em direção oposta às alterações na complacência pulmonar (ver Tabela 18.2).

Pressão nas vias aéreas proximais

← Pressão de pico

← Platô de pressão

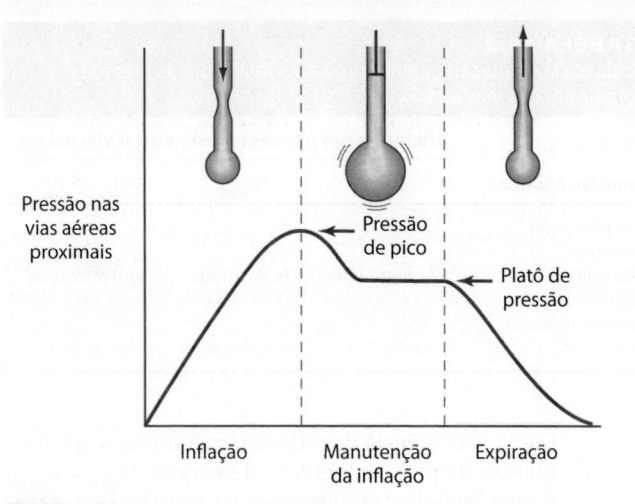

Inflação | Manutenção da inflação | Expiração

FIGURA 18.3
Perfil de pressão das vias aéreas durante uma manobra de sustentação da inflação.

a) Quando o volume de inflação é constante, um aumento na P_{pico} indica um aumento na resistência das vias aéreas, uma redução da complacência pulmonar ou ambos.

Platô de pressão

Se o volume de inflação for mantido nos pulmões pela oclusão da alça expiratória do tubo do ventilador, a pressão das vias aéreas proximais diminui inicialmente e depois atinge um nível constante (ver Figura 18.3). Essa pressão de sustentação da inflação é chamada de *platô de pressão*.

a) O platô de pressão ($P_{platô}$) varia na direção oposta das alterações da complacência pulmonar; isto é, um aumento na $P_{platô}$ indica uma redução na complacência pulmonar.
b) Como a $P_{platô}$ é obtida na ausência de fluxo de ar, ela não pode ser influenciada por alterações na resistência das vias aéreas (ver Tabela 18.2).

TABELA 18.2
Influência da mecânica pulmonar anormal sobre as pressões proximais das vias aéreas

Condição anormal	Alterações nas pressões proximais das vias aéreas		
	P_{pico}	$P_{platô}$	$(P_{pico} - P_{platô})$
Complacência pulmonar reduzida	Aumentada	Aumentada	Sem alteração
Resistência das vias aéreas aumentada	Aumentada	Sem alteração	Aumentada

c) Como a resistência das vias aéreas influencia apenas a pressão de pico, a diferença de pressão $(P_{pico} - P_{platô})$ é uma medida das alterações na resistência das vias aéreas (ver Tabela 18.2).

Resumo

a) Alterações na complacência pulmonar são detectadas por alterações na $P_{platô}$.
b) Alterações na resistência das vias aéreas são detectadas por alterações na $(P_{pico} - P_{platô})$.

Advertência: como as pressões das vias aéreas são medidas em relação à pressão atmosférica, elas são *pressões transtorácicas* e são influenciadas por condições na parede torácica, bem como nos pulmões. Essa pode ser uma consideração importante para a avaliação da complacência; isto é, a contração dos músculos da parede torácica pode reduzir a complacência da parede torácica, o que pode ser interpretado erroneamente como uma redução na complacência pulmonar. Assim, o termo *complacência torácica* é uma descrição mais acurada desse parâmetro.

Aplicações práticas

A seguir, são apresentadas duas situações nas quais a interpretação das pressões das vias aéreas proximais pode ser útil.

Avaliação de beira de leito da angústia respiratória

O fluxograma na Figura 18.4 demonstra como as pressões das vias aéreas proximais podem ser usadas para avaliar um paciente dependente do ventilador que desenvolve uma deterioração respiratória súbita.

a) Se a pressão de pico estiver aumentada mas o platô de pressão estiver inalterado, o problema é um aumento na resistência das vias aéreas. Nessa situação,

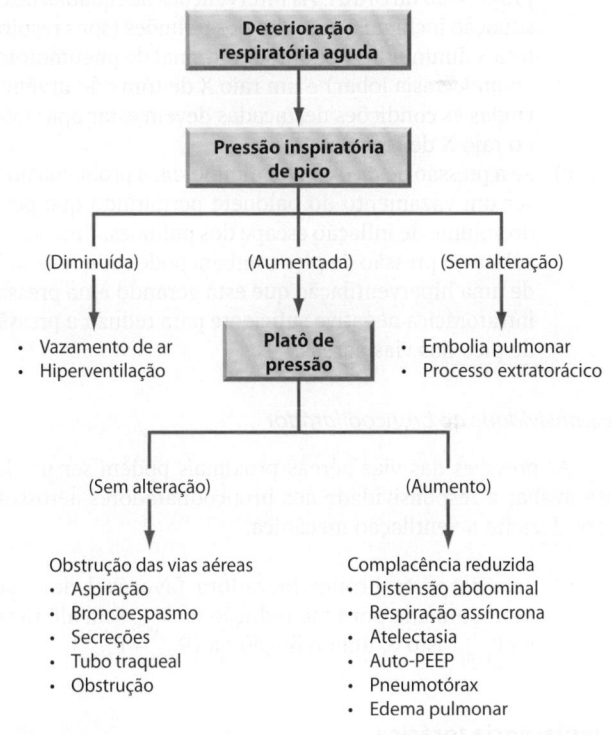

```
                    Deterioração
                  respiratória aguda
                          │
                          ▼
                  Pressão inspiratória
                       de pico
          ┌───────────────┼───────────────┐
     (Diminuída)      (Aumentada)     (Sem alteração)
          │               │               │
          ▼               ▼               ▼
   • Vazamento de ar   Platô de      • Embolia pulmonar
   • Hiperventilação   pressão       • Processo extratorácico
                          │
                  ┌───────┴───────┐
             (Sem alteração)   (Aumento)
```

Obstrução das vias aéreas
- Aspiração
- Broncoespasmo
- Secreções
- Tubo traqueal
- Obstrução

Complacência reduzida
- Distensão abdominal
- Respiração assíncrona
- Atelectasia
- Auto-PEEP
- Pneumotórax
- Edema pulmonar

FIGURA 18.4
Fluxograma mostrando como as pressões de pico e de platô podem ser usadas para identificar a(s) provável(is) causa(s) dos problemas respiratórios agudos.

as principais preocupações são a obstrução do tubo traqueal, a obstrução das vias aéreas por secreção e broncoespasmo agudo. Portanto, intervenções imediatas devem incluir a aspiração das vias aéreas para eliminar secreções e um tratamento com broncodilatadores aerossolizados.

b) Se as pressões de pico e de platô estiverem, ambas, aumentadas, o problema é uma redução na complacência pulmonar. Nessa situação, as principais preocupações com relação aos pulmões são pneumotórax, atelectasia lobar, edema pulmonar agudo, piora da pneumonia e progressão da SARA. As intervenções adequadas nessa situação incluem a ausculta dos pulmões (sons respiratórios diminuídos podem ser um sinal de pneumotórax ou atelectasia lobar) e um raio X de tórax de urgência (todas as condições destacadas devem estar aparentes no raio X de tórax).

c) Se a pressão de pico estiver diminuída, o problema pode ser um vazamento do balonete permitindo que parte do volume de inflação escape dos pulmões. Uma queda súbita na pressão de pico também pode ser o resultado de uma hiperventilação que está gerando uma pressão intratorácica negativa suficiente para reduzir a pressão de pico das vias aéreas.

Responsividade ao broncodilatador

As pressões das vias aéreas proximais podem ser usadas para avaliar a responsividade aos broncodilatadores aerossolizados durante a ventilação mecânica.

a) Uma resposta broncodilatadora favorável deve ser acompanhada por uma redução na P_{pico} sem alteração na $P_{platô}$; isto é, uma redução na $(P_{pico} - P_{platô})$.

Complacência torácica

A complacência dos pulmões e da parede torácica (complacência torácica) pode ser determinada como a razao entre o volume corrente (V_C) e a pressão de recuo elástico medida no final da inspiração (i. e., $P_{platô}$).

$$C_{est} = V_C / P_{platô} \qquad (18.1)$$

Como o platô de pressão é medido na ausência de fluxo de ar, a complacência resultante é chamada de complacência "estática" (C_{est}).

Faixa de valores esperada

Em um paciente intubado sem doença pulmonar (p. ex., uma *overdose* de drogas), um volume corrente (V_C) de 500 mL deve estar associado com um platô de pressão de não mais do que 10 cmH_2O. A complacência torácica nessa situação é: 500 mL/10 cmH_2O = 50 mL/cmH_2O.

a) A complacência torácica normalmente é de 50 a 80 mL/cmH_2O.[8]
b) Em pacientes com pulmões rígidos devido a doença pulmonar infiltrativa grave, a complacência pulmonar é reduzida para 10 a 20 mL/cmH_2O.[10]

Resistência inspiratória

A diferença de pressão ($P_{pico} - P_{platô}$) é o gradiente de pressão necessário para superar a resistência ao fluxo de ar durante a inflação pulmonar. Portanto, a resistência ao fluxo durante a inspiração (R_{insp}) pode ser determinada usando-se a ($P_{pico} - P_{platô}$) e a taxa de fluxo inspiratório (T_{insp}) gerada pelo ventilador.

$$R_{insp} = (P_{pico} - P_{platô}) / T_{insp} \qquad (18.2)$$

A R_{insp} é uma medida da soma das resistências no tubo conector, no tubo endotraqueal e nas vias aéreas e com frequência é chamada de *resistência inspiratória total*.

Faixa de valores esperados

Nos pacientes dependentes do ventilador que não têm doença cardiopulmonar, as seguintes medidas são típicas: taxa de fluxo inspiratório = 60 L/min (1 L/s), pressão de pico = 20 cmH$_2$O, platô de pressão = 10 cmH$_2$O. A R$_{insp}$ resultante é (20-10) / 1 = 10 cmH$_2$O/L/s.

a) A resistência inspiratória total é, normalmente, 10 a 15 cmH$_2$O/L/s.
b) A resistência mínima ao fluxo em tubos endotraqueais de grande calibre é de 3 a 7 cmH$_2$O/L/seg,[11] portanto os elementos resistentes não pulmonares podem ser responsáveis por uma porção considerável da resistência inspiratória total. Essa é uma desvantagem importante da medida da resistência inspiratória.

REFERÊNCIAS

1. Pinsky MR. Cardiovascular issues in respiratory care. Chest 2005; 128:592S-597S.
2. Ornato JP, Shipley JB, Racht EM, et al. Multicenter study of a portable, hand-size, colorimetric end-tidal carbon dioxide detection device. Ann Emerg Med 1992; 21:518-523.
3. Mizutani AR, Ozake G, Benumoff JL, et al. Auscultation cannot distinguish esophageal from tracheal passage of tube. J Clin Monit 1991; 7:232-236.
4. Goodman LR, Putman CE. Critical Care Imaging. 3rd ed, Philadelphia: WB Saunders, 1992:35-56.
5. Dreyfuss D, Saumon G. Ventilator-induced lung injury. Am J Respir Crit Care Med 1998; 157:294-323.
6. Fan E, Needham DM, Stewart TE. Ventilator management of acute lung injury and acute respiratory distress syndrome. JAMA 2005; 294:2889-2896.
7. The Acute Respiratory Distress Syndrome Network. Ventilation with lower tidal volumes as compared with traditional tidal volumes for acute lung injury and the acute respiratory distress syndrome. N Engl J Med 2000; 342:1301-1308.
8. Tobin MJ. Respiratory monitoring. JAMA 1990; 264:244-251.
9. Marini JJ. Lung mechanics determinations at the bedside: instrumentation and clinical application. Respir Care 1990; 35:669-696.
10. Katz JA, Zinn SE, Ozanne GM, Fairley BB. Pulmonary, chest wall, and lung-thorax elastances in acute respiratory failure. Chest 1981; 80:304-311.
11. Marini JJ. Strategies to minimize breathing effort during mechanical ventilation. Crit Care Clin 1990; 6:635-662.

Capítulo 19

MODOS DE VENTILAÇÃO COM PRESSÃO POSITIVA

A pressão positiva nas vias aéreas pode ser usada para inflar os pulmões, impedir os pulmões de desinsuflar, fornecer suporte ventilatório completo ou auxiliar a respiração espontânea. Este capítulo apresenta essas diferentes formas de ventilação com pressão positiva.

VENTILAÇÃO MECÂNICA

A base da ventilação com pressão positiva é a inflação pulmonar com pressão positiva (i. e., a *ventilação mecânica*) como a que é mostrada na Figura 19.1. Essas inflações pulmonares podem ser cicladas por volume (nas quais a inflação continua até um volume pré-ajustado), cicladas por pressão (nas quais a inflação continua até uma pressão predeterminada) ou ciclada por tempo (nas quais a inflação continua por um período predeterminado). A descrição a seguir diz respeito à ventilação ciclada por volume, que é o método mais comum de ventilação com pressão positiva.

Características básicas

Os componentes de uma ventilação mecânica são descritos a seguir usando-se os números correspondentes da Figura 19.1.

Início da ventilação

A porção inicial do traçado tem uma deflexão com pressão negativa, que representa um esforço inspiratório espontâneo pelo paciente. Se a pressão negativa atinge um limiar (que geralmente é estabelecido 2 cmH$_2$O abaixo da pressão basal),

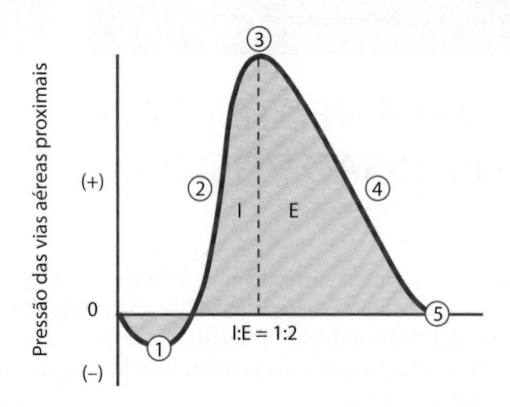

FIGURA 19.1
Alterações na pressão das vias aéreas durante uma ventilação mecânica. Os componentes da ventilação são marcados pelos números em círculos (ver texto para explicação).

uma válvula ativada por pressão no ventilador se abre e o ventilador fornece uma respiração. Pacientes que são capazes de iniciar ou deflagrar as ventilações mecânicas serão ventilados na sua própria frequência.

Inflação pulmonar

Os pulmões em geral são inflados a uma velocidade de fluxo constante, que produz uma elevação também constante na pressão das vias aéreas e no volume pulmonar. As velocidades de fluxo inspiratório geralmente são ajustadas em 60 L/min (1 L/s), o que garante uma inflação rápida do pulmão (i. e., um volume de inflação típico de 500 mL será fornecido em menos de um segundo) e permite tempo suficiente para o esvaziamento pulmonar.

Pressão de pico das vias aéreas

A pressão de pico ao final da inflação pulmonar é determinada por três fatores: o volume de inflação, a resistência ao fluxo nas vias aéreas e nos tubos do ventilador e a complacência (distensibilidade) pulmonar e torácica. Essa pressão pode ser usada para avaliar as propriedades mecânicas dos pulmões, como descrito no Capítulo 18.

Expiração

A expiração é um processo passivo (pelo menos durante uma respiração calma) e é estimulada pela pressão de recolhimento elástico dos pulmões. A expiração é mais rápida em pacientes com pulmões não complacentes (p. ex., SARA) e mais lenta em pacientes com doença obstrutiva das vias aéreas (p. ex., asma). O tempo permitido para a expiração deve ser pelo menos duas vezes o tempo de inflação pulmonar, o que é expresso como uma razão I:E de 1:2, como mostrado na Figura 19.1.

Pressão expiratória final

Em circunstâncias normais, os pulmões esvaziam o volume corrente antes do início da próxima respiração, de modo que a pressão nas vias aéreas e nos espaços aéreos distais retorna a zero (pressão atmosférica) ao final da expiração. Assim, a pressão positiva pode ser aplicada às vias aéreas ao final da expiração, como descrito mais adiante neste capítulo.

PADRÕES COMUNS DE VENTILAÇÃO

Esta seção descreve dois métodos comuns de fornecer ventilações mecânicas: *ventilação assistida-controlada* e *ventilação mandatória intermitente*.

Ventilação assistida-controlada

A ventilação assistida-controlada (VAC) é o método tradicional de fornecer inflações pulmonares com pressão positiva. Como o nome implica, esse método permite que o paciente deflagre as ventilações mecânicas (ventilação assistida), mas também pode fornecer ventilações mecânicas para pacientes que não forem capazes de fazê-lo (ventilação controlada).

Padrão ventilatório

O painel superior da Figura 19.2 mostra duas ventilações mecânicas fornecidas durante a VAC. A primeira é uma respiração deflagrada ou iniciada pelo paciente, similar à da Figura 19.1. A segunda, por sua vez, não é precedida por um esforço respiratório e não é iniciada pelo paciente. Portanto, a primeira respiração é um exemplo de *ventilação assistida*, enquanto a segunda é um exemplo de *ventilação controlada*.

Frequência da ventilação

Durante a ventilação assistida (deflagrada), a frequência respiratória intrínseca do paciente determina o número de respirações fornecidas a cada minuto pelo ventilador. Já durante a ventilação controlada (não deflagrada), o número de respirações fornecidas a cada minuto é selecionado no painel de controle do ventilador. A frequência geralmente é ajustada em 10 a 12 respirações por minuto.

Respiração rápida

Uma ventilação mecânica é fornecida para cada esforço inspiratório durante a ventilação assistida, e isso pode gerar problemas nos pacientes que estão respirando rapidamente; isto é, o menor tempo para expirar durante a respiração rápida pode comprometer a capacidade de expirar completamente o volume corrente. O esvaziamento incompleto dos pulmões leva a retenção de ar e hiperinflação progressiva e pode culminar em ruptura alveolar com pneumotórax e pneumomediastino. As seguintes medidas irão reduzir o risco de retenção de ar:

a) Usar baixos volumes correntes (6 mL/kg) em vez de volumes correntes tradicionais (12 mL/kg).
b) Aumentar a velocidade de fluxo inspiratório: isso prolonga a expiração e permite mais tempo para expirar o volume corrente.
c) A sedação é aconselhada, mas pode não ser eficaz para respirações em desaceleração. A paralisia neuromuscular pode ser necessária em pacientes em angústia respiratória, mas isso deve ser usado apenas como uma medida de curto prazo.

d) Trocar para um modo de ventilação que permita a respiração espontânea (p. ex., ventilação mandatória intermitente, CPAP). Isso ajuda porque a respiração rápida em geral é acompanhada de volumes correntes reduzidos (exceto em estados de ansiedade), que completam os tempos de expiração mais curtos.

Ventilação mandatória intermitente

A ventilação mandatória intermitente (VMI) permite que o paciente respire de forma espontânea no intervalo entre as ventilações mecânicas. Esse modo é mais adequado do que a ventilação assistida (deflagrada) para pacientes que estão respirando rapidamente, porque apenas uma fração dos esforços respiratórios do paciente irá deflagrar uma ventilação mecânica.

Padrão ventilatório

O padrão da respiração durante a VMI é apresentado no painel inferior da Figura 19.2. A primeira respiração (linha

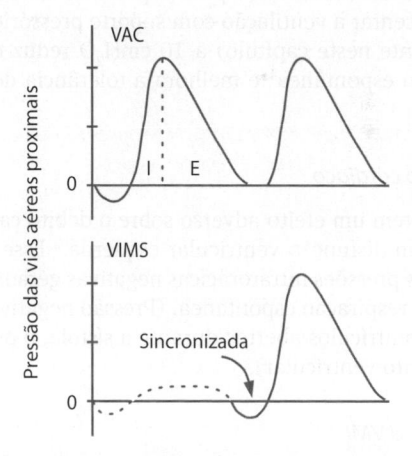

FIGURA 19.2
Padrões ventilatórios durante ventilação assistida – controlada (VAC) e ventilação intermitente mandatória sincronizada (VIMS). A linha tracejada no painel de VIMS representa uma ventilação espontânea.

pontilhada) é espontânea e a segunda, uma inflação pulmonar com pressão positiva que é sincronizada com o próprio padrão respiratório do paciente (daí o termo VMI sincronizada). A VMI, portanto, combina a respiração espontânea com períodos de ventilação assistida-controlada.

Frequência da VMI

O número de inflações pulmonares com pressão positiva durante a VMI é selecionado no painel de controle do ventilador. Essa frequência em geral é ajustada em 1 a 12 rpm inicialmente, podendo ser ajustada para cima ou para baixo de acordo com a respiração espontânea do paciente (menos ventilações são necessárias à medida que as respirações espontâneas do paciente se aproximam dos níveis normais ou pré-mórbidos).

Respiração espontânea

O trabalho respiratório é aumentado durante o período de respiração espontânea (devido à elevada resistência imposta pelos tubos traqueais e pelos tubos do ventilador), o que com frequência causa desconforto para o paciente durante a VMI. Assim, acrescentar a ventilação com suporte pressórico (descrita mais adiante neste capítulo) a 10 cmH$_2$O reduz o trabalho da respiração espontânea[1] e melhora a tolerância do paciente à VMI.

Desempenho cardíaco

A VMI tem um efeito adverso sobre o débito cardíaco em pacientes com disfunção ventricular esquerda.[2] Esse efeito é o resultado das pressões intratorácicas negativas geradas durante o período de respiração espontânea. (Pressão negativa no tórax mantém os ventrículos abertos durante a sístole, o que impede o esvaziamento ventricular).

Quando usar a VMI

A VMI é usada em especial em pacientes que estão respirando rapidamente e estão em risco de ter retenção de ar durante a VAC. A VMI *não* deve ser usada para desmamar os pacientes da ventilação mecânica, como explicado no Capítulo 21.

VENTILAÇÃO MODULADA POR PRESSÃO

Ventilação controlada por pressão

1. A ventilação controlada por pressão (VCP) usa uma pressão constante, pré-selecionada, para inflar os pulmões.
2. O padrão ventilatório durante a VCP é mostrado no painel superior da Figura 19.3. É importante observar a ausência de um esforço inspiratório (i. e., uma deflexão

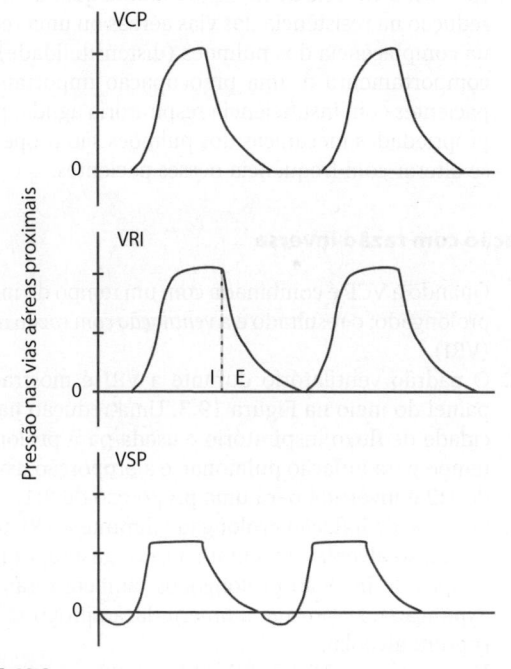

FIGURA 19.3
Padrões ventilatórios durante a ventilação controlada por pressão (VCP), a ventilação com razão inversa (VRI) e a ventilação com suporte pressórico (VSP).

negativa da pressão) no começo das ventilações mecânicas. Isso realça o fato de que a ventilação durante a VCP é completamente controlada pelo ventilador, sem interação com o paciente (de modo similar à ventilação controlada na VAC).
3. Acredita-se que a vantagem da VCP sobre a VAC seja um menor risco de lesão pulmonar induzida pelo ventilador (descrita no Capítulo 16) devido à pressão nas vias aéreas inferiores. Contudo, isso não foi comprovado.
4. No entanto, há uma desvantagem importante na VCP: *o volume de inflação varia com as alterações nas propriedades mecânicas dos pulmões*, como demonstrado na Figura 18.1. Assim, se a pressão de inflação é constante ($p = k$), o volume de inflação diminui quando há uma redução na resistência das vias aéreas ou uma redução na complacência dos pulmões (distensibilidade). Esse comportamento é uma preocupação importante em pacientes com insuficiência respiratória aguda, pois as propriedades mecânicas dos pulmões são propensas a se alterar com frequência nesses pacientes.

Ventilação com razão inversa

1. Quando a VCP é combinada com um tempo de inflação prolongado, o resultado é a *ventilação com razão inversa* (VRI).[3]
2. O padrão ventilatório durante a VRI é mostrado no painel do meio na Figura 19.3. Uma redução na velocidade de fluxo inspiratório é usada para prolongar o tempo para inflação pulmonar, e a proporção usual I:E de 1:2 é invertida para uma proporção de 2:1.
3. O tempo de inflação prolongado durante a VRI impede o colapso alveolar e melhora a troca gasosa. Contudo, tempos de inflação prolongados também retardam a expiração e favorecem a hiperinflação progressiva e a ruptura alveolar.
4. No momento, a VRI é indicada somente para pacientes com SARA que têm hipoxemia refratária ou hipercapnia durante a VAC.[4]

Ventilação com suporte pressórico

1. A ventilação com suporte pressórico (VSP) é um método para aumentar o volume corrente durante a respiração espontânea.[5]
2. O padrão ventilatório durante a VSP é mostrado no painel inferior da Figura 19.3. O gás inalado é fornecido em uma pressão constante (geralmente 5 a 10 cmH_2O), que é obtida pelo ajuste da velocidade de fluxo inspiratório conforme necessário. O período de inflação é terminado quando a velocidade de fluxo inspiratório cai abaixo de 25% do fluxo inspiratório de pico.
3. A VSP é usada mais frequentemente durante o desmame da ventilação mecânica. O objetivo da VSP nessa situação não é aumentar o volume corrente, mas fornecer pressão suficiente (5 a 10 cmH_2O) para superar a resistência ao fluxo nos tubos traqueais e nos tubos do ventilador.

PRESSÃO EXPIRATÓRIA FINAL POSITIVA

Características básicas

1. Em condições nas quais os pulmões são rígidos ou não complacentes (p. ex., SARA), há uma tendência ao colapso dos espaços aéreos distais ao final da expiração, em particular durante a ventilação com baixo volume. Para contrabalançar essa tendência, não se deve permitir que a pressão nos espaços aéreos distais retorne a zero (pressão atmosférica) ao final da expiração. A *pressão expiratória final positiva* (PEEP) resultante age como um *stent* para manter os espaços aéreos distais abertos ao final da expiração.
2. A PEEP é criada com a colocação de uma válvula de alívio de pressão na alça expiratória do circuito do ventilador. A expiração prossegue até que a pressão das vias aéreas atinja a pressão da válvula. O fluxo de ar cessa nesse ponto e a pressão das vias aéreas permanece constante (na pressão da válvula) até o início da próxima inflação pulmonar.

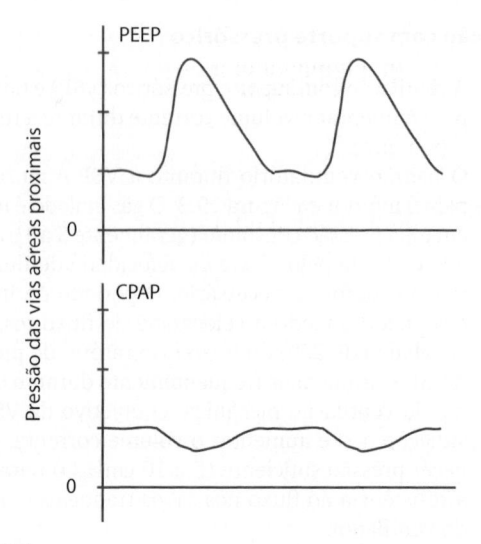

FIGURA 19.4
O painel superior mostra inflações pulmonares com pressão positiva com pressão expiratória final positiva (PEEP) e o painel inferior mostra respiração espontânea com pressão positiva contínua nas vias aéreas (CPAP).

3. O padrão de pressão das vias aéreas produzido pela PEEP é mostrado no painel superior da Figura 19.4. Observe que toda a onda de pressão é deslocada para cima. As implicações desse deslocamento são as seguintes:
   a) O aumento na pressão de pico das vias aéreas aumenta o risco de barotrauma (i. e., pneumotórax).
   b) O aumento na pressão média das vias aéreas (intratorácica) pode retardar o retorno venoso para o lado direito do coração.
   c) Quando as pressões das vias aéreas são usadas para avaliar a mecânica pulmonar (ver Figura 18.4), a quantidade de PEEP deve ser subtraída das pressões.

PEEP = 0 cmH$_2$O   PEEP = 19 cmH$_2$O

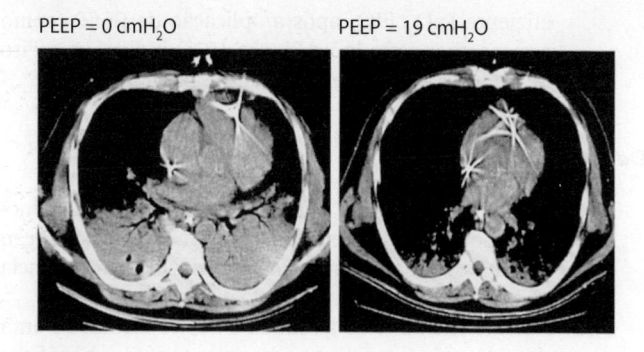

FIGURA 19.5
Imagem de tomografia computadorizada (TC) de um paciente com SARA mostrando aeração de regiões pulmonares com atelectasia (recrutamento) em resposta a PEEP. Imagens da referência 6.

Recrutamento pulmonar

1. O principal benefício da PEEP é manter os espaços aéreos distais abertos, como mostrado na Figura 19.5.[6] O aumento no pulmão aerado é o *recrutamento pulmonar*, que melhora a troca gasosa pulmonar.
2. O efeito benéfico da PEEP sobre o recrutamento pulmonar ocorre apenas em áreas de atelectasia que contêm bolsas de ar (chamadas de pulmão recrutável). Quando os pulmões contêm áreas de atelectasia que não contêm ar (pulmão não recrutável), a PEEP é distribuída principalmente para regiões com pulmão normal, resultando em hiperdistensão e ruptura dos alvéolos.[7] As imagens de tomografia computadorizada (TC) dos pulmões podem identificar as áreas pulmonares recrutáveis e as não recrutáveis.[7]
3. O coeficiente PaO$_2$/FIO$_2$ (uma medida da troca alvéolo-capilar de oxigênio) pode ser usado para monitorizar os efeitos da PEEP sobre o recrutamento pulmonar. A SARA é caracterizada por um coeficiente PaO$_2$/FIO$_2$ abaixo de 200 (ver Tabela 16.2). Um aumento no co-

eficiente PaO$_2$/FIO$_2$ após a aplicação de PEEP (como a resposta mostrada na Figura 19.6) indica um efeito favorável sobre o recrutamento pulmonar.

Desempenho cardíaco

1. A PEEP pode reduzir o débito cardíaco por vários mecanismos, incluindo redução do retorno venoso, redução da distensibilidade ventricular e aumento da impedância ao fluxo de saída do ventrículo direito.[8,9]
2. A tendência da PEEP a reduzir o débito cardíaco é uma consideração importante, visto que os efeitos benéficos da PEEP sobre as trocas gasosas podem ser eliminados por uma redução concomitante no débito cardíaco. Isso é demonstrado pela equação para a oferta sistêmica de oxigênio (DO$_2$):

$$DO_2 = Q \times 1,3 \times Hb \times SaO_2 \qquad (19.1)$$

    Assim, a PEEP pode melhorar a oxigenação arterial (SaO$_2$), mas, se houver redução proporcional no débito cardíaco (Q), a oferta sistêmica de oxigênio irá permanecer inalterada.
3. Um exemplo de como a PEEP pode melhorar a troca gasosa mas reduzir simultaneamente o débito cardíaco é ilustrado na Figura 19.6.[10] Nesse estudo de pacientes com SARA, a PEEP incremental foi acompanhada de um aumento constante no coeficiente PaO$_2$/FIO$_2$ e um declínio constante no débito cardíaco. Isso demonstra como os efeitos da PEEP sobre as trocas gasosas podem ser enganadores se o débito cardíaco não for monitorizado.

Usos clínicos

O uso de PEEP deve ser reservado para as seguintes situações:

1. Em pacientes com SARA que requerem níveis tóxicos de oxigênio inalado (i. e., FIO$_2 \geq 60\%$) para manter

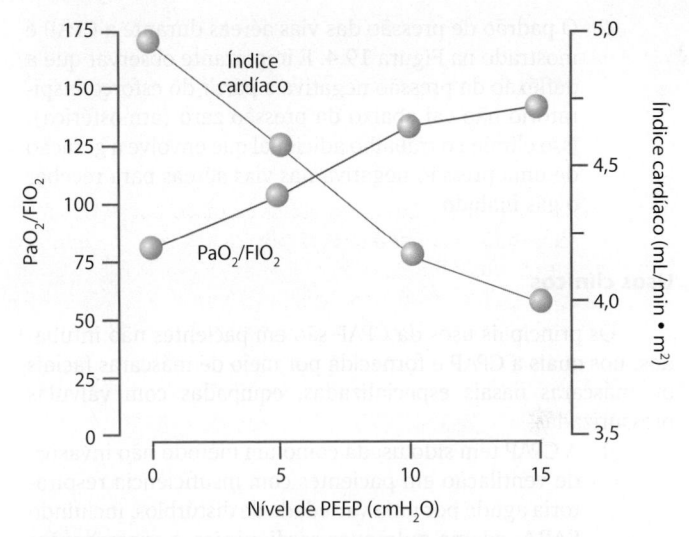

FIGURA 19.6
Efeitos opostos da pressão expiratória final positiva (PEEP) sobre as trocas gasosas pulmonares (PaO_2/FIO_2) e o débito cardíaco em pacientes com SARA.
Fonte: referência 10.

oxigenação arterial adequada (i. e., $SaO_2 \geq 88\%$ a 90%), recrutamento pulmonar induzido pela PEEP irá aumentar o coeficiente PaO_2/FIO_2 e permitir uma redução na FIO_2 para níveis menos tóxicos ou não tóxicos.

2. Durante a ventilação com baixo volume (ver Tabelas 16.3 e 18.1), PEEP de baixo nível (5 a 7 cmH_2O) é usada de rotina para prevenir o fechamento e a abertura repetidos das vias aéreas distais, o que é considerado uma fonte de lesão pulmonar.[11]

PRESSÃO POSITIVA CONTÍNUA DAS VIAS AÉREAS

Características básicas

1. A respiração espontânea a partir de uma pressão positiva basal pré-selecionada é chamada de *pressão positiva contínua das vias aéreas* (CPAP).

2. O padrão de pressão das vias aéreas durante a CPAP é mostrado na Figura 19.4. É importante observar que a deflexão da pressão negativa a partir do esforço inspiratório não cai abaixo da pressão zero (atmosférica). Isso elimina o trabalho adicional que envolve a geração de uma pressão negativa nas vias aéreas para receber o gás inalado.

Usos clínicos

Os principais usos da CPAP são em pacientes não intubados, nos quais a CPAP é fornecida por meio de máscaras faciais ou máscaras nasais especializadas, equipadas com válvulas pressurizadas.
1. A CPAP tem sido usada como um método não invasivo de ventilação em pacientes com insuficiência respiratória aguda por uma variedade de distúrbios, incluindo SARA, edema pulmonar cardiogênico e exacerbações agudas de DPOC.[12-14]
2. Em pacientes com edema pulmonar cardiogênico, a CPAP pode ser particularmente vantajosa devido às ações de pressão intratorácica positiva para melhorar o esvaziamento ventricular. (Os efeitos cardíacos da pressão intratorácica positiva são descritos no Capítulo 18.)
3. Em pacientes com apneia obstrutiva do sono, a CPAP é usada para prevenir o colapso da orofaringe durante os esforços respiratórios com pressão negativa.[15]

REFERÊNCIAS

1. Leung P, Iubran A, Tobin MJ. Comparison of assisted ventilator modes on triggering, patients' effort, and dyspnea. Am J Respir Crit Care Med 1997; 155:1940-1948.
2. Mathru M, Rao TL, E-Etr AA, Pifarre R. Hemodynamic responses to changes in ventilatory patterns in patients with nortory patterns in patients with normal and poor left ventricular reserve. Crit Care Med 1982; 10:423-426.
3. Malarkkan N, Snook NJ, Lumb AB. New aspects of ventilation in acute lung injury. Anesthesia 2003; 58:647-667.

4. Wang SH, Wei TS. The outcome of early pressure-controlled inverse ratio ventilation on patients with severe acute respiratory distress syndrome in surgical intensive care unit. Am J Surg 2002; 183:151-155.
5. Hess DR. Ventilator waveforms and the physiology of pressure support ventilation. Respir Care 2005; 50:166-186.
6. Barbas CSV, Lung recruitment maneuvers in acute respiratory distress syndrome and facilitating resolution, Crit Care Med 2003; 31(Suppl):S265-S271.
7. Gattinoni L, Cairon M, Cressoni M, et al. Lung recruitment in patients with the acute respiratory distress syndrome. N Engl J Med 2006; 354:1775-1786.
8. Schmitt J-M, Viellard-Baron A, Augarde R, et al. Positive end-expiratory pressure titration in acute respiratory distress syndrome patients: Impact on right ventricular outflow impedance evaluated by pulmonary artery Doppler flow velocity measurements. Crit Care Med 2001; 29:1154-1158.
9. Takata M, Robotharn JL. Ventricular external constraint by the lung and pericardium during positive end-expiratory pressure. Am Rev Respir Dis 1991; 43:872-875.
10. Gainnier M, Michelet P, Thirion X, et al. Prone position and positive end-expiratory pressure in acute respiratory distress syndrome. Crit Care Med 2003; 31:2719-2726.
11. Muscedere JG, Mullen JBM, Gan K, et al. Tidal ventilation at low airway pressures can augment lung injury. Am J Respir Crit Care Med 1994; 149:1327-1334.
12. Majid A, Hill NS. Noninvasive ventilation for acute respiratory failure. Curr Opin Crit Care 2005; 11(1):77-81.
13. Masip J, Roque M, Sanchez B, et al. Noninvasive ventilation in acute cardiogenic edema. JAMA 2005; 294:3124-3130.
14. de Lucas P, Tarancon C, Puente L, et al. Nasal continuous positive airway pressure in patients with COPD in acute respiratory failure. Chest 1993; 104:1694-1697.
15. Pack AI. Advances in sleep-disordered breathing. Am J Respir Crit Care Med 2006; 173(1):7-15.

Capítulo 20

PACIENTE DEPENDENTE DO VENTILADOR

Este capítulo descreve a prática e as preocupações comuns com relação a pacientes que requerem mais do que alguns dias de ventilação mecânica. O foco é em aspectos relacionados diretamente à ventilação mecânica. Temas menos específicos de pacientes dependentes do ventilador, como o suporte nutricional, são descritos em outros capítulos.

TUBOS ENDOTRAQUEAIS

A seguir, são apresentadas algumas preocupações comuns com os tubos endotraqueais.

Migração

1. Os tubos endotraqueais tendem a migrar (em qualquer direção) com o tempo. A migração proximal pode levar à lesão das cordas vocais pelo balonete inflado na porção distal do tubo, e a migração distal pode levar à intubação do brônquio principal direito (quem tem um curso reto a partir da carina).
2. A posição dos tubos endotraqueais deve ser monitorizada radiograficamente para prevenir complicações pela migração. Quando a cabeça está em posição neutra, a ponta do tubo endotraqueal deve estar 3 a 5 cm acima da carina, ou na metade da distância entre a carina e as cordas vocais. (A carina é o ponto no qual a traqueia se bifurca para formar os brônquios direito e esquerdo.)
    a) Se não for visível, a carina geralmente está localizada sobre o espaço entre a quarta e a quinta vértebras torácicas (T4-T5), e as cordas vocais estão situadas

sobre o espaço entre a quarta e a quinta vértebras cervicais (C4-C5).[1]

Sinusite paranasal

1. Os tubos nasotraqueais (e nasogástricos) podem obstruir o óstio que drena os seios paranasais, e isso predispõe a uma sinusite purulenta.[2] Essa complicação também tem sido relatada em casos de intubação orotraqueal[3] por motivos não esclarecidos.
2. O seio maxilar quase sempre está envolvido.[2]
3. A opacificação ou a presença de níveis de ar-fluido nos seios maxilar ou etmoidais sugere o diagnóstico de sinusite nosocomial, mas a confirmação requer a aspiração de material infectado do seio envolvido.[2]
4. A sinusite paranasal não é uma causa comum de febre na UTI, mas deve ser considerada em pacientes intubados que não têm outra causa aparente de febre (ver Capítulo 32).

Dano laríngeo

1. A lesão da laringe e das cordas vocais é uma preocupação importante com os tubos endotraqueais de longa permanência e é uma das principais razões para a transição de intubação endotraqueal (translaríngea) para traqueostomia.
2. Algum tipo de dano laríngeo (p. ex., ulceração, edema) em geral é evidente após 72 horas de intubação translaríngea.[4]
3. Felizmente, a maioria dos casos de lesão laríngea se resolve dentro de semanas após a extubação.[5]

TRAQUEOSTOMIA

Transição para traqueostomia

1. A traqueostomia oferece várias vantagens em relação à intubação endotraqueal, inclusive maior conforto para o paciente, maior limpeza efetiva das secreções,

resistência reduzida para a respiração e a capacidade de vocalizar e ingerir alimentos oralmente.
2. Não há consenso sobre o momento ideal para trocar de intubação endotraqueal para traqueostomia. Contudo, a seguinte recomendação é razoável:[6]
   a) *Após 5 a 7 dias de intubação endotraqueal, avaliar a probabilidade de extubação na semana seguinte: se a probabilidade for baixa, prosseguir para uma traqueostomia.*

Técnicas

1. A traqueostomia é realizada tradicionalmente como um procedimento cirúrgico aberto, mas técnicas percutâneas menos invasivas estão ganhando popularidade.
2. A traqueostomia percutânea é muito similar à técnica de Seldinger para a canulação de vasos sanguíneos (ver Figura 5.2). Uma agulha é usada para puncionar a traqueia (em um espaço entre os anéis traqueais), e um guia é passado pela agulha para dentro da traqueia. O tubo de traqueostomia então é avançado sobre o guia (após uma série de tubos dilatadores serem usados para aumentar o tamanho do estoma traqueal).
3. A traqueostomia de urgência em geral é realizada através de uma abertura na membrana cricotiroide, logo abaixo da laringe. Essa técnica, conhecida como *cricotiroidotomia*, tem uma elevada incidência de lesão laríngea e estenose subglótica, e os pacientes que sobrevivem após uma cricotiroidotomia devem ser submetidos a uma traqueostomia regular (cirúrgica ou percutânea) logo que estiverem estáveis.[6]

Complicações

1. Com a combinação de traqueostomia cirúrgica e percutânea, a taxa de mortalidade é menor do que 1%, e eventos adversos importantes ocorrem em 5 a 10% dos casos.[6] As complicações agudas de maior preocupação são sangramento e infecção.

2. Os resultados agrupados de vários estudos comparando traqueostomia cirúrgica e percutânea mostram menos sangramento e menos infecções com a técnica percutânea.[7] Contudo, os resultados de estudos individuais são conflitantes.
3. Estenose traqueal é uma complicação tardia que aparece nos primeiros seis meses após o tubo de traqueostomia ser removido. A maioria dos casos de estenose traqueal ocorre no local da traqueostomia e são causados por estreitamento traqueal após o fechamento do estoma. A incidência de estenose traqueal varia de 0 a 15%,[6] mas em geral os casos são sintomáticos.

LIMPEZA DAS SECREÇÕES

Secreções respiratórias

1. A mucosa do trato respiratório normalmente é coberta por uma manta protetora de secreções. Essa manta tem uma camada hidrofílica (hidrossolúvel) e uma hidrofóbica (não solúvel em água). A camada hidrofílica, que está virada para o lúmen das vias aéreas, é composta de uma rede de fibras mucoproteicas (chamadas filamentos de muco) mantidas juntas por pontes dissulfídicas. Essa rede capta partículas e detritos nas vias aéreas e é responsável pelas propriedades viscoelásticas do escarro.
2. Em circunstâncias normais, as secreções respiratórias são expelidas dos pulmões pela ação contínua dos cílios na superfície luminal das células mucosas nas vias aéreas. Esse processo é chamado de *limpeza mucociliar* e ajuda a limpar a poeira e os detritos das vias aéreas.
3. Uma abundância de matéria particulada irá aumentar a viscosidade das secreções respiratórias e impedir a limpeza mucociliar. Quando isso ocorre, a tosse é um meio adicional de limpar as secreções.
4. Esses mecanismos normais de limpar as secreções respiratórias são defeituosos em pacientes gravemente enfermos (p. ex., pacientes dependentes do ventilador). Portanto, outras medidas, como a aspiração traqueal, são usadas para limpar as secreções.

Injeções traqueais de solução salina

A solução isotônica de salina é injetada rotineiramente nas vias aéreas logo antes da aspiração traqueal, presumivelmente para facilitar a limpeza das secreções respiratórias. Essa prática é pouco recomendada pelas seguintes razões:

1. A camada hidrofóbica externa das secreções respiratórias é responsável pelas suas propriedades viscoelásticas. Essa camada não é hidrossolúvel, o que significa que a *solução salina não pode liquefazer ou reduzir a viscosidade das secreções respiratórias*. Adicionar solução salina às secreções respiratórias espessas é como entornar água sobre gordura.
2. A injeção de solução salina pelos tubos traqueais pode predispor às infecções respiratórias. Foi demonstrada a existência de biofilmes bacterianos na superfície interna dos tubos endotraqueais e dos tubos de traqueostomia,[8] e as injeções de solução salina podem deslocar esses biofilmes bacterianos. Estudos clínicos têm mostrado que a injeção de 5 mL de solução salina pode deslocar até 300 mil colônias de bactérias viáveis da superfície interna dos tubos endotraqueais,[9] e essas bactérias deslocadas podem se tornar um foco de infecção se atingirem as vias aéreas inferiores.

Terapia mucolítica

1. A *N*-acetilcisteína age sobre a região hidrofóbica das secreções respiratórias para quebrar as pontes dissulfídicas entre as cadeias de mucoproteínas. Com a ruptura dos elementos responsáveis pelas propriedades viscoelásticas das secreções respiratórias, a *N*-acetilcisteína (NAC) age como um *agente mucolítico* para liquefazer as secreções.[10]
2. A NAC pode ser usada para aliviar a obstrução das vias aéreas causada por secreções de difícil dissolução. O fármaco está disponível em uma preparação líquida (solução a 10 ou 20%) que pode ser dada com um aerossol ou injetada diretamente nas vias aéreas (Tabela 20.1).

TABELA 20.1
Terapia mucolítica com *N*-acetilcisteína (NAC)

Terapia aerossol	• Usar solução de NAC a 10%. • Misturar 2,5 mL de NAC com 2,5 mL de solução salina e colocar a mistura (5 mL) em um nebulizador para pequeno volume para fornecimento de aerossol. • *Atenção:* pode provocar broncoespasmo e não é recomendado em asmáticos.
Injeção traqueal	• Usar solução de NAC a 20%. • Misturar 2 mL de NAC com 2 mL de solução salina e injetar alíquotas de 2 mL na traqueia. • *Atenção:* pode promover broncorreia com o uso repetido.

A injeção direta nas vias aéreas é preferida, porque a NAC aerossolizada é irritante e pode provocar tosse e broncoespasmo (particularmente em asmáticos).

3. Se a injeção intratraqueal de NAC não aliviar a obstrução, é realizada uma broncoscopia, e o medicamento é aplicado diretamente no tampão mucoso. Após o alívio da obstrução, a NAC pode ser instilada 2 a 3 vezes ao dia, nos dias seguintes. O uso repetido não é recomendado, pois a solução do fármaco é hipertônica (mesmo com a adição da solução salina), podendo provocar broncorreia.

RUPTURA ALVEOLAR

A hiperdistensão com ruptura dos alvéolos é uma ocorrência comum durante a ventilação mecânica e é clinicamente aparente em até 25% dos pacientes que dependem do ventilador.[11]

Manifestações clínicas

O ar que escapa dos alvéolos rompidos pode produzir inúmeras manifestações clínicas.

1. O ar pode dissecar os planos teciduais nos pulmões e produzir *enfisema pulmonar intersticial*; além disso,

pode se mover para dentro do mediastino e produzir um pneumomediastino.
2. O ar que atinge o mediastino pode se mover para dentro do pescoço e produzir *enfisema subcutâneo* ou pode passar abaixo do diafragma e produzir *pneumoperitônio*.
3. Se a ruptura alveolar for próxima da superfície dos pulmões, o ar pode penetrar no espaço pleural e produzir um *pneumotórax*.
4. Cada uma dessas entidades pode ocorrer isolada ou em combinação com as outras.[11,12]

Pneumotórax

Evidência radiográfica de pneumotórax é relatada em 5 a 15% dos pacientes dependentes de ventilador.[11,12] Os fatores predisponentes incluem pressões e volumes de inflação elevados, PEEP intrínseca (descrita mais adiante neste capítulo) e lesão pulmonar difusa. O pneumotórax é prevalente em particular nos pacientes com pneumonia grave por *Pneumocystis jirovecii*.

Apresentação clínica

O pneumotórax em geral é silencioso, pelo menos inicialmente.

a) O sinal clínico mais confiável é o *enfisema subcutâneo*, aparente primeiro na parte superior do tórax e na base do pescoço.
b) O pneumotórax pode não estar acompanhado de redução dos sons respiratórios em pacientes dependentes do ventilador, visto que os sons transmitidos pelos tubos do ventilador podem ser confundidos com os sons respiratórios.
c) O acúmulo continuado de ar no espaço pleural eventualmente irá produzir um *pneumotórax hipertensivo*, que é caracterizado por um desvio no mediastino em direção ao hemitórax não envolvido com instabilidade hemodinâmica.

Detecção radiográfica

O aspecto radiográfico do pneumotórax é atípico em pacientes de UTI, pois estes em geral estão em posição supina, e *não se coleta ar pleural no ápice pulmonar em posição supina*.[12, 13]

a) O ar pleural pode ser coletado anteriormente ao pulmão em posição supina, e talvez não fique evidente no raio X portátil. Isso é demonstrado na Figura 20.1. Nesse caso (um pneumotórax traumático), o raio X de tórax não é revelador, mas a imagem de TC mostra um pneumotórax anterior no hemitórax esquerdo.
b) As coletas de ar basilar e subpulmonar também são características comuns do pneumotórax em posição supina.[13]

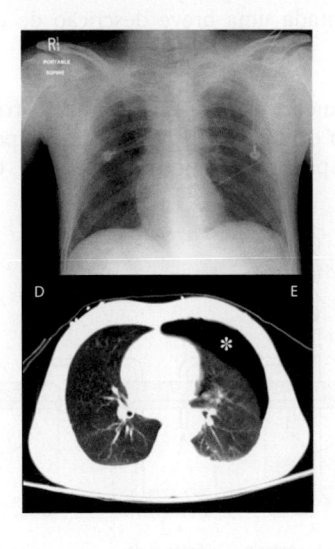

FIGURA 20.1
Um raio X portátil e imagem de tomografia computadorizada (TC) do tórax em um homem jovem com trauma fechado do tórax. Um pneumotórax anterior é evidente na imagem de TC (indicada pelo asterisco), mas não no raio X de tórax.

Drenagem pleural

A detecção de um pneumotórax em um paciente dependente de ventilador deve sempre indicar a inserção imediata de um dreno torácico para evacuar o ar pleural. Atrasos na drenagem pleural podem levar a um pneumotórax hipertensivo.

a) Quando o dreno torácico estiver inserido, o sistema de drenagem pleural descrito a seguir é usado para remoção continuada de ar do espaço pleural.

Sistema de drenagem pleural

Um sistema de câmara tripla como o que é mostrado na Figura 20.2 é usado para drenar tanto ar quanto fluido do espaço pleural.[14] Esse é o mesmo sistema usado pelo popular Pleur-Evac-Chest Drainage Systems (Teleflex Medical). A seguir, é apresentada uma breve descrição de como o sistema funciona.

1. A primeira câmara do sistema (o frasco de coleta) coleta o fluido do espaço pleural e permite que o ar passe para o próximo frasco da série. Como a entrada

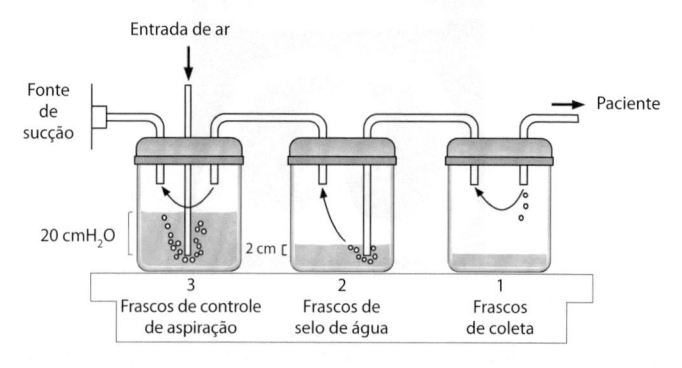

FIGURA 20.2
Um sistema de drenagem de câmara tripla para evacuar ar e fluido do espaço pleural.

dessa câmara não está em contato direto com o fluido, o líquido pleural pode acumular-se no frasco sem impor uma pressão retrógrada sobre o espaço pleural.
2. O segundo frasco (frasco com selo d'água) age como uma válvula unidirecional que permite que o ar passe para o próximo frasco (longe do espaço pleural), mas impede que ele se mova na direção oposta (em direção ao espaço pleural). Essa válvula unidirecional é criada ao submergir-se o tubo de entrada em água. Isso cria um "selo d'água" que impede que o ar entre no espaço pleural.
    a) O ar que é evacuado do espaço pleural irá passar pela água no segundo frasco, criando bolhas. Portanto, a presença de bolhas na câmara com selo de água é evidência de vazamento continuado de ar do espaço pleural.
3. A terceira câmara do sistema (o frasco de controle de aspiração) é conectada a uma fonte de pressão negativa (aspirador) e é projetada para ajustar um limite máximo sobre a pressão negativa imposta ao espaço pleural. Essa pressão máxima é determinada pela altura da coluna de água no tubo de entrada de ar. A pressão negativa (da fonte de sucção) puxa a água para baixo do tubo de entrada de ar e, quando excede a altura da coluna de água, o ar é capturado da atmosfera. Portanto, a pressão no frasco nunca pode ser mais negativa do que a altura da coluna de água no tubo de entrada de ar.
    a) Água é adicionada à câmara de controle de sucção para atingir-se um nível de água de 20 cm. A fonte de sucção então é ativada e aumentada lentamente até que apareçam bolhas na água. Esse borbulhamento indica que o ar atmosférico está sendo capturado, e, assim, o máximo permitido de pressão negativa foi obtido.

Por que usar sucção?

A prática de usar pressão negativa para evacuar o ar pleural é desnecessária e potencialmente perigosa.

a) A pressão negativa é usada para ajudar a reinflar os pulmões, mas isso não é necessário, visto que os pulmões irão reinflar quando o ar pleural for evacuado e a pressão intrapleural irá cair até a pressão atmosférica (zero).

b) Criar uma pressão negativa no espaço pleural é contraproducente na presença de vazamento de ar nos pulmões, porque a pressão negativa intrapleural aumenta a pressão transpulmonar (a diferença de pressão entre os alvéolos e o espaço pleural), que impulsiona o ar para fora dos pulmões e para dentro do espaço pleural. Assim, *a aplicação de uma pressão negativa ao espaço pleural promove o vazamento de ar por uma fístula broncopleural.* A aplicação de aspiração ao espaço pleural não é aconselhável se houver um vazamento de ar persistente.

PEEP INTRÍNSECA

Como destacado no Capítulo 19, a pressão expiratória final positiva (PEEP) é aplicada às vias aéreas em certas condições para prevenir o colapso dos espaços aéreos distais no final da expiração. Em adição a essa PEEP aplicada ou *extrínseca*, há uma PEEP gerada internamente ou *intrínseca*, a qual é produzida pelo esvaziamento incompleto dos pulmões durante a expiração. A seguir, é apresentada uma descrição da forma intrínseca de PEEP e de como ela pode ser medida.

Patogênese

1. Quando o volume corrente é completamente expirado e não há fluxo de ar ao final da expiração, a pressão expiratória final retorna a zero (pressão atmosférica) nos alvéolos e nas vias aéreas proximais.
2. Quando o volume corrente não é expirado completamente e há um fluxo de ar persistente ao final da expiração, a pressão expiratória final nos alvéolos será positiva enquanto a pressão expiratória final nas vias aéreas proximais retorna a zero (ver o gráfico na por-

ção superior da Figura 20.3). Essa pressão expiratória final positiva (PEEP) nos alvéolos é chamada de PEEP intrínseca.
3. Como a PEEP intrínseca não é aparente quando se monitoram as pressões das vias aéreas proximais, ela também é chamada de PEEP *oculta*.[15]
4. A PEEP intrínseca é a expressão fisiológica da hiperinflação por retenção de ar.

Fatores predisponentes

Qualquer condição que favorece a expiração incompleta irá predispor ao desenvolvimento de hiperinflação e PEEP intrínseca. Essas condições predisponentes podem ser separadas em condições relacionadas ao ventilador e relacionadas à doença.

1. As condições relacionadas ao ventilador foram descritas no Capítulo 19 e incluem ventilação ciclada por volume

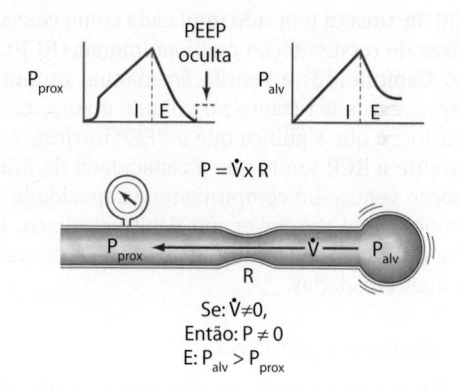

$$P = \dot{V} \times R$$

Se: $\dot{V} \neq 0$,
Então: $P \neq 0$
E: $P_{alv} > P_{prox}$

FIGURA 20.3
As características da PEEP intrínseca. A porção inferior da figura indica que, quando a expiração é incompleta e o fluxo persiste ao final da expiração (V≠0), a pressão alveolar será positiva em relação à pressão das vias aéreas proximais ($P_{alv} > P_{prox}$). Isso é representado nos gráficos na porção superior da figura. A pressão alveolar positiva ao final da expiração é a PEEP intrínseca.

com volumes correntes relativamente grandes (10 a 12 mL/kg) e o uso de ventilação assistida-controlada em pacientes que estão respirando rapidamente.
2. As condições relacionadas à doença incluem respiração rápida e doenças obstrutivas das vias aéreas; isto é, asma e doença pulmonar obstrutiva crônica (DPOC).
3. A maioria ou todas as condições predisponentes podem estar presentes ao mesmo tempo. Em pacientes com asma e DPOC, a PEEP intrínseca pode ser universal durante a ventilação mecânica convencional (grande volume corrente).[16-18]

Consequências

As consequências da PEEP extrínseca descritas no Capítulo 19 também se aplicam à PEEP intrínseca. As seguintes consequências merecem ser destacadas devido ao seu possível impacto no desfecho clínico.

Débito cardíaco reduzido

A PEEP intrínseca tem sido implicada como causa de falha nas tentativas de ressuscitação cardiopulmonar (RCP).[18] Como descrito no Capítulo 13, a ventilação manual durante a RCP muitas vezes é excessiva (tanto no volume quanto na frequência de inflação), o que significa que a PEEP intrínseca pode ser comum durante a RCP, sendo que a capacidade da PEEP de reduzir o retorno venoso irá comprometer a capacidade das compressões torácicas de promover um débito cardíaco. Portanto, a incidência e a magnitude da PEEP intrínseca durante a RCP devem ser mais estudadas.

Aumento do trabalho respiratório

A PEEP intrínseca pode aumentar o trabalho respiratório por aumentar a pressão que precisa ser gerada para deflagrar uma respiração. Por exemplo, se a respiração do ventilador é deflagrada por uma pressão negativa de 2 cmH_2O e há

5 cmH$_2$O de PEEP intrínseca, a pressão total que precisa ser gerada pelo paciente para deflagrar a respiração do ventilador é de 7 cmH$_2$O. Esse trabalho respiratório aumentado pode comprometer a capacidade de desmame da ventilação mecânica.

Monitorização da PEEP intrínseca

O método mais acurado de medir a PEEP intrínseca é medir a pressão intraesofágica (pleural) ao final da expiração, o que é difícil de realizar e não está prontamente disponível. Os métodos seguintes podem ser usados para detectar a PEEP intrínseca, mas nenhum deles fornece uma medida quantitativa acurada do seu nível.

Fluxo de ar expiratório final

Os traçados do fluxo expiratório (disponíveis em muitos dos novos modelos de ventilador) podem ser usados para identificar o fluxo persistente ao final da expiração. Isso confirma a presença de PEEP intrínseca, mas não fornece informação quantitativa.

Oclusão expiratória final

Durante a ventilação controlada (i. e., quando o paciente é completamente passivo), a PEEP intrínseca pode ser detectada pela oclusão do tubo inspiratório ao final da expiração.[16] Essa manobra bloqueia o fluxo de ar e permite que a pressão nas vias aéreas proximais se equilibre com a pressão alveolar.

a) Uma elevação súbita na pressão das vias aéreas proximais em resposta à oclusão expiratória final é evidência de PEEP intrínseca (ver painel superior esquerdo na Figura 20.3).
b) Esse método não fornece medidas acuradas de PEEP intrínseca porque a oclusão não pode ser cronometrada para coincidir com o final da expiração.

Resposta à PEEP extrínseca

A aplicação de PEEP extrínseca normalmente causa um aumento equivalente na pressão inspiratória de pico. Contudo, na presença de PEEP intrínseca, a pressão inspiratória de pico pode não ser afetada pela PEEP extrínseca (o que é explicado a seguir).

a) A falha da PEEP extrínseca em produzir uma elevação equivalente na pressão de pico da vias aéreas é evidência de PEEP intrínseca.[19]
b) O nível de PEEP extrínseca que primeiro produz uma elevação nas pressões de pico das vias aéreas pode ser usado como medida da PEEP intrínseca.[19]

Manejo

As manobras idealizadas para promover a expiração (p. ex., ventilação com baixo volume) podem reduzir a gravidade da PEEP intrínseca. Adicionar PEEP extrínseca também pode reduzir a PEEP intrínseca, como descrito a seguir.

PEEP extrínseca

Quando a PEEP extrínseca é devida a colapso das pequenas vias aéreas ao final da expiração (p. ex., na asma e na DPOC), a PEEP extrínseca pode ajudar a manter as pequenas vias aéreas abertas, e isso irá facilitar a expiração e reduzir a PEEP intrínseca. A quantidade de PEEP extrínseca deve ser suficiente para contrabalançar a pressão que está causando o colapso das pequenas vias aéreas (a *pressão crítica de fechamento*), mas não deve exceder o nível da PEEP intrínseca (de modo que o fluxo expiratório não seja comprometido).[20] Para obter isso, *a quantidade de PEEP extrínseca deve ser compatível com o nível de PEEP intrínseca*, o que, infelizmente, não é fácil de ser conseguido devido à dificuldade de se obter uma medida acurada da PEEP intrínseca.

REFERÊNCIAS

1. Goodman LR. Pulmonary support and monitoring apparatus. In: Goodman LR, Putman CE, eds. Critical care imaging. 3rd ed. Philadelphia: WB Saunders, 1992;35-59.
2. Rouby J-J, Laurent P, Gosnach M, et al. Risk factors and clinical relevance of nosocomial maxillary sinusitis in the critically ill. Am J Respir Crit Care Med 1994; 150:776-783.
3. van Zanten AR, Dixon JM, Nipshagen MD, et al. Hospital-acquired sinusitis is a common cause of fever of unknown origin in orotracheally intubated critically ill patients. Crit Care 2005; 9:R583-R590.
4. Gallagher TJ. Endotracheal intubation. Crit Care Clin 1992; 8:665-676.
5. Colice GL. Resolution of laryngeal injury following translaryngeal intubation. Am Rev Respir Dis 1992; 145:361-364.
6. Tracheotomy: application and timing. Clin Chest Med 2003; 24:389-398.
7. Freeman BD, Isabella K, Lin N, Buchman TG. A meta-analysis of prospective trials comparing percutaneous and surgical tracheostomy in critically ill patients. Chest 2000; 118:1412-1418.
8. Adair CG, Gorman SP, Feron BM, et al. Implications of endotracheal tube biofilm for ventilator-associated pneumonia. Intensive Care Med 1999; 25:1072-1076.
9. Hagler DA, Traver GA. Endotracheal saline and suction catheters: sources of lower airways contamination. Am J Crit Care 1994; 3:444-447.
10. Holdiness MR. Clinical pharmacokinetics of N-acetylcysteine. Clin Pharmacokinet 1991; 20:123-134.
11. Gammon RB, Shin MS, Buchalter SE. Pulmonary barotrauma in mechanical ventilation. Chest 1992; 102:568-572.
12. Marcy TW. Barotrauma: detection, recognition, and management. Chest 1993; 104:578-584.
13. Tocino IM, Miller MH, Fairfax WR. Distribution of pneumothorax in the supine and semirecumbent critically ill adult. Am J Radiol 1985; 144:901-905.
14. Kam AC, O'Brien M, Kam PCA. Pleural drainage systems. Anesthesia 1993; 48:154-161.
15. Pepe P, Marini JJ. Occult positive end-expiratory pressure in mechanically ventilated patients with airflow obstruction. Am Rev Respir Dis 1982; 126:166-170.
16. Blanch L, Bernabe F, Lucangelo U. Measurement of air trapping, intrinsic positive end-expiratory pressure, and dynamic hyperinflation in mechanically ventilated patients. Respir Care 2005; 50:110-123.

17. Mughal MM, Culver DA, Minai OA, Arroliga AC. Auto-positive end-expiratory pressure: mechanisms and treatment. Cleve Clin J Med 2005; 72:801-809.
18. Rogers PL, Schlichtig R, Miro A, Pinsky M. Auto-PEEP during CPR. An "occult" cause of electromechanical dissociation. Chest 1991; 99:492-493.
19. Slutsky AS. Mechanical ventilation. Chest 1993; 104:1833-1859.
20. Tobin MJ, Lodato RF. PEEP, auto-PEEP, and waterfalls. Chest 1989; 96:449-451.

Capítulo 21

DESMAME DA VENTILAÇÃO MECÂNICA

Este capítulo descreve a transição do suporte ventilatório para respiração sem auxílio. Esse processo ocorre sem intercorrências na maioria dos pacientes, mas pode consumir mais da metade do tempo em um ventilador em pacientes com problemas.

IDENTIFICAÇÃO DE CANDIDATOS

Critérios de disponibilidade

1. Quando pacientes dependentes do ventilador mostram evidência de melhora clínica significativa e continuada, a lista da Tabela 21.1 pode ser usada para identificar os candidatos a um teste de respiração espontânea (sem auxílio) fora do ventilador.
2. Os pacientes que atendem aos critérios da Tabela 21.1 devem ser removidos do ventilador brevemente para serem obtidas as medidas da Tabela 21.2. Essas medidas têm sido usadas para prever a probabilidade de o paciente tolerar um teste de respiração espontânea.
    a) Nenhuma das medidas da Tabela 21.1 pode, isoladamente, predizer com certeza quais pacientes estão prontos para retomar a respiração espontânea.[1,2] Contudo, juntas, elas fornecem uma impressão do grau de dificuldade que o paciente terá para retomar a respiração espontânea. Duas das medidas mais preditivas são descritas a seguir.

Índice de respiração rápida-superficial

1. A respiração rápida e superficial é comum em pacientes que não toleram respiração espontânea.[6] A tendência

TABELA 21.1
Lista de itens para identificar candidatos para um teste de respiração espontânea

Critérios respiratórios:

- ✓ $PaO_2 \geq 60$ mmHg com $FIO_2 < 40\text{-}50\%$ e $PEEP \leq 5\text{-}8$ cmH_2O
- ✓ PaO_2 normal ou basal
- ✓ Paciente capaz de iniciar um esforço respiratório

Critérios cardiovasculares:

- ✓ Sem evidência de isquemia miocárdica
- ✓ Frequência cardíaca ≤ 140 bpm
- ✓ Pressão arterial normal sem vasopressores ou com mínimo suporte de vasopressores (p. ex., dopamina < 5 µg/kg/min)

Estado mental adequado:

- ✓ Paciente é despertável ou Glasgow Coma Score ≥ 13

Ausência de condições comórbidas corrigíveis:

- ✓ Paciente afebril
- ✓ Não há anormalidades eletrolíticas significativas

Fonte: referência 1.

para respiração rápida e superficial é avaliada pela razão entre a frequência respiratória e o volume corrente (FR/V_c), que é chamada de *índice de respiração rápida-superficial* (IRRS). Para um adulto saudável, com um volume corrente de 500 mL (0,5 L) e uma frequência respiratória de 10 rpm, o IRRS é 10/0,5 = 20/L.

2. O valor preditivo do IRRS a partir de um estudo de referência[2] mostrou o seguinte:
   a) Quando o IRRS estava acima de 105/L, 95% das tentativas de desmame (descontinuação) da ventilação mecânica falhavam.
   b) Quando o IRRS estava abaixo de 105/L, 80% das tentativas de desmame eram bem-sucedidas.
   c) Os resultados desse estudo foram usados para estabelecer um *limiar de IRRS de 100/L para prever o sucesso ou a falha em retomar a respiração espontânea* (i. e., um IRRS abaixo de 100/L prevê sucesso e um IRRS acima de 100/L prevê falha).

Pressão inspiratória máxima

1. A força dos músculos respiratórios pode ser avaliada fazendo o paciente expirar o volume residual pulmonar e depois inspirar o mais vigorosamente possível contra uma válvula fechada.[18] A pressão gerada nas vias aéreas por essa manobra é chamada de *pressão inspiratória máxima* (PImáx).
2. Adultos saudáveis normalmente podem gerar uma PImáx negativa de 90 a 120 cmH_2O (ver Tabela 21.2), com os homens gerando pressões maiores do que as mulheres.
    a) Quando a PImáx é menor do que -20 cmH_2O, há pouca ou nenhuma chance de desmame da ventilação mecânica.[2] Contudo, uma PImáx maior do que -20 cmH_2O não garante uma tentativa de desmame bem-sucedida.

TESTES DE RESPIRAÇÃO ESPONTÂNEA

O teste de respiração espontânea (TRE) pode ser conduzido enquanto o paciente ainda está conectado ao circuito do ventilador ou, como alternativa, o paciente pode ser retirado

TABELA 21.2
Identificação de pacientes que irão tolerar um teste de respiração espontânea (TRE)

Medida	Faixa de referência em adultos	Limiar para um TRE bem-sucedido
Volume corrente (V_c)	5-7 mL/kg	4 – 6 mL/kg
Frequência respiratória (FR)	10-18 rpm	30 – 38 rpm
Ventilação total (V_T)	5-6 L/min	10 – 15 L/min
Razão FR/V_T	20-40/L	100/L
Pressão inspiratória máxima (PI_{max})	-90 a -120 cm H_2O	-15 a -30 cm H_2O

Todas as medidas devem ser obtidas durante a respiração espontânea.
Fonte: referência 1.

completamente do ventilador para respirar com uma fonte independente de oxigênio. As vantagens e desvantagens de cada método são descritas a seguir. Não há evidência de que um dos métodos é superior ao outro.[1]

Respirando com o ventilador

1. Os testes de respiração espontânea em geral são conduzidos enquanto o paciente está conectado ao ventilador. A vantagem desse método é a capacidade de monitorizar o volume corrente e a frequência respiratória durante a tentativa. A desvantagem fica por conta do trabalho respiratório adicional imposto pela resistência ao fluxo dos tubos do ventilador.
2. A ventilação com suporte de pressão (descrita no Capítulo 20) é usada para neutralizar o trabalho respiratório aumentado por meio do circuito respiratório. Uma pressão positiva de 5 a 7 cmH_2O irá atingir esse objetivo sem aumentar o volume corrente espontâneo do paciente.

Respiração por meio de um tubo T

1. Os testes de respiração espontânea podem ser conduzidos com o paciente desconectado do ventilador usando-se um circuito respiratório em forma de T como o da Figura 21.1. O gás enriquecido com oxigênio é fornecido com alta velocidade de fluxo através do braço horizontal do circuito em forma de T. O fluxo rápido cria uma sucção que leva o gás expirado para fora dos pulmões. Isso reduz o trabalho respiratório e previne a reinalação do gás expirado.
2. Devido ao circuito respiratório em forma de T, os testes de respiração espontânea com o paciente desconectado do ventilador frequentemente são chamados de *testes com tubo T*.
3. A vantagem dos testes com tubo T é o trabalho respiratório reduzido. Já a desvantagem é a incapacidade

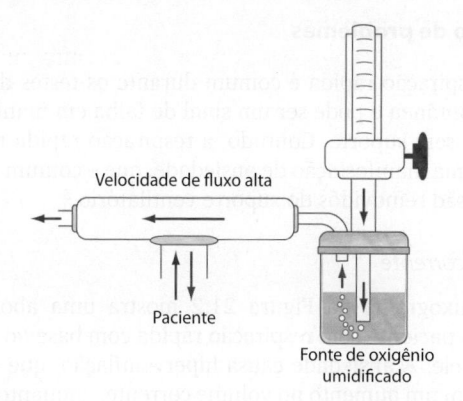

FIGURA 21.1
Diagrama do circuito em forma de T usado para testes de respiração espontânea.

de monitorizar o volume corrente do paciente e a frequência respiratória.

Protocolo

1. O teste inicial de respiração espontânea deve durar entre 30 e 120 minutos.[1] Cerca de 80% dos pacientes que toleram esse período sem suporte ventilatório podem ser retirados permanentemente do ventilador.[1]
2. Em casos de suporte ventilatório a curto prazo (p. ex., cirurgia cardíaca), um período de uma hora de respiração espontânea bem-sucedido é suficiente para descontinuar o suporte ventilatório.
3. Para a ventilação mecânica prolongada (> 72 horas), períodos mais longos de respiração espontânea são necessários antes de descontinuar a ventilação mecânica. Os pacientes devem tolerar pelo menos oito horas (e, às vezes, até 24 horas) de respiração espontânea antes que o ventilador seja removido do quarto.

Resolução de problemas

A respiração rápida é comum durante os testes de respiração espontânea e pode ser um sinal de falha em manter uma respiração sem suporte. Contudo, a respiração rápida também pode ser uma manifestação de ansiedade, que é comum quando pacientes são removidos do suporte ventilatório.[3]

O volume corrente

O fluxograma na Figura 21.2 mostra uma abordagem simples do paciente com respiração rápida com base no volume corrente dele. A ansiedade causa hiperventilação, que está associada com um aumento no volume corrente, enquanto a falha em manter a respiração espontânea quando a respiração rápida

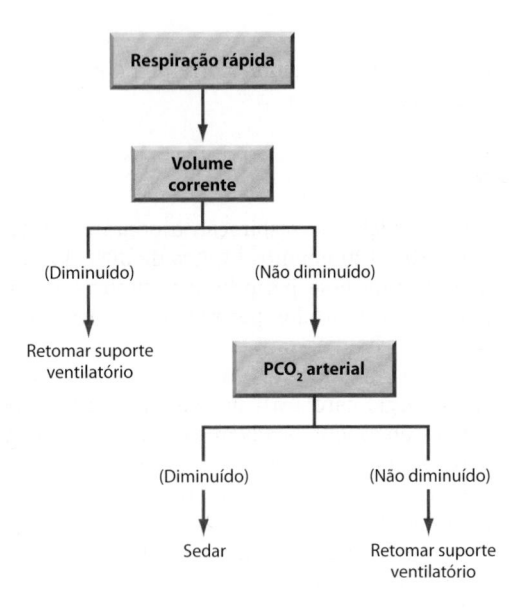

FIGURA 21.2
Fluxograma para avaliação de respiração rápida durante um teste de respiração espontânea.

se desenvolve está associada com uma diminuição no volume corrente (respiração rápida superficial).

A PCO_2 arterial

Em casos nos quais espera-se que haja ansiedade, a PCO_2 arterial ($PaCO_2$) pode ser uma medida útil.

a) Uma redução na $PaCO_2$ é evidência de ventilação adequada e sugere ansiedade subjacente, enquanto uma $PaCO_2$ normal ou em elevação é evidência de falência respiratória. (É importante ressaltar que uma $PaCO_2$ normal no caso de volume-minuto elevado é um sinal de falência ventilatória.)

INSUCESSO NO DESMAME

Persistência

1. O insucesso no desmame da ventilação mecânica dificilmente é uma condição irreversível ou permanente, de modo que, nos pacientes em que as tentativas iniciais de desmame falham, deve-se continuar fazendo testes diários de respiração espontânea. O objetivo disso não é acostumar o paciente à vida fora do ventilador, mas simplesmente fornecer múltiplas oportunidades para detectar quando ele não necessita mais de suporte ventilatório.[4]
2. A falha no desmame também deve indicar uma investigação de condições que podem ser responsáveis pela manutenção da dependência do ventilador. Essa investigação deve incluir as condições a seguir.

Baixo débito cardíaco

1. A transição de ventilação com pressão positiva para respiração espontânea com pressão negativa pode causar uma redução no volume de ejeção cardíaco.[5] (A pressão intratorácica negativa mantém os ventrículos abertos e se opõe ao esvaziamento ventricular.)

2. Uma das consequências de um baixo débito cardíaco é a fraqueza dos músculos respiratórios.[6] O diafragma extrai uma quantidade máxima de oxigênio do sangue (assim como o coração), o que significa que o consumo de oxigênio (VO_2) no diafragma é dependente do fluxo. Assim, uma redução no débito cardíaco irá colocar em risco a oxigenação tecidual no diafragma e reduzir a força das contrações diafragmáticas.[6]
3. Devido à relação entre o débito cardíaco e a força dos músculos respiratórios, deve ser dada atenção ao débito cardíaco sempre que um paciente com disfunção cardíaca conhecida não tiver condições de ser retirado do ventilador.

Hiperalimentação

1. Um aumento na ingesta diária de calorias irá aumentar a produção metabólica de CO_2, como demonstrado na Figura 21.3.[7] Se a ingesta diária de calorias exceder as necessidades calóricas diárias, o excesso de CO_2 produzido irá estimular a ventilação e aumentar o trabalho respiratório, o que pode colocar em risco um teste de respiração espontânea.[7,8]
2. Em pacientes com doença pulmonar e trocas gasosas anormais, a produção excessiva de CO_2 metabólico pode levar a um aumento na PCO_2 arterial e à acidose respiratória aguda.
3. Para evitar esse problema, a ingesta diária de calorias não deve exceder as necessidades diárias. (Ver Capítulo 36 para verificar como as necessidades calóricas diárias são determinadas.)

Fraqueza neuromuscular

1. Os pacientes dependentes do ventilador podem desenvolver um tipo específico de fraqueza neuromuscular que é encontrada apenas em pacientes de UTI. Há dois distúrbios que são responsáveis pela maioria dos casos de fraqueza neuromuscular adquirida na UTI,

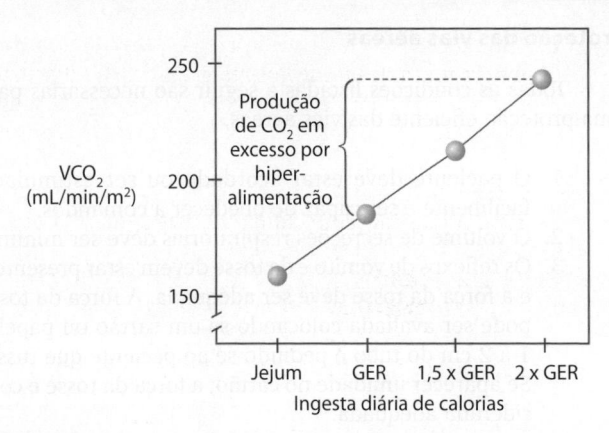

FIGURA 21.3
A influência da ingesta calórica diária sobre a produção metabólica de CO_2 (VCO_2) em pacientes ventilados mecanicamente. O GER é o gasto energético de repouso (em kcal/24 horas), que é uma medida das necessidades calóricas diárias. Cada ponto representa um valor médio.
Fonte: referência 7.

os quais são conhecidos coletivamente como *miopatia e polineuropatia graves*.[9] Esses distúrbios são descritos no Capítulo 41.
2. A força dos músculos respiratórios pode ser comprometida pela depleção de magnésio e fósforo.[8,10] O significado clínico disso não é claro, mas a correção do problema irá otimizar as condições para o desmame.

DESCANULAÇÃO TRAQUEAL

Quando a respiração sem auxílio não é mais uma preocupação, o próximo passo é considerar a remoção do tubo endotraqueal ou de traqueostomia. Nesse ponto, há duas perguntas que precisam ser respondidas:

1. O paciente é capaz de proteger as vias aéreas e expelir as secreções?
2. Há alguma evidência de lesão da laringe que comprometa a respiração após a retirada do tubo?

Proteção das vias aéreas

Todas as condições listadas a seguir são necessárias para uma proteção eficiente das vias aéreas.

1. O paciente deve estar acordado ou ser estimulado facilmente e ser capaz de obedecer a comandos.
2. O volume de secreções respiratórias deve ser mínimo.
3. Os reflexos de vômito e de tosse devem estar presentes, e a força da tosse deve ser adequada. A força da tosse pode ser avaliada colocando-se um cartão ou papel a 1 a 2 cm do tubo e pedindo-se ao paciente que tussa. Se aparecer umidade no cartão, a força da tosse é considerada adequada.[11]
4. A ausência de tosse ou reflexo de vômito deve retardar a descanulação se esses reflexos tiverem a probabilidade de retornar. Se esses mecanismos de proteção forem perdidos permanentemente, a decisão de descanular a traqueia é complexa e está além do escopo deste livro.

Edema laríngeo

Intubação translaríngea

A lesão da laringe é uma consequência comum da intubação endotraqueal (translaríngea) e frequentemente é o resultado de uma intubação traumática ou prolongada. O edema laríngeo que se desenvolve pode obstruir a laringe após a remoção do tubo endotraqueal.

a) Edema laríngeo grave é relatado em até 40% dos casos de intubação translaríngea prolongada,[12] e 5% dos pacientes experimentam obstrução grave das vias aéreas superiores após a extubação.[13]

Teste de vazamento do balonete

O teste de vazamento do balonete é usado para identificar pacientes com edema laríngeo grave antes da extubação. O teste é realizado enquanto o paciente está recebendo ventilação ciclada por volume.

a) O volume de gás expirado é medido com o balonete inflado e, novamente, após o balonete ser desinflado. Se não houver obstrução ao nível da laringe, o esvaziamento do balonete irá resultar no escape de gás expirado em torno do tubo endotraqueal, de modo que o volume de gás expirado pelo tubo endotraqueal irá diminuir.
b) Infelizmente, não há concordância com relação à magnitude da alteração de volume que é significativa. Alterações de volume de 110 mL, 140 mL e 25% foram propostas como limiar de volume para identificar-se uma laringe patente.[12-14]
c) A despeito dessa falta de concordância, a ausência de uma alteração de volume após a deflação do balonete pode ser usada como evidência de obstrução da laringe.

Traqueostomia

O edema de laringe também ocorre com a traqueostomia, e a obstrução da laringe pode ser um problema após a remoção dos tubos de traqueostomia.[15] O dano laríngeo associado com tais tubos pode resultar de uma intubação endotraqueal que precedeu à traqueostomia ou de lesão isquêmica da laringe durante esse procedimento.

Tubo fenestrado

A respiração por um tubo de traqueostomia fenestrado (com janelas) como o da Figura 21.4 pode ser útil para detectar obstrução de laringe. Quando a cânula interna é removida, a fenestração permite que os esforços respiratórios do paciente movimentem o ar pela laringe. Se a abertura do tubo for tapada e o balonete for desinflado, o paciente deve respirar inteiramente pela laringe. A dificuldade em respirar nessa situação levanta a suspeita de uma obstrução, que pode ser confirmada por meio de laringoscopia direta.

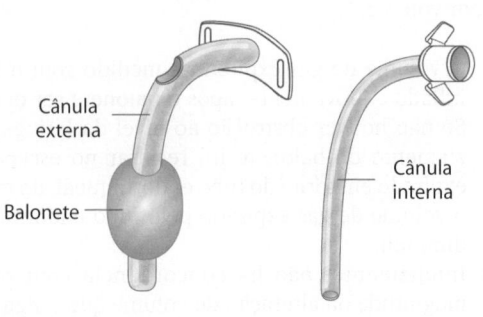

Tubo de traqueostomia fenestrado

FIGURA 21.4
Tubo de traqueostomia fenestrado. Quando a cânula interna é removida, a fenestração (janela) permite que os esforços respiratórios movimentem o ar pela laringe.

Esteroides (para qualquer edema)

a) As ações anti-inflamatórias dos corticosteroides justificam o seu uso para tratar o edema de laringe associado com a anafilaxia, pois esse edema é produzido por inflamação.
b) Os esteroides também são usados para tratar o edema de laringe associado com a intubação traqueal, mas isso não parece justificado, já que esse edema é produzido por trauma. Há dois estudos avaliando o uso de esteroides para esse tipo de edema de laringe (traumático), mas os resultados são conflitantes.[16,17]
c) O uso de esteroides para edema traumático de laringe é um exemplo de *esteroides para qualquer coisa que edemacia*.[18]

PERÍODO PÓS-EXTUBAÇÃO

Um paradoxo

1. A área transversa da glote (a porção mais estreita das vias aéreas superiores) tem 66 mm³ em um adulto

médio, enquanto a área transversa de um tubo traqueal de um adulto médio (diâmetro interno de 8 mm) é de 50 mm^3.[19] A maior área transversa da glote gera menos resistência ao fluxo de ar, portanto o trabalho respiratório deve ser reduzido após a extubação.
2. Contudo, há um *aumento* paradoxal no trabalho respiratório após a extubação.[20] Essa é uma observação consistente e ainda não tem uma explicação.

Estridor pós-extubação

1. A obstrução laríngea após a extubação pode produzir um som conhecido como *estridor*. Como a obstrução é extratorácica, o estridor ocorre durante a inspiração (i. e., a pressão intratorácica negativa é transmitida para a laringe e causa estreitamento inspiratório).
2. O estridor pós-inspiratório nem sempre é uma indicação para reintubação imediata. Se o paciente não estiver exibindo sinais de desconforto respiratório, a inalação de **adrenalina aerossolizada** (2,5 mL de adrenalina a 1%) é uma opção de tratamento bastante aceita (mas não comprovada). Uma mistura racêmica de adrenalina (que tem quantidades iguais do isômero-*l* e do isômero-*d*) tem sido bem aceita nessa situação, mas não tem uma superioridade comprovada em relação à preparação-padrão (isômero-*l*).[21]

REFERÊNCIAS

1. MacIntyre NR, Cook DJ, Ely EW Jr, et al. Evidence-based guidelines for weaning and discontinuing ventilatory support: A collective task force facilitated by the American College of Chest Physicians, the American Association for Respiratory Care, and the American College of Critical Care Medicine. Chest 2001; 120(Suppl):3755-3955.
2. Yang K, Tobin MJ. A prospective study of indexes predicting the outcome of trials of weaning from mechanical ventilation. N Engl J Med 1991; 324:1445-1450.
3. Bouley GH, Froman R, Shah H. The experience of dyspnea during weaning. Heart Lung 1992; 21:471-476.
4. Frutos-Vivar F, Esteban A. When to wean from a ventilator: an evidence-based strategy. Cleve Clin J Med 2003; 70:389-397.

5. Pinsky MR. Cardiovascular issues in respiratory care. Chest 2005; 128:592S-597S.
6. Nishimura Y, Maeda H, Tanaka K, et al. Respiratory muscle strength and hemodynamics in heart failure. Chest 1994; 105:355-359.
7. Talpers SS, Romberger DJ, Bunce SB, Pingleton SK. Nutritionally associated increased carbon dioxide production. Chest 1992; 102: 551-555.
8. Benotti PN, Bistrian B. Metabolic and nutritional aspects of weaning from mechanical ventilation. Crit Care Med 1989; 17:181-185.
9. Hudson LO, Lee CM. Neuromuscular sequelae of critical illness. N Engl J Med 2003; 348:745-747.
10. Malloy DW, Dhingra S, Solren F, et al. Hypomagnesemia and respiratory muscle power. Am Rev Respir Dis 1984; 129:427-431.
11. Khamiees M, Raju P, DeGirolamo A, et al. Predictors of extubation outcome in patients who have successfully completed a spontaneous breathing trial. Chest 2001; 120:1262-1270.
12. Chung Y-H, Chao T-Y, Chiu C-T, Lin M-C. The cuff-leak test is a simple tool to verify severe laryngeal edema in patients undergoing long-term mechanical ventilation. Crit Care Med 2006; 34:409-414.
13. Kriner EJ, Shafazand S, Colice GL. The endotracheal tube cuff leak test as a predictor for postextubation stridor. Respir Care 2005; 50:1632-1638.
14. Prinianakis G, Alexopoulou C, Mamidakis E, et al. Determinants of the cuff-leak test: a physiological study. Crit Care 2005; 9: R24-R31.
15. Colice C, Stukel T, Dain B. Laryngeal complications of prolonged intubation. Chest 1989; 96:877-884.
16. Cheng K-C, Hou C-C, Huang H-C, et al. Intravenous injection of methylprednisolone reduces the incidence of postextubation stridor in intensive care unit patients. Crit Care Med 2006; 34: 1345-1350.
17. Gaussorgues P, Boyer F, Pipemo D, et al. Do corticosteroids prevent postintubation laryngeal edema? A prospective study of 276 adults. Crit Care Med 1988; 16:649-652.
18. Shemie, S. Steroids for anything that swells: Dexamethasone and postextubation airway obstruction. Crit Care Med: 1996; 24: 1613-1614.
19. Kaplan JD, Schuster DP. Physiologic consequences of tracheal intubation. Clin Chest Med 1991; 12:425-432.
20. Mehta S, Nelson DL, Klinger JR, et al. Prediction of post-extubation work of breathing. Crit Care Med 2000; 28:1341-1346.
21. Nutman J, Brooks LJ, Deakins K, et al. Racemic versus l-epinephrine aerosol in the treatment of postextubation laryngeal edema: results from a prospective, randomized, double-blind study. Crit Care Med 1994; 22:1591-1594.

SEÇÃO VIII
Distúrbios acidobásicos

Capítulo **22**

INTERPRETAÇÕES ACIDOBÁSICAS

Neste capítulo, são revisadas algumas características básicas da fisiologia acidobásica, as quais, em seguida, são utilizadas para apresentar uma abordagem organizada da identificação dos distúrbios acidobásicos.

CONCEITOS BÁSICOS

Concentração de íons hidrogênio

1. A concentração de íons hidrogênio [H^+] no fluido extracelular é determinada pelo equilíbrio entre a PCO_2 e a concentração de bicarbonato [HCO_3].[1,2] A relação entre essas variáveis é definida na Equação 22.1.

$$[H^+] = 24 \times PCO_2/[HCO_3] \quad (22.1)$$

A [H^+] normal no sangue arterial é mostrada a seguir usando-se uma PCO_2 de 40 mmHg e uma [HCO_3] de 24 mEq/L.

$$[H^+] = 24 \times (40/24) = 40 \text{ nEq/L} \quad (22.2)$$

2. Observe que [H^+] é expressa em nanoequivalentes por litro (nEq/L), enquanto [HCO_3] é expressa em miliequivalentes por litro (mEq/L). Isso significa que a concentração de H^+ no fluido extracelular é *uma milionésima* parte da concentração de HCO_3 (i. e., um nanoequivalente é 10^{-6} miliequivalentes).

3. Como a [H^+] é tão menor (em uma magnitude de 6 ordens) do que a concentração de HCO_3 e de outros eletrólitos, ela é expressa em termos logarítmicos, como o pH:

$$pH = -\log[H^+] \quad (22.3)$$

O pH varia inversamente com a [H$^+$]; portanto, um aumento na [H$^+$] reduz o pH, e uma redução na [H$^+$] eleva o pH. A [H$^+$] e os valores correspondentes do pH no sangue arterial são mostrados na Tabela 22.1. A [H$^+$] normal de 40 nEq/L corresponde a um pH de 7,4. É importante observar que, acima da faixa fisiológica do pH, a [H$^+$] varia em apenas 18 nEq/L. Isso é um testemunho para o sistema de controle acidobásico.

Tipos de distúrbios acidobásicos

Os distúrbios acidosbásicos são caracterizados por alteração na PCO$_2$ ou na concentração de HCO$_3$ no fluido extracelular (plasma).

1. Alteração na PCO$_2$ representa um distúrbio acidobásico *respiratório*: aumento indica *acidose respiratória*, ao passo que diminuição indica *alcalose respiratória*.
2. Alteração no HCO$_3$ também representa distúrbio acidobásico metabólico: a diminuição corresponde à *acidose metabólica*, enquanto o aumento corresponde à *alcalose metabólica*.
3. Cada distúrbio acidobásico produz uma *resposta compensatória* que limita o impacto do distúrbio sobre o pH.

TABELA 22.1
Relação entre o pH e o [H$^+$] no sangue arterial

pH		[H$^+$] (nEq/L)	
7,7		20	
7,6		26	
7,5		32	Faixa
7,4	←Normal→	40	Fisiológica
7,3		50	(Δ 18 nEq/L)
7,2		63	
7,1		80	
7,0		100	

a) Respostas compensatórias agem controlando a proporção PCO_2/HCO_3. Por exemplo, se houver aumento na PCO_2 arterial (acidose respiratória), a resposta compensatória irá envolver aumento na concentração de HCO_3 plasmático e isso irá manter a proporção PCO_2/HCO_3 (e o pH) relativamente constante. A Tabela 22.2 mostra os ajustes compensatórios para cada um dos distúrbios acidobásicos primários.
b) Respostas compensatórias não corrigem o distúrbio acidobásico primário; isto é, elas limitam, mas não previnem, a alteração no pH.

EQUAÇÕES PREDITIVAS

O diagnóstico dos distúrbios acidobásicos requer não apenas que o distúrbio primário seja identificado, mas também que as respostas compensatórias sejam avaliadas (para identificar os distúrbios acidobásicos adicionais ou secundários). Para essa última tarefa, deve-se usar as equações incluídas nesta seção, a fim de definir a compensação esperada para os distúrbios acidobásicos primários. Essas equações (que são mostradas na Figura 22.1) serão incorporadas em um esquema diagnóstico apresentado na próxima seção.

TABELA 22.2
Distúrbios acidobásicos primários e alterações compensatórias associadas

$[H^+] = 24 \times PCO_2/[HCO_3]$

Distúrbio primário	Alteração primária	Alteração compensatória[a]
Acidose respiratória	PCO_2 aumentada	HCO_3 aumentado
Alcalose respiratória	PCO_2 diminuída	HCO_3 diminuído
Acidose metabólica	HCO_3 diminuído	PCO_2 diminuída
Alcalose metabólica	HCO_3 aumentado	PCO_2 aumentada

[a] Alterações compensatórias são idealizadas para manter a razão PCO_2/HCO_3 constante.

DISTÚRBIO PRIMÁRIO — RESULTADOS ESPERADOS

Acidose metabólica
$PaCO_2$ esperado $= (1,5 \times HCO_3) + (8 \pm 2)$

Alcalose metabólica
$PaCO_2$ esperado $= (0,7 \times HCO_3) + (21 \pm 2)$

Acidose respiratória aguda
$\Delta pH = 0,008 \times \Delta PaCO_2$
pH esperado $= 7,40 - [0,008 \times (PaCO_2 - 40)]$

Alcalose respiratória aguda
$\Delta pH = 0,008 \times \Delta PaCO_2$
pH esperado $= 7,40 - [0,008 \times (40 - PaCO_2)]$

Acidose respiratória crônica
$\Delta pH = 0,003 \times \Delta PaCO_2$
pH esperado $= 7,40 - [0,003 \times (PaCO_2 - 40)]$

Alcalose respiratória crônica
$\Delta pH = 0,003 \times \Delta PaCO_2$
pH esperado $= 7,40 - [0,003 \times (40 - PaCO_2)]$

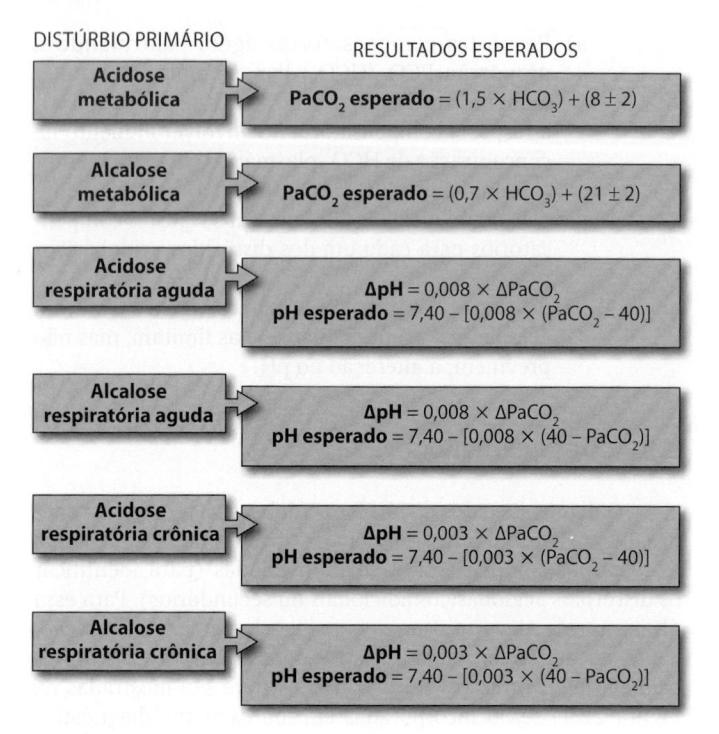

FIGURA 22.1
Fórmulas úteis para interpretações acidobásicas.

Distúrbios metabólicos acidobásicos

A resposta compensatória aos desequilíbrios metabólicos acidobásicos é uma alteração imediata na ventilação minuto que altera a PCO_2 arterial ($PaCO_2$) na mesma direção da alteração primária no HCO_3 (ver Tabela 22.2).

Acidose metabólica

A acidose metabólica é caracterizada por redução primária na concentração de HCO_3 no plasma, a qual acarreta resposta compensatória consistindo em aumento na ventilação minuto. Esta, por sua vez, diminui a $PaCO_2$ a um nível que é previsto pela Equação 22.4.[3] (O HCO_3 nas Equações 22.4 e 22.5 é a concentração medida no plasma em mEq/L.)

a) Compensação para acidose metabólica:

$$PaCO_2 \text{ esperada} = (1,5 \times HCO_3) + (8 \pm 2) \quad (22.4)$$

Alcalose metabólica

A alcalose metabólica é caracterizada por aumento primário na concentração plasmática de HCO_3. A resposta compensatória é uma redução na ventilação minuto, que aumenta a $PaCO_2$ a um nível previsto pela Equação 22.5.[4]

a) Compensação para alcalose metabólica:

$$PaCO_2 \text{ esperada} = (0,7 \times HCO_3) = (21 \pm 2) \quad (22.5)$$

Distúrbio respiratório acidobásico

A resposta compensatória aos distúrbios respiratórios acidobásicos ocorre nos rins e envolve um ajuste na absorção de HCO_3 nos túbulos proximais. Essa resposta não é imediata, mas começa a aparecer em 6 a 12 horas e está completamente desenvolvida após alguns dias. Devido a esse retardo, os distúrbios respiratórios acidobásicos são classificados como agudos (não compensados) e crônicos (completamente compensados).

Distúrbios respiratórios agudos

Antes da instalação da compensação renal, uma alteração na $PaCO_2$ de 1 mmHg irá produzir uma alteração no pH de 0,008 unidades de pH.[1,5]

$$\Delta pH = 0,008 \times \Delta PaCO_2 \quad (22.6)$$

Essa relação é incorporada nas Equações 22.7 e 22.8 usando-se 7,4 unidades como o pH normal e 40 mmHg como a $PaCO_2$ normal.

a) Acidose respiratória aguda:

pH esperado = 7,40 − [0,008 × (PaCO$_2$ − 40)]   (22.7)

b) Alcalose respiratória aguda:

pH esperado = 7,40 − [0,008 × (40 − PaCO$_2$)]   (22.8)

Distúrbios respiratórios crônicos

Quando a compensação renal está completamente desenvolvida, uma alteração na PaCO$_2$ de 1 mmHg irá produzir uma alteração no pH de 0,003 unidades de pH.[5]

$$\Delta pH = 0{,}003 \times \Delta PaCO_2 \quad (22.9)$$

Essa relação está incorporada nas Equações 22.10 e 22.11 usando-se 7,40 como o pH arterial normal e 40 mmHg como a PaCO$_2$ normal.

a) Acidose respiratória crônica:

pH esperado = 7,40 − [0,003 × (PaCO$_2$ − 40)]   (22.10)

b) Alcalose respiratória crônica:

pH esperado = 7,40 + [0,003 × (40 − PaCO$_2$)]   (22.11)

ESQUEMA PARA INTERPRETAÇÕES ACIDOBÁSICAS

A abordagem apresentada a seguir é estruturada em função do diagnóstico dos distúrbios acidobásicos e em três estágios. Os dois primeiros estágios são delineados para identificar distúrbios acidobásicos primários e secundários usando-se apenas três variáveis: pH arterial, PaCO$_2$ e concentração plasmática de HCO$_3$. O último estágio envolve a avaliação da acidose metabólica. A detecção de distúrbios acidobásicos requer as faixas normais para parâmetros acidobásicos, as quais são listadas a seguir:

pH arterial = 7,36-7,44
PCO$_2$ arterial = 36-44 mmHg
HCO$_3$ plasmático = 22-26 mEq/L

Identificar o distúrbio acidobásico primário

Esse estágio requer apenas o pH e a $PaCO_2$. Se qualquer uma dessas medidas estiver fora da faixa normal, há um distúrbio acidobásico, e deve-se proceder da seguinte maneira:

1. Se o pH e a $PaCO_2$ forem, ambos, anormais, comparar a alteração direcional.
    a) Se ambos se alterarem na mesma direção, o distúrbio acidobásico primário é metabólico.
    b) Se ambos se alterarem em direção oposta, o distúrbio acidobásico primário é respiratório.
    c) Exemplo: considere um paciente com pH de 7,23 e $PaCO_2$ de 23 mmHg. O pH e a $PaCO_2$ estão, ambos, reduzidos (indicando um distúrbio metabólico primário) e o pH está baixo, indicando uma acidose; portanto, essa condição representa uma *acidose metabólica primária*.
2. Se ou o pH ou a $PaCO_2$ for normal, há um distúrbio acidobásico *misto* metabólico e respiratório (um é uma acidose e o outro é uma alcalose). Não há um distúrbio acidobásico primário nesse caso, pois as respostas compensatórias aos distúrbios acidobásicos primários nunca corrigem completamente o problema (i. e., nunca normalizam o pH e a $PaCO_2$).
    a) Se o pH for normal, a direção da alteração na $PaCO_2$ identifica o distúrbio respiratório.
    b) Se a $PaCO_2$ for normal, a direção da alteração no pH identifica o distúrbio metabólico.
    c) Exemplo: considere um paciente com um pH arterial de 7,37 e uma $PaCO_2$ de 55 mmHg. O pH é normal, portanto há um distúrbio acidobásico metabólico e respiratório misto. A $PaCO_2$ está elevada, dessa forma o distúrbio respiratório é uma acidose e, assim, o distúrbio metabólico deve ser uma alcalose. Portanto, o distúrbio acidobásico nesse caso é uma *acidose respiratória com uma alcalose metabólica*.

Avaliação das respostas compensatórias

Se houver um distúrbio acidobásico primário, deve-se proceder de acordo com as instruções a seguir. Se houver um distúrbio acidobásico misto, pula-se este estágio e passa-se para o terceiro estágio (se aplicável).

1. Se houver acidose ou alcalose metabólica primária, usar as Equações 22.4 ou 22.5 para calcular a $PaCO_2$ esperada.
   a) Se a $PaCO_2$ medida for maior do que o previsto, há uma acidose respiratória adicional (secundária).
   b) Se a $PaCO_2$ medida for menor do que o previsto, há uma alcalose respiratória adicional (secundária).
2. Se houver acidose ou alcalose respiratória, usar a $PaCO_2$ para calcular o pH esperado usando as Equações 22.7 a 22.11. Comparar o pH medido com o pH esperado para determinar se a condição é aguda, parcialmente compensada ou completamente compensada.
   a) Se o pH medido estiver entre o pH esperado para a condição aguda (não compensada) e a condição crônica (compensada), o distúrbio é chamado de acidose ou alcalose respiratória *parcialmente compensada*.
   b) Para a acidose respiratória, se o pH for menor do que o esperado para a condição aguda, há uma acidose metabólica secundária e, se o pH for maior do que o esperado para a condição crônica (compensada), há uma alcalose metabólica secundária.
   c) Para a alcalose respiratória, se o pH for maior do que o esperado para a condição aguda, há uma alcalose metabólica secundária e, se o pH for menor do que o esperado para a condição crônica (compensada), há uma acidose metabólica sobreposta.
   d) Exemplo: considere um paciente com a $PaCO_2$ de 23 mmHg e um pH de 7,57, que representa uma alcalose respiratória primária. O pH esperado para uma alcalose respiratória aguda é descrito na Equação 22.8, e é 7,40 + [0,008 × (40 − 23)] = 7,54. O pH medido é maior do que o esperado, portanto

essa condição representa uma *alcalose respiratória aguda com uma alcalose metabólica secundária*.

Avaliação da acidose metabólica

O estágio final dessa abordagem é realizado nos pacientes com acidose metabólica e envolve duas determinações conhecidas como *gaps* ou hiatos.

1. A primeira é o *ânion gap*, uma estimativa dos ânions não medidos no fluido extracelular que ajuda a identificar a causa da acidose metabólica.
2. O segundo *gap* é uma comparação da alteração no ânion *gap* e da alteração na concentração de HCO_3 sérico. A diferença ou *gap* entre essas duas medidas (também conhecida como *gap-gap*) pode levar à descoberta de distúrbios metabólicos mistos (p. ex., uma acidose e uma alcalose metabólica) que passariam despercebidos.
3. Essas duas medidas são descritas na próxima seção.

OS *GAPS*

Ânion *gap*

O ânion *gap* é usado para determinar se uma acidose metabólica é devida a um acúmulo de ácidos não voláteis (p. ex., ácido lático) ou a uma perda líquida de bicarbonato (p. ex., diarreia).[6-8]

O que é o ânion gap*?*

Para atingir um equilíbrio eletroquímico, a concentração de ânions carregados negativamente deve ser igual à concentração de cátions carregados positivamente. Todos os íons participam desse equilíbrio, inclusive os íons medidos rotineiramente, como o sódio (Na), o cloro (Cl) e o bicarbonato (HCO_3), bem como cátions não medidos (CNM) e ânions não medidos (ANM). A equação de equilíbrio eletroquímico pode então ser escrita assim:

$$Na + CNM = Cl + HCO_3 + ANM \qquad (22.12)$$

Rearranjando os termos, é produzida a seguinte relação:

$$Na - (Cl + HCO_3) = ANM - CNM \qquad (22.13)$$

A diferença (ANM − CNM) é a medida da abundância relativa de ânions não medidos e é chamada de *ânion gap* (AG). O ânion *gap* é medido como a diferença entre a concentração plasmática de sódio e a soma das concentrações de cloreto e bicarbonato plasmático.

Faixa de referência

O valor normal do AG foi registrado originalmente em 12 ± 4 mEq/L (faixa de 8 a 16 mEq/L).[7] Com a adoção de novos sistemas automatizados que medem mais acuradamente os eletrólitos séricos, o *valor normal do AG tem diminuído para 7 ± 4 mEq/L* (faixa = 3 a 11 mEq/L).[9] Essa nova faixa de referência não foi adotada universalmente, o que é uma fonte de erro na interpretação do AG.

Interpretação do ânion gap

As acidoses metabólicas são caracterizadas como tendo AG elevado ou AG normal.

a) Acidoses metabólicas com AG elevado são causadas pela adição de um ácido fixo (não volátil) ao fluido extracelular (p. ex., ácido lático, cetoacidose).
b) Acidoses metabólicas com AG normal são caracterizadas por perda líquida de HCO_3 e aumento compensatório na concentração de cloreto. (Na acidose metabólica com AG elevado, a perda de HCO_3 não é acompanhada de aumento na concentração de cloreto, pois os ânions dos ácidos dissociados equilibram a perda de HCO_3). Essa condição também é chamada de *acidose metabólica hiperclorêmica*.
c) As condições clínicas responsáveis por acidose metabólica com AG elevado e AG normal são listadas na Tabela 22.3.

TABELA 22.3
Interpretações do ânion *gap*

Acidose com AG elevado	Acidose com AG normal
Acidose láctica	Diarreia
Cetoacidose	Infusão salina isotônica
Insuficiência renal em estágio terminal	Insuficiência renal inicial
Ingestão de metanol	Acidose tubular renal
Ingestão de etileno glicol	Acetazolamida
Intoxicação por salicilato	Ureterenterostomia

Confiabilidade

O AG pode não ser confiável, como demonstrado pelos diversos relatos de acidose láctica com AG normal.[10,11] Essa discrepância pode ocorrer por não se considerar a influência da albumina plasmática sobre o AG (explicado a seguir).

Influência da albumina

Como indicado na Tabela 22.4, a *albumina é o principal ânion não medido no plasma*. Isso significa que uma redução na albumina sérica irá diminuir o AG, o que pode levar a erros na interpretação do AG (p. ex., uma acidose metabólica com AG elevado pode apresentar-se com um AG normal na presença de hipoalbuminemia).

a) A influência da hipoalbuminemia sobre o ânion *gap* pode ser eliminada pelo cálculo do AG, como mostrado a seguir, usando as concentrações de albumina (g/dL) e fosfato (mg/dL).[12,13] (Isso é possível porque a albumina e o fosfato são responsáveis por boa parte do ânion *gap* normal.)

$$AG = [2 \times albumina] + [0,5 \times PO_4] \quad (22.14)$$

O AG derivado da albumina então é comparado com o tradicional $[Na - (Cl - HCO_3)]$. Se o AG tradicional for maior do que o derivado da albumina, a diferença é uma medida real dos ácidos não voláteis.

TABELA 22.4
Determinantes do ânion *gap*

Ânions não medidos	Cátions não medidos
Albumina (15 mEq/L)[a]	Cálcio (5 mEq/L)
Ácidos orgânicos (5 mEq/L)	Potássio (4,5 mEq/L)
Fosfato (2 mEq/L)	Magnésio (1,5 mEq/L)
Sulfato (1 mEq/L)	
Total ANM: (23 mEq/L)	Total CNM: (11 mEq/L)
Ânion *gap* = ANM − CNM = 12 mEq/L	

[a] Se a albumina for reduzida em 50%, ânion *gap* = 4 mEq/L.

O *gap-gap*

O que é o gap-gap?

Na presença de uma acidose metabólica com AG elevado, é possível detectar outro distúrbio metabólico acidobásico (uma alcalose metabólica ou acidose metabólica com AG normal) comparando o excesso de AG (a diferença entre o AG medido e o normal) com o déficit de HCO_3 (a diferença entre a concentração de HCO_3 medida e a normal no plasma). A razão entre excesso de AG/déficit de HCO_3 é mostrada a seguir (12 mEq/L é o AG normal e 24 mEq/L é a concentração normal de HCO_3 no plasma).

$$\text{excesso AG/déficit } HCO_3 = (AG - 12)/(24 - HCO_3) \quad (22.15)$$

Esse coeficiente é chamado, algumas vezes, de *gap-gap*, pois é uma medida da diferença (*gap*) entre outro *gap* (o ânion *gap*) e as alterações na concentração de HCO_3.

Acidose metabólica mista

Quando um ácido fixo se acumula no fluido extracelular (i. e., acidose metabólica com AG alto), uma redução no HCO_3 sérico é equivalente ao aumento no AG, e o coeficiente excesso de AG/déficit de HCO_3 é a unidade (=1). Contudo, quando aparece uma acidose hiperclorêmica, a redução no HCO_3 é maior do que o aumento no AG, e o coeficiente (excesso de AG/ déficit de HCO_3) cai abaixo da unidade (< 1).

a) Assim, na presença de acidose metabólica com AG alto, o *gap-gap* (excesso de AG/déficit de HCO_3) < 1 indica a coexistência de uma acidose metabólica com AG normal.[5,14]

Acidose e alcalose metabólicas

Quando um álcali é adicionado na presença de acidose com AG alto, a redução no bicarbonato sérico é menor do que o aumento no AG e o *gap-gap* (excesso de AG/déficit de HCO_3) é maior do que a unidade (> 1).

a) Dessa forma, na presença de uma acidose metabólica com AG alto, o *gap-gap* (excesso de AG/déficit de HCO_3) > 1 indica a coexistência de uma alcalose metabólica.[5,14]

REFERÊNCIAS

1. Narins RG, Emmett M. Simple and mixed acid-base disorders: a practical approach. Medicine 1980; 59:161-187.
2. Whittier WL, Rutecki GW. Primer on clinical acid-base problem solving. Dis Mon 2004; 50:117-162.
3. Albert M, Dell R, Winters R. Quantitative displacement of acid-base equilibrium in metabolic acidosis. Ann Intern Med 1967;66:312-315.
4. Javaheri S, Kazemi H. Metabolic alkalosis and hypoventilation in humans. Am Rev Respir Dis 1987; 136:1011-1016.
5. Morganroth ML. An analytical approach to diagnosing acid-base disorders. J Crit Illness 1990; 5:138-150.
6. Casaletto JJ. Differential diagnosis of metabolic acidosis. Emerg Med Clin N Am 2005; 23:771-787.
7. Emmet M, Narins RG. Clinical use of the anion gap. Medicine 1977; 56:38-54.
8. Judge BS. Metabolic acidosis: differentiating the causes in the poisoned patient. Med Clin N Am 2005; 89:1107-1124.
9. Winter SD, Pearson JR, Gabow PA, et al. The fall of the serum anion gap. Arch Intern Med 1990; 150:311-313.

10. Iberti TS, Liebowitz AB, Papadakos PJ, et al. Low sensitivity of the anion gap as a screen to detect hyperlactatemia in critically ill patients. Crit Care Med 1990; 18:275-277.
11. Schwartz-Goldstein B, Malik AR, Sarwar A, Brandtsetter RD. Lactic acidosis associated with a normal anion gap. Heart Lung 1996; 25:79-80.
12. Kellum JA. Determinants of plasma acid-base balance. Crit Care Clin 2005; 21:329-346.
13. Kellum JA, Kramer DJ, Pinsky MJ. Closing the gap: a simple method of improving the accuracy of the anion gap. Chest 1996; 110:185.
14. Haber RJ. A practical approach to acid-base disorders. West J Med 1991; 155:146-151.

Capítulo 23

ACIDOSES ORGÂNICAS

Este capítulo descreve os distúrbios clínicos associados com a produção de ácidos orgânicos (com base carbônica), incluindo o ácido lático, cetoácidos, o ácido oxálico (da ingestão de etilenoglicol) e o ácido fórmico (da ingestão de metanol).[1,2]

ACIDOSE LÁCTICA

Apresentação clínica

1. A acidose láctica se apresenta tipicamente como uma acidose metabólica com ânion *gap* alto em associação com uma das condições apresentadas na próxima seção. Contudo, um ânion *gap* normal também foi relatado em casos de acidose láctica[3] e, dessa forma, *o ânion gap não deve ser usado como um teste de rastreamento para acidose láctica.* (Ver Capítulo 22 para informações sobre o ânion *gap*.)
2. O diagnóstico de acidose láctica requer a dosagem da concentração de lactato no sangue. A amostra de sangue deve ser colocada no gelo para que a produção de lactato pelas hemácias seja retardada. Nível de lactato acima de 2 mEq/L é considerado anormal.

Etiologias

Choque circulatório

Em pacientes com baixo débito cardíaco devido a hipovolemia ou insuficiência cardíaca, um aumento nos níveis de lactato no sangue é usado como evidência de comprometimento da oxigenação tecidual. Essa condição em geral é conhecida como *choque circulatório*. O grau de elevação dos níveis de lactato no sangue está relacionado diretamente com a taxa de mortalidade no choque circulatório, como mostrado na Figura 23.1.[4]

Sepse

  a) Alguns pacientes com sepse têm discretas elevações no lactato sanguíneo (2 a 5 mEq/L) com uma proporção normal lactato:piruvato e pH sanguíneo normal. Esses pacientes têm *hiperlactatemia de estresse*, que é considerada resultado de hipermetabolismo sem comprometimento da utilização celular de oxigênio.[5]
  b) Pacientes com sepse grave podem ter uma elevação acentuada no lactato sanguíneo com aumento da proporção lactato: piruvato e pH sanguíneo reduzido. Esses pacientes têm um defeito na utilização celular do oxigênio que tem sido chamado de *hipoxia citopática*.[6]
  c) Na sepse grave, nível de lactato sanguíneo acima de 4 mEq/L está associado com prognóstico reservado.[7]

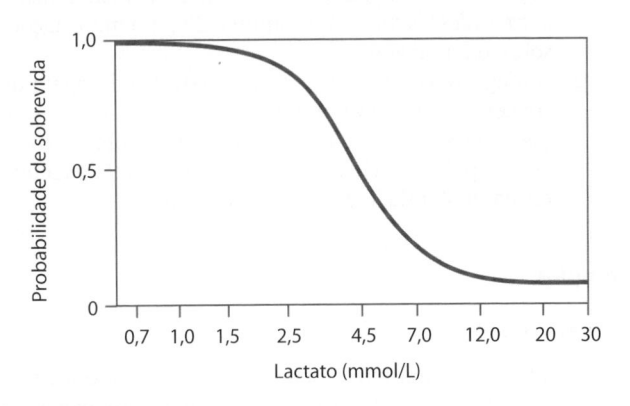

FIGURA 23.1
Relação entre os níveis de lactato sanguíneo e a sobrevida em pacientes com choque circulatório.
Fonte: referência 4.

Deficiência de tiamina

A acidose láctica é uma das manifestações da deficiência de tiamina.[8] A tiamina é um cofator para a piruvato-desidrogenase (a enzima que catalisa a conversão do piruvato em acetil coenzima A), e a deficiência de tiamina desvia o metabolismo da glicose para a produção de lactato. Ver Capítulo 36 para mais informações sobre deficiência de tiamina.

Fármacos

Diversos fármacos podem produzir acidose láctica, incluindo (em ordem alfabética) acetaminofen, adrenalina, linezolida, metformina, propofol, nitroprussiato e inibidores da transcriptase reversa do nucleosídeo.[9-12]

Propilenoglicol

O propilenoglicol é um solvente que melhora a solubilidade das medicações intravenosas, incluindo lorazepam, diazepam, esmolol, nitroglicerina e fenitoína. O metabolismo do propilenoglicol ocorre primariamente no fígado, e os principais metabólitos são o lactato e o piruvato.[13]

a) A toxicidade pelo propilenoglicol tem sido relatada em 19 a 66% dos pacientes de UTI em uso de lorazepam ou diazepam em altas doses por mais de dois dias.[13,14] Sinais de toxicidade incluem agitação, coma, convulsões, taquicardia, hipotensão e hiperlactatemia.

Outras causas

Outras causas possíveis de hiperlactatemia em pacientes de UTI incluem *convulsões* (por aumento da produção de lactato), *insuficiência hepática* (por redução da eliminação do lactato) e *asma aguda* (possivelmente por aumento da produção de lactato pelos músculos respiratórios).[15-17]

Acidose D-láctica

1. O lactato produzido pelos tecidos dos mamíferos é um levoisômero (desvia a luz para a esquerda). Um

dextroisômero (desvia a luz para a direita) do lactato é produzido por certas cepas de bactérias que podem povoar o intestino.
2. O D-lactato gerado por fermentação bacteriana no intestino pode entrar na circulação sistêmica e produzir acidose metabólica, frequentemente combinada com encefalopatia metabólica.[18] A maioria dos casos de acidose D-láctica tem sido relatada após uma ressecção extensa do intestino delgado ou após um desvio jejunoileal para obesidade mórbida.[18,19]
3. A acidose D-láctica pode produzir um ânion *gap* elevado, mas o teste laboratorial padrão para lactato mede apenas o L-lactato. Se houver suspeita de acidose D-láctica, deve ser solicitado um teste específico para D-lactato.

Terapia com álcali

1. O objetivo primário da terapia na acidose láctica é corrigir a causa subjacente da acidose. *A terapia com álcali para corrigir a acidose não tem valor comprovado*[20] e não é recomendada para tratamento de rotina da acidose láctica.
2. Em pacientes com acidose grave (pH < 7,1), que são hemodinamicamente instáveis, infusão de bicarbonato de sódio (7,5% $NaHCO_3$, 0,9 mEq HCO_3 por litro) pode ser tentada, administrando-se metade do déficit estimado de bicarbonato.[21]

déficit HCO_3 (mEq) = 0,6 × peso (kg) × (15 − HCO_3 plasma)   (23.1)

(em que 15 mEq/L é o HCO_3-alvo no plasma). Se ocorrer melhora cardiovascular, a terapia com bicarbonato pode ser continuada para manter o HCO_3 plasmático em 15 mEq/L. Se não houver melhora, a administração adicional de bicarbonato não está indicada.

CETOACIDOSE DIABÉTICA

Patogênese

1. Em condições de ingestão reduzida de nutrientes (ou entrada reduzida de glicose nas células), o tecido adiposo libera ácidos graxos livres, que são captados no fígado e metabolizados em acetoacetato e β-hidroxibutirato. Essas cetonas são liberadas do fígado e podem ser usadas como combustíveis oxidativos por órgãos vitais, como o coração, e pelo sistema nervoso central.
2. O acetoacetato e o β-hidroxibutirato são ácidos fortes, e o seu acúmulo no sangue pode produzir acidose metabólica (i. e., *cetoacidose*). Na cetoacidose diabética, a principal cetona no sangue é o β-hidroxibutirato (ver Figura 23.2).

Características clínicas

1. A cetoacidose diabética (CAD) em geral é vista em diabéticos insulino-dependentes, mas, em 20% dos casos, não há uma história prévia de diabete melito.
2. A CAD é, mais frequentemente, o resultado de dosagem inadequada da insulina, mas alguns pacientes têm uma doença concomitante, mais comumente uma infecção.
3. A característica da CAD é a combinação de hiperglicemia, bicarbonato sérico abaixo de 20 mEq/L e um ânion *gap* elevado. A glicemia em geral está acima de 250 mg/dL, mas pode estar mais baixa ou até normal em cerca de 20% dos casos.[22]
4. O aumento nos cetoácidos deve produzir um ânion *gap* elevado; contudo, isso é variável, e o ânion *gap* pode ser normal na CAD.[23] A excreção renal de cetonas é acompanhada de um aumento na reabsorção de cloreto

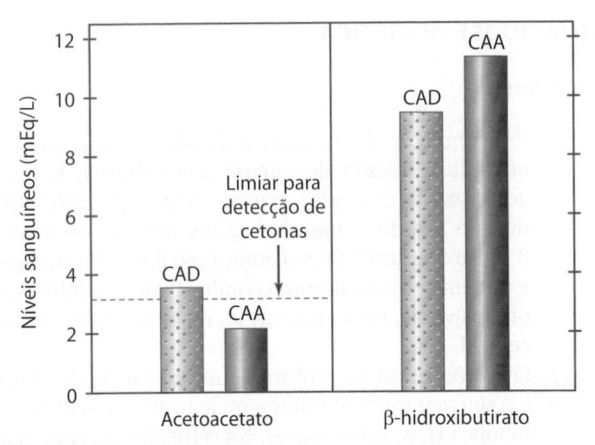

FIGURA 23.2
Concentrações de acetoacetato e β-hidroxibutirato no sangue na cetoacidose diabética (CAD) e na cetoacidose alcoólica (CAA). A linha pontilhada horizontal representa a concentração mínima de acetoacetato que irá produzir uma reação positiva ao nitroprussiato.

nos túbulos renais, e a hipercloremia resultante limita o aumento no ânion *gap*.

Diagnóstico

1. O diagnóstico de CAD requer confirmação de elevação dos cetoácidos no sangue e na urina. O teste usado mais frequentemente é a reação do nitroprussiato, que é um método colorimétrico para a detecção de acetoacetato. Uma reação positiva requer uma concentração mínima de acetoacetato de 3 mEq/L.
2. A reação do nitroprussiato *não detecta o β-hidroxibutirato*,[22] que é o cetoácido predominante na CAD.[30] Dessa forma, essa reação não é sensível para monitorização da gravidade da cetoacidose. Isso é demonstrado na Figura 23.2. É importante observar que a reação é muito pouco positiva na CAD, a despeito de uma concentração total de cetoácidos de 13 a 14 mEq/L no sangue.

Manejo

O manejo da CAD é resumido na Tabela 23.1.

Terapia insulínica

a) A insulina é administrada por via intravenosa (IV), iniciando com uma dose em bolo de 0,1 unidade por quilograma de peso corporal (alguns acham isso desnecessário) seguida por uma infusão contínua de 0,1 unidade por quilograma por hora. Como *a insulina é adsorvida aos tubos intravenosos*, os 50 mL iniciais do infusato devem ser passados pelo equipamento IV antes de iniciar o gotejamento de insulina.

b) Os níveis de glicemia devem ser medidos a cada 1 a 2 horas durante a terapia insulínica IV. O objetivo é reduzir a glicemia em 50 a 75 mg/dL por hora.[24] Se esse objetivo não for atingido, a velocidade de infusão da insulina deve ser dobrada.[24] Determinações da glicemia com glicosímetro de fita podem ser realizadas se a glicemia estiver abaixo de 500 mg/dL.

TABELA 23.1
Manejo da cetoacidose diabética

Insulina:	0,1 U/kg/IV em bolo; depois, 0,1 U/kg/h em infusão contínua. Reduzir a velocidade da dose em 50% quando o HCO_3 sérico se elevar acima de 16 mEq.
Fluidos:	iniciar com solução salina a 0,9%, 1 L/h nas primeiras 2 horas. Em seguida, administrar solução salina a 0,45%, 250 a 500 mL/h. O déficit total de fluido geralmente é de 50 a 100 mL/kg.
Potássio:	se o K sérico = _____ mEq/L, administrar _____ mEq na próxima hora.
	< 3 40
	3-4 30
	4-5 20
	5-6 10
	< 6 0
Fosfato:	se o PO_4 sérico for < 1,0 mg/dL, administrar 7,7 mg/kg em 4 horas.

Fluidos

a) Os déficits de volume são em média de 50 a 100 mL/kg (ou 4 a 8 litros para um adulto de 80 kg) na CAD.
b) A terapia com fluidos em geral começa com solução salina a 0,9% (isotônica), infundida a uma velocidade de 1 litro/hora nas duas primeiras horas. Isso é seguido por uma infusão de salina a 0,45% a 250 a 500 mL/hora.
c) Quando a glicemia cai para 250 mg/dL, dextrose pode ser adicionada aos fluidos intravenosos, e a velocidade de infusão deve então ser reduzida para 100 a 250 mL/hora.
d) Se houver evidência de choque hipovolêmico (i. e., hipotensão), fluidos coloides podem ser preferidos até que a pressão arterial se normalize. O coloide preferido nessa situação é a albumina a 5%, visto que o hetastarch a 6% produz um aumento nos níveis de amilase sérica, o que pode levar a confusão, pois pancreatite de baixo grau pode ser comum na CAD.[22]

Potássio

A depleção de potássio é quase universal na CAD, e o déficit médio é de 3 a 5 mEq/kg. Contudo, o potássio sérico geralmente é normal (74% dos pacientes) ou mesmo elevado (22% dos pacientes) na apresentação. No entanto, ele cai durante a terapia insulínica (desvio transcelular), e essa queda pode ser drástica. Portanto, a reposição de potássio deve ser iniciada logo que possível (ver Tabela 23.1), e o potássio sérico deve ser monitorizado de hora em hora nas primeiras 4 a 6 horas de terapia.

Fosfato

a) A depleção de fosfato é comum na CAD e é, em média, de 1 a 1,5 mmol/kg. Contudo, a reposição de fosfato tem pouco impacto no desfecho da CAD e não é recomendada como uma medida de rotina.[22]
b) O nível sérico de fosfato deve ser medido 4 horas após o início da terapia. Se o nível estiver seriamente deprimido (menos de 1 mg/dL), a reposiçao de fosfato é

aconselhada (ver Tabela 23.1 para a dose de reposição recomendada).

Terapia com álcali

A terapia com álcali com bicarbonato de sódio não melhora o desfecho da CAD e não é recomendada, mesmo que a acidemia seja grave.[22]

Monitorização do estado acidobásico

1. O bicarbonato sérico pode não ser um parâmetro confiável para acompanhar as alterações acidobásicas na CAD. A reposição agressiva de fluidos frequentemente produz uma acidose hiperclorêmica por promover a excreção de cetonas na urina, o que aumenta a reabsorção de cloretos nos túbulos renais. Isso impede que o bicarbonato se eleve, apesar de resolver a cetoacidose. Nessa situação, o *padrão* da acidose está se alterando (i. e., mudando de uma acidose com ânion *gap* alto para uma com ânion *gap* baixo).
2. O parâmetro mais adequado para monitorizar durante a terapia da CAD é o *gap-gap*: isto é, o coeficiente entre o excesso de ânion *gap*: déficit de bicarbonato (esse parâmetro é descrito no Capítulo 22). Esse coeficiente é 1 na cetoacidose pura e diminui em direção a zero à medida que a cetoacidose se resolve e é substituída pela acidose hiperclorêmica. Quando as cetonas são eliminadas da corrente sanguínea, o coeficiente se aproxima de zero.

CETOACIDOSE ALCOÓLICA

Patogênese

A cetoacidose alcoólica (CAA) é um distúrbio complexo com várias fontes de cetose, incluindo ingestão reduzida de nutrientes, oxidação hepática de etanol (que gera NADH e melhora a formação de β-hidroxibutirato) e desidratação (que compromete a excreção de cetonas na urina).

Características clínicas

1. A CAA é vista, em geral, em alcoolistas crônicos e aparece, tipicamente, 1 a 3 dias após um período de ingestão excessiva de bebidas.[25]
2. A apresentação geralmente inclui náuseas, vômitos e dor abdominal. As anormalidade eletrolíticas são comuns, em particular as *hipos* (p. ex., hiponatremia, hipocalemia, hipofosfatemia, hipomagnesemia, hipoglicemia).
3. Os distúrbios acidobásicos mistos são comuns na CAA. Mais da metade dos pacientes pode ter acidose láctica (causada por outras condições).[25] e alcalose metabólica ocorre em pacientes com vômitos prolongados.

Diagnóstico

1. O diagnóstico de CAA é sugerido pelo aparecimento de acidose metabólica com ânion *gap* alto em condições clínicas adequadas (i. e., após um período de ingestão excessiva de bebidas) e é confirmado pela presença de cetonas no sangue e na urina.
2. A proporção de β-hidroxibutirato para acetoacetato no sangue pode ser de até 8:1 na CAA, e os níveis plasmáticos de acetoacetato podem não ser altos o suficiente para serem detectados pela reação do nitroprussiato (ver Figura 23.2). Portanto, *a reação do nitroprussiato para a detecção de cetonas pode ser negativa na CAA*. Quando isso ocorre, para diagnosticar CAA, deve-se eliminar outras condições (p. ex., acidose láctica) que podem causar acidose metabólica com ânion *gap* alto.

Manejo

1. A CAA é corrigida simplesmente pela infusão de soluções de salina contendo dextrose. A glicose ajuda a retardar a produção hepática de cetonas, enquanto o volume infundido promove a eliminação renal de cetonas. A cetoacidose em geral se resolve dentro de 24 horas.
2. A terapia com álcali não é necessária na CAA.[25]

ALCOÓIS TÓXICOS

Dois alcoóis são conhecidos por sua capacidade de gerar ácidos orgânicos: o etilenoglicol e o metanol.

Intoxicação por etilenoglicol

Fisiopatologia

O etilenoglicol é um solvente usado primariamente em soluções anticongelantes e degelantes. Quando ingerido, é absorvido rapidamente a partir do trato gastrintestinal (GI) e 80% da dose ingerida são metabolizados no fígado.

a) O metabolismo pela álcool-desidrogenase no fígado produz ácido glicólico, como mostrado na Figura 23.3. Esse é um metabólito importante do etilenoglicol e produz acidose metabólica com ânion *gap* alto.[26]

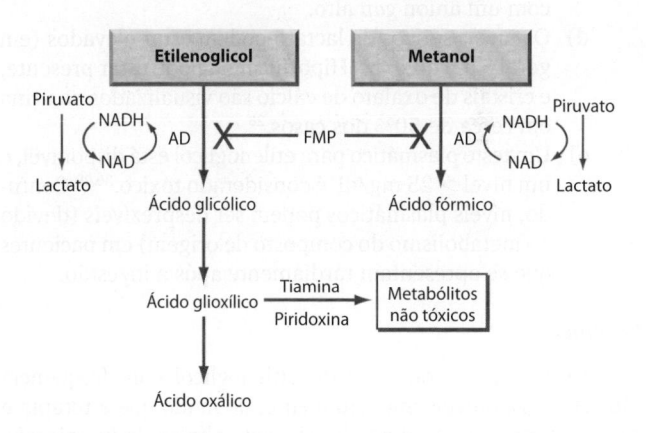

FIGURA 23.3
O metabolismo do etilenoglicol e metanol. AD = álcool-desidrogenase. FMP = fomepizol.

b) A formação do ácido glicólico envolve a conversão do NAD em NADH, e isso promove a conversão do piruvato em lactato. Como resultado, os níveis séricos de lactato também estão elevados na intoxicação por etilenoglicol.[26,27]

c) O metabólito final do etilenoglicol é o ácido oxálico, que pode combinar-se com o cálcio para formar *cristais de oxalato de cálcio* nos túbulos distais. Esses cristais (que são reconhecíveis ao exame microscópico da urina) podem danificar os túbulos renais e causar insuficiência renal aguda.

Apresentação clínica

a) Os sinais iniciais da intoxicação por etilenoglicol incluem náuseas, vômitos e aparente embriaguez. Como o etilenoglicol é inodoro, não há odor de álcool no hálito.

b) Vários casos são acompanhados de coma, convulsões generalizadas, insuficiência renal, edema pulmonar e colapso cardiogênico.[26]

c) Estudos laboratoriais mostram uma acidose metabólica com um ânion *gap* alto.

d) Os níveis séricos de lactato podem estar elevados (em geral 5 a 6 mEq/L). Hipocalcemia pode estar presente, e cristais de oxalato de cálcio são visualizados na urina em cerca de 50% dos casos.[28]

e) Um teste plasmático para etilenoglicol está disponível, e um nível > 25 mg/dL é considerado tóxico.[26,29] Contudo, níveis plasmáticos podem ser desprezíveis (devido ao metabolismo do composto de origem) em pacientes que se apresentam tardiamente após a ingestão.

Tratamento

Os resultados do teste do etilenoglicol com frequência não estão disponíveis imediatamente, de modo que a terapia é iniciada com base em uma alta suspeita clínica de intoxicação por etilenoglicol. O tratamento envolve a inibição da álcool-desidrogenase e é necessário realizar hemodiálise.

a) O uso tradicional de etanol para inibir a álcool-desidrogenase tem sido substituído pela utilização do fármaco **fomepizol**, que inibe a álcool-desidrogenase (ver Figura 23.3) sem provocar os efeitos colaterais que ocorrem com o uso do etanol. Os melhores resultados são obtidos quando a terapia é iniciada dentro de quatro horas após a ingestão. A dose recomendada é de 15 mg/kg IV como dose inicial, passando a 10 mg/kg a cada 12 horas por 48 horas e, depois, a 15 mg/kg a cada 12 horas até que o nível plasmático de etilenoglicol seja de 25 mEq/L ou menos.[26,30]
b) A hemodiálise aumenta a eliminação de etilenoglicol e seus metabólitos. As indicações para hemodiálise imediata incluem acidemia grave (pH < 7,1) e evidência de lesão de órgão-alvo (p. ex., coma, convulsões e insuficiência renal).[26,30] Múltiplos cursos de hemodiálise podem ser necessários. O fomepizol deve ser dado a cada 4 horas, se a hemodiálise for continuada.
c) Adjuntos: a **tiamina** (100 mg IV diariamente) e a **piridoxina** (100 mg IV diariamente) podem desviar o ácido glioxílico para metabólitos não tóxicos (ver Figura 23.3).

Intoxicação por metanol

O metanol é uma substância comum em goma-laca, verniz, limpador de para-brisas e combustível sólido (Sterno).[26,31]

Fisiopatologia

a) Assim como o etilenoglicol, o metanol é absorvido rapidamente a partir do trato GI e é metabolizado pela álcool-desidrogenase no fígado (ver Figura 23.3).
b) O metabólito, o ácido fórmico, é uma toxina mitocondrial que age inibindo a citocromo-oxidase. Tecidos que são particularmente suscetíveis a dano são a retina, o nervo ótico e o gânglio basal.[31]
c) Os níveis de lactato sérico podem estar elevados pelo mesmo motivo explicado para o etilenoglicol, mas a

toxicidade adicional do ácido fórmico para as mitocôndrias pode resultar em níveis mais elevados de lactato sérico.

Apresentação clínica

a) Os sinais iniciais (dentro de seis horas da ingestão) incluem aparente embriaguez sem o odor do etanol (como na intoxicação por etilenoglicol)
b) Os sinais tardios (6 a 24 horas após a ingestão) incluem distúrbios visuais (p. ex., escotomas, visão borrada, cegueira completa), consciência deprimida, coma e convulsões generalizadas. Pancreatite também foi descrita.[26]
c) O exame da retina pode revelar papiledema e edema retiniano generalizado.
d) Estudos laboratoriais mostram as mesmas anormalidades acidobásicas descritas para a intoxicação por etilenoglicol (embora os níveis de lactato possam ser altos).
e) As enzimas pancreáticas também podem estar elevadas, e níveis elevados de CPK no sangue (por rabdomiólise) foram relatados.[26]
f) Um teste plasmático para metanol está disponível, e um nível acima de 25 mg/dL é considerado tóxico. Como explicado para a intoxicação por etilenoglicol, os níveis plasmáticos podem ser enganadores no período tardio após a ingestão, já que o composto de origem pode estar completamente degradado.

Tratamento

O tratamento é o mesmo descrito para a intoxicação por etilenoglicol, com as seguintes exceções.

a) O comprometimento visual é uma indicação para diálise.
b) A terapia adjunta com tiamina e piridoxina não é indicada.

REFERÊNCIAS

1. Gauthier PM, Szerlip HM. Metabolic acidosis in the intensive care unit. Crit Care Clin 2002; 18:289-308.
2. Judge BS. Metabolic acidosis: differentiating the causes in the poisoned patient. Med Clin N Am 2005; 89:1107-1124.
3. Iberti TS, Liebowitz AB, Papadakos PJ, et al. Low sensitivity of the anion gap as a screen to detect hyperlactatemia in critically ill patients. Crit Care Med 1990; 18:275-277.
4. Weil MH, Afifi AA. Experimental and clinical studies on lactate and pyruvate as indicators of the severity of acute circulatory failure (shock). Circulation 1970; 16:989-1001.
5. Mizock BA. Metabolic derangements in sepsis and septic shock. Crit Care Clin 2000; 16:319-336.
6. Fink MP. Cytopathic hypoxia. Crit Care Clin 2001; 17:219-238.
7. Aduen J, Bernstein WK, Khastgir T, et al. The use and clinical importance of a substrate-specific electrode for rapid determination of blood lactate concentrations. JAMA 1994; 272:1678-1685.
8. Campbell CH. The severe lactic acidosis of thiamine deficiency: acute, pernicious or fulminating beriberi. Lancet 1984; 1:446-449.
9. Judge BS. Metabolic acidosis: differentiating the causes in the poisoned patient. Med Clin North Am 2005; 89:1107-1124.
10. Ogedegbe AO, Thomas DL, Diehl AM. Hyperlactatemia syndromes associated with HIV therapy. Lancet Infect Dis 2003; 3:329-337.
11. Apodaca AA, Rakita RM. Linezolida induced lactic acidosis. N Engl J Med 2003; 348:86-87.
12. Yann-Erick C, Cariou A, Monchi M, et al. Detecting life-threatening lactic acidosis related to nucleoside-analog treatment of human immunodeficiency virus-infected patients and treatment with L-carnitine. Crit Care Med 2003; 31:1042-1047.
13. Wilson KC, Reardon C, Theodore AC, Farber HW. Propylene glycol toxicity: a severe iatrogenic illness in ICU patients receiving IV benzodiazepines. Chest 2005; 128:1674-1681.
14. Arroglia A, Shehab N, McCarthy K, Gonzales JP. Relationship of continuous infusion lorazepam to serum propylene glycol concentration in critically ill adults. Crit Care Med 2004; 32:1709-1714.
15. Kruse JA, Zaidi SAJ, Carlson RW. Significance of blood lactate levels in critically ill patients with liver disease. Am J Med 1987; 83:77-82.
16. Brivet F, Bernadin M, Cherin P, et al. Hyperchloremic acidosis during grand mal seizure acidosis. Intensive Care Med 1994; 20:27-31.
17. Mountain RD, Heffner JE, Brackett NC, Sahn SA. Acid-base disturbances in acute asthma. Chest 1990; 98:651-655.
18. Thurn JR, Pierpoint GL, Ludvigsen CW, Eckfeldt JH. D-lactate encephalopathy. Am J Med 1985; 79:717-720.

19. Bustos D, Ponse S, Pernas JC et al. Fecal lactate and the short bowel syndrome. Dig Dis Sci 1994; 39:2315-2319.
20. Forsythe SM, Schmidt GA. Sodium bicarbonate for the treatment of lactic acidosis. Chest 2000; 117:260-267.
21. Rose BD. Clinical physiology of acid-base and electrolyte disorders. 4th ed. New York: McGraw-Hill, 1994:590.
22. Charfen MA, Fernandez-Frackelton M. Diabetic ketoacidosis. Emerg Med Clin N Am 2005; 23:609-628.
23. Gamblin GT, Ashburn RW, Kemp DG, Beuttel SC. Diabetic ketoacidosis presenting with a normal anion gap. Am J Med 1986; 80:758-760.
24. Kitabachi AE, Umpierrez GE, Murphy MB, et al. American Diabetes Association. Hyperglycemic crisis in diabetes. Diabetes Care 2004; 27(suppl):s94-s102.
25. Wrenn KD, Slovis CM, Minion GE, Rutkowsli R. The syndrome of alcoholic ketoacidosis. Am J Med 1991; 91:119-128.
26. Weiner SW. Toxic alcohols. In: Goldfrank LR, Flomenbaum NE, Hoffman RS, et al., eds. Goldfrank's toxicologic emergencies. 7th ed. New York, McGraw-Hill, 2002:1447-1459.
27. Gabow PA, Clay K, Sullivan JB, Lepoff R. Organic acids in ethylene glycol intpxication. Ann Intern Med 1986; 105:16-20.
28. Borkan SC. Extracorporeal therapies for acute intoxications. Crit Care Clin 2002; 18:393-420.
29. Caravati EM, Erdman AR, Christianson G, et al. Ethylene glycol exposure: an evidence-based consensus guideline for out-of-hospital management. Clin Toxicol 2005; 43:327-345.
30. Brent J, McMartin K, Phillips S, et al. Fomepizole for the treatment of ethylene glycol poisoning. N Engl J Med 1999; 340:832-838.
31. Barceloux DG, Bond GR, Krenzelok EP, et al. American Academy of Clinical Toxicology practice guidelines on the treatment of methanol poisoning. J Toxicol Clin Toxicol 2002; 40:415-446.

Capítulo 24

ALCALOSE METABÓLICA

Embora a acidose metabólica pareça obter mais atenção, um em cada três distúrbios acidobásicos em pacientes hospitalizados é uma *alcalose* metabólica.[1] Sendo assim, este capítulo descreve as causas, consequências e a correção desta condição.[1-3]

ORIGENS DA ALCALOSE METABÓLICA

A alcalose metabólica é caracterizada por aumento na concentração de bicarbonato (HCO_3) extracelular e é, geralmente, o resultado de uma ou mais das seguintes condições.

Perda de secreções gástricas

1. As secreções gástricas são ricas em íons hidrogênio e cloreto (a concentração de cada um é 50 a 100 mEq/L) e a perda dessas secreções por vômitos ou aspiração nasogástrica (NG) pode produzir profunda alcalose metabólica.
2. Apesar da perda de ácido gástrico, a depleção de cloreto é o principal fator responsável pela alcalose metabólica por vômitos e aspiração NG. A depleção de cloreto estimula a reabsorção de HCO_3 nos rins, e o aumento resultante no HCO_3 extracelular cria alcalose metabólica. (O HCO_3 que é adicionado ao fluido extracelular equilibra a perda de cloreto para manter a neutralidade elétrica.)
3. Outros fatores que contribuem para a alcalose por perda de secreções gástricas são a hipovolemia e a hipocalemia.

Diuréticos

Os diuréticos tiazídicos e os diuréticos de alça, como a furosemida, promovem alcalose metabólica por aumentar a perda urinária de sódio, cloreto, potássio e magnésio.

1. A principal ação desses diuréticos é aumentar a perda de sódio e cloreto na urina. A perda de cloreto é acompanhada de aumento na reabsorção de HCO_3 nos rins (para manter a neutralidade elétrica), e o aumento resultante no fluido extracelular da concentração de HCO_3 produz uma alcalose metabólica. A perda de sódio promove perda de fluido extracelular, e isso, por sua vez, promove alcalose metabólica por mecanismos que serão explicados mais adiante neste capítulo.
2. Os diuréticos aumentam a excreção urinária de potássio pelos seguintes mecanismos:
   a) O fornecimento de sódio aos túbulos distais é aumentado, promovendo secreção de potássio pela bomba de troca de sódio-potássio no túbulo distal.
   b) A reabsorção de magnésio nos rins em geral reflete a reabsorção de sódio, logo, esses diuréticos também promovem a perda de magnésio na urina. A depleção de magnésio tem um papel importante na depleção de potássio induzida por diuréticos, como descrito no Capítulo 28.

A depleção de potássio promove alcalose metabólica por mecanismos explicados na Seção Hipocalemia deste capítulo.

Depleção de volume

1. A depleção de volume promove alcalose metabólica de dois modos.
   a) Há uma ligação direta entre a reabsorção de sódio e HCO_3 nos túbulos distais; portanto, a reabsorção aumentada de sódio em resposta à depleção de volume é acompanhada de um aumento na reabsorção de HCO_3.

b) A depleção de volume também estimula a liberação de renina, e o aumento subsequente na produção de aldosterona promove a secreção de H^+ nos túbulos distais.

2. A importância da depleção de volume como causa de alcalose metabólica está sendo questionada, visto que a reposição de volume não corrige a alcalose metabólica se não houver, conjuntamente, repleção de cloreto.[2] Como a reposição de volume em geral é acompanhada de reposição de cloreto (i. e., em soluções de salina), essa distinção pode não ser clinicamente relevante.

Hipocalemia

1. A hipocalemia promove alcalose metabólica por dois mecanismos:
   a) Desvio transcelular de H^+ para dentro das células.
   b) Aumento da secreção de H^+ nos túbulos distais.
2. O aumento da secreção de H^+ nos túbulos distais renais envolve um transportador de Na^+-H^+ que requer fornecimento adequado de sódio aos túbulos distais. No caso de hipovolemia, a maior parte do sódio filtrado é reabsorvida nos túbulos proximais, e os efeitos da hipocalemia sobre a secreção de H^+ são mínimos.

Retenção crônica de CO_2

A resposta compensatória à retenção de CO_2 é um aumento na reabsorção de HCO_3 nos túbulos proximais dos rins. Se a hipercapnia crônica for corrigida subitamente (p. ex., por hiperventilação quando a ventilação mecânica for iniciada), a alcalose metabólica compensatória irá tornar-se um distúrbio acidobásico primário.

Administração de ânions orgânicos

A administração de ânions orgânicos como o lactato (na solução de Ringer lactato), o acetato (nas soluções de nutrição parenteral) e o citrato (no sangue estocado) poderia produzir alcalose metabólica. Contudo, apenas a administração de citrato em transfusões de sangue é capaz de causar essa condição,[4] e um mínimo de 8 unidades de sangue devem ser transfundidas antes que o HCO_3 do plasma comece a elevar-se.[5]

CONSEQUÊNCIAS CLÍNICAS

Apesar do potencial para dano, a alcalose metabólica não tem nenhum efeito deletério aparente na maioria dos pacientes. Os efeitos adversos seguintes são os mais citados.

Manifestações neurológicas

As manifestações neurológicas atribuídas à alcalose incluem consciência deprimida, convulsões generalizadas e espasmos carpopedais. Contudo, essas manifestações são quase sempre associadas com alcalose respiratória, e não com alcalose metabólica. Isso é explicado pela maior tendência de a alcalose respiratória influenciar o estado acidobásico do sistema nervoso central.

Hipoventilação

1. A compensação respiratória para alcalose metabólica é descrita na equação mostrada a seguir (na qual a $PaCO_2$ é a PCO_2 arterial e o HCO_3 é o HCO_3 no plasma em mEq/L).[6]

    $$PaCO_2 \text{ esperada} = (0{,}7 \times HCO_3) + (21 \pm 2) \quad (24.1)$$

    Essa equação é usada para esclarecer a relação entre o HCO_3 e a PCO_2 arterial mostrada na Figura 24.1. É importante observar que o limiar para hipercapnia ($PaCO_2$ de 46 mmHg) não é atingido até que o HCO_3 se eleve acima da faixa de 34 a 39 mEq/L.
2. A Figura 24.1 demonstra que *a depressão respiratória ocorre apenas em casos graves de alcalose metabólica.*

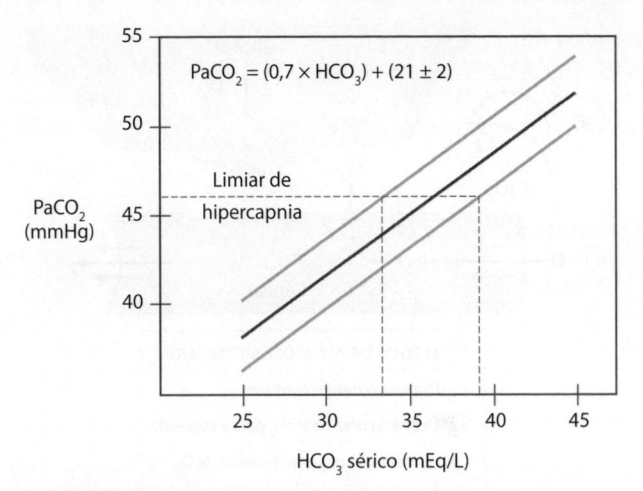

FIGURA 24.1
Relação entre o bicarbonato plasmático (HCO_3) e a PCO_2 arterial ($PaCO_2$) com base na equação mostrada no tipo do gráfico. Observe que o HCO_3 sérico deve elevar-se acima da faixa de 34 a 39 mEq/L para produzir hipercapnia.

Equação do gráfico: $PaCO_2 = (0,7 \times HCO_3) + (21 \pm 2)$

Oxigenação sistêmica

A alcalose tem diversos efeitos que ameaçam a disponibilidade de oxigênio tecidual (Figura 24.2).

1. A alcalose reduz a contratilidade miocárdica e promove vasoconstrição periférica (por diminuir o cálcio ionizado ou livre); ambos os efeitos podem levar à uma diminuição no débito cardíaco.
2. A alcalose desvia a curva de dissociação da hemoglobina para a esquerda (efeito de Bohr), o que compromete a capacidade da hemoglobina de liberar o oxigênio para os tecidos.
3. A alcalose intracelular pode aumentar o consumo celular de O_2 por estimular a atividade das enzimas na via glicolítica. Contudo, esse efeito é visto predominantemente na alcalose respiratória.[7]

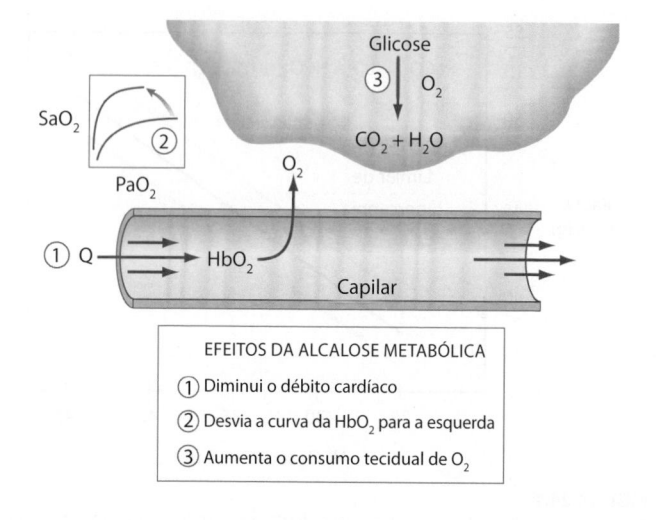

FIGURA 24.2
Efeitos da alcalose sobre determinantes da oxigenação sistêmica.

EFEITOS DA ALCALOSE METABÓLICA
① Diminui o débito cardíaco
② Desvia a curva da HbO_2 para a esquerda
③ Aumenta o consumo tecidual de O_2

O significado clínico desses efeitos não é claro, mas eles podem ser importantes em pacientes com insuficiência circulatória ou choque circulatório.

AVALIAÇÃO

As alcaloses metabólicas são classificadas tradicionalmente como responsivas ou resistentes ao cloreto, com base na concentração de cloreto urinário (ver Tabela 24.1).

Alcalose responsiva ao cloreto

1. A alcalose metabólica *responsiva ao cloreto* é caracterizada por uma baixa concentração de cloreto na urina; isto é, menos de 15 mEq/L.
2. Esse tipo de alcalose metabólica é o resultado de perda de ácido gástrico, terapia diurética, depleção de volume ou compensação renal de hipercapnia.

TABELA 24.1
Classificação da alcalose metabólica

Responsiva ao cloreto	Resistente ao cloreto
Cloreto urinário < 15 mEq/L	*Cloreto urinário > 25 mEq/L*
1. Perda de ácido gástrico	1. Excesso de mineralocorticoides
2. Diuréticos	2. Depleção de potássio
3. Depleção de volume	
4. Pós-hipercapnia	

3. A maioria das alcaloses metabólicas em pacientes hospitalizados é responsiva ao cloreto.

Alcalose resistente ao cloreto

1. Uma alcalose metabólica *resistente ao cloreto* é caracterizada por concentração urinária de cloreto elevada, isto é, acima de 25 mEq/L.
2. A maioria dos casos de alcalose resistente ao cloreto é causada por excesso primário de mineralocorticoide (p. ex., condições hiperadrenais) ou depleção grave de potássio (essas duas condições frequentemente coexistem).
3. Esse tipo de alcalose metabólica em geral está associado com expansão de volume em vez de depleção de volume.

MANEJO

A maioria das alcaloses metabólicas em pacientes hospitalizados é responsiva ao cloreto; portanto, a reposição de cloreto é a base da terapia para a alcalose metabólica. Ele pode ser reposto como cloreto de sódio, cloreto de potássio ou ácido clorídrico (HCl).

Infusão de salina

1. Como a depleção de volume é comum na alcalose metabólica responsiva ao cloreto, a infusão de salina

isotônica (cloreto de sódio a 0,9%) é o método mais comum de reposição de cloreto.
2. O volume de solução isotônica necessário pode ser determinado estimando-se o déficit de cloreto (Cl) em mEq/L, como mostrado a seguir:

Déficit de Cl = 0,2 × peso (kg) × (P_{Cl} normal – P_{Cl} real) (24.2)

em que P_{Cl} é o cloreto plasmático em mEq/L. O fator 0,2 representa o volume de distribuição do cloreto como uma fração do peso corporal.
3. O volume de salina isotônica necessário para corrigir o déficit de cloreto é determinado da seguinte forma:

Volume de NaCl a 0,9% (L) = déficit de Cl/154 (24.3)

em que 154 é a concentração de cloreto (em mEq/L) na solução salina isotônica.

Exemplo: um paciente que pesa 70 kg tem uma alcalose metabólica por vômitos de repetição. O cloreto plasmático é 80 mEq/L. Usando-se um cloreto sérico normal de 100 mEq/L, o déficit de cloreto é 0,2 × 70 × (100-80) = 280 mEq. O volume de salina isotônica necessário para corrigir esse déficit é de 280/154 = 1,8 litro.

Cloreto de potássio

1. A administração de cloreto de potássio é indicada apenas quando a alcalose metabólica é acompanhada de hipocalemia.
2. É importante enfatizar que a administração de *cloreto de potássio não irá recompor os depósitos de potássio se houver depleção concomitante de magnésio*.[8] (Ver Capítulo 28 para mais informações sobre esse tópico.)

Infusão de ácido clorídrico

Infusões de soluções diluídas de ácido clorídrico (HCl) produzem a correção mais rápida de alcalose metabólica.[1] Contudo, devido aos riscos envolvidos (ver adiante), as infusões de HCl são reservadas apenas para os casos mais graves e refratários de alcalose metabólica.

1. A "dose" de HCl é determinada estimando-se o déficit do íon hidrogênio (H^+) em mEq/L por meio da equação a seguir:

Déficit de H^+ = 0,5 x peso (kg) × (P_{HCO_3} real − P_{HCO_3} desejado) (24.4)

em que P_{HCO3} é o HCO_3 plasmático em mEq/L. O fator 0,5 representa o volume de distribuição para H^+ como uma fração do peso corporal. O HCO_3 desejado deve estar acima da faixa normal (o objetivo não é corrigir a alcalose, mas reduzir a gravidade) e pode ser ajustado no ponto médio entre o HCO_3 real e o normal.
2. O déficit de H^+ é corrigido com 0,1N HCl, que contém 100 mEq de H^+ por litro. O volume de 0,1N HCl necessário para corrigir o déficit de H^+ é determinado como mostrado a seguir:

Volume de 0,1N HCl (L) = déficit de H^+/100 (24.5)

3. Como as soluções de HCl são esclerosantes, elas precisam ser infundidas através de uma grande veia central,[9] e a velocidade de infusão não deve exceder 0,2 mEq/kg/h.[3]
4. Os efeitos corrosivos das soluções de HCl são uma grande preocupação. Além de esclerose, o extravasamento da solução de HCl pode produzir grave necrose tecidual.[10] Devido ao seu potencial tóxico, as infusões de HCl devem ser usadas com bastante critério.

Alcalose resistente ao cloreto

1. O manejo da alcalose metabólica resistente ao cloreto é dirigido ao tratamento da causa subjacente do excesso de mineralocorticoides (p. ex., hiperadrenalismo, insuficiência cardíaca) e a correção do déficit de potássio.
2. O inibidor da anidrase carbônica, **acetazolamida**, bloqueia a reabsorção do HCO_3 no túbulo proximal e

tem sido usado com sucesso no tratamento de casos de alcalose metabólica resistente ao cloreto.

a) A dose recomendada é de 5 a 10 mg/kg IV (ou VO), e o efeito máximo ocorre após uma média de 15 horas.[11]

b) A acetazolamida promove depleção de volume e de potássio e, portanto, não deve ser usada nos casos de alcalose metabólica resistente ao cloreto que são acompanhados de alguma dessas condições.

REFERÊNCIAS

1. Khanna A, Kurtzman NA. Metabolic alkalosis. Respir Care 2001; 46:354-365.
2. Galla JH. Metabolic alkalosis. J Am Soc Nephrol 2000; 11:360-375.
3. Androgue HJ, Madias N. Management of life-threatening acid-base disorders. Part 2. N Engl J Med 1998; 338:107-111.
4. Driscoll DF, Bistrian BR, Jenkins RL. Development of metabolic alkalosis after massive transfusion during orthotopic liver transplantation. Crit Care Med 1987; 15:905-908.
5. Rose BD, Post TW. Metabolic alkalosis. In: Clinical physiology of acid-base and electrolyte disorders. 5th ed. New York: McGraw-Hill, 2001:551-577.
6. Javaheri S, Kazemi H. Metabolic alkalosis and hypoventilation in humans. Am Rev Respir Dis 1987; 136:1011-1016.
7. Rastegar HR, Woods M, Harken AH. Respiratory alkalosis increases tissue oxygen demand. J Surg Res 1979; 26:687-692.
8. Whang R, Flink EB, Dyckner T, et al. Mg depletion as a cause of refractory potassium depletion. Arch Intern Med 1985; 145:1686-1689.
9. Brimioulle S, Vincent JL, Dufaye P, et al. Hydrochloric acid infusion for treatment of metabolic alkalosis: effects on acid-base balance and oxygenation. Crit Care Med 1985; 13:738-742.
10. Jankauskas SJ, Gursel E, Antonenko DR. Chest wall necrosis secondary to hydrochloric acid use in the treatment of metabolic alkalosis. Crit Care Med 1989; 17:963-964.
11. Marik PE, Kussman BD, Lipman J, Kraus P. Acetazolamide in the treatment of metabolic alkalosis in critically ill patients. Heart Lung 1991; 20:455-458.

SEÇÃO IX
Distúrbios renais e eletrolíticos

Capítulo 25

OLIGÚRIA E INSUFICIÊNCIA RENAL AGUDA

Diminuição no débito urinário pode ser uma adaptação normal à hipovolemia ou um sinal de insuficiência renal aguda. Este capítulo descreve como distinguir essas duas condições e também as causas e o manejo da insuficiência renal aguda.

OLIGÚRIA

Definição

1. A oligúria é definida tradicionalmente como débito urinário menor do que 400 mL/dia,[1] mas, como não se espera 24 horas para fazer o diagnóstico, isso se traduz em um débito urinário médio de menos de 17 mL/hora.

Categorias

As causas de oligúria são separadas tradicionalmente em três categorias com base na localização anatômica do problema. As condições em cada categoria são listadas na Tabela 25.1.[2]

Condições pré-renais

As condições pré-renais estão localizadas próximas aos rins e são caracterizadas por diminuição no fluxo renovascular. Os distúrbios pré-renais são responsáveis por cerca de 30 a 40% dos casos de oligúria na UTI.[1] Esse tipo de oligúria em geral se resolve quando o distúrbio subjacente (p. ex., hipovolemia) é tratado.

TABELA 25.1
Causas comuns de oligúria aguda na UTI

Condições pré-renais	Insuficiência renal	Obstrução pós-renal
Hipovolemia	Choque circulatório	Necrose papilar
Insuficiência cardíaca descompensada	Mioglobinúria	Massa retroperitoneal
Fármacos que comprometem a autorregulação renal[a]	Fármacos nefrotóxicos	Estenose uretral
	Contraste radiológico	Hipertrofia prostática
	Sepse grave com falência múltipla de órgãos	
	Cirurgia[b]	

[a] Inclui agentes anti-inflamatórios não esteroides (cetorolac), inibidores da enzima de conversão da angiotensina e bloqueadores dos receptores da angiotensina.
[b] Cirurgia cardíaca e reparo de aneurisma da aorta abdominal.

Distúrbios renais

a) A insuficiência renal aguda é responsável por cerca de 50% dos casos de oligúria aguda. O distúrbio renal envolvido mais frequentemente é uma condição conhecida como *necrose tubular aguda* (NTA).[1]

b) A característica da NTA é a lesão às células do epitélio tubular renal. As células lesadas são descamadas para dentro do lúmen tubular, criando uma obstrução que aumenta a pressão proximal nos túbulos. Isso diminui a pressão de filtração através dos capilares glomerulares e reduz a taxa de filtração glomerular (TFG).

c) As causas de NTA incluem sepse grave, choque circulatório e lesão tóxica por fármacos (p. ex., aminoglicosídeos), radiocontraste e mioglobinúria.

Obstrução pós-renal

A obstrução distal ao parênquima renal é responsável por apenas 10% dos casos de oligúria na UTI.[3] A obstrução pode envolver a porção mais distal dos ductos coletores renais (necrose papilar), os ureteres (obstrução extraluminal por uma massa retroperitoneal) ou a uretra (estenoses ou obstrução extraluminal por aumento prostático). A obstrução ureteral por cálculos não causa oligúria, a menos que o paciente tenha um único rim.

Avaliação

Os estudos a seguir podem auxiliar a distinguir as condições pré-renais da insuficiência renal intrínseca em casos de oligúria aguda (ver Tabela 25.2).

Sódio urinário

a) Diminuição na perfusão renal é acompanhada de conservação de sódio e de redução na excreção de sódio urinário. *Um sódio urinário abaixo de 20 mEq/L geralmente indica uma causa pré-renal de oligúria.*[1]

b) A doença renal intrínseca em geral é acompanhada de perda obrigatória de sódio na urina e de aumento na excreção de sódio urinário. Portanto, *um sódio urinário acima de 40 mEq/L sugere um distúrbio renal intrínseco como uma causa de oligúria.*

Atenção: as condições pré-renais podem ser associadas com um sódio urinário elevado (> 40 mEq/L) quando estão sobrepostas à insuficiência renal crônica (na qual há uma perda obrigatória de sódio na urina) ou quando há uma terapia diurética em progresso.

Excreção fracional de sódio

A *excreção fracional de sódio* (EF_{Na}) elimina a influência da ingestão de sódio no nível de sódio urinário. A EF_{Na} é a fração

TABELA 25.2
Azotemia pré-renal *versus* insuficiência renal aguda

Parâmetro	Azotemia aguda	Insuficiência renal
Sódio urinário	< 10 mEq/L	> 20 mEq/L
Excreção fracional de sódio	< 1%	> 2%
Osmolalidade urinária	> 450 mosm/kg	290 ± 10 mosm/kg
Proporção ureia/creatinina plasmática	≥ 20/1	10/1

de sódio filtrado que é excretado na urina e é equivalente à eliminação de sódio dividida pela eliminação de creatinina (ver Tabela 25.3).[4]

a) A EF_{Na} é, normalmente, menos de 1%; isto é, menos de 1% do sódio filtrado é excretado na urina.
b) *Na presença de uma oligúria, uma EF_{Na} < 1% sugere uma condição pré-renal, ao passo que uma EF_{Na} > 2% sugere uma doença renal intrínseca.*
c) Uma exceção ao critério acima é uma NTA devida a mioglobinúria, na qual a EF_{Na} pode ser menor do que 1%.[1]

Osmolalidade urinária

a) A resposta normal à hipovolemia envolve um aumento na reabsorção de água livre nos rins (mediado, em parte, por hormônio antidiurético). Isso resulta em uma urina relativamente concentrada e um aumento na osmolalidade urinária.
b) A capacidade de concentração da urina está comprometida na insuficiência renal e a osmolalidade urinária tende a refletir a osmolalidade plasmática. Essa condição é conhecida como *isostenúria*.

TABELA 25.3
Avaliação quantitativa da função renal

***Clearance* de creatinina (homens):**

$$Cl_{Cr} \text{ (mL/min)} = \frac{(140 - \text{idade}) \times \text{peso (kg)}}{72 \times \text{creatinina sérica (mg/dL)}}$$

***Clearance* de creatinina (mulheres):**

$$Cl_{Cr} \text{ (mL/min)} = 0{,}85 \times Cl_{Cr} \text{ homens}$$

Excreção fracional de sódio:

$$EF_{Na} = \frac{[Na] \text{ urina} / [Na] \text{ plasma}}{[Cr] \text{ urina} / [Cr] \text{ plasma}} \times 100$$

c) Diante de oligúria, *osmolalidade urinária > 450 mosm/ kg é evidência de condição pré-renal, e osmolalidade urinária de 280 a 300 mosm/kg é evidência de um distúrbio renal intrínseco.*[5]

Atenção: condições pré-renais podem não causar a elevação esperada na osmolalidade urinária se houver doença renal subjacente, uso continuado de diuréticos ou diabete insípido.

Miscroscopia urinária

O exame microscópico do sedimento urinário pode fornecer as seguintes informações:

a) A presença de células epiteliais tubulares em abundância com cilindros epiteliais estabelece o diagnóstico de NTA.
b) A presença de cilindros leucocitários identifica uma nefrite intersticial (ver adiante).
c) A presença de cilindros pigmentados identifica mioglobinúria.

Proporção ureia/creatinina

a) Em indivíduos normais e em pacientes com insuficiência renal intrínseca, a proporção de ureia:creatinina plasmática é de cerca de 10:1.
b) A reabsorção da ureia nos túbulos renais proximais é ligada à reabsorção de sódio portanto, em condições nas quais a reabsorção de sódio está aumentada (p. ex., hipovolemia), o aumento da reabsorção de ureia leva a um aumento na ureia plasmática e um aumento na proporção ureia/creatinina.[5]
c) *Uma proporção uréia/creatinina plasmática de 20 ou mais sugere uma causa pré-renal para a oligúria.* Essa condição é chamada de *azotemia pré-renal.*

Atenção: a proporção uréia/creatinina também é influenciada pela velocidade de produção da ureia. Portanto, condições associadas com aumento na produção de ureia (p. ex., sangramento GI) também podem aumentar a proporção ureia/creatinina, enquanto as condições associadas com diminuição na produção de ureia (p. ex., insuficiência hepática) podem evitar a elevação normal na proporção ureia/creatinina nos distúrbios pré-renais.

Clearance *de creatinina*

Embora não seja usado com frequência na avaliação de oligúria, o *clearance* de creatinina pode ser estimado por meio das equações na Tabela 25.3. O *clearance* de creatinina é usado como uma estimativa grosseira da TFG, que é uma medida da massa funcional renal. (O *clearance* da creatinina superestima a TFG, pois a creatinina é secretada pelos túbulos renais.)

a) Na insuficiência renal aguda oligúrica, o *clearance* da creatinina é menor do que 25% do normal. (O *clearance* da creatinina varia com a idade, o tamanho corporal e o sexo, mas a faixa normal deve ser de cerca de 70 a 100 mL/min na maioria dos pacientes.)

b) Em condições pré-renais, o *clearance* de creatinina pode diminuir (se a condição for grave o suficiente para causar uma redução na TFG), mas a magnitude da alteração será muito menor do que na insuficiência renal.

Ultrassonografia renal

a) Não há exames laboratoriais para identificar a obstrução pós-renal como causa de oligúria (a obstrução aguda tem índices urinários similares aos das condições pré-renais, e a obstrução crônica tem índices urinários similares aos da insuficiência renal intrínseca).

b) Se a obstrução pós-renal for uma possibilidade, as imagens ultrassonográficas dos rins podem fornecer informações valiosas. Os sinais de obstrução incluem aumento no tamanho dos rins e aumento dos cálices renais.

PREOCUPAÇÕES IMEDIATAS

As preocupações mais imediatas no paciente oligúrico são identificar e corrigir os déficits de volume e descontinuar as medicações nefrotóxicas (se possível).

Corrigir déficits de volume

1. Induzir a correção dos déficits de volume é importante, pois a hipovolemia grave e prolongada pode promover lesão renal.
2. Como destacado no Capítulo 10 (ver gravidade da perda sanguínea I-B), oligúria devida à hipovolemia geralmente envolve um déficit de volume de 20 a 30 mL (peso corporal ideal).
3. Podem ser usados fluidos coloides ou cristaloides para reposição de volume, mas o volume dos fluidos cristaloides deve ser 3 a 4 vezes o déficit de volume estimado (ver Capítulo 10, Volume de reposição).
4. Se o estado volêmico do paciente não for claro, uma prova de volume é uma medida razoável (os riscos de oligúria prolongada pesam mais do que os riscos de qualquer volume retido). As provas com volume devem utilizar 500 a 1.000 mL para fluidos cristaloides ou 300 a 500 mL para fluidos coloides, infundidos em 30 minutos.[6]

Dopamina e furosemida

1. A dopamina em baixa dose (2 µg/kg/min) pode promover vasodilatação renal, mas não há melhora associada na TFG diante de uma insuficiência renal aguda.[7,8] Como resultado, a dopamina em baixa dose NÃO é recomendada para o manejo da insuficiência renal oligúrica.[8]
2. A furosemida tem sido usada na insuficiência renal oligúrica em uma tentativa de promover débito urinário

e limitar a retenção de volume. Contudo, esse efeito é improvável, pois menos de 10% da dose de furosemida atinge o local de ação nos túbulos renais em pacientes com insuficiência renal.[9]

DISTÚRBIOS RENAIS ESPECÍFICOS

Lesão renal inflamatória

1. A insuficiência renal oligúrica aguda ocorre em 25% dos pacientes com sepse grave e em 50% dos pacientes com choque séptico.[10] O comprometimento renal nesses distúrbios é apenas uma parte de uma condição mais disseminada de falência múltipla de órgãos.[11]
2. O responsável nesse tipo de falência renal é a resposta inflamatória. O termo *inflamação intravascular maligna* tem sido usado para descrever a inflamação que resulta em dano de múltiplos órgãos.[12]
3. O manejo da lesão orgânica inflamatória é suportivo, e é descrito no Capítulo 33.

Insuficiência renal induzida por contraste

Características gerais

a) A injeção de radiocontraste iodado é a terceira causa de insuficiência renal aguda em pacientes hospitalizados.[13] O mecanismo de lesão parece envolver o dano hiperosmolar ao endotélio dos pequenos vasos sanguíneos e lesão oxidativa nas células epiteliais tubulares renais.
b) Condições predisponentes incluem diabete, hipertensão, doença renal preexistente, insuficiência cardíaca congestiva e a osmolalidade e o volume do agente de contraste.
c) A lesão renal em geral é aparente dentro de 72 horas após a administração de contraste. A oligúria é incomum, mas pode ocorrer em pacientes com doença renal preexistente. A maioria dos casos se resolve dentro de duas semanas, e poucos requerem hemodiálise.[13]

Medidas preventivas

O seguinte esquema de hidratação intravenosa e N-acetilcisteína (um antioxidante) se mostrou bem-sucedido para limitar a incidência e a gravidade da nefropatia induzida por contraste em pacientes de alto risco:[13,14]

Infusão de volume: solução salina isotônica a 100 a 150 mL/h, iniciada 3 a 12 horas antes do procedimento. Nos procedimentos de emergência, pelo menos 300 a 500 mL de salina isotônica devem ser infundidos imediatamente antes do procedimento. O débito urinário deve ser mantido em 150 mL/h por pelo menos seis horas após o procedimento.[13]

N-acetilcisteína: 600 mg por via oral duas vezes ao dia, iniciando 24 horas antes e continuando até 24 horas após o procedimento.[13] Nos procedimentos de emergência (como a angioplastia coronariana), administrar 600 mg IV imediatamente antes do procedimento e seguir com uma dose oral de 600 mg duas vezes ao dia por 48 horas após o procedimento.[15]

Nefrite intersticial aguda (NIA)

1. A NIA é uma condição inflamatória que envolve o interstício renal e pode progredir para insuficiência renal aguda, geralmente sem oligúria.[16] A maioria dos casos resulta de uma reação de hipersensibilidade ao fármaco, mas infecções (em geral virais ou por patógenos atípicos) também podem estar envolvidas.
2. Os fármacos mais frequentemente implicados na NIA são listados na Tabela 25.4. Os antibióticos são os agressores mais frequentes (em particular as penicilinas).
3. O diagnóstico da NIA pode ser difícil. Nos casos de NIA induzida por fármacos, os sinais característicos de uma reação de hipersensibilidade (p. ex., febre, erupção cutânea, eosinofilia) podem estar ausentes, e a instalação de insuficiência renal pode ser retardada por meses após o tratamento com o fármaco agressor

TABELA 25.4
Fármacos que podem causar nefrite intersticial

Antibióticos	Fármacos do SNC	Diuréticos
Aminoglicosídeos	Carbamazepina	Acetazolamida
Anfotericina	Fenobarbital	Furosemida
Cefalosporinas	Fenitoína	Tiazídicos
Fluoroquinolonas	**AINEs**	**Outros**
Penicilinas	Aspirina	Acetaminofen
Sulfonamidas	Ibuprofeno	Inibidores da ECA
Vancomicina	Cetorolac	Contrastes iodados
	Naproxeno	Ranitidina

AINEs = anti-inflamatórios não esteroides; ECA = enzima conversora da angiotensina. Fonte: referência 16.

ser iniciado.[17] A presença de eosinófilos e cilindros leucocitários na microscopia urinária são os achados mais característicos. Uma biópsia renal pode garantir o diagnóstico.

4. Em casos de NIA induzida por fármacos, a descontinuação imediata de todos os possíveis fármacos agressores é mandatória. A prednisona oral na dose de 0,5 a 1 mg/kg por dia, por 1 a 4 semanas, pode ajudar a acelerar a recuperação.[16,17] A resolução completa pode levar meses.

Insuficiência renal mioglobinúrica

Características gerais

A insuficiência renal aguda se desenvolve em cerca de um terço dos pacientes com lesão muscular difusa (rabdomiólise).[18,19] O responsável é a mioglobina liberada pelas células musculares lesadas, que é capaz de danificar as células epiteliais tubulares renais após ser filtrada no glomérulo. Os fatores predisponentes para insuficiência renal mioglobinúrica incluem a extensão da lesão dos músculos esqueléticos e a presença adicional de hipovolemia, acidose e hipofosfatemia.

Diagnóstico

A mioglobina pode ser detectada na urina por meio da reação da ortotoluidina (Hemastix), que é usada para detectar sangue na urina. Se o teste for positivo, a urina deve ser centrifugada (para separar os eritrócitos) e o sobrenadante deve ser filtrado em um filtro de microporos (para remover a hemoglobina). Um teste persistentemente positivo após essas medidas é evidência de mioglobina na urina.

Manejo

a) Evitar e corrigir a hipovolemia é o método mais eficaz para limitar a incidência e a gravidade da insuficiência renal mioglobinúrica.
b) A alcalinização da urina (com infusão de bicarbonato de sódio) tem sido eficaz para limitar a lesão renal pela mioglobina em estudos com animais, mas isso é difícil de realizar e geralmente não é necessário.
c) Cerca de 30% dos pacientes que desenvolvem insuficiência renal mioglobinúrica irão necessitar de diálise.[19] mas a insuficiência renal raramente é permanente.

TERAPIA DE SUBSTITUIÇÃO RENAL

Considerações gerais

1. A *terapia de substituição renal* (TSR) envolve o uso de membranas semipermeáveis para remover fluido e substâncias tóxicas da corrente sanguínea. Os métodos básicos de TSR são *hemodiálise* e *hemofiltração*.
2. Cerca de 70% dos pacientes com insuficiência renal aguda irão necessitar de TSR. As indicações de TSR na insuficiência renal aguda são encefalopatia urêmica, sobrecarga de volume e hipercalemia ou acidose metabólica com risco à vida.

Hemodiálise

Método

As bases da remoção de fluidos e solutos por hemodiálise são ilustradas na Figura 25.1.

a) A hemodiálise remove os solutos por *difusão* através de uma membrana de diálise semipermeável. A remoção

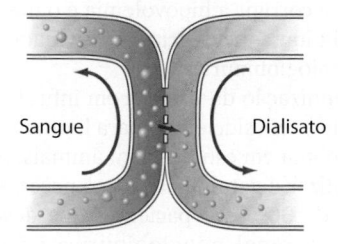

Hemodiálise

Sangue — Dialisato

Eliminação do soluto impulsionado por um gradiente de concentração

Hemofiltração

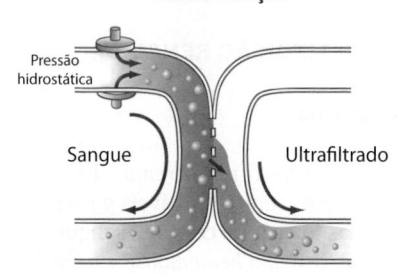

Pressão hidrostática

Sangue — Ultrafiltrado

Eliminação do soluto por um gradiente de pressão

FIGURA 25.1
Representação esquemática da remoção de fluido e soluto por hemodiálise e hemofiltração. Os círculos menores representam solutos pequenos (p. ex., ureia) que são prontamente eliminados da corrente sanguínea, e os círculos grandes representam moléculas maiores, como as citocinas inflamatórias, que são eliminadas parcialmente por hemofiltração, mas não por diálise.

de água (fluidos) é passiva e segue a remoção dos solutos.
b) A remoção dos solutos por difusão é impulsionada pelo gradiente de concentração dos solutos através de uma membrana semipermeável. Normalmente, à medida que os solutos se movem de um compartimento para o outro, o gradiente de concentração para o soluto diminui, e isso reduz a velocidade de eliminação do soluto. Na hemodiálise, o gradiente de concentração para eliminação do soluto é mantido pela movimentação do sangue e do fluido de diálise em direções opostas (uma técnica conhecida como *troca contra corrente*).[20] O sangue é movimentado (por uma bomba) a uma velocidade de 200 a 300 mL/min (cerca de 2 a 3 vezes mais rápido do que a TFG normal) e o dialisato se move ainda mais rápido, a 500 a 800 mL/min.[20]

Acesso vascular

a) A hemodiálise de curta duração é realizada por meio de um cateter especializado de grande calibre, duplo lúmen, como o que é mostrado na Figura 4.2 (Capítulo 4).
b) Esses cateteres são colocados na veia jugular interna ou na veia femoral. A canulação da veia subclávia não é aconselhada devido a uma elevada incidência de estenose vascular, que torna as veias do braço ipsilateral inadequadas para acesso para diálise crônica.[21]
c) Durante a diálise, o sangue é retirado por um lúmen do cateter, bombeado por uma câmara de diálise e, depois, levado de volta para o paciente pelo outro lúmen. O grande diâmetro de cada lúmen permite grandes velocidades de fluxo (200 a 300 mL/min), necessárias para uma diálise eficaz.

Vantagens e desvantagens

As velocidades de fluxo rápidas usadas durante a diálise podem ser uma vantagem e uma desvantagem.

a) A vantagem é a capacidade de atingir a eliminação de soluto de um dia em apenas algumas horas.
b) A desvantagem é o potencial de comprometimento hemodinâmico. Durante ou logo após um terço das hemodiálises, ocorre hipotensão,[20] e a diálise frequentemente não é possível (ou não é eficaz) em pacientes com choque circulatório.

Hemofiltração

Método

O mecanismo de remoção de solutos e fluidos por hemofiltração é ilustrado na Figura 25.1.

a) A hemofiltração usa o gradiente de pressão hidrostática para impulsionar os fluidos através de uma membrana semipermeável. Pequenos solutos passam pela membrana movimentando-se com o fluxo de fluidos. Esse método de eliminação de solutos é conhecido como *draga solúvel*.[20]
b) A hemofiltração pode remover grandes volumes de fluidos (até 3 litros por hora), mas a velocidade de eliminação do soluto é muito mais lenta durante a hemodiálise. Como resultado, a hemofiltração deve ser realizada continuamente, para prover uma eliminação efetiva do soluto.
c) Como os pequenos solutos são eliminados com a água, a concentração dos pequenos solutos (p. ex., ureia) no sangue não diminui durante a hemofiltração, a menos que um fluido isento de solutos seja infundido para substituir parte do ultrafiltrado que é perdido (isso geralmente é necessário devido aos grandes volumes perdidos durante a hemofiltração).

Acesso vascular

a) A hemofiltração foi realizada originalmente por canulação de uma artéria (radial, braquial ou femoral) e uma grande veia (jugular interna ou femoral). Esse método de *hemofiltração arteriovenosa* usa a pressão arterial média como a pressão de filtração (i. e., a pressão que impele o fluido através da membrana de hemofiltração).

b) O método mais popular no momento é a *hemofiltração venovenosa*, na qual o sangue venoso é retirado e recolocado através de um cateter de duplo lúmen similar ao que é usado para hemodiálise. Esse método requer uma bomba para criar uma pressão de filtração eficaz.

Vantagens e desvantagens

Há duas vantagens principais com a hemofiltração:

a) A hemofiltração permite remoção mais gradual de fluidos do que a hemodiálise e, assim, é menos propensa a produzir comprometimento hemodinâmico.
b) A hemofiltração remove moléculas maiores do que as removidas pela hemodiálise, e os estudos clínicos têm mostrado que a hemofiltração pode remover citocinas prejudiciais da corrente sanguínea em pacientes com sepse grave e falência múltipla de órgãos.[22]

As principais desvantagens da hemofiltração são apresentadas a seguir.

c) A hemofiltração precisa ser usada continuamente para prover diálise efetiva, o que leva muito tempo e frequentemente não é possível (devido a problemas mecânicos). Portanto, um método conhecido como *hemodiafiltração* (que combina as características da diálise e da hemofiltração) é mais adequado a pacientes com insuficiência renal.
d) A hemofiltração requer anticoagulação para manter a patência no circuito. Apesar de tentativas de restringir a anticoagulação ao circuito de hemofiltração, a anticoagulação sistêmica pode ocorrer, o que aumenta o risco de hemorragia.
e) Como a hemofiltração requer um gradiente de pressão hidrostática para eliminação do soluto, ela não é adequada para pacientes hipotensos.

REFERÊNCIAS

1. Klahr S, Miller SB. Acute oliguria. N Engl J Med 1998; 338:671-675.
2. Bellomo R. Defining, quantifying, and classifying acute renal failure. Crit Care Clin 2005; 21:223-237.
3. Abernathy VE, Ueberthal W. Acute renal failure in the critically ill patient. Crit Care Clin 2002; 18:203-222.
4. Steiner RW. Interpreting the fractional excretion of sodium. Am J Med 1984; 77:699-702.
5. Rose BD, Post TW. Clinical physiology of acid-base and electrolyte disorders. 5th ed. New York: McGraw-Hill, 2001:426-428.
6. Vincent J-L, Gerlach H. Fluid resuscitation in severe sepsis and septic shock: an evidence-based review. Crit Care Med 2004; 32(Suppl):S451-S454.
7. Kellum JA, Decker JM. Use of dopamine in acute renal failure: a meta-analysis. Crit Care Med 2001; 29:1526-1531.
8. Holmes CL, Walley KR. Bad medicine: Low-dose dopamine in the ICU. Chest 2003; 123:1266-1275.
9. Brater DC, Anderson SA, Brown-Cartwright D. Response to furosemide in chronic renal insufficiency: rationale for limited doses. Clin Pharmacol Ther 1986; 40:134-139.
10. Schrier RW, Wang W. Acute renal failure and sepsis. N Engl J Med 2004; 351:159-169.
11. Balk RA. Pathogenesis and management of multiple organ dysfunction or failure in severe sepsis and septic shock. Crit Care Clin 2000; 16:337-352, 2000.
12. Pinsky MR, Vincent J-L, Deviere J, et al. Serum cytokine levels in human septic shock: Relation to multiple-system organ failure and mortality. Chest 1993; 103:565-575.
13. McCullough PA, Soman S. Contrast-induced nephropathy. Crit Care Clin 2005; 21:261-280.
14. Liu R, Nair D, Ix J, et al. N-acetylcysteine for the prevention of contrast-induced nephropathy. A systematic review and meta-analysis. J Gen Intern Med 2005; 20:193-200.
15. Marenzi G, Assanelli E, Marana I, et al. N-acetylcysteine and contrast-induced nephropathy in primary angioplasty. N Engl J Med 2006; 354:2772-2782.
16. Taber SS, Mueller BA. Drug-associated renal dysfunction. Crit Care Clin 2006; 22:357-374.
17. Ten RM, Torres VE, Millner DS, et al. Acute interstitial nephritis. Mayo Clin Proc 1988; 3:921-930.
18. Beetham R. Biochemical investigation of suspected rhabdomyolysis. Ann Clin Biochem 2000; 37:581-587.

19. Sharp LS, Rozycki GS, Feliciano DV. Rhabdomyolysis and secondary renal failure in critically ill surgical patients. Am J Surg 2004; 188:801-806.
20. O'Reilly P, Tolwani A. Renal replacement therapy ill. IHD, CRRT, SLED. Crit Care Clin 2005; 21:367-378.
21. Hernandez D, Diaz F, Rufino M, et al. Subclavian vascular access stenosis in dialysis patients: natural history and risk factors. J Am Soc Nephrol1998; 9:1507-1511.
22. Morgera S, Haase M, Kuss T, et al. Pilot study on the effects of high cutoff hemofiltration on the need for norepinephrine in septic patients with acute renal failure. Crit Care Med 2006; 34:2099-2104.

Capítulo 26

CONDIÇÕES HIPERTÔNICAS E HIPOTÔNICAS

Este capítulo descreve condições que alteram as propriedades osmóticas do fluido extracelular. Na maioria dessas condições, o problema primário é um desequilíbrio entre o sódio e a água no fluido extracelular, e a característica é uma concentração anormal de sódio no plasma (i. e., hipernatremia ou hiponatremia). O capítulo inicia com uma rápida revisão dos fatores que determinam a atividade osmótica do fluido extracelular.

ATIVIDADE OSMÓTICA

A distribuição de água nos fluidos intra e extracelular é governada pela atividade osmótica do fluido extracelular, a qual é determinada primariamente pela concentração de sódio no fluido extracelular (plasma).

Definições

1. A concentração de solutos em uma solução pode ser expressa em termos de atividade osmótica, que é um reflexo do número de partículas do soluto em uma solução. A unidade de medida é o osmol (osm), que é 6×10^{23} partículas (número de Avogadro) para uma substância não dissociável.[1]
2. A atividade osmótica pode ser expressa em relação ao volume de água em uma solução ou ao volume total da solução.
    a) A atividade osmótica por volume de solução é chamada de *osmolaridade* e é expressa como miliosmóis por litro (mosm/L).

b) A atividade osmótica por volume de água é chamada de *osmolalidade* e é expressa como miliosmóis por kilograma de H_2O (mosm/kg H_2O).
3. A importância da atividade osmótica nos sistemas biológicos é a capacidade de influenciar o movimento da água entre os compartimentos fluidos. Portanto, a osmolalidade (i. e., a atividade osmótica por volume de água) é a medida adequada da atividade osmótica no mundo biológico.
4. O fluido extracelular é principalmente água (p. ex., o plasma é 93% água); portanto, há pouca diferença entre a osmolalidade e a osmolaridade no fluido extracelular (plasma), de modo que os dois termos com frequência são usados indiscriminadamente.[2]

Atividade osmótica do plasma

1. A atividade osmótica do plasma é determinada pelos fatores na equação mostrada a seguir.

$$P_{osm} = 2 \times [Na^+] \text{ plasma} + \frac{[\text{glicose}]}{18} + \frac{[\text{ureia}]}{2,8} \quad (26.1)$$

em que P_{osm} é a osmolaridade do plasma em mosm/L, $[Na^+]$ é a concentração de sódio no plasma em mEq/L, [glicose] e [ureia] são as concentrações plasmáticas de glicose e ureia e os fatores 18 e 2,8 são fatores de conversão que expressam as concentrações de glicose e ureia em miliosmóis por litro (mosm/L). É importante observar o seguinte:
   a) A concentração plasmática de sódio é dobrada para incluir a atividade osmótica de cloreto.
   b) As concentrações plasmáticas nessa equação são medidas em relação ao volume plasmático total; dessa forma, o P_{osm} calculado é expresso como osmolaridade em vez de osmolalidade. (A atividade osmótica medida no laboratório clínico é a osmolalidade.)
2. Se as concentrações plasmáticas normais de sódio (140 mEq/L), glicose (90 mg/dL) e ureia (14 mg/dL) forem

usadas na Equação 26.1, a osmolaridade plasmática é
(2 × 140) + 90/18 + 14/2,8 = 290 mosm/L.

Atividade osmótica efetiva

1. A força de impulsão para a movimentação de água entre os dois compartimentos fluidos é a *diferença* na atividade osmótica nos dois compartimentos. Essa diferença é chamada de *atividade osmótica efetiva*.
2. A relação osmótica entre dois fluidos é descrita pelos termos relacionados à *tonicidade* – o fluido com a maior atividade osmótica é descrito como *hipertônico*, o fluido com a menor atividade osmótica é descrito como *hipotônico* e os fluidos com a mesma atividade osmótica são descritos como *isotônicos*.
3. A atividade osmótica efetiva do plasma não inclui a atividade osmótica da ureia, porque a ureia passa facilmente pelas membranas celulares, conforme mostrado na Equação 26.2.

$$P_{osm} \text{ efetiva} = 2 \times [Na^+] \text{ plasma} + \frac{[glicose]}{18} \quad (26.2)$$

A concentração osmolar de ureia é apenas 14/1,8 = 7,7 mosm/L, que é menor do que 3% da osmolaridade total do plasma (290 mosm/L); assim, há pouca diferença entre a osmolaridade plasmática total e a efetiva.

4. A Equação 26.2 demonstra que o sódio é o principal fator que determina a osmolaridade efetiva do plasma (fluido extracelular). A osmolalidade efetiva do fluido extracelular governa o movimento de água entre os fluidos intra e extracelular, o que significa que *a concentração de sódio no plasma é o principal fator que governa a distribuição de água nos fluidos intra e extracelular.*

HIPERNATREMIA

A hipernatremia (i. e., concentração plasmática de sódio > 145 mEq/L) é uma condição de excesso de sódio em relação à água no fluido extracelular.[3]

Causas de hipernatremia

A hipernatremia pode resultar de qualquer uma das seguintes condições:

1. Perda de fluidos hipotônicos; isto é, fluidos que têm uma concentração de sódio menor do que a do fluido extracelular.
2. Perda de água livre; isto é, quando o sódio perdido nos fluidos hipotônicos é reposto, deixando um déficit de água livre.
3. Ganho de fluidos hipertônicos; isto é, fluidos que têm uma concentração de sódio maior do que a do fluido extracelular.

Cada uma dessas condições é associada com um volume extracelular específico (i. e., baixo, normal ou alto), como mostrado na Tabela 26.1. Portanto, a avaliação do volume extracelular pode ser usada para identificar a fonte de hipernatremia em pacientes individuais.

Volume extracelular

A condição do volume extracelular (VEC) provê a seguinte informação diagnóstica e terapêutica (ver Figura 26.1).

TABELA 26.1
Alterações no sódio e na água corporais totais na hipernatremia e na hiponatremia

| | | Corpo total | |
Condição	Volume extracelular	Sódio	Água livre
Hipernatremia	Diminuído	↓	↓↓
	Normal	–	↓
	Aumentado	↑↑	↑
Hiponatremia	Diminuído	↓↓	↓
	Normal	–	↑
	Aumentado	↑	↑↑

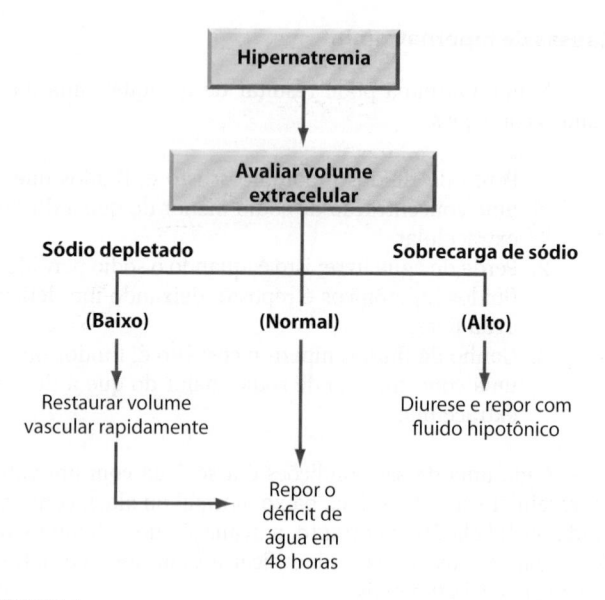

```
                    ┌──────────────────┐
                    │  Hipernatremia   │
                    └────────┬─────────┘
                             ▼
                    ┌──────────────────┐
                    │ Avaliar volume   │
                    │   extracelular   │
                    └────────┬─────────┘
   Sódio depletado           │           Sobrecarga de sódio
        │                    │                    │
     (Baixo)              (Normal)              (Alto)
        ▼                    │                    ▼
  Restaurar volume           │           Diurese e repor com
  vascular rapidamente       │           fluido hipotônico
        └──────────────►     ▼
                        Repor o
                       déficit de
                        água em
                        48 horas
```

FIGURA 26.1
Manejo da hipernatremia com base no volume extracelular.

1. Um **VEC baixo** indica perda de fluidos hipotônicos. As causas comuns são diurese excessiva, vômito e diarreia. A estratégia de manejo é repor o déficit de sódio rapidamente (para manter o volume de plasma) e repor o déficit de água livre lentamente (para prevenir a hiperidratação intracelular).

2. Um **VEC normal** indica uma perda de água livre. Isso pode ser visto no diabete insípido ou quando a perda de fluidos hipotônicos (p. ex., diurese) é tratada com reposição com salina isotônica em uma proporção de 1:1. A estratégia de manejo é repor o déficit de água livre lentamente (para prevenir a hiperidratação intracelular).

3. Um **VEC alto** indica um ganho de fluidos hipertônicos. Isso é visto com o uso agressivo de salina hipertônica ou soluções de bicarbonato de sódio. A estratégia de manejo é induzir a perda de sódio na urina por diurese

e repor a perda de volume urinário com fluidos hipotônicos.

HIPERNATREMIA HIPOVOLÊMICA

A causa mais comum de hipernatremia é a perda exagerada de um ou mais dos fluidos listados na Tabela 26.2.

Consequências da perda de fluido hipotônico

Hipovolemia

Todos os fluidos corporais que são perdidos contêm sódio, como mostrado na Tabela 26.1, portanto a perda de fluido hipotônico irá levar, eventualmente, à depleção de sódio, se o sódio perdido não for reposto. A principal consequência da depleção de sódio é a hipovolemia.

Hipertonicidade

A hipernatremia por perda de fluido hipotônico aumenta a osmolalidade efetiva do fluido extracelular, e isso retira água das células e promove a desidratação celular.

a) A principal manifestação da desidratação celular é a *encefalopatia hipernatrêmica*, que pode ser acom-

TABELA 26.2
Concentração de sódio nos fluidos corporais perdidos

Fluido corporal	Concentração de sódio (mEq/L)
Suor (normal)	20-80
Urina (normal)[a]	< 10
Urina (diurese com furosemida)	70-80
Fluidos gastrintestinais	
Secreções gástricas	70-80
Secreções pancreáticas	140-145
Secreções do intestino delgado	60-70
Fezes (diarreia)	30-40

[a] A secreção de sódio urinário varia com a ingestão de sódio.

panhada de coma, convulsões e déficit neurológico focal.[4]

b) As células desidratadas recuperam volume após várias horas por gerar, de algum modo, uma força osmótica adicional; essa adaptação osmótica pode criar problemas durante a reposição de água livre (ver adiante).

Reposição de volume

1. A reposição de volume (sódio) é uma prioridade imediata, porque a hipovolemia pode comprometer a perfusão orgânica.
2. Os fluidos cristaloides são preferidos para reposição de sódio em pacientes hemodinamicamente estáveis, visto que irão repor o sódio uniformemente por todo o fluido extracelular. A solução salina isotônica é preferida porque soluções mais diluídas podem promover edema celular e edema cerebral (ver adiante).

Reposição de água livre

Quando o volume plasmático é restaurado, o próximo passo é determinar o déficit de água livre e corrigi-lo em um período de 3 a 4 dias.

Déficit de água livre

O cálculo do déficit de água livre baseia-se na relação recíproca entre a água corporal total (ACT) e a concentração de sódio plasmático (P[Na^+]); ou seja, quando um parâmetro se altera, o outro se altera também na direção oposta. O produto dessas duas variáveis (ACT × P[Na^+]) permanece constante, a despeito das condições no fluido extracelular. Isso permite as seguintes relações.

(ACT × P[Na^+]) atual = (ACT × P[Na^+]) normal   (26.3)

Usando-se 140 mEq/L para uma P[Na^+] normal e rearranjando-se os termos, produz-se a seguinte relação:

ACT atual = ACT normal × (140 /P[Na⁺] atual)   (26.4)

A ACT normal (em litros) corresponde a 60% do peso corporal magro (em kg) em homens e a 50% do peso corporal magro em mulheres. Quando a ACT é determinada, o déficit de água livre é simplesmente a diferença entre a ACT normal e a atual.

Déficit de água (L) = ACT normal – ACT atual   (26.5)

Exemplo: para um homem adulto com um peso corporal magro de 70 kg e uma [Na⁺] plasmática de 160 mEq/L, a ACT normal é 0,6 × 70 = 42 litros, a ACT atual é 42 × 140/160 = 36,8 litros e o déficit de água livre é 42 – 36,8 = 5,2 litros.

Reposição do déficit de água livre

As soluções salinas hipotônicas (em geral salina meio-normal) são usadas para repor o déficit de água, e o volume necessário para isso é identificado por meio da equação a seguir.[5]

Reposição de volume (L) = déficit de água × (1/1 – X)   (26.6)

em que X é a proporção da concentração de sódio no fluido de reposição em relação à concentração de sódio em solução salina isotônica (154 mEq/L).

Exemplo: se o fluido de reposição for salina meio-normal (Na = 75 mEq/L) e o déficit de água for de 5,2 litros, como calculado previamente, o volume de reposição será de 5,2 × (1/0,5) = 10,4 litros.

Risco de edema cerebral

a) A hipernatremia aguda retira líquido das células cerebrais e promove desidratação celular. Esse efeito é apenas transitório e, após várias horas, há um aumento na osmolalidade das células cerebrais que traz o fluido de volta para as células.[3]
b) A adaptação osmótica nas células do cérebro pode ser problemática durante a reposição de água livre, pois os fluidos hipotônicos podem se acumular nas células cerebrais e produzir hiperidratação celular e edema cerebral. Para limitar esse risco, os déficits de água livre

devem ser repostos lentamente; isto é, *a diminuição no sódio plasmático não deve exceder 0,5 mEq/L por hora*.[3,4]

OUTRAS CONDIÇÕES HIPERTÔNICAS

Diabete insípido

Características gerais

O diabete insípido (DI) é uma condição de comprometimento da conservação da água que resulta em hipernatremia sem déficit de volume aparente.[6,7] A anormalidade subjacente no DI é a perda das ações do hormônio antidiurético (ADH) nos rins, a qual resulta em um acentuado aumento da excreção de água livre na urina. Há dois tipos de DI baseados na causa da perda da atividade do ADH.

a) O **DI central** é caracterizado pela ausência de liberação de ADH da pituitária posterior. Essa condição é mais frequentemente o resultado de lesão cerebral traumática, encefalopatia anóxica e morte cerebral. A instalação é anunciada por poliúria, que em geral é evidente dentro de 24 horas do evento desencadeador.
b) O **DI nefrogênico** é caracterizado por responsividade defeituosa do órgão-alvo ao ADH. Essa condição pode ser causada por fármacos (i. e., anfotericina, aminoglicosídeos, dopamina e lítio), radiocontrastes iodados, hipocalemia e fase poliúrica da necrose tubular aguda (NTA).[7,8]

Diagnóstico

A característica do DI é uma urina diluída enquanto o plasma é hipertônico.

a) No DI central, a osmolaridade urinária com frequência está abaixo de 200 mosm/L, ao passo que, no DI nefrogênico, a osmolaridade urinária em geral está entre 200 e 500 mosm/L.[9]

b) O diagnóstico de DI é confirmado pela observação da resposta urinária à restrição de fluidos. Assim, falha em aumentar a osmolaridade urinária em mais de 30 mosm/L nas primeiras horas de restrição completa de fluidos indica a presença de DI.
c) Quando o diagnóstico de DI é confirmado, a resposta à vasopressina (5 unidades IV) irá diferenciar o DI central do nefrogênico. No DI central, a osmolalidade urinária aumenta imediatamente em pelo menos 50% após a administração de vasopressina, enquanto no DI nefrogênico a osmolalidade urinária permanece inalterada.

Manejo

a) A perda de fluido no DI é quase de água pura, portanto o objetivo do manejo é repor apenas o déficit de água livre, o qual é calculado como descrito anteriormente.
b) No DI central, a administração de **vasopressina** é necessária para prevenir a perda continuada de água livre. A dose usual é de 2 a 5 unidades de vasopressina aquosa por injeção subcutânea a cada 4 a 6 horas.[7]

Hiperglicemia não cetótica

Características gerais

A hiperglicemia não cetótica (HNC) é uma condição de hiperglicemia progressiva sem cetoacidose. Como a glicose contribui para a osmolalidade efetiva do fluido extracelular (ver Equação 26.2), a hiperglicemia progressiva na HNC promove desidratação celular hipertônica no cérebro e produz encefalopatia hipertônica similar à que é descrita para hipernatremia.[4] Essa condição em geral é vista em pacientes que têm insulina endógena suficiente para prevenir cetose. Pode não haver história prévia de diabete.[10]

Apresentação clínica

a) A consciência deprimida é muito comum na apresentação, e uma elevação na osmolalidade do plasma

acima de 330 mosm/kg H_2O pode precipitar coma e convulsões generalizadas.[10]
b) Hipovolemia pode ser evidente e pode ser profunda (pela diurese osmótica induzida pela glicosúria).
c) A hiperglicemia na HNC é, tipicamente, muito grave, com níveis glicêmicos de 1.000 mg/dL ou mais.

Manejo de fluidos

O manejo de fluidos na HNC é similar ao descrito na hipernatremia hipovolêmica. Os déficits de volume são mais profundos na HNC (devido à diurese osmótica).

Déficit de água livre

A concentração plasmática de sódio não é um reflexo acurado do déficit de água livre na HNC, porque a hiperglicemia retira água do espaço intracelular, criando um efeito dilucional sobre a concentração de sódio do plasma. A magnitude desse efeito depende da gravidade da hiperglicemia.

a) *Para cada 100 mg/dL de aumento na glicose plasmática, o sódio plasmático irá diminuir 1,6 a 2,4 mEq/L* (o número menor é mais acurado quando a glicose sanguínea está abaixo de 400 mg/dL, e o número maior é mais acurado quando a glicose sanguínea está acima de 400 mg/dL).[10,11]
b) Para calcular o déficit de água livre na HNC (ou em qualquer paciente com hiperglicemia), a concentração de sódio plasmático deve ser ajustada usando-se os fatores dilucionais mencionados. Por exemplo, se a glicemia for 800 mg/dL, a concentração de sódio deve ser ajustada para cima por 7 × 2,4 = 16,8 mEq/L.

Terapia insulínica

a) As necessidades de insulina na HNC e na cetoacidose diabética (CAD) são aproximadamente as mesmas,[10] portanto o esquema de insulina para CAD descrito no Capítulo 23 (ver Manejo) também é adequado para HNC.

b) A terapia insulínica leva água para dentro das células juntamente com a glicose, efeito que pode agravar a hipovolemia. Desse modo, em pacientes com déficits de volume graves (que são comuns na HNC), a reposição de volume deve ser iniciada antes da administração de insulina.

HIPONATREMIA

A hiponatremia (concentração sérica de sódio < 135 mE/q/L) é o resultado de excesso de água em relação ao sódio no fluido extracelular.[12]

Pseudo-hiponatremia

1. O plasma consiste em 93% de água, sendo os 7% restantes compostos por lipídeos e proteínas circulantes. O sódio é confinado à porção aquosa do plasma, mas o método-padrão de medir a concentração de sódio usa o volume total de plasma (porção aquosa e não aquosa). A concentração de sódio medida irá, portanto, subestimar a concentração real de sódio (fase aquosa), mas a diferença em geral é pequena, visto que a água compõe mais de 90% do plasma.
2. Em condições nas quais há uma abundância de lipídeos e proteínas plasmáticas circulantes (p. ex., hiperlipidemias e hiperproteinemias graves), a porção não aquosa do plasma irá aumentar em volume e pode crescer até 30% do volume plasmático. Nessa situação, o sódio plasmático medido pode ser consideravelmente menor do que a concentração real de sódio. Essa condição é chamada de *pseudo-hiponatremia*,[13] mas isso é, realmente, um artefato do laboratório.
3. A característica da pseudo-hiponatremia é a combinação de hiponatremia e uma osmolalidade plasmática normal. O diagnóstico é confirmado se a concentração plasmática de sódio for medida com um eletrodo específico ao íon (que mede o sódio da fase aquosa) e a hiponatremia desaparece.

Abordagem diagnóstica

Como acontece na hipernatremia, o VEC pode ser alto, normal ou baixo (ver Tabela 26.1), e o estado do VEC pode ser usado para organizar uma abordagem diagnóstica à hiponatremia, como mostrado na Figura 26.2.

Hiponatremia hipovolêmica

A depleção de volume predispõe à hiponatremia por estimular a liberação de ADH, que promove a retenção de água. As condições associadas com a hiponatremia hipovolêmica podem ser agrupadas de acordo com a concentração de sódio urinário, como mostrado a seguir (ver também a Figura 26.2).

[Na⁺] urina	Local de perda de Na⁺	Condições
> 20 mEq/L	Renal	Diurese
		Insuficiência adrenal
		Perda cerebral de sal
< 20 mEq/L	Extrarrenal	Vômitos
		Diarreia

Hiponatremia isovolêmica

Quando a hiponatremia está associada com um VEC aparentemente normal, o principal distúrbio a considerar inclui a secreção inadequada de ADH, a intoxicação por água (também conhecida como polidipsia psicogênica) e o hipotireoidismo (raro). O sódio urinário e a osmolalidade da urina podem ajudar a distinguir a intoxicação por água da liberação inadequada de ADH, como mostrado a seguir.

Distúrbio clínico	Sódio urinário	Osmolalidade urinária
ADH inadequado	> 20 mEq/L	> 100 mosm/ kg H_2O
Intoxicação por água	< 10 mEq/L	< 100 mosm/kg H_2O

Liberação inadequada de ADH

A liberação inadequada (não osmótica) de ADH é caracterizada por uma urina inadequadamente concentrada (osmolalidade urinária acima de 100 mosm/kg H_2O) com um plasma hipotônico (< 290 mosm kg H_2O). Essa condição é uma causa

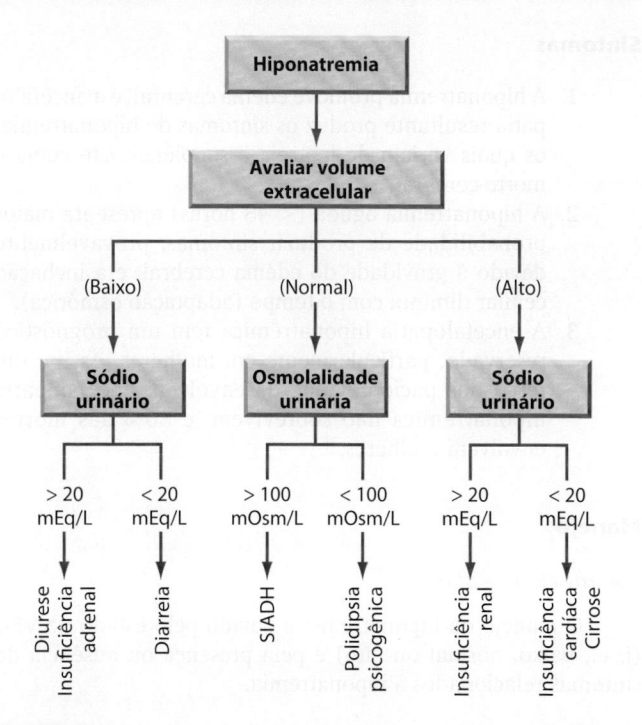

```
                    ┌──────────────┐
                    │ Hiponatremia │
                    └──────┬───────┘
                           │
                ┌──────────▼──────────┐
                │   Avaliar volume    │
                │    extracelular     │
                └──────────┬──────────┘
         ┌─────────────────┼─────────────────┐
      (Baixo)           (Normal)           (Alto)
         │                 │                 │
    ┌────▼────┐      ┌─────▼─────┐      ┌────▼────┐
    │  Sódio  │      │Osmolalidade│     │  Sódio  │
    │ urinário│      │  urinária  │     │ urinário│
    └────┬────┘      └─────┬─────┘      └────┬────┘
      > 20 / < 20      >100 / <100        >20 / <20
```

FIGURA 26.2
Abordagem diagnóstica à hiponatremia. SIADH = síndrome de secreção inadequada de hormônio antidiurético.

Ramos (baixo): Diurese / Insuficiência adrenal (>20 mEq/L); Diarreia (<20 mEq/L).
Ramos (normal): SIADH (>100 mOsm/L); Polidipsia psicogênica (<100 mOsm/L).
Ramos (alto): Insuficiência renal (>20 mEq/L); Insuficiência cardíaca / Cirrose (<20 mEq/L).

comum de hiponatremia em pacientes hospitalizados e é considerada o resultado de liberação de ADH induzida por estresse. Ela difere da *síndrome de secreção inadequada de ADH* (SIADH), a qual está associada com uma variedade de neoplasias, infecções e fármacos (ver referência 14 para uma revisão recente de SIADH).

Hiponatremia hipervolêmica

A hiponatremia hipervolêmica geralmente é o resultado de retenção de sal e água em pacientes com insuficiência cardíaca, insuficiência renal ou insuficiência hepática.

Sintomas

1. A hiponatremia promove edema cerebral, e a encefalopatia resultante produz os sintomas de hiponatremia, os quais variam de letargia e sonolência até coma e morte cerebral.
2. A hiponatremia aguda (< 48 horas) apresenta maior probabilidade de produzir sintomas, provavelmente devido à gravidade do edema cerebral, e a inchação celular diminui com o tempo (adaptação osmótica).
3. A encefalopatia hiponatrêmica tem um prognóstico reservado, particularmente em mulheres. Assim, um terço dos pacientes que desenvolvem encefalopatia hiponatrêmica não sobrevivem, e 80% das mortes envolvem mulheres.[15]

Manejo

Volume extracelular

O manejo da hiponatremia é guiado pelo estado do VEC (i. e., baixo, normal ou alto) e pela presença ou ausência de sintomas relacionados à hiponatremia.

VEC baixo: infundir salina hipertônica (NaCl 3%) em pacientes sintomáticos e salina isotônica em pacientes assintomáticos.

VEC normal: combinar diurese por furosemida com infusão de salina hipertônica em pacientes sintomáticos ou salina isotônica em pacientes assintomáticos.

VEC alto: usar diurese induzida por furosemida em pacientes assintomáticos. Nos pacientes sintomáticos, combinar a diurese por furosemida com o uso judicioso de salina hipertônica.

Rapidez na correção

A correção rápida da hiponatremia tem sido relatada como causa de um distúrbio desmielinizante conhecido como *mielinólise pontina central*.[16] As seguintes recomendações são projetadas para evitar a desmielinização osmótica por limitar a velocidade de elevação do plasma.

a) Na hiponatremia assintomática, o aumento no sódio plasmático não deve exceder 0,5 mEq/L por hora (12 mEq/L em 24 horas).[17]
b) Na hiponatremia sintomática, particularmente quando os sintomas sugerem comprometimento cerebral grave (p. ex., obnubilação, coma, convulsões), a salina hipertônica deve ser usada para elevar a concentração de sódio no plasma em 1,5 a 2 mEq/L por hora por 3 a 4 horas.[17] A reposição subsequente deve ser ajustada de modo que a elevação total do sódio não exceda 12 mEq/L nas primeiras 24 horas. (A correção rápida do sódio plasmático pode ser orientada pelo déficit de sódio calculado, que é descrito a seguir.)

Déficit de sódio

Quando a salina hipertônica é usada para correção rápida da hiponatremia sintomática, o volume de fluido que é necessário pode ser determinado pela estimativa do déficit de sódio em mEq/L (17).

Déficit Na^+ = ACT normal $\times$ (P[Na^+] desejado − P[Na^+] atual) (26.7)

O P[Na^+] desejado é obtido adicionando-se os aumentos esperados no sódio plasmático (p. ex., 2 mEq/L por hora × 4 horas = 8 mEq/L) ao P[Na^+] atual.

a) O déficit de sódio é dividido por 513 (a concentração de sódio em NaCl a 3%) para determinar o volume de salina hipertônica (em litros) necessário para produzir o aumento desejado no sódio plasmático.

REFERÊNCIAS

1. Rose BD, Post TW. The total body water and the plasma sodium concentration. In: Clinical physiology of acid-base and electrolyte disorders. 5th ed. New York: McGraw-Hill, 2001:241-257.

2. Erstad BL. Osmolality and osmolarity: narrowing the terminology gap. Pharmacotherapy 2003; 23:1085-1086.
3. Adrogue HJ, Madias NE. Hypematremia. N Engl J Med 2000; 342:1493-1499.
4. Arieff AI, Ayus JC. Strategies for diagnosing and managing hypematremic encephalopathy. J Crit Illness 1996; 11:720-727.
5. Marino PL, Krasner J, O'Moore P. Fluid and electrolyte expert, Philadelphia: WBSaunders, 1987.
6. Makaryus AN, McFarlane SI. Diabetes insipidus: diagnosis and treatment of a complex disease. Cleve Clin J Med 2006; 73:65-71.
7. Blevins LS Jr, Wand GS. Diabetes insipidus. Crit Care Med 1992; 20:69-79.
8. Garofeanu CG, Weir M, Rosas-Arellano MP, et al. Causes of reversible nephrogenic diabetes insipidus: a systematic review. Am J Kidney Dis 2005; 45:626-637.
9. Geheb MA. Clinical approach to the hyperosmolar patient. Crit Care Clin 1987; 3:797-815.
10. Rose BD, Post TW. Hyperosmolal states: hyperglycemia. In: Clinical physiology of acid-base and electrolyte disorders. 5th ed. New York: McGraw-Hill, 2001:794-821.
11. Hillier TA, Abbott RD, Barrett EJ. Hyponatremia: evaluating the correction factor for hyperglycemia. Am J Med 1999; 106:399-403.
12. Adrogue HJ, Madias NE. Hyponatremia. N Engl J Med 2000; 342:1581-1589.
13. Weisberg LS. Pseudohyponatremia: A reappraisal. Am J Med 1989; 86:315-318.
14. Ellison DH, Berl T. The syndrome of inappropriate antidiuresis. N Engl J Med 2007; 356:2064-2072.
15. Arieff A. Iniluence of hypoxia and sex on hyponatremic encephalopathy. Am J Med 2006; 119:559-564.
16. Brunner JE, Redmond JM, Haggar AM, et al. Central pontine myelinolysis and pontine lesions after rapid correction of hyponatremia: a prospective magnetic resonance imaging study. Ann Neurol 1990; 27:61-66.
17. Rose BD, Post TW. Hypoosmolal states-hyponatremia. In: Clinical physiology of acid-base and electrolyte disorders. 5th ed. New York: McGraw-Hill, 2001:696-745.

Capítulo 27

POTÁSSIO

A monitorização do nível de potássio (K^+) no plasma como um índice do potássio corporal total é similar à avaliação de um *iceberg* pela sua ponta, porque menos de 1% da quantidade total de K^+ no corpo está localizada no plasma. Levando em consideração essa dificuldade, este capítulo descreve as causas e as consequências da hipocalemia e da hipercalemia.

DISTRIBUIÇÃO DO POTÁSSIO

K^+ corporal total *versus* K^+ sérico

1. O K^+ corporal total em adultos saudáveis é de cerca de 50 mEq/kg,[1,2] de modo que um adulto de 70 kg terá 3.500 mEq de K^+ corporal total. Contudo, apenas 70 mEq (2% da quantidade total) está localizada no fluido extracelular.
2. O plasma é responsável por aproximadamente 20% do fluido extracelular, de modo que o conteúdo de K^+ do plasma (soro) será de 0,2 × 70 = 14 mEq, que é cerca de 0,4% da quantidade total de K^+ no corpo.

Alterações no K^+ sérico

1. A relação entre as alterações no K^+ corporal total e no K^+ sérico é curvilinear, como mostrado na Figura 27.1.[3,4] A inclinação da curva diminui no lado de "déficit" do gráfico, indicando que a alteração no K^+ sérico é muito menor quando o K^+ é depletado do que quando ele se acumula.
2. Em um adulto médio com potássio sérico normal (i. e., 3,5 a 5,5 mEq/L), um déficit de K^+ corporal total de 200 a 400 mEq é necessário para produzir uma diminuição

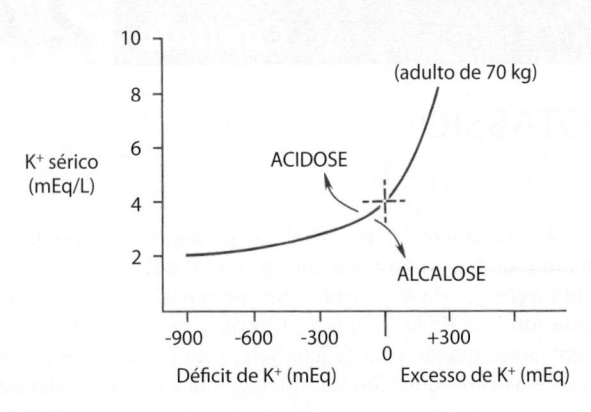

FIGURA 27.1
Relação entre as alterações no potássio sérico e no potássio corporal total. (Redesenhada com base na referência 3.)

de 1 mEq/L no potássio sérico, enquanto um excesso corporal total de 100 a 200 mEq é necessário para produzir uma elevação de 1 mEq/L no potássio sérico.[4]

3. Assim, a depleção de potássio deve ser duas vezes maior do que o acúmulo para produzir alteração significativa (1 mEq/L) no potássio sérico. Essa diferença é devida ao grande acúmulo de potássio intracelular, que pode repor os depósitos extracelulares quando o potássio é perdido.

HIPOCALEMIA

A hipocalemia (definida como um K^+ sérico abaixo de 3,5 mEq/L) pode resultar de um desvio intracelular de K^+ (desvio transcelular) ou de depleção de K^+ corporal total.

Desvio transcelular

As seguintes condições podem resultar em hipocalemia por movimento de K^+ para dentro das células:

1. A inalação de broncodilatadores β-agonistas em doses terapêuticas usuais pode causar leve redução

no K⁺ sérico (0,5 mEq/L ou menos).[5] O mecanismo de ação é a estimulação dos receptores β nas membranas celulares dos músculos esqueléticos. O efeito hipocalêmico dos β-agonistas inalados é aumentado quando eles são administrados com glicose e insulina[5] ou diuréticos.[6]

2. A alcalose (respiratória ou metabólica) pode promover a troca de K⁺ por H⁺ intracelular através da bomba de troca H⁺-K⁺ da membrana. Contudo, a alcalose tem um efeito variável e imprevisível sobre o potássio sérico.[7]

3. A hipotermia (acidental ou induzida) causa uma queda transitória no potássio sérico que geralmente se resolve durante o reaquecimento.[8] Casos letais de hipotermia podem ser acompanhados de *hiper*calemia devido à morte celular difusa.[9]

4. A insulina empurra o K⁺ para dentro da célula através do transportador de glicose, e o efeito dura 1 a 2 horas.

Depleção de K⁺

A depleção de potássio pode resultar de perda de potássio renal ou extrarrenal. O local da perda de potássio frequentemente pode ser identificado usando-se a combinação da concentração de K⁺ e de cloreto urinário, como mostrado na Figura 27.2.

Perda renal

a) A principal causa de perda renal de K⁺ é a terapia diurética. Outras causas incluem aspiração nasogástrica, alcalose e depleção de magnésio.

b) O cloreto urinário é baixo (menos de 15 mEq/L) quando a aspiração nasogástrica ou a alcalose estão envolvidas e é alto (maior do que 25 mEq/L) quando a depleção de magnésio ou os diuréticos são os responsáveis.

c) A depleção de magnésio compromete a reabsorção de potássio pelos túbulos renais e pode ter um papel muito importante na promoção e na manutenção da depleção de potássio, em particular em pacientes usando diuréticos.[10]

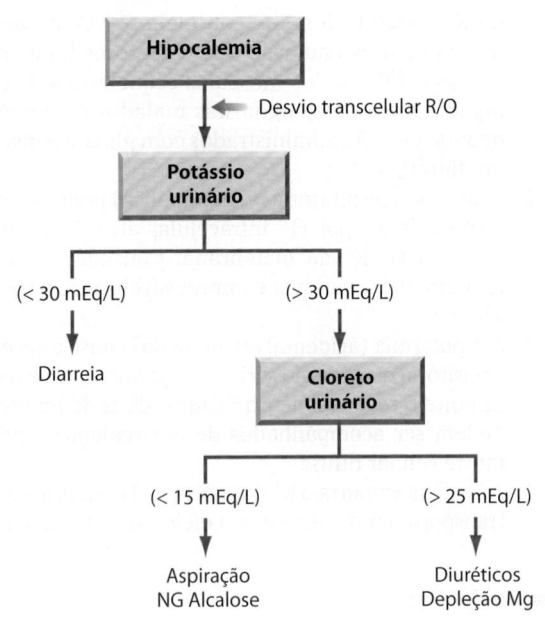

```
                    ┌──────────────┐
                    │  Hipocalemia │
                    └──────┬───────┘
                           │ ← Desvio transcelular R/O
                    ┌──────▼───────┐
                    │   Potássio   │
                    │   urinário   │
                    └──┬────────┬──┘
          (< 30 mEq/L) │        │ (> 30 mEq/L)
                       ▼        ▼
                   Diarreia  ┌──────────┐
                             │ Cloreto  │
                             │ urinário │
                             └─┬──────┬─┘
                  (< 15 mEq/L) │      │ (> 25 mEq/L)
                               ▼      ▼
                          Aspiração  Diuréticos
                          NG Alcalose Depleção Mg
```

FIGURA 27.2
Abordagem diagnóstica à hipocalemia.

Perda extrarrenal

A principal causa de perda extrarrenal de K^+ é a diarreia. A concentração de K^+ nas fezes é 75 mEq/L e, nos quadros diarreicos, o volume diário de fezes pode elevar-se de < 200 mL/dia para > 10 L/dia; portanto, a diarreia grave ou prolongada pode resultar em uma perda profunda de potássio.

Manifestações clínicas

A hipocalemia grave (potássio sérico abaixo de 2,5 mEq/L) pode ser acompanhada de fraqueza muscular difusa.[2] Graus mais leves de hipocalemia (potássio sérico entre 2,5 e 3,5 mEq/L) frequentemente são assintomáticos.

Anormalidades do eletrocardiograma

a) As anormalidades do eletrocardiograma (ECG), incluindo ondas "U" proeminentes (mais de 1 mm de altura), achatamento e inversão de ondas T e prolongamento do intervalo QT, podem estar presentes em mais de 50% dos casos de hipocalemia.[11]

b) Nenhuma das alterações do ECG é específica para hipocalemia. As alterações da onda T e da onda U podem ser vistas com digitálico e na hipertrofia ventricular esquerda, e o prolongamento do QT pode ser visto em hipocalcemia e hipomagnesemia.

Arritmias

Há um conceito errado sobre a capacidade da hipocalemia de promover arritmias cardíacas. Assim, é importante salientar que a *hipocalemia isolada não produz arritmias ventriculares graves.*[2,11] Todavia, com frequência ela ocorre em combinação com outras condições que podem promover arritmias (p. ex., depleção de magnésio, digitálico, isquemia miocárdica), podendo, dessa forma, aumentar os efeitos proarrítmicos dessas condições. Por exemplo, a hipocalemia é bem conhecida pela capacidade de promover arritmias induzidas por digitálicos.

Manejo

A primeira preocupação na hipocalemia é eliminar ou tratar qualquer condição que promova o desvio transcelular de K^+.[2] Se a hipocalemia for devida a depleção de K^+, deve-se proceder como descrito a seguir.

Estimar o déficit

Um déficit de 10% do potássio corporal total é esperado para cada redução de 1 mEq/L no potássio sérico.[12] A correlação entre os déficits de K^+ e a gravidade da hipocalemia é mostrada na Tabela 27.1.

TABELA 27.1
Déficit de potássio na hipocalemia[a]

K⁺ sérico (mEq/L)	Déficit de potássio	
	mEq	% K⁺ corporal total
3,0	175	5
2,5	350	10
2,0	470	15
1,5	700	20
1,0	875	25

[a] Déficit estimado para um adulto de 70 kg com um K⁺ corporal total de 50 mEq/kg.

Reposição de fluidos

a) O fluido de reposição usual é o cloreto de potássio (KCl), que está disponível com concentrações de potássio de 1 e 2 mEq/mL e vem em ampolas contendo 10, 20, 30 e 40 mEq de KCl. Essas soluções são extremamente hiperosmóticas (a solução de 2 mEq/L tem uma osmolalidade de 4.000 mosm/L) e devem ser diluídas.[13]

b) Uma solução de fosfato de potássio também está disponível (contém 4,5 mEq de K⁺ e 3 mmol de fosfato por mL) e é preferida por alguns médicos para reposição de potássio na cetoacidose diabética (devido à depleção de fosfato que acompanha a cetoacidose).

Velocidade de infusão

a) O método-padrão de reposição de potássio intravenoso consiste na adição de 20 mEq de K⁺ a 100 mL de solução salina isotônica e infusão dessa mistura em uma hora.[14]

b) A velocidade máxima de reposição de K⁺ intravenoso em geral é ajustada em 20 mEq/h,[14] mas velocidades de dose de até 40 mEq/h ocasionalmente podem ser necessárias (p. ex., com potássio sérico abaixo de 1,5 mEq/L ou arritmias graves), e velocidades de doses de até 100 mEq/h têm sido usadas com segurança.[15]

c) Deve ser usada veia central para infusão, devido às propriedades irritantes das soluções hiperosmóticas de potássio. Contudo, se a velocidade de reposição desejada for maior do que 20 mEq/h, a infusão não deve ser dada por uma veia central, devido ao risco de hipercalemia local nas câmaras cardíacas direitas, que podem predispor à parada cardíaca. Nessa situação, a dose de potássio pode ser dividida e administrada por duas veias periféricas.

Resposta

a) O potássio sérico pode elevar-se lentamente no início, devido à posição da parte achatada da curva na Figura 27.1. A reposição completa geralmente leva alguns dias, em particular se as perdas de potássio ainda continuarem.

b) Se a hipocalemia for refratária à reposição de K^+, deve-se verificar se há depleção de magnésio, porque a *depleção de magnésio* promove perda urinária de K^+ e *pode causar hipocalemia refratária*.[16] A avaliação de depleção de magnésio é descrita no Capítulo 28.

HIPERCALEMIA

Enquanto a hipocalemia frequentemente é bem-tolerada, a hipercalemia (K^+ sérico > 5,5 mEq/L) pode ser uma condição com risco de morte.[17]

Pseudo-hipercalemia

A liberação local de K^+ pode levar a elevações espúrias de K^+ sérico nas seguintes situações:

1. Hemólise traumática durante a venopunção tem sido relatada como uma causa de potássio sérico elevado em 20% das amostras sanguíneas apresentando hipercalemia.[18]

2. Em casos de leucocitose grave (> 50.000/mm³) ou trombocitose (contagem de plaquetas > 106/mm³), a liberação de K⁺ pelas células durante a formação do coágulo no tubo de amostra pode produzir hipercalemia espúria. Quando essa condição é suspeitada, o potássio sérico deve ser medido em uma amostra sanguínea não coagulada.
3. A contração muscular distal a um torniquete (durante um punho fechado) pode levar à liberação de K⁺ pelas células musculares.[19]

Liberação celular aumentada

As seguintes condições podem resultar em hipercalemia por aumento da liberação de K⁺ pelas células.

1. A acidose com frequência é listada como causa de hipercalemia devido à tendência da acidose de aumentar a liberação de K⁺ pelas células e reduzir a excreção renal de K⁺. Contudo, a hipercalemia nem sempre acompanha a acidose respiratória,[7] e não há uma evidência clara de que a acidose orgânica (i. e., acidose láctica e cetoacidose) produza hipercalemia.[7]
2. Rabdomiólise pode liberar grandes quantidades de K⁺ para dentro do fluido extracelular, mas, se a função renal for normal, o K⁺ em excesso é eliminado imediatamente pelos rins.
3. Certos fármacos podem promover hipercalemia por desvios transcelulares de K⁺, como os antagonistas dos receptores β e os digitálicos (Tabela 27.2). A intoxicação digitálica pode causar hipercalemia grave (i. e., K⁺ sérico >7 mEq/L).
4. Transfusões maciças de sangue (i. e., quando o volume da transfusão excede o volume normal de sangue) podem promover hipercalemia, mas apenas em pacientes com choque circulatório.[20] O potássio escapa dos eritrócitos no sangue estocado, mas as quantidades são pequenas (ver Tabela 30.2).[21]

TABELA 27.2
Fármacos que podem causar hipercalemia

Inibidores da ECA[a]	AINEs
Bloqueadores dos receptores da angiotensina[a]	Pentamidina
β-bloqueadores	Penicilina
Ciclosporina	Tacrolimus
Digitálicos	TMP-SMX
Diuréticos (poupadores de K^+)	Succinilcolina
Heparina	

ECA = enzima conversora da angiotensina; AINEs = anti-inflamatórios não esteroides; TMP-SMX = trimetoprim-sulfametoxazol.
[a] Especialmente quando combinada com diuréticos poupadores de potássio.

Excreção renal comprometida

O comprometimento da excreção renal de K^+ é a causa mais comum de hipercalemia e é caracterizado por um K^+ urinário < 30 mEq/L em face de hipercalemia.

1. A insuficiência renal pode produzir hipercalemia quando a taxa de filtração glomerular (TFG) cai abaixo de 10 mL/min.[22] A hipercalemia é vista relativamente cedo quando a insuficiência renal é devida a nefrite intersticial ou é associada com hipoaldosteronismo hiporreninêmico.[22] A última condição é vista em pacientes diabéticos idosos que têm liberação defeituosa da renina em resposta ao fluxo sanguíneo renal reduzido.
2. A insuficiência adrenal é uma causa bem-conhecida de hipercalemia por comprometimento da excreção renal de K^+, mas não é uma causa comum de hipercalemia na UTI.
3. Os fármacos que comprometem a excreção renal do K^+ estão entre as principais causas de hipercalemia.[2,23] Uma lista dos possíveis fármacos envolvidos é mostrada na Tabela 27.2.
    a) Os fármacos implicados mais frequentemente são os inibidores da enzima de conversão da angiotensina, os bloqueadores dos receptores da angio-

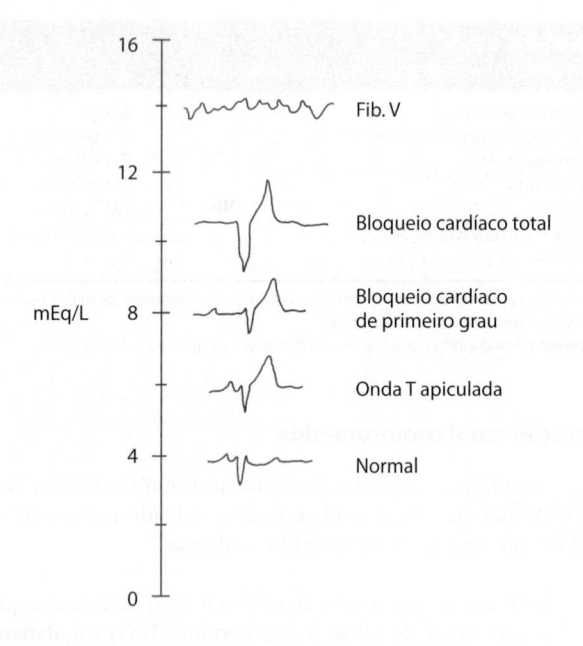

FIGURA 27.3
As manifestações do ECG da hipercalemia progressiva. (Adaptada de Burch GE, Winsor T. *A primer of electrocardiography*. Philadelphia: Lea & Febiger, 1966:143.)

tensina, diuréticos poupadores de potássio e anti-inflamatórios não esteroides.[23,24] O potencial para hipercalemia é aumentado quando esses fármacos são administrados juntamente com suplementos de potássio.

Anormalidades do ECG

1. A consequência mais grave da hipercalemia é o retardo da condução elétrica no coração.
2. O ECG pode começar a se alterar quando o K^+ sérico atinge 6,0 mEq/L e é sempre anormal quando o K^+ séri-

co atinge 8 mEq/L.[22] A Figura 27.3 mostra as alterações do ECG associadas com a hipercalemia progressiva.

3. A alteração mais precoce no ECG é a onda T apiculada, em tenda, que é mais evidente nas derivações precordiais V_2 e V_3. À medida que a hipercalemia progride, a amplitude da onda P diminui e o intervalo PR se alonga. As ondas P eventualmente desaparecem, e a duração do QRS torna-se prolongada. O evento final é a assistolia ventricular ou fibrilação ventricular.

Manejo agudo

O manejo agudo da hipercalemia é orientado pelo nível sérico de K^+ e pelo ECG.[2,17] As manobras terapêuticas são delineadas na Tabela 27.3.

Antagonismo da membrana

O cálcio antagoniza diretamente as ações do potássio na membrana.

a) Quando a hipercalemia é grave (i. e., acima de 7 mEq/L) ou acompanhada de alterações avançadas do ECG (i. e., perda das ondas P e duração prolongada do QRS), é administrado gluconato de cálcio na dose mostrada na Tabela 27.3. Uma segunda dose pode ser dada se não houver resposta dentro de alguns minutos.

b) Quando a hipercalemia for acompanhada de comprometimento circulatório, o *cloreto de cálcio* é preferido ao gluconato de cálcio, pois o cloreto de cálcio a 10% contém três vezes mais cálcio elementar (por mL) do que o gluconato de cálcio a 10%, e o cálcio extra pode ajudar a promover a contração cardíaca e manter o tônus vascular periférico.

c) O cálcio deve ser dado com cuidado a pacientes em uso de digitálicos, pois a hipercalcemia pode potencializar a cardiotoxicidade digitálica. Em pacientes em uso de digitálicos, o gluconato de cálcio deve ser adicionado a 100 mL de solução salina isotônica e infundido

TABELA 27.3
Manejo agudo da hipercalemia

Condição	Tratamento	Comentários
Alterações do ECG ou K$^+$ sérico > 7 mEq/L	Gluconato de cálcio (10%): 10 mL IV em 3 min; pode repetir após 5 min.	A resposta dura apenas 20-30 min. *Não dar* bicarbonato após o cálcio.
Alterações do ECG e comprometimento circulatório	Cloreto de cálcio (10%): 10 mL IV em 3 min.	O cloreto de cálcio contém três vezes mais cálcio do que o gluconato de cálcio.
Bloqueio AV refratário ao tratamento com cálcio	1. 10 U insulina regular em 500 mL de glicose a 20%: infundir em 1 hora. 2. Marca-passo transvenoso.	O tratamento com insulina-glicose deve reduzir o potássio sérico em 1 mEq/L por 1-2 horas.
Cardiotoxicidade digitálica	1. Sulfato de magnésio: 2 g em bolo IV. 2. Anticorpos específicos para digital, se necessário.	*Não usar* cálcio para hipercalemia da intoxicação digitálica.
Após a fase aguda ou quando não há alterações no ECG	Kayexalate: dose oral de 30 g em 50 mL de sorbitol a 20% ou 50 g em 200 mL de sorbitol a 20% como enema de retenção.	A dose oral é preferida. Os enemas são mal tolerados pelos pacientes e pela equipe de enfermagem.

durante 20 a 30 minutos. Se a hipercalemia for uma manifestação de intoxicação digitálica, o cálcio é contraindicado.

d) A resposta ao cálcio dura apenas 20 ou 30 minutos, portanto outras terapias devem ser iniciadas para melhorar a eliminação de potássio.

Desvio transcelular

A terapia combinada com insulina e glicose irá deslocar o potássio para dentro da célula muscular e reduzir o potássio sérico em uma média de 1 mEq/L, mas esse efeito é temporário (dura 1 a 2 horas) e deve ser combinado com medidas para aumentar a excreção de potássio.

Aumento da eliminação

Medidas dirigidas a aumentar a remoção do K^+ do corpo podem ser usadas isoladamente (nos casos leves de hipercalemia sem alterações avançadas do ECG) ou como acompanhamento à terapia de cálcio e insulina-glicose.

a) O sulfonato de sódio poliestireno (Kayexalate) é uma resina de troca catiônica que promove a eliminação de potássio pela mucosa gastrintestinal. Ele pode ser dado por via oral ou por enema de retenção e é misturado com sorbitol a 20% para prevenir solidificação. Para cada mEq de K^+ removido, são adicionados 2 a 3 mEq de sódio. Se houver preocupação sobre o sódio adicionado, pode ser usada 1 a 2 doses de furosemida para aumentar a natriurese (exceto na presença de insuficiência renal).
b) Os diuréticos de alça (p. ex., furosemida) aumentam a excreção urinária de potássio, mas são ineficazes se a causa da hipercalemia for insuficiência renal.
c) A hemodiálise é o método mais eficaz de remoção do K^+ em pacientes com insuficiência renal.

REFERÊNCIAS

1. Rose BD, Post TW. Potassium homeostasis. In: Clinical physiology of acid-base and electrolyte disorders. 5th ed. New York: McGraw-Hill, 2001:372-402.
2. Schaefer TJ, Wolford RW. Disorders of potassium. Emerg Med Clin North Am 2005; 23:723-747.
3. Brown RS. Extrarenal potassium homeostasis. Kidney Int 1986; 30:116-127.
4. Sterns RH, Cox M, Feig PU, et al. Internal potassium balance and the control of the plasma potassium concentration. Medicine 1981; 60:339-354.

5. Allon M, Copkney C. Albuterol and insulin for treatment of hyperkalemia in hemodialysis patients. Kidney Int 1990; 38:869-872.
6. Lipworth BJ, McDevitt DG, Struthers AD. Prior treatment with diuretic augments the hypokalemic and electrocardiographic effects of inhaled albuterol. Am J Med 1989; 86:653-657.
7. Adrogue HJ, Madias NE. Changes in plasma potassium concentration during acute acid-base disturbances. Am J Med 1981; 71:456-467.
8. Bernard SA, Buist M. Induced hypothermia in critical care medicine: a review. Crit Care Med 2003; 31:2041-2051.
9. Schaller MD, Fischer AP, Perret CH. Hyperkalemia: A prognostic factor during acute severe hypothermia. JAMA 1990; 264:1842-1845.
10. Salem M, Munoz R, Chernow B. Hypomagnesemia in critical illness. A common and clinically important problem. Crit Care Clin 1991; 7:225-252.
11. Flakeb G, Villarread D, Chapman D. Is hypokalemia a cause of ventricular arrhythmias? I Crit Illness 1986; 1:66-74.
12. Stanaszek WF, Romankiewicz JA. Current approaches to management of potassium deficiency. Drug Intell Clin Pharm 1985; 19:176-184.
13. Trissel LA. Handbook on Injectable Drugs. 13th ed. Bethesda, MD: American Society of Health System Pharmacists, 2005:1230.
14. Kruse JA, Carlson RW. Rapid correction of hypokalemia using concentrated intravenous potassium chloride infusions. Arch Intern Med 1990; 150:613-617.
15. Kim GH, Han JS. Therapeutic approach to hypokalemia. Nephron 2002; 92(Suppl 1):28-32.
16. Whang R, Flink EB, Dyckner T, et al. Magnesium depletion as a cause of refractory potassium repletion. Arch Intern Med 1985; 145:1686-1689.
17. Evans KJ, Greenberg A. Hyperkalemia: a review. J Intensive Care Med 2005; 20:272-290.
18. Rimmer JM, Horn JF, Gennari FJ. Hyperkalemia as a complication of drug therapy. Arch Intern Med 1987; 147:867-869.
19. Don BR, Sebastian A, Cheitlin M, et al. Pseudohyperkalemia caused by fist clenching during phlebotomy. N Engl J Med 1990; 322:1290-1292.
20. Leveen HH, Pastemack HS, Lustrin I, et al. Hemorrhage and transfusion as the major cause of cardiac arrest. JAMA 1960; 173:770-777.
21. Michael JM, Dorner I, Bruns D, et al. Potassium load in CPD-preserved whole blood and two types of packed red blood cells. Transfusion 1975; 15:144-149.
22. Williams ME, Rosa RM. Hyperkalemia: disorders of internal and external potassium balance. J Intensive Care Med 1988; 3:52-64.
23. Perazella MA. Drug-induced hyperkalemia: old culprits and new offenders. Am J Med 2000; 109:307-314.
24. Palmer BF. Managing hyperkalemia caused by inhibitors of the renin-angiotensin-aldosterone system. N Engl J Med 2004; 351:585-592.

Capítulo 28

MAGNÉSIO

O magnésio é o segundo cátion intracelular mais abundante e serve como cofator para todas as reações envolvendo as enzimas ATPase (incluindo a bomba da membrana que gera o gradiente elétrico nas membranas celulares). Infelizmente, a analogia da "ponta do *iceberg*" usada para o potássio também se aplica ao magnésio; isto é, apenas uma pequena fração (0,3%) do magnésio corporal total está localizada no plasma[1-3]; portanto, monitorizar o magnésio plasmático fornece pouca informação sobre o magnésio corporal total.

BALANÇO DO MAGNÉSIO

Magnésio sérico

1. A faixa normal para o magnésio sérico depende da ingesta diária de magnésio, que varia de acordo com a região geográfica. A faixa normal em adultos saudáveis residentes nos Estados Unidos é apresentada na Tabela 28.1.[4]
2. Apenas 67% do magnésio no plasma estão na forma ionizada (ativa), e os 33% restantes estão ou ligados às proteínas plasmáticas (19% do total) ou quelados com ânions divalentes como o fosfato e o sulfato (14% do total).[5]
3. O teste-padrão para o magnésio mede a sua concentração total no plasma. Portanto, quando o magnésio total está anormalmente baixo, não é possível determinar se o problema é uma redução na fração ionizada (ativa) ou uma redução nas frações ligadas (p. ex., hipoproteinemia).
4. O nível de magnésio ionizado pode ser medido com um eletrodo específico. Contudo, como a quantidade total de magnésio no plasma é pequena, a diferença entre o

TABELA 28.1
Faixas de referência para o magnésio[a]

Parâmetro	Unidades tradicionais	Unidades SI
Magnésio sérico:		
Total	1,4-2,0 mEq/L	0,7-1,0 mmol/L
Ionizado	0,8-1,1 mEq/L	0,4-0,6 mmol/L
Magnésio urinário	5-15 mEq/24 h	2,5-7,5 mmol/L/24 h

[a] Em relação a adultos saudáveis residentes nos EUA. Fonte: referência 4.
Conversões: mmol × 2 = mEq ou mEq × 0,5 = mmol.

conteúdo de magnésio ionizado e o de magnésio ligado pode não ser grande o suficiente para ser clinicamente relevante.

Magnésio urinário

1. A faixa normal para excreção do magnésio urinário é apresentada na Tabela 28.1. Em circunstâncias normais, apenas pequenas quantidades de magnésio são excretadas na urina.
2. Quando a ingesta de magnésio é deficiente, os rins o conservam, e a excreção urinária de magnésio cai para níveis quase indetectáveis. Isso é mostrado na Figura 28.1. É importante observar que, após o início de uma dieta deficiente em magnésio, a excreção urinária de magnésio cai imediatamente para níveis quase indetectáveis, enquanto o magnésio sérico permanece na faixa normal. Isso ilustra o valor relativo do magnésio urinário para os níveis de magnésio sérico na detecção da deficiência de magnésio.

DEFICIÊNCIA DE MAGNÉSIO

Incidência

A hipomagnesemia é relatada em até 60 a 70% dos pacientes de UTI,[1,6] mas isso subestima a sua real incidência, pois

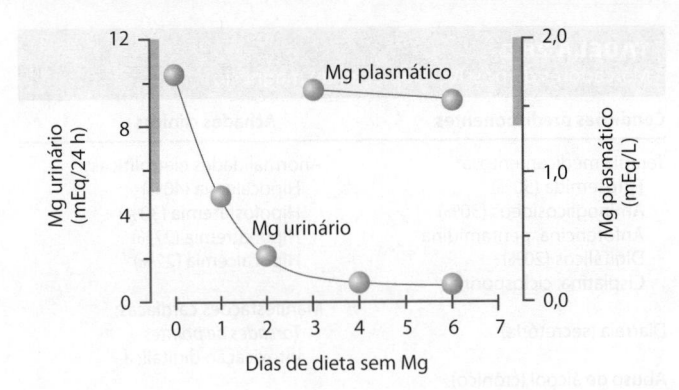

FIGURA 28.1
Níveis de magnésio no plasma e na urina em voluntários saudáveis seguindo uma dieta sem magnésio. As barras sólidas no eixo vertical indicam a faixa normal para o magnésio plasmático e urinário. (Adaptada de Shils ME. *Experimental human magnesium deficiency*. Medicine 1969;48:61-82.)

a concentração de magnésio sérico pode ser normal em pacientes com deficiência de magnésio.[2,3]

Condições predisponentes

Como os níveis séricos do magnésio têm capacidade limitada de detectar a depleção de magnésio, reconhecer as condições que predispõem a essa depleção pode ser o único meio para descobrir um desequilíbrio de magnésio subjacente. As condições que mais frequentemente promovem depleção de magnésio estão listadas na Tabela 28.2.

Terapia diurética

a) Os diuréticos são a principal causa de deficiência de magnésio. A inibição da reabsorção de sódio induzida por diuréticos também interfere na reabsorção do magnésio, e as perdas urinárias deste podem equiparar-se às perdas urinárias de sódio.
b) O efeito diurético é mais acentuado com os diuréticos de alça, como a furosemida, e a *deficiência de magnésio*

TABELA 28.2
Marcadores de possível depleção de magnésio

Condições predisponentes	Achados clínicos

Terapia medicamentosa[a]
  Furosemida (50%)
  Aminoglicosídeos (30%)
  Anfotericina, pentamidina
  Digitálicos (20%)
  Cisplatina, ciclosporina
	Anormalidades eletrolíticas[a]
	  Hipocalemia (40%)
	  Hipofosfatemia (30%)
	  Hiponatremia (27%)
	  Hipocalcemia (22%)

Diarreia (secretória)	Manifestações cardíacas:
	  Torsades de pointes
	  Intoxicação digitálica

Abuso de álcool (crônico)	
Diabete melito	Síndrome de SNC hiperativo

[a] Os números entre parênteses indicam a incidência de hipomagnesemia associada.

tem sido relatada em 50% dos pacientes em uso de terapia crônica com furosemida.[7]

c) Os diuréticos tiazídicos também promovem depleção de magnésio, mas primariamente em pacientes idosos.[8]

d) A depleção de magnésio não é uma complicação da terapia com diuréticos poupadores de potássio.[9]

Terapia antibiótica

Os antibióticos que promovem a depleção de magnésio são aminoglicosídeos, anfotericina e pentamidina.[10,11] Os aminoglicosídeos bloqueiam a reabsorção de magnésio no ramo ascendente da alça de Henle, e a hipomagnesemia tem sido relatada em 30% dos pacientes em uso de terapia com aminoglicosídeos.[11]

Outros fármacos

Muitos outros fármacos têm sido associados com depleção de magnésio, inclusive digitálicos e os agentes quimioterápicos cisplatina e ciclosporina.[10,12] Os digitálicos desviam o magnésio para dentro da célula, e os quimioterápicos promovem a excreção renal de magnésio.

Doenças relacionadas ao álcool

A hipomagnesemia é relatada em 30% das admissões hospitalares por consumo de álcool e em 85% das admissões por *delirium tremens*.[13,14] Desnutrição e diarreia crônica podem ter um papel na depleção de magnésio nessas condições.

Diarreia secretória

Secreções do trato gastrintestinal inferior têm elevada concentração de magnésio (10 a 14 mEq/L),[15] portanto diarreia secretória pode ser acompanhada de uma grande depleção de magnésio.

Diabete melito

A depleção de magnésio é comum em diabéticos insulino--dependentes, provavelmente como resultado de perda urinária de magnésio induzida pela glicosúria.[16] A hipomagnesemia é relatada em apenas 7% das admissões por cetoacidose diabética, mas a incidência aumenta para 50% nas primeiras 12 horas após a admissão,[17] provavelmente como resultado de um movimento de magnésio para dentro das células induzido pela insulina.

Manifestações clínicas

Não há manifestações clínicas específicas de deficiência de magnésio, mas os seguintes achados clínicos devem levantar a suspeita.

Anormalidades eletrolíticas

A depleção de magnésio frequentemente é acompanhada de níveis anormais de outros eletrólitos no sangue (ver Tabela 28.2).[18]

a) A depleção de magnésio aumenta a excreção renal de potássio, e hipocalemia é relatada em quase metade dos pacientes com depleção de magnésio.[18] A hipocalemia que acompanha a depleção de magnésio pode

ser refratária à terapia de reposição de potássio, e a reposição de magnésio em geral é necessária antes que seja possível a repleção de potássio.[19]
b) Hipocalcemia é comum na depleção de magnésio e é devida à combinação de comprometimento da liberação do paratormônio[20] e comprometimento da resposta do órgão-alvo ao paratormônio.[21] Como acontece com a hipocalemia, a hipocalcemia que acompanha a deficiência de magnésio é difícil de corrigir, a menos que o déficit de magnésio seja corrigido.
c) A hipofosfatemia pode estar associada com a depleção de magnésio, mas é uma causa (e não um efeito) desta. O mecanismo é o aumento da excreção renal de magnésio.[22]

Arritmias

a) A depleção de magnésio prolonga o intervalo QT no eletrocardiograma (ECG) e pode provocar taquicardia ventricular polimórfica conhecida como *torsades de pointes* (ver Capítulo 15, *Torsades de Pointes*).
b) Como tanto digitálicos quanto a deficiência de magnésio agem inibindo a bomba de sódio-potássio na membrana celular, a deficiência de magnésio promove cardiotoxicidade digitálica. O magnésio intravenoso pode abolir as arritmias por toxicidade digitálica, mesmo quando os níveis de magnésio sérico são normais.[23,24]

Achados neurológicos

a) As manifestações neurológicas da deficiência de magnésio podem incluir alteração do estado mental, convulsões generalizadas, tremores e hiper-reflexia.
b) Uma síndrome neurológica descrita recentemente, que pode ser atenuada com terapia com magnésio, merece ser citada. A apresentação clínica é caracterizada por ataxia, fala entrecortada, acidose metabólica, salivação excessiva, espasmos musculares difusos, convulsões generalizadas e obnubilação progressiva.[25] As características clínicas com frequência são desencadeadas

por sons altos ou contato corporal, o que deu origem ao termo *sistema nervoso central reativo por deficiência de magnésio*, que tem sido usado para descrever esse distúrbio.

Diagnóstico

Como destacado diversas vezes, o nível sérico de magnésio não é um marcador sensível da depleção deste. O índice mais sensível dos depósitos corporais totais de magnésio é um teste especializado descrito a seguir.

Teste de retenção de magnésio

A reabsorção de magnésio nos túbulos renais é próxima da taxa de reabsorção tubular máxima ($T_{máx}$), portanto a maior parte de uma carga de magnésio infundida será excretada na urina quando os depósitos de magnésio corporal total forem normais. Contudo, quando os depósitos de magnésio são deficientes, o magnésio é reabsorvido nos túbulos renais, e uma fração menor da carga de magnésio infundida é excretada na urina.

a) O teste de retenção do magnésio, que é descrito na Tabela 28.3, mede a fração da carga de magnésio intravenoso que é excretada na urina.[26,27]
b) Quando menos de 50% do magnésio infundido são recuperados na urina, a deficiência de magnésio é provável, e, quando mais de 80% do magnésio infundido são excretados na urina, a deficiência de magnésio é improvável.
c) O teste é confiável apenas quando a função renal não está comprometida e quando não há perda renal de magnésio.

Preparações de magnésio

1. As preparações de magnésio disponíveis para uso oral e parenteral são listadas na Tabela 28.4. As preparações

TABELA 28.3
Teste de retenção de magnésio

Indicações
1. Na suspeita de deficiência de Mg^{++} quando a concentração sérica de Mg^{++} for normal.
2. Para identificar o objetivo da terapia de reposição de Mg^{++}.

Contraindicações
1. Insuficiência renal ou perda renal continuada de magnésio.

Método
1. Adicionar 24 mmol (48 mEq) de Mg^{++} (6 g de $MgSO_4$) a 250 mL de salina isotônica e infundir por 1 hora.
2. Coletar urina por 24 horas após a infusão de Mg^{++} ser iniciada.

Resultados
1. Excreção urinária de Mg^{++} < 12 mmol (24 mEq) em 24 horas (< 50% do Mg^{++} infundido) é evidência de depleção de Mg^{++}.
2. Excreção urinária de Mg^{++} > 19 mmol (38 mEq) em 24 horas (> 80% do Mg^{++} infundido) é evidência *contra* depleção de Mg^{++}.

Fonte: referência 26.

orais podem ser usadas para terapia de manutenção diária (5 mg/kg em indivíduos normais). Já o magnésio intravenoso é preferido para repor déficits, pois a absorção intestinal do magnésio pode ser errática.
2. A preparação intravenosa padrão é o sulfato de magnésio ($MgSO_4$). Cada grama de $MgSO_4$ tem 8 mEq (4 mmol) de magnésio elementar.
3. A solução de $MgSO_4$ a 50% (500 mg/mL) tem uma osmolaridade de 4.000 mosm/L, portanto ela precisa ser diluída em uma solução a 10% (100 mg/mL) ou 20% (200 mg/mL) para uso intravenoso.[28] Soluções fisiológicas devem ser usadas como diluentes. A solução de Ringer não é aconselhada, pois o cálcio da solução de Ringer irá anular as ações do magnésio infundido.

Protocolo de reposição

Os seguintes protocolos de reposição de magnésio são recomendados para pacientes com função renal normal.[29]

TABELA 28.4
Preparações orais e parenterais de magnésio

Preparações	Mg^{++} elementar
Preparações orais:	
Cloreto de magnésio – tabletes de revestimento entérico	64 mg (5,3 mEq)
Óxido de magnésio – tabletes (400 mg)	241 mg (19,8 mEq)
Óxido de magnésio – tabletes (140 mg)	85 mg (6,9 mEq)
Gluconato de magnésio – tabletes (500 mg)	27 mg (2,9 mEq)
Soluções parenterais:	
Sulfato de magnésio (50%)[a]	500 mg/mL (4 mEq/mL)
Sulfato de magnésio (12,5%)	120 mg/mL (1 mEq/mL)

[a] Deve ser diluído em uma solução a 20% para injeção intravenosa.

Hipomagnesemia leve, assintomática

a) Assumir um déficit total de magnésio de 1 a 2 mEq/kg.
b) Como 50% do magnésio infundido podem ser perdidos na urina, deve-se presumir que a necessidade total de magnésio é o dobro do déficit de magnésio.
c) Repor 1 mEq/kg nas primeiras 24 horas e 0,5 mEq/kg por dia nos próximos 3 a 5 dias.

Hipomagnesemia moderada

A terapia seguinte é direcionada para pacientes com um nível sérico de magnésio menor do que 1 mEq/L ou quando a hipomagnesemia é acompanhada por outras anormalidades eletrolíticas:

a) Adicionar 6 g de $MgSO_4$ (48 mEq Mg) a 250 ou 500 mL de salina isotônica e infundir em 3 horas.
b) Seguir com 5 g de $MgSO_4$ (40 mEq Mg) em 250 ou 500 mL de salina isotônica infundida nas próximas 6 horas.
c) Continuar com 5 g de $MgSO_4$ a cada 12 horas (em infusão contínua) pelos próximos cinco dias.

Hipomagnesemia com risco de morte

O protocolo seguinte é recomendado quando a hipomagnesemia é acompanhada por arritmias cardíacas graves (p. ex., *torsades de pointes*) ou convulsões generalizadas.

a) Infundir 2 g de $MgSO_4$ (16 mEq Mg) IV durante 2 a 5 minutos.
b) Seguir com 5 g de $MgSO_4$ (40 mEq Mg) em 250 ou 500 mL de salina isotônica infundida nas próximas 6 horas.
c) Continuar com 5 g de $MgSO_4$ a cada 12 horas (em infusão contínua) pelos próximos cinco dias.

O nível sérico de magnésio irá elevar-se após o bolo inicial de magnésio, mas começará a cair após 15 minutos. Portanto, é importante realizar infusão contínua de magnésio juntamente com a dose em bolo. O nível de magnésio sérico pode normalizar-se após 1 a 2 dias, mas serão necessários vários dias para recompor os depósitos corporais.

Insuficiência renal

Quando o magnésio é reposto na insuficiência renal, não devem ser administrados mais do que 50% da quantidade prevista no protocolo,[29] e o magnésio sérico deve ser monitorizado cuidadosamente.

HIPERMAGNESEMIA

A hipermagnesemia (i. e., Mg^{++} sérico > 2 mEq/L) é relatada em 5% dos pacientes hospitalizados[30] e é encontrada quase exclusivamente em pacientes com insuficiência renal.

Etiologias

Hemólise

A concentração de magnésio nos eritrócitos é aproximadamente três vezes maior do que no soro.[31] Dessa forma, a ruptura traumática dos eritrócitos pode produzir uma hipermagnesemia espúria. Na anemia hemolítica, espera-se que o magnésio sérico eleve-se em 0,1 mEq/L para cada 250 mL de eritrócitos que são lisados completamente[31]; portanto, a hipermagnesemia é esperada apenas com a hemólise maciça.

Insuficiência renal

A excreção renal de magnésio se torna comprometida quando o *clearance* da creatinina cai abaixo de 30 mL/min.[32] Contudo, a hipermagnesemia não é uma característica proeminente da insuficiência renal, a menos que a ingesta de magnésio seja aumentada.

Outras condições

Outras condições que podem ser associadas com a hipermagnesemia incluem a cetoacidose diabética (transitória), a insuficiência adrenal, o hiperparatireoidismo e a intoxicação por lítio.[32] A hipermagnesemia nessas condições geralmente é leve.

Manifestações clínicas

1. As consequências clínicas da hipermagnesemia progressiva são listadas a seguir.[32]

Manifestações	Mg^{++} sérico
Hiporreflexia	> 4 mEq/L
Bloqueio AV de primeiro grau	> 5 mEq/L
Bloqueio AV completo	> 10 mEq/L
Parada cardíaca	> 13 mEq/L

2. As consequências graves da hipermagnesemia são devidas ao antagonismo com o cálcio no sistema cardiovascular. O efeito predominante é o retardo na condução cardíaca (a contratilidade e o tônus vascular de algum modo não são afetados).

Manejo

1. A hemodiálise é o tratamento de escolha para a hipermagnesemia grave.

2. O gluconato de cálcio intravenoso (1 g IV em 2 a 3 minutos) pode ser usado para antagonizar os efeitos cardiovasculares da hipermagnesemia, mas os efeitos são transitórios e não devem retardar a hemodiálise.[33]

REFERÊNCIAS

1. Noronha JL, Matuschak GM. Magnesium in critical illness: metabolism, assessment, and treatment. Intensive Care Med 2002; 28:667-679.
2. Elin RJ. Assessment of magnesium status. 1987;33:1965-1970.
3. Reinhart RA. Magnesium metabolism. A review with special reference to the relationship between intracellular content and serum levels. Arch Intern Med 1988; 148:2415-2420.
4. Lowenstein FW, Stanton MF. Serum magnesium levels in the United States, 1971-1974. I Am Coll Nutr 1986; 5:399-414.
5. Altura BT, Altura BM. A method for distinguishing ionized, complexed and protein-bound Mg in normal and diseased subjects. Scand J Clin Lab Invest 1994; 217:83-87.
6. Tong GM, Rude RK. Magnesium deficiency in critical illness. J Intensive Care Med 2005; 20:3-17.
7. Dyckner T, Wester PO. Potassium/magnesium depletion in patients with cardiovascular disease. Am J Med 1987; 82:11-17.
8. Hollifield JW. Thiazide treatment of systemic hypertension: effects on serum magnesium and ventricular ectopic activity. Am J Cardiol 1989; 63:22G-25G.
9. Ryan MP. Diuretics and potassium/magnesium depletion. Directions for treatment. Am J Med 1987; 82:38-47.
10. Atsmon J, Dolev E. Drug-induced hypomagnesaemia: scope and management. Drug Safety 2005; 28:763-788.
11. Zaloga GP, Chernow B, Pock A, et al. Hypomagnesemia is a common complication of aminoglycoside therapy. Surg Gynecol Obstet 1984; 158:561-565.
12. Whang R, Oei TO, Watanabe A. Frequency of hypomagnesemia in hospitalized patients receiving digitalis. Arch Intern Med 1985; 145:655-656.
13. Balesteri FJ. Magnesium metabolism in the critically ill. Crit Care Clin 1985; 5:217-226.
14. Martin HE. Clinical magnesium deficiency. Ann NY Acad Sci 1969; 162:891-900.
15. Kassirer J, Hricik D, Cohen J. Repairing body fluids: Principles and practice. 1st ed. Philadelphia: WB Saunders, 1989:118-129.

16. Sjogren A, Floren CH, Nilsson A. Magnesium deficiency in IDDM related to level of glycosylated hemoglobin. Diabetes 1986; 35:459-463.
17. Lau K. Magnesium metabolism: normal and abnormal. In: Arieff AI, DeFronzo RA, eds. Fluids, electrolytes, and acid base disorders. New York: Churchill Livingstone, 1985:575-623.
18. Whang R, Oei TO, Aikawa JK, et al. Predictors of clinical hypomagnesemia. Hypokalemia, hypophosphatemia, hyponatremia, and hypocalcemia. Arch Intern Med 1984; 144:1794-1796.
19. Whang R, Flink EB, Dyckner T, et al. Magnesium depletion as a cause of refractory potassium repletion. Arch Intern Med 1985; 145:1686-1689.
20. Anast CS, Winnacker JL, Forte LR, et al. Impaired release of parathyroid hormone in magnesium deficiency. J Clin Endocrinol Metab 1976; 42:707-717.
21. Rude RK, Oldham SB, Singer FR. Functional hypoparathyroidism and parathyroid hormone end-organ resistance in human magnesium deficiency. Clin Endocrinol 1976; 5:209-224.
22. Dominguez JH, Gray RW, Lemann J Jr. Dietary phosphate deprivation in women and men: effects on mineral and acid balances, parathyroid hormone and the metabolism of 25-OH-vitamin D. J Clin Endocrinol Metab 1976; 43:1056-1068.
23. Cohen L, Kitzes R. Magnesium sulfate and digitalis-toxic arrhythmias. JAMA 1983; 249:2808-2810.
24. French JH, Thomas RG, Siskind AP, et al. Magnesium therapy in massive digoxin intoxication. Ann Emerg Med 1984; 13:562-566.
25. Langley WF, Mann D. Central nervous system magnesium deficiency. Arch Intern Med 1991; 151:593-596.
26. Clague JE, Edwards RH, Jackson MJ. Intravenous magnesium loading in chronic fatigue syndrome. Lancet 1992; 340:124-125.
27. Hebert P, Mehta N, Wang J, et al. Functional magnesium deficiency in critically ill patients identified using a magnesium-loading test. Crit Care Med 1997; 25:749-755.
28. Trissel LA. Handbook on injectable drugs. 13th ed. Bethesda, MD: American Society of Health System Pharmacists, 2005.
29. Oster JR, Epstein M. Management of magnesium depletion. Am J Nephrol 1988; 8:349-354.
30. Whang R, Ryder KW. Frequency of hypomagnesemia and hyper-magnesemia: Requested vs. routine. JAMA 1990; 263:3063-3064.
31. Elin RJ. Magnesium metabolism in health and disease. Dis Man 1988; 34:161-218.
32. Van Hook JW. Hypermagnesemia. Crit Care Clin 1991; 7:215-223.
33. Mordes JP, Wacker WE. Excess magnesium. Pharmacol Rev 1977; 29:273-300.

Capítulo 29

CÁLCIO E FÓSFORO

O cálcio e o fósforo são responsáveis por grande parte da integridade estrutural do esqueleto ósseo. Embora nenhum dos dois seja encontrado em abundância nos tecidos moles, ambos têm papel importante em funções celulares vitais. O fósforo participa da produção de energia aeróbica, enquanto o cálcio tem papel vital em vários processos, incluindo a coagulação sanguínea, a transmissão neuromuscular e o desempenho cardiovascular.

CÁLCIO NO PLASMA

Frações plasmáticas

1. O cálcio plasmático está presente em três formas, como mostrado na Figura 29.1.
2. Cerca de metade do cálcio é ionizada e biologicamente ativa, enquanto a outra metade está ligada a outras moléculas e é biologicamente inativa.[1,2] A maior parte (80%) do cálcio ligado faz essa ligação com a albumina, e o restante forma complexos com pequenos ânions, como sulfatos e fosfatos.

CÁLCIO TOTAL *VERSUS* CÁLCIO IONIZADO

1. A concentração de cálcio total e ionizado no plasma é mostrada na Tabela 29.1.
2. Embora apenas o cálcio ionizado seja biologicamente importante, a maioria dos laboratórios clínicos mede o cálcio plasmático total, e isso pode ser enganador.
3. O problema em medir o cálcio sérico total está ilustrado na Figura 29.1. A coluna da direita demonstra o efeito da diminuição na concentração de albumina no plasma.

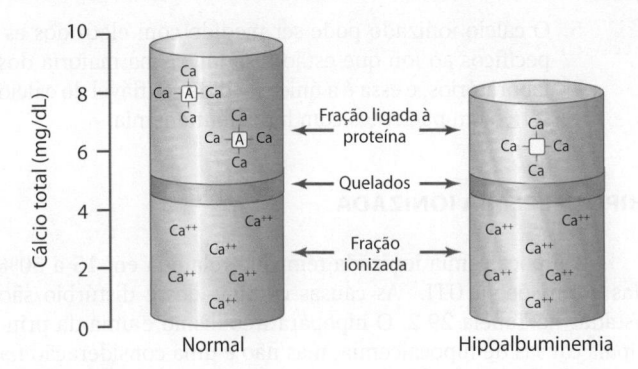

FIGURA 29.1
As três frações de cálcio no plasma e suas contribuições para a concentração total de cálcio no plasma. A coluna da direita mostra como uma redução na albumina plasmática pode reduzir o cálcio total do plasma sem afetar o cálcio ionizado.

TABELA 29.1
Faixas normais para o cálcio e o fósforo no sangue

Fração sérica	Unidades tradicionais (mg/dL)	Unidades SI[a] (mmol/L)
Cálcio total	9-10	2,2-2,5
Cálcio ionizado	4,5-5	1,1-1,3
Fósforo	2,5-5	0,8-1,6

[a] mmol/L = (mg/dL × 10) / peso molecular.
O peso molecular é 40 para o cálcio e 31 para o fósforo.

O cálcio total no plasma diminui, mas o cálcio ionizado permanece inalterado. Dessa forma, a diminuição no cálcio sérico total não é fisiologicamente significativa, pois o cálcio fisiologicamente ativo (ionizado) não é afetado.

4. Vários fatores de correção têm sido propostos para ajustar a concentração de cálcio do plasma em caso de hipoalbuminemia, mas nenhum é confiável.[3,4]

5. O cálcio ionizado pode ser medido com eletrodos específicos ao íon que estão disponíveis na maioria dos laboratórios, e essa é a única medida confiável do cálcio sérico em pacientes com hipoalbuminemia.

HIPOCALCEMIA IONIZADA

A hipocalcemia ionizada tem sido relatada em 15 a 50% das admissões à UTI.[5] As causas comuns desse distúrbio são listadas na Tabela 29.2. O hipoparatireoidismo é uma da principais causas de hipocalcemia, mas não é uma consideração na UTI, a menos que tenha sido realizada uma cirurgia de pescoço recentemente.

Etiologias

Depleção de magnésio

a) A depleção de magnésio promove hipocalcemia pela inibição da secreção de paratormônio e pela redução da responsividade do órgão-alvo ao paratormônio.
b) A hipocalcemia por depleção de magnésio é refratária à terapia de reposição de cálcio, e a reposição de magnésio frequentemente corrige a hipocalcemia sem reposição de cálcio.

TABELA 29.2
Causa de hipocalcemia ionizada na UTI

Alcalose	Fármacos
Transfusão de sangue (15%)	Aminoglicosídeos (40%)
Bypass cardiopulmonar	Cimetidina (30%)
Embolia gordurosa	Heparina (10%)
Depleção de magnésio (70%)	Teofilina (30%)
Pancreatite	
Insuficiência renal (50%)	
Sepse (30%)	

O número entre parênteses mostra a frequência de hipocalcemia ionizada relatada em cada condição.

Sepse

A sepse é uma causa comum de hipocalcemia na UTI,[5,6] mas o mecanismo para isso não está claro. O significado da hipocalcemia também não está claro, uma vez que esta tem papel causal na vasodilatação que acompanha a sepse.[6]

Alcalose

A alcalose pode reduzir a fração ionizada de cálcio no sangue por promover a ligação do cálcio com a albumina. A hipocalcemia sintomática é mais comum na alcalose respiratória do que na alcalose metabólica.

Transfusão sanguínea

a) A hipocalcemia ionizada tem sido relatada em 20% dos pacientes recebendo transfusão sanguínea.[5] Ela é decorrente da ligação com o cálcio pelo citrato anticoagulante do sangue estocado. Nesse caso, a hipocalcemia é de curta duração, sendo resolvida quando o citrato é metabolizado pelo fígado e pelos rins.[5]

b) A hipocalcemia das transfusões de sangue não tem consequências aparentes (em particular sobre a coagulação do sangue), de modo que as infusões de cálcio não são mais recomendadas para corrigir essa anormalidade.

Fármacos

Diversos fármacos podem ligar-se ao cálcio e promover hipocalcemia ionizada.[5] Os mais usados na UTI são os aminoglicosídeos, a cimetidina, a heparina e a teofilina.

Insuficiência renal

a) A hipocalcemia ionizada pode acompanhar a insuficiência renal como resultado de retenção de fosfato e comprometimento da conversão da vitamina D em sua forma ativa nos rins. O tratamento é dirigido à redução dos níveis de fosfato no sangue com antiácidos que bloqueiam a absorção de fósforo no intestino delgado.

b) A acidose na insuficiência renal pode reduzir a ligação do cálcio com a albumina; portanto, uma redução no cálcio sérico total na insuficiência renal nem sempre indica a presença de hipocalcemia ionizada.

Pancreatite

A pancreatite grave pode produzir hipocalcemia ionizada por vários mecanismos. O aparecimento de hipocalcemia tem prognóstico reservado,[7] embora isso não contribua para o mau prognóstico.

Manifestações clínicas

Excitabilidade neuromuscular

a) A hipocalcemia pode ser acompanhada por hiper-reflexia, parestesias, tetania (dos músculos periféricos ou laríngeos) e convulsões.[8]
b) Os sinais de Chvostek e de Trousseau geralmente são listados como manifestações de hipocalcemia. Contudo, o *sinal de Chvostek é inespecífico* (está presente em 25% dos adultos normais) e o *sinal de Trousseau não é sensível* (pode estar ausente em 30% dos pacientes com hipocalcemia).[9]

Efeitos cardiovasculares

Estágios avançados da hipocalcemia ionizada (i. e., cálcio ionizado < 0,65 mmol/L) podem estar associados com bloqueio cardíaco, taquicardia ventricular e hipotensão refratária.[5]

Terapia de reposição de cálcio

O tratamento da hipocalcemia ionizada deve ser dirigido à causa subjacente do problema.

1. A reposição intravenosa de cálcio é recomendada para hipocalcemia sintomática ou quando o cálcio ionizado

está abaixo de 0,65 mmol/L.[5] As soluções de cálcio e as recomendações de doses são apresentadas na Tabela 29.3.

2. Há duas soluções de cálcio para uso intravenoso: cloreto de cálcio a 10% e gluconato de cálcio a 10%. Ambas as soluções têm a mesma concentração do sal de cálcio (100 mg/mL), mas *o cloreto de cálcio contém três vezes mais cálcio elementar do que o gluconato de cálcio.*
3. As soluções intravenosas de cálcio são hiperosmolares, devendo ser administradas em veia central, se possível. Se for usada veia periférica, o gluconato de cálcio é a solução preferida devido à sua baixa osmolaridade.
4. Uma dose em bolo de 200 mg de cálcio elementar (diluída em 100 mL de salina isotônica e administrada em 5 a 10 minutos) deve elevar o cálcio sérico total em 0,5 mg/dL, mas os níveis começarão a cair após 30 minutos.[5] Portanto, a dose em bolo deve ser seguida por infusão contínua de 0,5 a 2 mg/kg/h (de cálcio elementar) por pelo menos seis horas.

TABELA 29.3
Terapia intravenosa de reposição de cálcio

Solução	Cálcio elementar	Volume da unidade	Osmolaridade
Cloreto de cálcio a 10%	27 mg/mL	ampolas de 10 mL	2.000 mosm/L
Gluconato de cálcio a 10%	9 mg/dL	ampolas de 10 mL	680 mosm/L

Na hipocalcemia sintomática:

1. Infundir cálcio em veia central, se possível. Se for usada uma veia periférica, deve ser usado o gluconato de cálcio.
2. Administrar uma dose em bolo de 200 mg de cálcio elementar (8 mL de cloreto de cálcio a 10% ou 22 mL de gluconato de cálcio a 10%) em 100 mL de solução salina isotônica durante 10 minutos.
3. Seguir com infusão contínua de cálcio elementar de 1 a 2 mg/kg/h por 6 a 12 horas.

5. Respostas individuais à infusão de cálcio irão variar, portanto a dose de cálcio deve ser guiada pelo nível de cálcio ionizado no sangue.[5]

HIPERCALCEMIA

A hipercalcemia é incomum em pacientes hospitalizados, com incidência relatada de menos de 1%.[10]

Etiologias

1. Noventa por cento dos casos de hipercalcemia são causados por hiperparatireoidismo ou doença maligna, e a malignidade é a causa mais comum de hipercalcemia grave (i. e., cálcio sérico total acima de 14 mg/dL ou cálcio ionizado acima de 3,5 mmol/L).[11,12]
2. Causas menos comuns de hipercalcemia incluem tireotoxicose, imobilização prolongada e fármacos (lítio, diuréticos tiazídicos).

Manifestações clínicas

As manifestações da hipercalcemia geralmente são inespecíficas e podem ser classificadas da seguinte maneira:[11]

1. **Gastrintestinal (GI):** náuseas, vômitos, constipação, íleo e pancreatite.
2. **Cardiovascular:** hipovolemia, hipotensão e intervalo QT encurtado.
3. **Renal:** poliúria e nefrocalcinose.
4. **Neurológica:** confusão e consciência deprimida, incluindo coma.
5. Essas manifestações podem aparecer quando o cálcio sérico total eleva-se acima de 12 mg/dL (ou o cálcio ionizado eleva-se acima de 3 mmol/L) e em geral estão presentes quando o cálcio sérico é maior do que 14 mg/dL (ou o cálcio ionizado está acima de 3,5 mmol/L).[17]

Manejo

O tratamento está indicado quando a hipercalcemia está associada com efeitos adversos ou quando o cálcio sérico for maior do que 14 mg/dL (cálcio ionizado maior do que 3,5 mmol/L). O manejo da hipercalcemia está resumido na Tabela 29.4.

Infusão de salina

A hipercalcemia em geral é acompanhada de uma diurese osmótica (pela hipercalciúria). Isso leva, eventualmente, à hi-

TABELA 29.4
Manejo da hipercalcemia grave

Agente	Dose	Comentários
Salina isotônica	Variável	Tratamento inicial de escolha. O objetivo é a rápida correção da hipovolemia.
Furosemida	40-80 mg IV a cada 2 h	Adicionar salina isotônica para manter um débito urinário de 100 a 200 mL/h.
Calcitonina	4 unidades/kg IM ou SC a cada 12 h	A resposta é evidente dentro de algumas horas. A queda máxima no cálcio sérico é de apenas 0,5 mmol/L.
Hidrocortisona	200 mg IV diariamente em 2-3 doses divididas	Usada como um adjunto à calcitonina.
Bifosfonatos		
Pamidronato	90 mg IV em 2 h	Reduzir a dose para 60 mg no comprometimento renal.
Zoledronato	4 mg IV durante 15 min	Equivalente ao pamidronato em eficácia.
Plicamicina	25 µg/kg IV durante 4 h; pode repetir a cada 2 h	Efeito mais rápido do que o pamidronato, mas pode ter efeitos colaterais tóxicos.

povolemia, que reduz a excreção de cálcio na urina e precipita elevação rápida do cálcio sérico.

a) A infusão de volume (com salina isotônica) para corrigir a hipovolemia e promover excreção renal de cálcio é uma prioridade imediata no manejo da hipercalcemia.
b) Contudo, a infusão de salina isoladamente não irá trazer o nível de cálcio de volta ao normal.

Furosemida

a) A natriurese aumenta a excreção de cálcio urinário; a adição de furosemida à infusão de salina irá promover natriurese e, assim, facilitar a excreção renal de cálcio.
b) A dose usual de furosemida é de 40 a 80 mg IV a cada 2 horas para obter um débito urinário horário de 100 a 200 mL/min.
c) Durante a diurese pela furosemida, o débito urinário horário *deve* ser reposto com salina isotônica. A falha em repor as perdas de volume é contraproducente, pois leva à hipovolemia.

Calcitonina

A salina e a furosemida podem corrigir a hipercalcemia agudamente, mas não irão corrigir a causa subjacente da hipercalcemia, que (na doença maligna) é a reabsorção óssea aumentada. A calcitonina é um hormônio natural que inibe a reabsorção óssea.

a) A calcitonina de salmão pode ser dada para a hipercalcemia devida a aumento da reabsorção óssea. A dose é de 4 unidades/kg dada por via SC ou IM a cada 12 horas.
b) A resposta à calcitonina é rápida (início de ação dentro de algumas horas), mas o efeito é leve (a queda máxima no cálcio sérico é de 0,5 mmol/L).

Hidrocortisona

Os corticosteroides podem reduzir o cálcio sérico por impedir o crescimento de tecido linfoide neoplásico e reforçar a ação da vitamina D. Os esteroides em geral são combinados com calcitonina e podem ser particularmente úteis na hipercalcemia associada com o mieloma múltiplo ou com insuficiência renal.[11,12] O esquema-padrão usa a hidrocortisona, 200 mg IV diariamente em 2 ou 3 doses divididas.

Bifosfonatos

A calcitonina pode ser usada para redução rápida do cálcio sérico, mas a fraca resposta não irá manter o cálcio na faixa normal.

a) Os compostos conhecidos como *bifosfonatos* são inibidores mais potentes da reabsorção óssea e são capazes de manter o cálcio sérico normal. Contudo, o seu início de ação é lento e, assim, eles não são úteis quando se deseja um controle rápido do cálcio sérico.
b) **Zoledronato** (4 mg IV durante 5 minutos) e **pamidronato** (90 mg IV durante 2 horas) são atualmente os bifosfonatos preferidos para o manejo da hipercalcemia grave.[12] O seu efeito máximo é visto em 2 a 4 dias, e a normalização do cálcio sérico ocorre dentro de 4 a 7 dias em até 90% dos casos. A dose pode ser repetida em 4 a 10 dias, se necessário.

Plicamicina

A plicamicina (anteriormente mitramicina) é um agente antineoplásico que inibe a reabsorção óssea. É mais potente do que a calcitonina, mas o potencial para efeitos colaterais graves (p. ex., supressão medular) tem limitado a sua popularidade. Os bifosfonatos são preferidos atualmente em relação à plicamicina devido ao seu perfil de segurança.

Diálise

Diálise (hemodiálise ou diálise peritoneal) é efetiva em remover cálcio em pacientes com insuficiência renal.[12]

HIPOFOSFATEMIA

A hipofosfatemia (PO_4 sérico menor que 2,5 mg/dL ou 0,8 mmol/L) pode ser encontrada em até um terço dos pacientes de UTI.[13,14] A maioria dos casos resulta do movimento do PO_4 para dentro das células, e o restante, de aumento da excreção renal ou diminuição da absorção GI do fósforo.

ETIOLOGIAS

Carga de glicose

a) A carga de glicose é a causa mais comum de hipofosfatemia em pacientes hospitalizados[13,15] e é decorrente de uma relação entre a glicose e a entrada de PO_4 nas células. A queda no PO_4 sérico geralmente é vista durante a realimentação em pacientes alcoolistas, desnutridos ou debilitados e pode ocorrer com qualquer tipo de esquema de alimentação (i. e., oral, enteral ou nutrição parenteral).
b) A influência da nutrição parenteral total (NPT) sobre os níveis séricos de PO_4 é mostrada na Figura 29.2. É importante observar a queda significativa no PO_4 sérico (para < 1 mg/dL) após uma semana de NPT. O risco de hipofosfatemia é um motivo pelo qual os esquemas de NPT são introduzidos gradualmente nos primeiros dias.

Alcalose respiratória

A alcalose respiratória aumenta a velocidade da glicólise e isso estimula um aumento no movimento da glicose (e PO_4) para dentro das células.[16] Esse mecanismo é um deletério em potencial em pacientes dependentes do ventilador, pois a hiperventilação e a alcalose respiratória são comuns nesses pacientes.

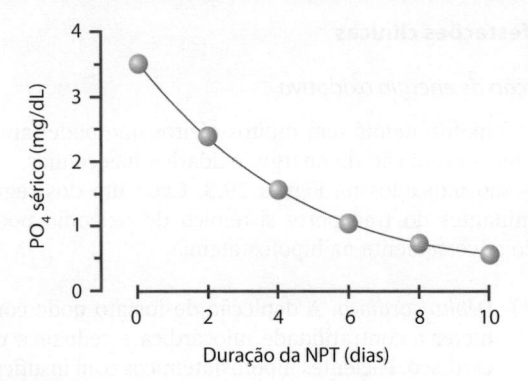

FIGURA 29.2
A influência da nutrição parenteral total (NPT) sobre o PO_4 sérico. Dados de Knochel JP. Arch Intern Med 1977;137:203-220).

Agonistas dos receptores β

A estimulação dos receptores β-adrenérgicos pode desviar o PO_4 para dentro das células e promover a hipofosfatemia. Em um estudo com pacientes com asma aguda que foram tratados agressivamente com β-agonistas nebulizados, o PO_4 sérico diminuiu em 1,25 mg/dL (0,4 mmol/L).[17]

Agentes ligantes de fosfato

O alumínio pode formar complexos insolúveis com os fosfatos inorgânicos. Como resultado, os compostos contendo alumínio, como o sucralfato (Carafate), podem impedir a absorção de fosfato no trato GI superior e promover a depleção de fosfato.[18]

Cetoacidose diabética

Como mencionado no Capítulo 23, a depleção de fosfato é quase universal na cetoacidose diabética, mas não se torna evidente até que a insulinoterapia empurre o PO_4 para dentro das células. Como a suplementação de fosfato não altera o desfecho na cetoacidose diabética (ver Capítulo 23), o significado da depleção de fosfato nesse distúrbio não é claro.

Manifestações clínicas

Produção de energia oxidativa

A hipofosfatemia tem muitos efeitos que poderiam comprometer a produção de energia oxidativa nas células, e esses efeitos são indicados na Figura 29.3. Cada um dos seguintes determinantes do transporte sistêmico de oxigênio pode ser afetado adversamente na hipofosfatemia.

a) *Débito cardíaco*. A depleção de fosfato pode comprometer a contratilidade miocárdica e reduzir o débito cardíaco. Pacientes hipofosfatêmicos com insuficiência cardíaca têm mostrado melhora no desempenho cardíaco após a suplementação de fosfato.[19]
b) *Hemoglobina*. A hemólise é um efeito reconhecido da hipofosfatemia grave,[18] presumivelmente como resul-

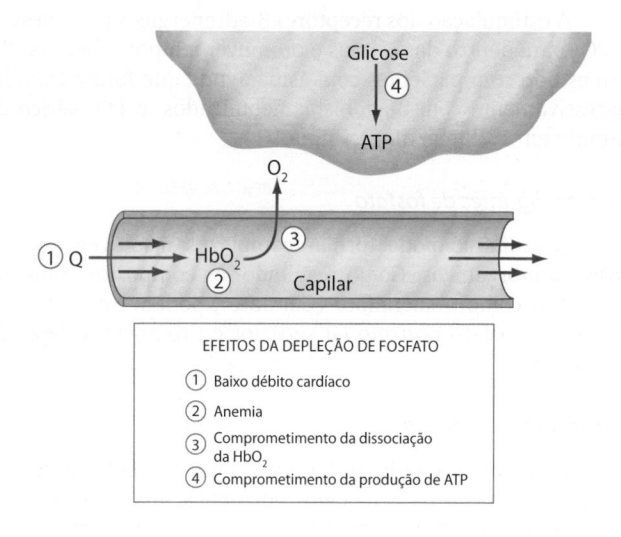

EFEITOS DA DEPLEÇÃO DE FOSFATO

① Baixo débito cardíaco
② Anemia
③ Comprometimento da dissociação da HbO_2
④ Comprometimento da produção de ATP

FIGURA 29.3
Os efeitos da hipofosfatemia sobre fatores que influenciam a produção de energia oxidativa.

tado de comprometimento da deformabilidade das hemácias.

c) *Dissociação da oxiemoglobina*. A depleção de fosfato é acompanhada de depleção da 2,3-difosfoglicerato, o que desvia a curva de dissociação da oxiemoglobina para a esquerda. Quando isso ocorre, a hemoglobina é menos propensa a liberar o oxigênio dos tecidos.

Em adição aos efeitos adversos sobre a disponibilidade de oxigênio tecidual, a depleção de fosfato pode evitar a produção de energia celular por reduzir a disponibilidade de fósforo inorgânico para produção de fosfato de alta energia.

Fraqueza muscular

A fraqueza muscular em geral é mencionada como um efeito adverso da hipofosfatemia. Contudo, as observações seguintes sugerem que a fraqueza muscular NÃO é uma complicação importante da hipofosfatemia.

a) Evidência bioquímica da ruptura dos músculos esqueléticos (p. ex., níveis elevados de creatina quinase no sangue) é comum em pacientes com hipofosfatemia, mas a fraqueza muscular evidente em geral está ausente.[20]
b) A fraqueza dos músculos respiratórios tem sido relatada em associação com a hipofosfatemia,[21] mas não é clinicamente significativa.

Aparente ausência de dano

A maioria dos efeitos adversos da hipofosfatemia não tem significado clínico comprovado. De fato, a hipofosfatemia em geral é clinicamente silenciosa, mesmo quando o PO_4 sérico cai para níveis muito baixos. *Em um estudo com pacientes apresentando hipofosfatemia grave (i. e., PO_4 sérico < 1 mg/dL), nenhum dos pacientes mostrou evidência de dano.*[22]

Reposição de fósforo

Apesar da aparente ausência de dano na maioria dos casos de hipofosfatemia, a reposição intravenosa de fósforo é recomendada para todos os pacientes com hipofosfatemia grave (i. e., PO_4 sérico abaixo de 1 mg/dL ou 0,3 mmol/L) e para pacientes com hipofosfatemia e disfunção cardíaca, insuficiência respiratória, fraqueza muscular ou comprometimento da oxigenação tecidual. As soluções de fosfato e as recomendações de dose são apresentadas na Tabela 29.5.[23,24]

Reposição oral

Quando o PO_4 sérico elevar-se acima de 2 mg/dL, a reposição de fosfato pode ser continuada com preparações de fosfato oral como o Neutra-Phos ou K-Phos. A dose para reposição oral é de 1.200 a 1.500 mg de fósforo ao dia.

Manutenção diária

A dose normal diária de manutenção para o fosfato é de 1.200 mg se dado por via oral e 800 mg se o PO_4 for dado IV.[24] Doses orais maiores são necessárias porque apenas 70% do fosfato administrado por via oral são absorvidos no trato GI.

TABELA 29.5
Terapia de reposição de fosfato intravenoso

Solução	Conteúdo de fósforo[a]	Outro conteúdo
Fosfato de sódio	93 mg/mL	Na^+: 4 mEq/L
Fosfato de potássio	93 mg/mL	K^+: 4,3 mEq/L

Recomendações de dose[b]

Para hipofosfatemia grave (PO_4 < 1 mg/dL) sem efeitos adversos: dose IV é de 0,6 mg/kg/h
Para hipofosfatemia (PO_4 < 2 mg/dL) com efeitos adversos: dose IV é de 0,9 mg/kg/h
Monitorizar o nível de PO_4 sérico a cada 6 horas

[a] Para o fósforo, 1 mmol = 31 mg.
[b] Em pacientes com disfunção renal, são aconselhadas menores velocidades de doses.
Fonte: referência 9.

HIPERFOSFATEMIA

Etiologias

A hiperfosfatemia (PO_4 sérico > 5 mg/dL ou 1,6 mmol/L) geralmente é o resultado de uma das condições listadas a seguir.

1. Comprometimento da excreção urinária do PO_4 em pacientes com insuficiência renal.
2. Liberação exagerada de PO_4 por células em condições de necrose celular proeminente (p. ex., rabdomiólise ou lise tumoral).

Manifestações clínicas

As manifestações clínicas da hiperfosfatemia incluem a formação de complexos insolúveis de cálcio-fosfato (com deposição nos tecidos moles) e hipocalcemia aguda (com tetania).[8] A incidência e o significado clínico desses efeitos não estão claros.

Manejo

Há duas abordagens para a redução do PO_4 sérico.

1. Podem ser usados antiácidos contendo alumínio (ou sucralfato), os quais se ligam ao fósforo no trato GI superior.[25] Isso pode reduzir o fósforo mesmo na ausência de ingesta oral de fósforo (i. e., diálise GI).
2. A hemodiálise pode eliminar o fósforo da corrente sanguínea, mas isso raramente é necessário.

REFERÊNCIAS

1. Baker SB, WorthIey LI. The essentials of calcium, magnesium and phosphate metabolism: part I. Physiology. Crit Care Resusc 2002; 4:301-306.

2. Forman DT, Lorenzo L. Ionized calcium: its significance and clinical usefulness. Ann Clin Lab Sci 1991; 21:297-304.
3. Slomp J, van der Voort PH, Gerritsen RT, et al. Albumin-adjusted calcium is not suitable for diagnosis of hyper- and hypocalcemia in the critically ill. Crit Care Med 2003; 31:1389-1393.
4. Byrnes MC, Huynh K, Helrner SD, et al. A comparison of corrected serum calcium levels to ionized calcium levels among critically ill surgical patients. Am J Surg 2005; 189:310-314.
5. Zaloga GP. Hypocalcemia in critically ill patients. Crit Care Med 1992; 20:251-262.
6. Burchard KW, Simrns HH, Robinson A, et al. Hypocalcemia during sepsis. Relationship to resuscitation and hemodynamics. Arch Surg 1992; 127:265-272.
7. Steinberg W, Tenner S. Acute pancreatitis. N Engl J Med 1994; 330:1198-1210.
8. Baker SB, Worthley LI. The essentials of calcium, magnesium and phosphate metabolism: part II. Disorders. Crit Care Resusc 2002; 4:307-315.
9. Marino PL. Calcium and magnesium in serious illness: A practical approach. In: Sivak ED, Higgins TL, Seiver A, eds. The high risk patient: management of the critically ill. Philadelphia: Williams & WIlkins, 1995:1183-1195.
10. Shek CC, Natkunam A, TsanK V; et al. Incidence, causes and mechanism of hypercalcaemia in a hospital population in Hong Kong. Q J Med 1990; 77:1277-1285.
11. Ziegler R. Hypercalcemic crisis. J Am Soc Nephrol 2001; 12 (Suppl 17):S3-9.
12. Stewart AF. Clinical practice. Hypercalcemia associated with cancer. N Engl J Med 2005; 352:373-379.
13. French C, Bellomo R. A rapid intravenous phosphate replacement protocol for critically ill patients. Crit Care Resusc 2004; 6:175-179.
14. Fiaccadori E, Coffrini E, Fracchia C, et al. Hypophosphatemia and phosphorus depletion in respiratory and peripheral muscles of patients with respiratory failure due to COPD. Chest 1994; 105:1392-1398.
15. Marinella MA. Refeeding syndrome and hypophosphatemia. J Intensive Care Med 2005; 20:155-159.
16. Paleologos M, Stone E, Braude S. Persistent, progressive hypophosphataemia after voluntary hyperventilation. Clin Sci 2000; 98:619-625.
17. Bodenhamer J, Bergstrom R, Brown D, et al. Frequently nebulized beta-agonists for asthma: effects on serum electrolytes. Ann Emerg Med 1992; 21:1337-1342.
18. Brown GR, Greenwood JK. Drug- and nutrition-induced hypophosphatemia: mechanisms and relevance in the critically ill. Ann Pharmacother 1994; 28:626-632.

19. Davis SV, Olichwier KK, Chakko SC. Reversible depression of myocardial performance in hypophosphatemia. Am J Med Sci 1988; 295:183-187.
20. Singhal PC, Kumar A, Desroches L, et al. Prevalence and predictors of rhabdomyolysis in patients with hypophosphatemia. Am J Med 1992; 92:458-464.
21. Gravelyn TR;Brophy N, Siegert C, et al. Hypophosphatemia-associated respiratory muscle weakness in a general inpatient population. Am J Med 1988; 84:870-876.
22. King AL, Sica DA, Miller G, et al. Severe hypophosphatemia in a general hospital population. South Med J 1987; 80:831-835.
23. Clark CL, Sacks GS, Dickerson RN, et al. Treatment of hypophosphatemia in patients receiving specialized nutrition support using a graduated dosing scheme: results from a prospective clinical trial. Crit Care Med 1995; 23:1504-1511.
24. Knochel JP. Phosphorus. In: Shils ME, et al., eds. Modern nutrition in health and disease. 10th ed. Philadelphia: Lippincott Williams & Wilkins, 2006:211-222.
25. Lorenzo Sellares V, Torres Ramirez A. Management of hyperphosphataernia in dialysis patients: role of phosphate binders in the elderly. Drugs Aging 2004; 21:153-165.

SEÇÃO X
Práticas de transfusão em cuidados intensivos

Capítulo 30

ANEMIA E TRANSFUSÃO DE ERITRÓCITOS

Cerca de metade dos pacientes admitidos em UTI recebem transfusão de eritrócitos em algum momento da sua internação.[1] A prática atual de transfundir eritrócitos para corrigir anemia está sendo examinada, pois não há nenhuma base científica que a justifique; ou seja, as transfusões de eritrócitos em geral são feitas sem evidência de que a oxigenação tecidual esteja comprometida ou ameaçada.

ANEMIA NA UTI

Anemia das doenças graves

1. A anemia é quase um achado universal em pacientes que necessitam de cuidados intensivos por mais de 1 a 2 dias.[1,2] (Ver Tabela 30.1 para a faixa normal de valores para hemoglobina, hematócrito e outros parâmetros eritrocitários). De fato, a anemia é tão comum em pacientes de UTI que recebeu um nome específico nesses casos: *anemia das doenças graves*.
2. A anemia das doenças graves é muito similar à *anemia das doenças crônicas*. Em ambas as condições, há defeito na incorporação do ferro à hemoglobina, e esses dois tipos de anemia estão associados com uma redução nos níveis de ferro e transferrina no plasma, um aumento nos níveis de ferritina no plasma e sequestração de ferro nas células reticuloendoteliais.[3,4]

Fatores contribuintes

Dois fatores estão implicados na anemia das doenças graves: a inflamação sistêmica e a coleta agressiva de sangue para exames laboratoriais.

TABELA 30.1
Faixa normal de valores para os parâmetros eritrocitários

Contagem de hemácias	Volume celular médio
Homens: 4,6-6,2 × 10^{12}/L	Homens: 80-100 × 10^{-15} L
Mulheres: 4,2-5,4 × 10^{12}/L	Mulheres: o mesmo
Contagem de reticulócitos	**Hematócrito:**
Homens: 25-75 × 10^9/L	Homens: 40-54%
Mulheres: o mesmo	Mulheres: 38-47%
Volume das hemácias[a]	**Hemoglobina[b]**
Homens: 26 mL/kg	Homens: 14-18 g/dL
Mulheres: 4,2-5,4 × 10^{12}/L	Mulheres: 12-16 g/dL

[a] Os valores normais são 10% menores em idosos (≥ 65 anos).
[b] Os valores normais são 0,5 g/dL menores em negros.
Fonte: referências 17 e 26.

Inflamação

As citocinas inflamatórias têm vários efeitos que podem promover anemia, inclusive a inibição da liberação de eritropoietina pelos rins, a diminuição da responsividade da medula à eritropoietina, a sequestração de ferro nos macrófagos e o aumento da destruição de hemácias.[3,4]

Flebotomia

O volume de sangue retirado para exames laboratoriais é, em média, 40 a 70 mL a cada dia em pacientes de UTI.[5,6] Com a perda diária de sangue de 70 mL, uma unidade de sangue total (500 mL) será perdida a cada semana de internação em UTI. As seguintes medidas têm sido usadas para reduzir as perdas sanguíneas associadas à flebotomia.

a) Quando o sangue é colhido a partir de cateter venoso central, os 5 mL iniciais de sangue são descartados para eliminar contaminação da amostra com fluidos intravenosos. O retorno dessa alíquota inicial ao paciente tem reduzido a perda sanguínea por flebotomia em 50%.[7]

b) Os instrumentos laboratoriais usados para análise de sangue em pediatria requerem uma amostra de sangue muito menor do que os instrumentos usados em adultos. A utilização de instrumentos pediátricos para exames laboratoriais em pacientes adultos de UTI tem resultado em uma redução de 47% na perda sanguínea por flebotomia.[8]

Anemia e oxigenação sistêmica

O que estimula a realização de todas as transfusões de eritrócitos é o medo de que a anemia comprometa a oxigenação tecidual. Contudo, o risco de comprometimento da oxigenação tecidual por anemia é muito exagerado, como demonstrado a seguir.

Transporte de oxigênio

Os efeitos da anemia progressiva sobre os parâmetros de transporte de oxigênio são apresentados na Figura 30.1. (Os parâmetros de transporte de oxigênio são descritos no Capítulo 9.) Os efeitos observados são explicados pela seguinte relação entre a oferta de oxigênio (DO_2), o consumo de oxigênio (VO_2) e a extração de O_2 dos capilares sistêmicos.

$$VO_2 = DO_2 \times \text{extração } O_2 \qquad (30.1)$$

a) A anemia progressiva é acompanhada de redução constante na oferta de O_2 (DO_2). Contudo, há também elevação constante na extração periférica de O_2, e as alterações recíprocas na DO_2 e na extração de O_2 mantêm o VO_2 constante.
b) Quando o hematócrito cai abaixo de 10% (correspondendo a uma hemoglobina sérica abaixo de 3 g/dL), a extração de O_2 começa a estabilizar, e a diminuição na DO_2 é acompanhada por diminuição no VO_2. O ponto no qual o VO_2 começa a cair marca o início do comprometimento da oxigenação tecidual, como confirmado pelo aumento no nível de lactato sanguíneo.

c) Dessa forma, a Figura 30.1 demonstra que a anemia não ameaça a oxigenação tecidual até que a hemoglobina e o hematócrito caiam a níveis extremamente baixos.

Tolerância à anemia

A Figura 30.1 revela tolerância mesmo a graus importantes de anemia. Os dados nesse estudo são de animais anestesiados respirando oxigênio puro, porém resultados similares têm sido relatados em animais acordados respirando ar ambiente.[9]

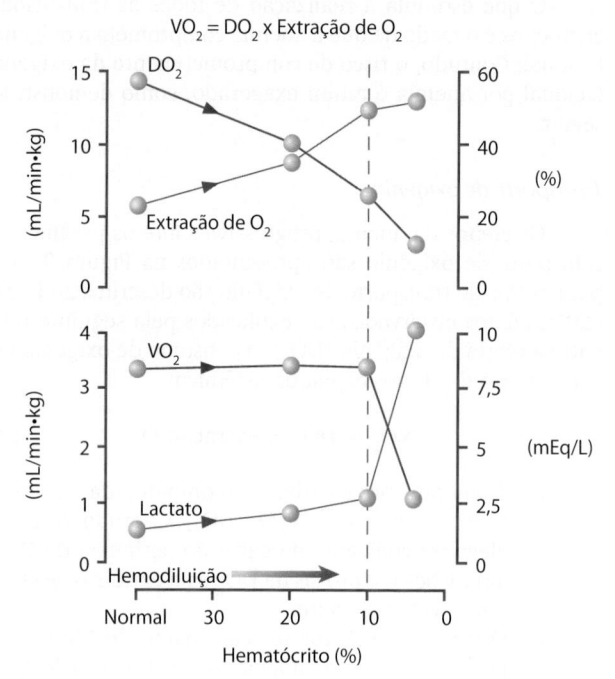

FIGURA 30.1
Os efeitos da anemia isovolêmica progressiva sobre o transporte sistêmico de oxigênio e os níveis de lactato sanguíneos. DO_2 é a velocidade de oferta de oxigênio no sangue arterial e VO_2 é a velocidade de consumo de oxigênio nos tecidos.
Fonte: referência 15.

a) A menor hemoglobina ou hematócrito capaz de suportar a oxigenação tecidual em humanos não é conhecida, mas um estudo em adultos saudáveis mostra que níveis de hemoglobina de até 5 g/dL não têm efeitos adversos sobre a oxigenação tecidual.[10]
b) A tolerância à anemia é possível porque a extração de O_2 aumenta em resposta à anemia. Quando a extração de O_2 já está elevada (p. ex., por insuficiência cardíaca), a tolerância à anemia irá diminuir.

DETERMINANTE DA TRANSFUSÃO

A prática de transfundir eritrócitos para atenuar a anemia tem uma falha séria: a impossibilidade de identificar o ponto no qual a anemia ameaça a oxigenação tecidual (o *determinante da transfusão*). As decisões sobre a transfusão em geral baseiam-se na concentração da hemoglobina sérica, que não fornece nenhuma informação sobre o estado da oxigenação tecidual e, indubitavelmente, leva a excesso de transfusões.

Hemoglobina

1. O primeiro determinante de transfusão, que remonta a 1942, foi uma concentração da hemoglobina de 10 g/dL e um hematócrito correspondente de 30%.[11] Essa "regra 10/30" se tornou padrão por mais de meio século.
2. Há, atualmente, evidência de que uma hemoglobina mais baixa, de 7 g/dL (que corresponde a um hematócrito de 21%), é segura na maioria dos pacientes,[12,13] e essa *hemoglobina mais baixa (7 g/dL) tem sido adotada como um determinante de transfusão para a maioria dos pacientes de UTI*. A hemoglobina mais alta, de 10 g/dL, ainda é aconselhada nas seguintes situações:
    a) Nos pacientes hospitalizados com insuficiência coronariana sintomática.

b) No manejo inicial de pacientes com sepse grave ou choque séptico, que têm uma saturação venosa central de O_2 abaixo de 70% (ver Capítulo 33, Terapia inicial direcionada ao objetivo).[14]

Extração de oxigênio

1. Como descrito no Capítulo 9 e ilustrado nas Figuras 9.1 e 30.1, a redução progressiva na oferta sistêmica de O_2 (p. ex., por anemia) compromete a oxigenação tecidual apenas após a extração de O_2 pelos capilares sistêmicos aumentar a um nível máximo de cerca de 50%. Dessa forma, *uma extração de O_2 de 50% pode ser usada como evidência de oxigenação tecidual ameaçada*.[15]
2. A extração sistêmica de O_2 é aproximadamente equivalente à diferença entre a saturação arterial de O_2 (SaO_2) e a saturação "venosa central" de O_2 ($SvcO_2$).

   Extração de O_2 (%) = (SaO_2 − $ScvO_2$)   (30.2)

   A SaO_2 é monitorizada rotineiramente com a oximetria de pulso e a $ScvO_2$ pode ser monitorizada continuamente por meio de cateteres venosos centrais de fibra ótica (disponibilizados por Edwards Lifesciences, Irvine, CA).[16]
3. Assim, a extração sistêmica de O_2 pode ser monitorizada continuamente e parece muito superior à hemoglobina sérica para identificar quando a anemia se torna ameaça à oxigenação tecidual.

TRANSFUSÕES DE ERITRÓCITOS

Produtos eritrocitários

O sangue total é armazenado apenas sob solicitação; caso contrário, é fracionado nos seus componentes eritrócitos, plaquetas e plasma dentro de algumas horas da coleta.

Concentrado de hemácias

Os concentrados de hemácias são preparados por centrifugação do sangue total com remoção do plasma sobrenadante.

a) Cada unidade de concentrado de hemácias tem cerca de 200 mL de células (na maioria eritrócitos) e 50 a 100 mL de plasma e conservantes. O hematócrito geralmente é de 60 a 80% e a concentração de hemoglobina é de 23 a 27 g/dL.[17]
b) Os concentrados de hemácias são refrigerados a 1 a 6°C e têm uma vida útil de até 35 dias. Os efeitos do tempo de armazenamento são descritos mais adiante.

Eritrócitos pobres em leucócitos

A maioria dos leucócitos nos concentrados de hemácias pode ser removida com o uso de filtros especiais. A remoção de 50% ou mais dos leucócitos pode prevenir febres não hemolíticas transfusionais,[17] que são causadas por anticorpos dirigidos a leucócitos do sangue do doador (ver adiante).

Hemácias lavadas

a) Em pacientes com história de urticária ou anafilaxia transfusional (causadas por anticorpos contra proteínas plasmáticas no sangue doado), a lavagem das hemácias com solução salina isotônica (para remover os leucócitos e o plasma residual) irá reduzir a incidência de reações futuras.
b) Em pacientes com deficiência de IgA, que têm um alto risco de reações anafiláticas transfusionais (causadas por anticorpos anti-IgA no receptor), realizar várias lavagens (x5) das hemácias pode ser protetor.[17]

Efeitos do armazenamento

Os efeitos do tempo de armazenamento sobre as preparações de hemácias são mostrados na Tabela 30.2.

TABELA 30.2
Efeitos do armazenamento sobre as células armazenadas

Parâmetro	Dias de armazenamento	
	0	35
% hemácias viáveis 24 h pós-transfusão[a]	100	71
pH	7,55	6,71
2,3-DPG (% valor inicial)	100	< 10
K^+ plasmático (mEq/L)	5,1	78,5 (!)

[a] Um tempo de armazenamento aceitável requer que pelo menos 70% das hemácias transfundidas permaneçam viáveis após 24 horas.
Fonte: referência 17.

2,3-Difosfoglicerato

A tendência da hemoglobina de liberar O_2 para os tecidos é regulada, em parte, pela concentração de 2,3-difosfoglicerato (2,3-DPG) nas hemácias. Diminuição na 2,3-DPG irá reduzir a liberação de O_2 pela hemoglobina.

a) A concentração de 2,3-DPG nas hemácias armazenadas é normal nos primeiros 10 dias de armazenamento. A partir daí, há redução de 90% nos níveis de 2,3-DPG ao longo das próximas três semanas (ver Tabela 30.2).
b) Diminuição na 2,3-DPG com armazenamento prolongado irá afetar adversamente a função de transporte de O_2 das hemácias transfundidas, mas isso pode ter poucas consequências, porque as hemácias transfundidas regeneram a 2,3-DPG e os níveis retornam ao normal 24 horas após a transfusão.[17]

Outras alterações

O armazenamento prolongado está associado com acidose acentuada e elevações astronômicas do K^+ plasmático (ver Tabela 30.2). Contudo, como o volume de plasma no concentrado de hemácias é pequeno (< 100 mL), estas anormalidades terão pouco impacto sobre as variáveis correspondentes no plasma do receptor.

Resposta à transfusão de hemácias

Hemoglobina e hematócrito

Cada unidade de concentrado de hemácias deve aumentar a concentração de hemoglobina e o hematócrito em 1 g/dL e 3%, respectivamente. Entretanto, alterações adequadas na hemoglobina e no hematócrito não devem ser o objetivo da transfusão de eritrócitos. O objetivo final das transfusões de hemácias é melhorar a oxigenação tecidual; logo, os parâmetros de transporte de oxigênio são mais adequados para avaliar a resposta às transfusões de hemácias (ver a seguir).

Transporte de oxigênio

Os efeitos da transfusão de eritrócitos sobre o transporte de oxigênio sistêmico são mostrados na Figura 30.2. Esses efeitos são resumidos a seguir.

a) A velocidade de DO_2 aumenta em resposta às transfusões de hemácias mas velocidade de VO_2 não é afetada similarmente, pois o aumento na DO_2 é acompanhado de uma diminuição proporcional na extração de O_2. Esse padrão de resposta é o oposto da resposta à anemia.
b) Dessa forma, redução na extração sistêmica de O_2 pode ser usada como uma medida da responsividade às transfusões de hemácias.
c) A observação mais importante na Figura 30.2 é a falta de um aumento pós-transfusão no VO_2, pois isso indica que as transfusões de hemácias não melhoram a oxigenação tecidual.

RISCOS DA TRANSFUSÃO

Reações adversas são relatadas em 2 a 4% das transfusões de hemácias.[1,19] As reações mais notáveis são listadas na Tabe-

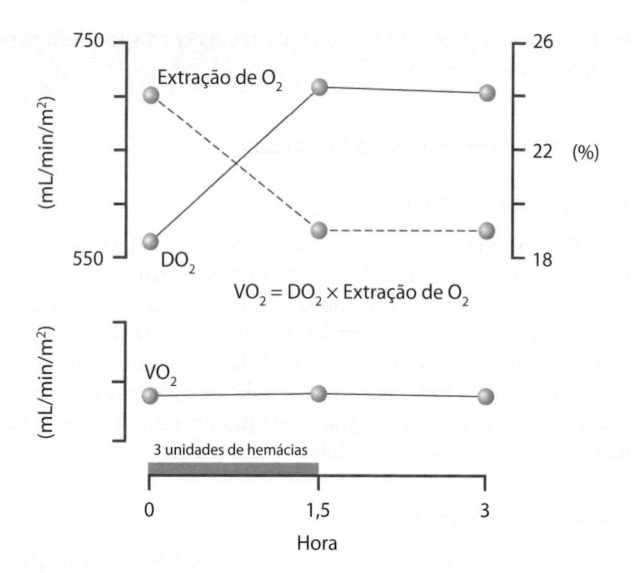

FIGURA 30.2
Os efeitos das transfusões de eritrócitos (3 unidades de concentrados de hemácias) sobre a oferta de oxigênio (DO_2), a extração de oxigênio e o consumo de oxigênio (VO_2) em pacientes de UTI com anemia e sepse.
Fonte: referência 18.

la 30.3, juntamente com a frequência de cada reação expressa em relação ao número de unidades transfundidas. A seguir, é apresentada uma breve descrição das reações agudas à transfusão. [19-21]

Reações hemolíticas agudas

A transfusão de sangue com incompatibilidade ABO é acompanhada de lise imediata das hemácias do doador, o que desencadeia uma resposta inflamatória sistêmica que pode progredir para falência múltipla de órgãos. Essas reações ocorrem uma vez em cada 35 mil transfusões e são o resultado de erro humano.

TABELA 30.3
Consequências adversas da transfusão de hemácias[a]

Reações imunológicas	Outras consequências
Reação hemolítica aguda (1 em 35.000)	*Infecções* Bacteriana (1 em 500.000)
Reação hemolítica fatal (1 em 1 milhão)	Vírus da hepatite B (1 em 220.000)
Lesão pulmonar aguda (1 em 5.000)	Vírus da hepatite C (1 em 1,6 milhão)
	HIV (1 em 1,9 milhão)
Reações alérgicas	
Urticária (1 em 100)	
Anafilaxia (1 em 1.000)	*Erros transfusionais*
Choque anafilático (1 em 50.000)	Transfusão na pessoa errada (1 em 15.000)
Febre não hemolítica (1 em 200)	Transfusão incompatível (1 em 35.000)

[a] A incidência por número de unidades transfundidas é mostrada entre parênteses.
Fonte: referências 19-21.

Manifestações clínicas

a) Os sintomas em geral aparecem logo após o início da transfusão, podendo aparecer após a infusão de apenas 5 mL do sangue do doador.[19]

b) A apresentação clínica é marcada por febre, dispneia, dor torácica e dor lombar. Reações graves são caracterizadas por hipotensão, coagulopatia consumptiva e falência orgânica múltipla progressiva.

Manejo

a) Em qualquer suspeita de reação hemolítica, deve-se PARAR a transfusão imediatamente, pois a gravidade das reações hemolíticas é diretamente relacionada com o volume do sangue incompatível transfundido.[19] Todo o sistema de infusão deve ser desconectado do paciente e substituído.

b) Deve-se notificar o banco de sangue imediatamente e comparar o tipo ABO do sangue do paciente com o do doador para a compatibilidade.

c) O resto da abordagem envolve uma avaliação de hemólise e de contaminação bacteriana e suporte hemodinâmico, se necessário. Pressão arterial em declínio deve indicar uma infusão imediata de volume, seguida por vasopressores (p. ex., dopamina, iniciando com 5 µg/kg/min), se necessário.

Febre não hemolítica

Pacientes que receberam transfusões sanguíneas prévias podem desenvolver febre relacionada à transfusão que não é o resultado de uma reação hemolítica aguda. Essa reação é causada por anticorpos contra leucócitos do sangue do doador.

Manifestações clínicas

a) A febre geralmente aparece 1 a 6 horas após o início da transfusão (mais tarde do que o início da febre das reações transfusionais hemolíticas).
b) Não há características específicas da apresentação clínica. A elevação da temperatura pode ser de leve a grave e os pacientes podem ser assintomáticos ou toxêmicos.

Manejo

a) A mesma abordagem descrita anteriormente para a suspeita de reações transfusionais hemolíticas deve ser usada para todos os casos de febre não relacionada à transfusão.
b) Se o diagnóstico for de febre não hemolítica, nada mais é necessário. A supressão da febre não deve ser necessária (ver Capítulo 32, Terapia antipirética, para mais informações sobre terapia antipirética).
c) Hemácias pobres em leucócitos são recomendadas para transfusão em pacientes com reações febris não hemolíticas recorrentes, mas as reações febris recorrentes não são comuns; ou seja, 20% dos pacientes com um episódio de febre irão ter um segundo episódio, e apenas 8% irão ter um terceiro episódio.[20]

Reações alérgicas

As reações de hipersensibilidade imediata são o resultado de uma sensibilização prévia às proteínas plasmáticas. Pacientes com deficiência de IgA são propensos a reações de hipersensibilidade relacionadas a transfusões sem exposição prévia aos produtos plasmáticos.

Manifestações clínicas

a) Reações geralmente aparecem dentro de uma hora após a transfusão ser iniciada.
b) A reação mais comum é a urticária (um episódio por 100 unidades transfundidas).[21] A anafilaxia (p. ex., sibilos) é 10 vezes menos comum e o choque anafilático é raro (um episódio para cada 50.000 unidades).[21]
c) O choque anafilático relacionado à transfusão pode ser uma apresentação similar às reações hemolíticas graves. Contudo, reações anafiláticas tendem a ocorrer mais tardiamente do que as reações hemolíticas e em geral não são acompanhadas de febre.

Manejo

a) A urticária leve sem febre não requer interrupção da transfusão.
b) A anafilaxia deve ser manejada como descrito no Capítulo 33. Pacientes com anafilaxia devem ser testados para deficiência de IgA.
c) Transfusões futuras devem ser evitadas, se possível, em todos os casos de anafilaxia. Nas reações alérgicas menos graves, preparações com hemácias lavadas (remoção do plasma) são aconselhadas nas transfusões subsequentes.

Lesão pulmonar aguda

Características gerais

a) A lesão pulmonar aguda relacionada à transfusão (LPART) é uma lesão pulmonar inflamatória que é

indistinguível da síndrome de angústia respiratória aguda (SARA).
b) A incidência relatada é de uma em cada cinco mil transfusões.[20]
c) O mecanismo presumido envolve anticorpos antileucócitos no sangue do doador que se ligam a granulócitos circulantes no receptor. Os granulócitos ativados ficam aprisionados na microcirculação pulmonar e migram para dentro do parênquima pulmonar para desencadear a lesão pulmonar.[22]
d) Esse distúrbio é considerado a principal causa de morte por transfusão de sangue.[19,20]

Manifestações clínicas

a) A LPART tem as mesmas manifestações clínicas que a SARA (ver Capítulo 16).
b) Os sinais de comprometimento respiratório (dispneia, hipoxemia) geralmente aparecem nas primeiras seis horas após o início da transfusão.
c) A síndrome aguda pode ser grave, mas a condição geralmente se resolve dentro de uma semana.[23]

Manejo

a) A transfusão, se ainda estiver sendo feita, deve ser suspensa ao primeiro sinal de comprometimento respiratório.
b) Não há terapia específica para a LPART, e o cuidado é de suporte (como na SARA).
c) Não há recomendações definidas sobre transfusões futuras em pacientes com LPART. Se a transfusão for absolutamente necessária, preparações com hemácias lavadas (plasma e leucócitos removidos) são, teoricamente, a melhor escolha.

Imunossupressão

As transfusões sanguíneas deprimem a resposta imunológica,[24] e isso pode explicar por que *pacientes que recebem trans-*

fusões sanguíneas têm um aumento da incidência de infecções nosocomiais.[24,25] A imunossupressão pode ser o risco mais significativo da transfusão de hemácias e, por isso, deve ser uma consideração na decisão de transfundir pacientes com septicemia.

REFERÊNCIAS

1. Corwin HL, Gettinger A, Pearl R, et al. The CRIT study: Anemia and blood transfusion in the critically ill – Current clinical practice in the United States. Crit Care Med 2004; 32:39-52.
2. Vincent JL, Baron J-F, Reinhart K, et al. Anemia and blood transfusion in critically ill patients. JAMA 2002; 288:1499-1507.
3. Shander A. Anemia in the critically ill. Crit Care Clin 2004; 20:159-178.
4. Scharte M, Fink MP. Red blood cell physiology in critical illness. Crit Care Med 2003; 31(suppl):S651-S657.
5. Smoller BR, Kruskall MS. Phlebotomy for diagnostic laboratory tests in adults: Pattern of use and effect on transfusion requirements. N Engl J Med 1986; 314: 1233-1235.
6. Corwin HL, Parsonnet KC, Gettinger A, et al. RBC transfusion in the ICU: Is there a reason? Chest 1995; 108: 767-771.
7. Silver MJ, Li Y-H, Gragg LA, et al. Reduction of blood loss from diagnostic sampling in critically ill patients using a blood-conserving arterial line system. Chest 1993; 104:1711-1715.
8. Smoller BR, Kruskall MS, Horowitz GL. Reducing adult phlebotomy blood loss with the use of pediatric-sized blood collection tubes. Am J Clin Pathol 1989; 91:701-703.
9. Levine E, Rosen A, Sehgal L, et al. Physiologic effects of acute anemia: implications for a reduced transfusion trigger. Transfusion 1990; 30:11-14.
10. Weiskopf RB, Viele M, Feiner J, et al. Human cardiovascular and metabolic response to acute, severe, isovolemic anemia. JAMA 1998; 279:217-221.
11. Adam RC, Lundy JS. Anesthesia in cases of poor risk: Some suggestions for decreasing the risk. Surg Gynecol Obstet 1942; 74: 1011-1101.
12. Hebert PC, Wells G, Blajchman MA, et al. A multicenter, randomized, controlled clinical trial of transfusion requirements in critical care. N Engl J Med 1999; 340:409-417.
13. Hebert PC, Yetisir E, Martin C, et al. Is a low transfusion threshold safe in critically ill patients with cardiovascular disease. Crit Care Med 2001; 29:227-234.
14. Dellinger RP, Carlet JM, Masur H, et al. Surviving Sepsis Campaign guidelines for the management of severe sepsis and septic shock. Crit Care Med 2004; 32:858-873.

15. Wilkerson DK, Rosen AL, Gould SA, et al. Oxygen extraction ratio: a valid indicator of myocardial metabolism in anemia. J Surg Res 1987; 42:629-634.
16. Rivers EP, Ander DS, Powell D. Central venous oxygen saturation monitoring in the critically ill patient. Curr Opin Crit Care 2001; 7:204-211.
17. Walker RH. ed. American Association of Blood Banks Technical Manual. 10th ed. Arlincton. VA: American Association of Blood Banks, 1990; 37-58,635-637, 649-651.
18. Marik PE, Sibbald W. Effect of stored-blood transfusion on oxygen delivery in patients with sepsis. JAMA 1993; 269:3024-3029.
19. Kuriyan M, Carson JL. Blood transfusion risks in the intensive care unit. Crit Care Clin 2004; 237-253.
20. Goodnough LT. Risks of blood transfusion. Crit Care Med 2003; 31:5678-686.
21. Greenberger PA. Plasma anaphylaxis and immediate-type reactions. In: Rossi EC, Simon TL, Moss GS, eds. Principles of transfusion medicine. Philadelphia: Williams & Wilkins,1991:635-639.
22. Curtis BR, McFarland JG. Mechanisms of transfusion-related acute lung injury (TRALI): Anti-leukocyte antibodies. Crit Care Med 2006; 34(Suppl):S118-S123.
23. Moore SB. Transfusion-related acute lung injury (TRALI): Clinical presentation, treatment, and prognosis. Crit Care Med 2006; 34(Suppl):S114-S117.
24. Landers DF, Hill GE, Wong KC, et al. Blood transfusion-induced immunomodulation. Anesth Analg 1996; 82:187-204.
25. Vamvakas EC. Pneumonia as a complication of blood product ; transfusion in the critically ill: Transfusion-related immunomodulation (TRM). Crit Care Med 2006; 34(Suppl):S151-S159.
26. Hillman RS, Finch CA. Req cell manual. 6th ed. Philadelphia: FA Davis, 1994:46.

Capítulo 31

TROMBOCITOPENIA E TRANSFUSÃO DE PLAQUETAS

A trombocitopenia é definida como uma contagem de plaquetas abaixo de 150.000/μL, mas a capacidade de formar um tampão hemostático é mantida até que a contagem caia abaixo de 100.000/μL; logo, a trombocitopenia "hemostaticamente significativa" é definida como uma contagem de plaquetas abaixo de 100.000/μL. No ambiente de UTI, trombocitopenia significativa (< 100.000/μL) tem sido relatada em 23 a 35% dos pacientes, e a trombocitopenia grave (< 50.000/μL) tem sido relatada em 10 a 17% dos pacientes.[1,2]

Este capítulo apresenta as causas mais comuns de trombocitopenia significativa na UTI e descreve as indicações, métodos e complicações da transfusão de plaquetas.

ETIOLOGIA

As causas mais comuns de trombocitopenia na UTI são listadas na Tabela 31.1. A sepse é a causa mais comum de trombocitopenia em pacientes de UTI[1] e é o resultado do aumento da destruição das plaquetas. Esta seção descreve três síndromes trombocitopênicas que merecem atenção, as quais compartilham uma característica importante: a trombose tem papel significativo na trombocitopenia e na apresentação clínica da síndrome.

Trombocitopenia induzida pela heparina

Patogênese

A heparina pode ligar-se à uma proteína (fator plaquetário 4) das plaquetas para formar um complexo antigênico que

TABELA 31.1
Causas de trombocitopenia significativa na UTI

Condição	Fármacos[a]
Sepse	Heparina
Coagulação intravascular disseminada	Antibióticos (linezolida, rifampicina, sulfonamidas, vancomicina)
Púrpura trombocitopênica trombótica	Inibidores da glicoproteína das plaquetas (IIb-IIIa)
Hiperesplenismo	Acetaminofen
Uso crônico de etanol	Fenitoína
Púrpura pós-transfusão	Quinidina

[a] Inclui fármacos implicados em pelo menos cinco relatos.
De Aster R, Bougie D. *Drug-induced immune thrombocytopenia.* N Engl J Med 2007;357:580-587.

induz a formação de anticorpos IgG. Esses anticorpos ligam-se ao complexo antigênico na superfície das plaquetas e formam uma ponte cruzada entre plaquetas contíguas. Isso promove a agregação plaquetária, que pode levar à trombose sintomática e a trombocitopenia consumptiva.[3,4]

Características clínicas

A trombocitopenia induzida pela heparina (TIH) aparece tipicamente como uma redução de ≥ 50% na contagem de plaquetas que se desenvolve 5 a 14 dias após a primeira exposição à heparina (o início é mais cedo em pacientes que tiveram exposição prévia à heparina).

a) A TIH não é um fenômeno dependente de dose e tem sido relatada como resultado de jatos de heparina e de cateteres de artéria pulmonar revestidos com heparina.[5]
b) A trombocitopenia é leve (> 100.000/µL) em 20% dos casos, moderada (30 a 100.000/µL) em 60% dos casos e grave (< 30.000/µL) em 20% dos casos.[3]
c) A principal complicação da TIH é a trombose, e não o sangramento. Mais de 50% dos pacientes com TIH

podem desenvolver trombose sintomática, inclusive trombose venosa profunda nas pernas (50% dos casos), embolia pulmonar aguda (25% dos casos), trombose arterial envolvendo um membro (5 a 10% dos casos) e acidente vascular cerebral trombótico (3 a 5% dos casos).[4]

Fatores de risco

O risco da TIH varia com a população de pacientes e o tipo de preparação de heparina. A heparina não fracionada (HNF) apresenta maior risco de TIH do que a heparina de baixo peso molecular (HBPM).

a) O risco de TIH por HNF é maior após cirurgia ortopédica (3 a 5%) e cirurgia cardíaca (1 a 3%) e é menor (1%) em pacientes clínicos.[4]
b) O risco de TIH por HBPM é de cerca de 1% em cirurgia ortopédica e < 1% em outras condições clínicas.[4]

Diagnóstico

O diagnóstico de TIH requer um teste positivo para anticorpos IgG contra o fator 4 do complexo de heparina-plaqueta.[6] Contudo, esse teste pode ser falsamente positivo; portanto, um teste positivo deve ser combinado com uma condição clínica de alto risco para garantir o diagnóstico de TIH.

Manejo agudo

A heparina deve ser descontinuada imediatamente (não esquecer de descontinuar os jatos de heparina e remover os cateteres intravasculares revestidos de heparina). Se a anticoagulação for necessária, estão disponíveis dois inibidores diretos da trombina: lepirudina e argatroban. As doses recomendadas para cada um são apresentadas na Tabela 31.2.

a) A **lepirudina** (Refludan) é uma proteína recombinante que tem sido usada para profilaxia e tratamento do tromboembolismo em pacientes com TIH.[7,8] Ajustes de

TABELA 31.2 Anticoagulação com inibidores diretos da trombina		
	Lepirudina	**Argatroban**
Dose profilática	0,10 mg/kg/h IV ou 25 mg SC a cada 12 h	–
Dose terapêutica	0,4 mg/kg IV em bolo; depois, passar para 0,15 mg/kg/h (peso máx = 110 kg). Ajustar a dose para um TTP de 1,5-3 × controle	Iniciar com 2 µg/kg/min e ajustar a dose para um TTP de 1,5-3 × controle Dose máx = 10 µg/kg/min
Ajuste de dose		
Insuficiência renal	0,1 mg/kg IV em bolo em dias alternados. Manter a dose se TTP > 1,5 × controle	Sem ajuste de dose
Insuficiência hepática	Sem ajuste de dose	↓ dose inicial para 0,5 µg/kg/min

Fonte: referências 7 a 9.

dose são necessários na insuficiência renal. Anafilaxia tem sido relatada após um bolo IV de lepirudina, em especial em pacientes que já haviam recebido o fármaco antes.[3]

b) O **argatroban** é um análogo sintético da *L*-arginina que tem tido sucesso no tratamento do tromboembolismo em pacientes com TIH.[8,9] Ajustes de dose são necessários na insuficiência hepática. Anafilaxia não tem sido relatada com o argatroban.

Manejo a longo prazo

Os anticorpos contra a heparina podem persistir por mais de 100 dias após a exposição inicial, muito tempo após a trombocitopenia ter se resolvido.[8] A **warfarina** pode ser usada para anticoagulação a longo prazo, quando necessário. A warfarina NUNCA deve ser usada durante a fase ativa da TIH, porque há um risco aumentado de gangrena do membro.[8]

Coagulação intravascular disseminada

A coagulação intravascular disseminada (CID) é uma microangiopatia trombótica caracterizada por trombose microvascular disseminada que é grave o suficiente para esgotar as plaquetas e proteínas procoagulantes circulantes.[10] O causador disso é uma proteína conhecida como *fator tecidual*, a qual é liberada pelo endotélio e ativa a cascata de coagulação.

Características cínicas

a) A CID não é um distúrbio primário e é, mais frequentemente, uma complicação da sepse grave, de trauma e de emergências obstétricas (p. ex., avulsão placentária).
b) A trombose microvascular na CID pode produzir falência múltipla de órgãos (p. ex., insuficiência renal oligúrica, SARA), enquanto a depleção das plaquetas e de fatores de coagulação pode promover sangramento, particularmente do trato GI.
c) A CID pode ser acompanhada por necrose simétrica e equimose envolvendo os membros, uma condição conhecida como *púrpura fulminante*. Essa condição pode desenvolver-se em qualquer caso de sepse devastadora, mas é mais característica da meningococcemia.[11]

Diagnóstico

O diagnóstico da CID baseia-se na presença de uma condição predisponente combinada com evidência laboratorial de déficits disseminados de coagulação. A Tabela 31.3 mostra um sistema de pontuação para o diagnóstico de CID proposto pela International Society on Thrombosis and Haemostasis (Sociedade Internacional para Trombose e Hemostasia).[12]

Manejo

a) Não há tratamento eficaz para a CID além do que é direcionado para a condição predisponente.
b) O sangramento por CID em geral requer a reposição de plaquetas e fatores de coagulação (10 unidades de crioprecipitado fornecem cerca de 2,5 g de fibrinogênio), mas isso raramente ajuda, e o consumo das plaquetas

TABELA 31.3
Sistema de pontuação para o diagnóstico de CID

Variável	Pontos[a]			
	0	1	2	3
Contagem de plaquetas/nL	> 100	≥ 50	< 50	–
Dímero-D (µg/mL)	≤ 1	–	1-5	> 5
Fibrinogênio (g/L)	> 1	≤ 1	–	–
Índice de protrombina (%)	> 70	40-70	< 40	–

[a] Um escore ≥ 5 é consistente com o diagnóstico de CID.
Fonte: referência 12.

e proteínas de coagulação administradas pode agravar a trombose microvascular.

c) Casos avançados de CID têm uma taxa de mortalidade de mais de 80%.[10,11]

Púrpura trombocitopênica trombótica

A púrpura trombocitopênica trombótica (PTT) é uma microangiopatia trombótica (como a CID) que frequentemente segue uma doença inespecífica, como uma síndrome viral. O causador, nesse caso, é uma agregação plaquetária mediada imunologicamente.

Características clínicas

A PTT se apresenta com *cinco características clínicas:* febre, alteração no estado mental, insuficiência renal aguda, trombocitopenia e anemia hemolítica microangiopática. Todas as cinco são necessárias para o diagnóstico.

a) A consciência deprimida pode progredir rapidamente para coma e convulsões.
b) A anemia hemolítica microangiopática é detectada pela presença de esquistócitos no esfregaço sanguíneo.
c) Exames laboratoriais de coagulação (p. ex., tempo de protrombina) geralmente são normais na PTT, o que ajuda a distingui-la da CID.

Manejo

O tratamento de escolha para a PTT é a *troca plasmática*.[13,14] Isso é obtido com uma técnica chamada *plasmaférese*, na qual alíquotas de sangue são removidas do paciente e centrifugadas para separar o plasma das hemácias. O plasma então é descartado, e as hemácias são reinfundidas com plasma fresco congelado. Esse processo é continuado até que 1,5 vez o volume plasmático tenha sido trocado e é repetido diariamente por 3 a 7 dias.

a) A PTT aguda fulminante é quase sempre fatal se não for tratada, mas, se a troca de plasma for iniciada precocemente (dentro de 48 horas do início dos sintomas), até 90% dos pacientes podem sobreviver à doença.[13,14]

DETERMINANTE DA TRANSFUSÃO

A contagem de plaquetas que deve iniciar a transfusão de plaquetas (ou seja, *o determinante da transfusão*) depende de diversos fatores (i. e., a presença de sangramento, anormalidades adicionais de coagulação, etc.). A seguir, são apresentadas algumas diretrizes gerais retiradas de revisões publicadas.[15,16]

Contraindicações

1. Transfusões de plaquetas são contraindicadas em pacientes com TIH e PTT, pois o problema primário nessas condições é a trombose por aumento da agregação plaquetária, e as plaquetas transfundidas irão promover mais trombose.
2. Embora as plaquetas transfundidas possam agravar a trombose microvascular na CID, as transfusões de plaquetas não são contraindicadas na CID se houver sangramento significativo.[15]

Sangramento ativo

Na presença de sangramento ativo além de equimoses ou petéquias, as transfusões de plaquetas são indicadas quando:

1. A contagem de plaquetas está abaixo de 100.000/μL e:
   a) Há sangramento intracraniano ou um risco de sangramento intracraniano (p. ex., trauma craniano) ou
   b) A hemostasia está comprometida em outros aspectos (p. ex., a adesividade plaquetária está comprometida).
2. A contagem de plaquetas está abaixo de 50.000/μL e:
   a) Não há sangramento intracraniano ou um risco de sangramento intracraniano e
   b) A hemostasia está normal (p. ex., a função plaquetária é normal).

Ausência de sangramento ativo

Mesmo havendo evidência de que o sangramento espontâneo em um sistema vascular intacto é incomum com contagem de plaqueta de 5.000/μL,[16] a maioria dos especialistas reluta em adotar um determinante para a transfusão de plaquetas tão baixo quanto 5.000/μL. Na ausência de sangramento (além de equimoses ou petéquias), transfusões profiláticas de plaquetas geralmente são recomendadas quando:[15,16]

1. A contagem de plaquetas está abaixo de 10.000/μL e não há risco de hemorragia.
2. A contagem de plaquetas está abaixo de 20.000/μL e há risco de hemorragia por lesão preexistente (p. ex., doença péptica ulcerosa).

Procedimentos

Na ausência de anormalidades da coagulação associadas:

1. Contagem de plaquetas > 40.000/µL é suficiente para realizar laparotomia, craniotomia, traqueotomia, biópsia hepática percutânea e biópsia broncoscópica ou endoscópica.[16]
2. Contagem de plaquetas > 20.000/µL é suficiente para realizar punção lombar.[16]
3. Contagem de plaquetas > 10.000/µL é suficiente para realizar canulação de veia central com segurança.[17,18]

TRANSFUSÃO DE PLAQUETAS

Doador aleatório de plaquetas

1. Os concentrados de plaquetas são preparados a partir de sangue total fresco por centrifugação diferencial. Cada concentrado de plaquetas contém uma média de 80×10^9 plaquetas em 50 mL de plasma[16] e pode ser armazenado por até cinco dias.
2. Os concentrados de plaquetas são ricos em leucócitos, e essa característica é responsável pela elevada frequência de reações febris às transfusões de plaquetas (ver adiante).
3. As transfusões de plaquetas são dadas como múltiplos de 4 a 6 unidades de concentrados de plaquetas, cada uma de um doador diferente. O volume total é de 200 a 300 mL.

Resposta às plaquetas transfundidas

1. Em um adulto médio sem perda sanguínea continuada, *cada concentrado de plaqueta deve elevar a contagem de plaquetas circulantes em 7.000 a 10.000/µL uma hora após a transfusão*.[16] Esse número é reduzido em cerca de 40% 24 horas após a transfusão. O incremento pode ser menor em pacientes com trombocitopenia; contudo, um incremento de < 6.000/µL após uma hora da transfusão é considerado uma resposta inadequada.[16]

2. Pacientes que recebem várias transfusões de plaquetas geralmente (em até 70% das vezes) tornam-se refratários às transfusões de plaquetas devido a um desenvolvimento de anticorpos contra antígenos ABO das plaquetas de doadores aleatórios.[15,16] Esse problema pode ser minimizado com a transfusão de plaquetas ABO-compatíveis de um único doador.

Complicações

Transmissão bacteriana

a) É muito mais provável que cresçam bactérias em concentrados de plaquetas do que em concentrados de hemácias, porque as plaquetas são armazenadas em temperatura ambiente (22°C), enquanto as hemácias são refrigeradas a cerca de 1 a 6°C.
b) Estima-se que um em cada dois mil a três mil concentrados de plaquetas abrigue bactérias e que um em cada cinco mil desses concentrados irá produzir sepse no receptor.[16]
c) Culturas de todos os concentrados de plaquetas são necessárias atualmente,[16] mas, como as plaquetas podem ser armazenadas por apenas cinco dias, elas podem ser transfundidas antes de os resultados das culturas serem disponibilizados.

Febre

a) Reações não hemolíticas febris têm sido relatadas em até 30% das transfusões de plaquetas[15] – muito mais do que a taxa de 1% de reações similares relatadas com as transfusões de hemácias (ver Capítulo 30).
b) A redução ou eliminação dos leucócitos nos concentrados de plaquetas irá ajudar a diminuir esse problema, mas o processo de leucorredução também reduz o número de plaquetas (em cerca de 25%) disponíveis para transfusão.

Reações alérgicas

Reações de hipersensibilidade (urticária, anafilaxia, choque anafilático) também são mais comuns com transfusões de plaquetas do que com as transfusões de eritrócitos.[16] Essas reações são causadas por sensibilização às proteínas do plasma do doador, e a remoção do plasma dos concentrados de plaquetas irá reduzir a incidência dessas reações.

REFERÊNCIAS

1. Stephan F, Hollande J, Richard O, et al. Thrombocytopenia in a surgical ICU. Chest 1999; 115:1363-1379.
2. Strauss R, Wehler M, Mehler K, et al. Thrombocytopenia in patients in the medical intensive care unit: Bleeding prevalence, transfusion requirements, and outcome. Crit Care Med 2002; 30:1765-1771.
3. Napolitano LM, Warkentin TE, AlMahameed A, Nasraway SA. Heparin-induced thrombocytopenia in the critical care setting: diagnosis and management. Crit Care Med 2006; 34:2898-2911.
4. Warkentin TE, Cook DJ. Heparin, low molecular weight heparin, and heparin-induced thrombocytopenia in the ICU. Crit Care Clin 2005; 21:513-529.
5. Laster J, Silver D. Heparin-coated catheters and heparin-induced thrombocytopenia. J Vasc surg 1988; 7:667-672.
6. Warkentin TE. New approaches to the diagnosis of heparin-induced thrombocytopenia. Chest 2005; 127(suppl):35S-45s.
7. Greinacher A, Janssens U, Berg G, et al. Lepirudin (recombinant hirudin) for parenteral anticoagulation in patients with heparin-induced thrombocytopenia. Circulation 1999; 100:587-593.
8. Hassell K. The management of patients with heparin-induced thrombocytopenia who require anticoagulant therapy. Chest 2005; 127(suppl):1S-8s.
9. Levine RL, Hursting MJ, McCollum D. Argatroban therapy in heparin-induced thrombocytopenia. with hepatic dysfunction. Chest 2006; 129:1167-1175.
10. Senno SL, Pechet L, Bick RL. Disseminated intravascular coagulation (DIC). Pathophysiology, laboratory diagnosis, and management. T Intensive Care Med 2000: 15:144-158.
11. DeLoughery TG. Critical care clotting catastrophies. Crit Care Clin 2005; 21:531-562.
12. Angstwurm MWA, Dempfle C-E, Spannagl M. New disseminated intravascular coagulation score: A useful tool to predict mortality in comparison with Acute Physiology and Chronic Health Evaluation II

and Logistic Organ Dysfunction Scores. Crit Care Med 2006; 34:314-320.
13. Rock GA, Shumack KH, Buskard NA, et al. Comparison of plasma exchange with plasma infusion in the treatment of thrombotic thrombocytopenia purpura. N Engl J Med 1991; 325:393-397.
14. Hayward CP, Sutton DMC, Carter WH Jr, et al. Treatment outcomes in patients with adult thrombotic thrombocytopenic purpura-hemolytic uremic syndrome. Arch Intern Med 1994; 154:982-987.
15. Gelinas J-P, Stoddart LV, Snyder EL. Thrombocytopenia and critical care medicine. J Intensive Care Med 2001; 16:1-21.
16. Slichter SJ. Platelet transfusion therapy. Hematol Oncol Clin N Am 2007; 21:697-29.
17. Doerfler ME, Kaufman B, Goldenberg AS. Central venous catheter placement in patients with disorders of hemostasis. Chest 1996; 110:185-188.
18. DeLoughery TG, Liebler JM, Simonds V, et al. Invasive line placement in critically ill patients: Do hemostatic defects matter? Transfusion 1996; 36:827-831.

SEÇÃO XI
Inflamação e infecção na UTI

Capítulo 32

FEBRE NA UTI

A avaliação de febre de início recente é (infelizmente) parte da vida cotidiana na UTI. Este capítulo descreve as fontes mais comuns de febre adquirida na UTI.[1,2] A seção final se concentra no manejo inicial de pacientes com febre e inclui uma avaliação da terapia antipirética.

TEMPERATURA CORPORAL

Temperatura corporal normal

A temperatura corporal normal geralmente é definida como um ponto único, ou seja, 37°C (ver Apêndice 1 para a correlação entre as escalas Celsius e Fahrenheit). O problema com essa definição é demonstrado pelas seguintes observações.

1. Há uma variação diurna na temperatura corporal, com o nadir no início da manhã (entre 4 e 8 h) e o pico no final da tarde (entre 16 e 18 h). A extensão da variação diurna difere entre indivíduos. A maior variação diurna relatada é de 1,3°C.[3]
2. Indivíduos idosos têm temperatura corporal que é, em média, 0,5°C menor do que a de adultos jovens.[4]
3. A temperatura corporal central pode ser 0,5°C maior do que as temperaturas orais[5] e 0,2°C a 0,3°C menor do que a temperatura retal.[1]
4. Essas observações indicam que a temperatura corporal normal é influenciada pela idade, pela hora do dia e pelo local da medição.

Febre

1. A febre é definida como temperatura corporal que excede a faixa de temperatura normal diária para um determinado indivíduo. Essa não é uma definição prática, pois a temperatura corporal não é monitorizada continuamente em pacientes hospitalizados; portanto, não é possível determinar a variação diurna de temperatura para cada paciente.
2. A Society of Critical Care Medicine (Sociedade de Medicina Intensiva), na sua diretriz prática,[1] propõe que *temperatura corporal acima de 38,3°C representa febre*. A hora do dia ou o local da medição não é especificado nessa definição.

FONTES NÃO INFECCIOSAS

A febre é o resultado de citocinas não inflamatórias (chamadas de pirógenos endógenos) que agem sobre o hipotálamo para elevar a temperatura corporal. Portanto, qualquer condição que desencadeie resposta inflamatória sistêmica pode produzir febre. As fontes não infecciosas de febre na UTI são listadas na Tabela 32.1. As seguintes condições merecem destaque.

Febre pós-operatória

1. A febre no primeiro dia após uma cirurgia de grande porte é relatada em 15 a 40% dos pacientes[6,7] e, na maioria dos casos, não há uma infecção associada. Essas febres são de curta duração e geralmente se resolvem dentro de 24 a 48 horas.
2. Há a crença generalizada de que atelectasia é uma causa comum de febre no período pós-operatório inicial. Contudo, as seguintes observações indicam que *a atelectasia não é uma causa de febre pós-operatória*.
   a) Um estudo com animais mostrou que a atelectasia lobar (produzida pela ligação de um brônquio) não é acompanhada de febre.[8]

TABELA 32.1
Causas não infecciosas de febre adquirida na UTI

1. Cirurgia de grande porte
   a) Febre pós-operatória
   b) Hipertermia maligna
2. Outros procedimentos
   a) Hemodiálise
   b) Broncoscopia
3. Fármacos
   a) Febre por fármacos
   b) Síndrome neuroléptica maligna
4. Infartos
   a) Intestinal
   b) Cerebral
   c) Miocárdico
5. Transfusões
   a) Eritrócitos
   b) Plaquetas
6. Tromboembolismo venoso
7. Síndrome de resposta inflamatória sistêmica
8. Febre iatrogênica

---

b) Um estudo clínico mostrou que 75% dos pacientes com atelectasia pós-operatória não desenvolvem febre.[9]

3. A lesão tecidual causada por cirurgia de grande porte pode desencadear resposta inflamatória sistêmica, e essa resposta inflamatória é a causa mais provável de febre no período pós-operatório inicial.

Hipertermia maligna

A hipertermia maligna (HM) é um distúrbio hereditário caracterizado por febre elevada, rigidez muscular e instabilidade autonômica em resposta a anestésicos halogenados inalatórios (p. ex., halotano, isoflurano, sevoflurano e desflurano) e a bloqueadores neuromusculares despolarizantes (p. ex., succinilcolina).[10,11] O que causa esse distúrbio é a liberação excessiva de cálcio pelo retículo sarcoplásmico dos músculos esqueléticos.

1. O primeiro sinal de HM pode ser uma elevação inexplicada na PCO_2 expirada na sala de cirurgia (refletindo hipermetabolismo nos músculos esqueléticos).
2. A rigidez muscular em geral é evidente dentro de minutos a horas, e o calor gerado pela atividade muscular pode elevar a temperatura corporal acima de 40°C. A instabilidade autonômica pode produzir arritmias cardíacas, pressão arterial flutuante ou hipotensão persistente.
3. Para tratar a HM, usa-se **dantrolene sódico**, um relaxante muscular que inibe a liberação de cálcio pelo retículo sarcoplásmico das células dos músculos esqueléticos.
   a) A dose de dantrolene é de 1 a 2 mg/kg, dada em bolo IV e repetida a cada 15 minutos, se necessário, até uma dose de 10 mg/kg. O esquema de dose inicial é seguido por uma dose de 1 mg/kg IV, quatro vezes ao dia, por três dias, para prevenir recorrência.
   b) O dantrolene pode causar lesão hepatocelular, mas isso é incomum quando a dose inicial é menor do que 10 mg/kg.[10]
   c) Quando administrado precocemente no curso da HM, o dantrolene pode reduzir a taxa de mortalidade de 70% ou mais (nos casos não tratados) para 10% ou menos.[10,11]

Outros procedimentos

Hemodiálise

Reações febris durante a hemodiálise são atribuídas à contaminação por endotoxina do equipamento de diálise, mas, em algumas ocasiões, pode ocorrer bacteremia.[12]

Broncoscopia

A broncoscopia com fibroscópio óptico é seguida por febre em 5% dos casos.[13] A febre em geral aparece 8 a 10 horas após o procedimento e cede espontaneamente em 24 horas. Muitas vezes, ela é associada com leucocitose,[13] mas pneumonia e bacteremia são raras.[14]

Febre medicamentosa

1. A febre induzida por fármacos pode ser o resultado de uma reação de hipersensibilidade, uma reação idiossincrática ou uma flebite relacionada à infusão.
2. Quase todos os fármacos podem causar febre, mas os que estão mais frequentemente implicados são listados na Tabela 32.2. Os antibióticos são os agentes mais comuns.
3. A instalação da febre varia desde algumas horas até algumas semanas após a exposição inicial aos fármacos. A febre pode aparecer como um achado isolado ou pode ser acompanhada por outros achados, listados na Tabela 32.2.[15] É importante observar que cerca de 50% dos pacientes têm rigor, e por volta de 20% desenvolvem hipotensão, indicando que *pacientes com febre por fármacos podem parecer gravemente enfermos*.
4. A febre por fármacos geralmente é suspeitada apenas quando outras causas de febre foram excluídas. Ela deve desaparecer em 2 a 3 dias após a suspensão do fármaco implicado, mas, em certas ocasiões, pode levar até sete dias para desaparecer.[16]

Síndrome neuroléptica maligna

1. A *síndrome neuroléptica maligna* (SNM) é similar à hipertermia maligna pelo fato de ser um distúrbio in-

TABELA 32.2
Febre associada a fármacos

Agentes comuns	Achados clínicos[a]
Anfotericina	Rigidez (53%)
Cefalosporinas	Mialgias (25%)
Penicilinas	Leucocitose (22%)
Fenitoínas	Eosinofilia (22%)
Procainamida	Erupção cutânea (18%)
Vancomicina	Hipotensão (18%)

[a] Fonte: referência 15.

duzido por fármacos, caracterizado por aumento da temperatura corporal, rigidez muscular, alteração do estado mental e instabilidade autonômica.[17]
2. Os fármacos mais frequentemente implicados na SNM são listados na Tabela 32.3. O fármaco de maior preocupação é o haloperidol, que é usado como sedativo em pacientes de UTI (ver Capítulo 43).
3. Não há relação entre a intensidade ou a duração da terapia medicamentosa e o risco de SNM.[17]
4. Em 80% dos casos de SNM, a manifestação inicial é a rigidez muscular ou a alteração do estado mental.[17] As manifestações clínicas começam a aparecer 24 a 72 horas após o início da terapia medicamentosa e quase sempre estão aparentes nas duas primeiras semanas da terapia.
5. A febre (que pode exceder 41°C) é necessária para o diagnóstico da SNM,[17] e pode ajudar a distinguir a SNM das reações distônicas aos agentes neurolépticos.
6. O manejo da SNM requer a remoção imediata do fármaco. O **dantrolene sódico** (o mesmo relaxante muscular usado no tratamento da HM) pode ser usado nos casos graves de rigidez muscular. A dose ideal não está claramente definida, mas uma sugestão é começar com uma dose única IV de 2 a 3 mg/kg e repetir essa dose em intervalos de poucas horas, se necessário, até uma dose total de 10 mg/kg/dia.[17]

Outras fontes

1. A embolia pulmonar aguda pode produzir febre que dura até uma semana.[18]

TABELA 32.3
Causas de síndrome neuroléptica maligna

Agentes antipsicóticos	Butirofenonas (p. ex., haloperidol), fenotiazinas, clozapina, olanzapina, risperidona
Agentes antieméticos	Metoclopramida, droperidol, proclorperazina
Estimulantes do SNC	Anfetaminas, cocaína
Outras	Lítio, overdose com antidepressivos tricíclicos

2. O infarto agudo do coração, do cérebro ou do trato GI pode ser acompanhado de febre. A febre inexplicada e a acidose metabólica (láctica) podem ser os únicos sinais de infarto intestinal em pacientes idosos ou em pacientes com consciência deprimida.
3. A febre iatrogênica pode ser causada por um regulador térmico defeituoso nos colchões de água e nos umidificadores em aerossol.[19]

INFECÇÕES NOSOCOMIAIS

Prevalência e patógenos

1. A prevalência de diferentes infecções nosocomiais em pacientes de UTIs clínicas ou cirúrgicas nos Estados Unidos é mostrada na Tabela 32.4.[20] É importante observar que quatro infecções são responsáveis por mais de três quartos dos casos: pneumonia, infecção do trato urinário, infecção da corrente sanguínea e

TABELA 32.4
Infecções nosocomiais na UTI[a]

	% de infecções totais	
Infecções nosocomiais	Pacientes clínicos	Pacientes cirúrgicos
Pneumonia	30% ⎫	33% ⎫
Infecção do trato urinário	30% ⎬ 76%	18% ⎬ 78%
Infecção da corrente sanguínea	16% ⎭	13% ⎟
Infecção do local cirúrgico	–	14% ⎭
Infecção cardiovascular	5%	4%
Infecção do trato GI	5%	4%
Infecção do ouvido, do nariz e da garganta	4%	4%
Infecção dos tecidos moles e da pele	3%	3%
Outras	7%	7%

[a] Referentes às UTIs nos Estados Unidos.
Fonte: referência 20.

infecção do local cirúrgico. Três dessas infecções são relacionadas a equipamentos residentes, ou seja, 83% das pneumonias ocorrem em pacientes intubados, 97% das infecções urinárias ocorrem em pacientes com sondas vesicais e 87% das infecções na corrente sanguínea originam-se de cateteres intravasculares.[20]

2. Os patógenos isolados em três das infecções comuns adquiridas em UTI são mostrados na Tabela 32.5.[21] O espectro microbiano dessas infecções fornece um guia valioso para selecionar esquemas antibióticos empíricos.

Infecções selecionadas

O diagnóstico e o manejo das pneumonias adquiridas na UTI, das infecções do trato urinário, das infecções da corrente sanguínea relacionadas ao cateter e da infecção do trato GI são descritos em outra seção deste livro, e não serão apresentadas

TABELA 32.5
Patógenos nas infecções da UTI

	% de infecções		
Patógeno	Pneumonia	Infecção do trato urinário	Infecção da corrente sanguínea
S. aureus	20	2	13
S. epidermidis	1	2	36
Enterococos	2	14	16
P. aeruginosa	21	10	3
Klebsiella pneumoniae	8	6	4
Enterobactérias	9	5	3
Escherichia coli	4	14	3
Candida albicans	5	23	6

Fonte: referência 21.

aqui. As descrições seguintes incluem as infecções restantes relacionadas à UTI que merecem atenção.

Infecções do ferimento cirúrgico

Os ferimentos cirúrgicos são classificados como limpos (abdome e tórax não abertos), contaminados (abdome e tórax abertos) ou sujos (contato direto com pus ou conteúdo intestinal).[22]

a) As infecções dos ferimentos cirúrgicos aparecem 5 a 7 dias após a cirurgia.
b) A maioria das infecções não se estende além da pele e do tecido subcutâneo e pode ser manejada apenas com debridamento. A terapia antimicrobiana (para cobrir estreptococos, estafilococos e anaeróbicos) pode ser reservada para casos com eritema persistente ou evidência de envolvimento dos tecidos profundos (6).
c) A infecção do esterno com disseminação para o mediastino é uma preocupação proeminente após a esternotomia mediana (23). A instabilidade do esterno pode ser um sinal precoce de infecção do corte esternal.

Infecção necrotizante do corte cirúrgico

As infecções necrotizantes do corte cirúrgico são produzidas por clostrídios ou estreptococos β-hemolíticos.

a) Essas infecções em geral são evidentes nos primeiros dias pós-operatórios (mais cedo do que outros tipos de infecção do corte cirúrgico).
b) Geralmente há um edema acentuado em torno da incisão, e a pele pode ter uma crepitação e bolhas com líquido.

c) A disseminação para os tecidos mais profundos normalmente é rápida e produz rabdomiólise progressiva e insuficiência renal mioglobinúrica.
d) O tratamento envolve debridamento extenso e penicilina intravenosa. A mortalidade é elevada (acima de 60%) quando o tratamento é retardado.

Sinusite paranasal

A sinusite paranasal por sondas permanentes nasogástricas e nasotraqueais é descrita resumidamente no Capítulo 20 (ver Sinusite paranasal). O significado da sinusite como causa de febre na UTI não é claro, mas a sinusite sempre deve ser considerada em pacientes com cateteres nasais (e orais) permanentes que têm febre inexplicada.

a) Esse tipo de sinusite produz opacificação do seio maxilar (e as vezes do etmoide), em geral na tomografia computadorizada (TC). Contudo, 30 a 40% dos pacientes com evidência radiológica de sinusite não têm uma infecção documentada.[35,36] Portanto, o diagnóstico requer a punção sinusal e o isolamento do patógeno por cultura quantitativa ($\geq 10^3$ unidades formadoras de colônicas por mililitro).[24,25]
b) A presença de organismos na coloração de Gram pode ser usada para orientar a terapia antibiótica empírica. Isolados comuns incluem bacilos aeróbicos gram-negativos (especialmente *Pseudomonas aeruginosa*) em 60% dos casos e cocos aeróbicos gram-positivos (em particular *Staphylococcus aureus*) em 30% dos casos.[1]
c) As sondas nasais devem ser removidas nos casos confirmados de sinusite.

Outras infecções

As seguintes infecções relacionadas com UTI devem ser consideradas em populações específicas de pacientes.

a) Endocardite – em pacientes com prótese valvular.
b) Meningite – em pacientes neurocirúrgicos.
c) Peritonite bacteriana espontânea – em pacientes com cirrose e ascite.

ABORDAGEM INICIAL

Hemoculturas

Locais de punção venosa

Não deve ser obtido mais do que um conjunto de amostras para hemocultura de cada local de punção venosa.[26] O número apropriado de punções é determinado pela probabilidade de septicemia.

a) Duas punções venosas são adequadas para hemoculturas se a probabilidade de septicemia for baixa (p. ex., quando há suspeita de pneumonia ou de infecção do trato urinário).
b) São recomendadas três punções se a probabilidade de septicemia for alta (p. ex., quando há suspeita de endocardite).
c) Na suspeita de septicemia relacionada ao cateter, uma amostra de sangue pode ser colhida através do cateter permanente, se forem obtidas hemoculturas quantitativas (ver Capítulo 6, Hemoculturas quantitativas e Figura 6.2).

Volume sanguíneo

O aumento do volume sanguíneo na cultura irá aumentar a probabilidade de hemocultura positiva. Para obter melhores resultados, um volume de 20 a 30 mL de sangue tem sido recomendado para cada local de punção venosa.[26] O volume de sangue adicionado a cada frasco de cultura deve ser mantido na proporção usual de 1:5 (sangue material de cultura).

Terapia antimicrobiana empírica

Indicações

A terapia antibiótica empírica é indicada nas seguintes situações:

a) Quando a probabilidade de infecção é alta.

b) Quando há evidência de disfunção progressiva em dois ou mais órgãos vitais.
c) Quando o paciente é imunocomprometido.

Antibióticos sugeridos

A terapia antibiótica empírica deve ser selecionada com base em isolados comuns (ver Tabela 32.5) e nos padrões de suscetibilidade antibiótica de cada UTI.

a) Em UTIs nas quais são comuns patógenos resistentes, a cobertura empírica para infecções gram-positivas deve incluir a **vancomicina** (para *S. aureus* resistentes à meticilina – MRSA) ou **linezolida** (para cepas de enterococos resistentes à vancomicina ou para MRSA).
b) A cobertura empírica de infecções gram-negativas pode incluir um carbepenem (p. ex. **meropenem**), uma cefalosporina antipseudomonas (p. ex., **ceftazidima**) ou uma penicilina antipseudomonas (p. ex., **pipericilina tazobactam**). Em pacientes imunocomprometidos, pode ser adicionado um aminoglicosídeo para cobertura gram-negativa (particularmente pseudomonas).[27]
c) Ver Tabela 34.4 (Capítulo 34) para as doses iniciais sugeridas para antibióticos empíricos. Para informações mais detalhadas de doses, ver Capítulo 44.

Terapia antipirética

Febre como mecanismo de defesa

A percepção popular de que a febre é prejudicial e deve ser suprimida está em desacordo com o conceito emergente de febre como uma resposta adaptativa que aumenta as defesas do hospedeiro contra a infecção. As seguintes observações apoiam este conceito.

a) Um aumento na temperatura corporal inibe o crescimento bacteriano, como demonstrado na Figura 32.1.[28,29]

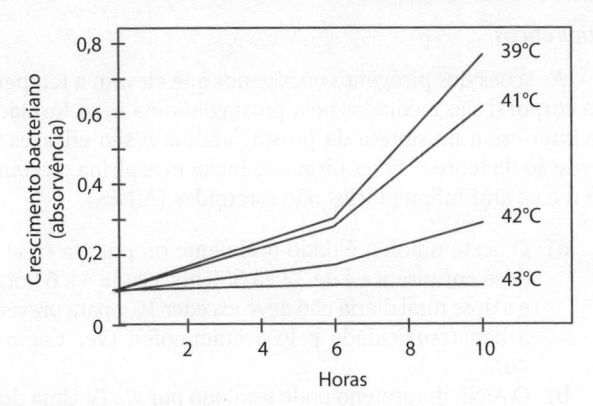

FIGURA 32.1
A influência da temperatura sobre o crescimento de *Pasteurella multocida* a partir de sangue de animais de laboratório infectados. A faixa de temperatura na figura corresponde à faixa usual das temperaturas febris para o animal em estudo (coelhos).
Fonte: referência 28.

b) A temperatura corporal aumentada melhora a função imunológica pelo aumento da produção de anticorpos e citocinas, ativando os linfócitos T e melhorando a quimiotaxia e a fagocitose por neutrófilos e macrófagos.[2,30,31]

c) Pacientes com sepse grave que desenvolvem hipotermia têm taxa de mortalidade duas vezes maior do que aqueles que desenvolvem febre.[32]

d) Essas observações indicam que a febre ajuda a erradicar a infecção, o que significa que a *supressão da febre* (terapia antipirética *pode ser contraproducente em pacientes com febre infecciosa.*

Quando a febre é prejudicial?

A única situação clínica na qual a febre mostrou-se prejudicial foi no período inicial após lesão cerebral isquêmica (i. e., acidente vascular cerebral isquêmico ou parada cardíaca). Esse tópico é descrito em mais detalhes nos Capítulos 13 e 42.

Antipiréticos

As ações dos pirógenos endógenos que elevam a temperatura corporal são mediadas pela prostaglandina E, os fármacos que interferem na síntese da prostaglandina E são eficazes na supressão da febre.[33] Esses fármacos incluem aspirina, acetaminofen e os anti-inflamatórios não esteroides (AINEs).

a) O acetaminofen é dado oralmente ou por via retal. A dose antipirética é de 325 a 650 mg a cada 4 a 6 horas, e a dose total diária não deve exceder 10 g para prevenir a hepatotoxicidade pelo acetaminofen (ver Capítulo 46).
b) O AINE ibuprofen pode ser dado por via IV. Uma dose de 10 mg/kg até 800 mg a cada 6 horas mostrou-se segura na UTI em pacientes com sepse.[34]

Não usar mantas de resfriamento

O uso de mantas de resfriamento para suprimir a febre é inadequado pelos seguintes motivos.

a) A resposta febril eleva a temperatura corporal promovendo vasoconstrição cutânea e produzindo um aumento generalizado no tônus muscular (que aumenta a produção de calor interno). Essa resposta é idêntica à resposta fisiológica ao frio.
b) Dessa forma, *a resposta febril faz o corpo se comportar como se estivesse envolto em uma manta de resfriamento*. Adicionar uma manta de resfriamento pode, na verdade, elevar a temperatura corporal por promover calafrios.

REFERÊNCIAS

1. O'Grady NP, Barie PS, Bartlett J, et al. Practice parameters for evaluating new fever in critically ill adult patients. Crit Care Med 1998; 26:392-408.
2. Marik PE. Fever in the ICU. Chest 2000; 117:855-869.
3. Mackowiak PA, Wassennan SS, Levine MM. A critical appraisal of 98.6° F, the upper limit of the nomtal body temperature, and other

legades of Carl Reinhold August Wunderlich. JAMA 1992; 268: 157S-1580.
4. Marion GS, McGann KP, Camp DL. Core body temperature in the elderly and factors which influence its measurement. Gerontology 1991; 37:225-232.
5. Tandberg D, Sklar D. Effect of tachypnea on the estimation of body temperature by an oral thermometer. N Engl J Med 1983; 308:945-946.
6. Fry DE. Postoperative fever. In: Mackowiak PA, ed. Fever: basic mechanisms and management. New York: Raven Press, 1991:243-254.
7. Freischlag J, Busuttil RW. The value of postoperative fever evaluation. Surgery 1983; 94:358-363.
8. Shelds RT. Pathogenesis of postoperative pulmonary atelectasis: an experimental study. Arch Surg 1949; 48:489-503.
9. Engoren M. Lack of association between atelectasis and fever. Chest 1995; 107:81-84.
10. Rusyniakn DE, Sprague JE. Toxin-induced hyperthermic syndromes. Med Clin N Am 2005; 89:1277-1296.
11. Litman RS, Rosenberg H. Malignant hyperthermia. JAMA 2005; 293:2918-2924.
12. Pollack YE. Adverse effects and pyrogenic reactions during hemodialysis. JAMA 1988; 260:2106-2107.
13. Um SW. Prospective analysis of clinical characteristics and risk factors for postbronchoscopy fever. Chest 2004; 125:945-952.
14. Spach DH, Silverstein FE, Stamm WE. Transmission of infection by gastrointestinal endoscopy and bronchoscopy. Ann Intern Med 1993; 118:117-128.
15. Mackowiak PA, LeMaistre CF. Drug fever: a critical appraisal of conventional concepts. Ann Intern Med 1987; 106:728-733.
16. Cunha B. Drug fever: The importance of recognition. Postgrad Med 1986; 80:123-129.
17. Bhanushali NJ, Tuite PJ. The evaluation and management of patients with neuroleptic malignant syndrome. Neurol Clin N Am 2004; 22:389-411.
18. Murray HW, Ellis GC, Blumenthal DS, et al. Fever and pulmonary thromboembolism. Am J Med 1979; 67:232-235.
19. Gonzalez EB, Suarez L, Magee S. Nosocomial (water bed) fever. Arch Intern Med 1990; 150:687 (letter).
20. Richards MJ, Edwards JR, Culver DH, Gaynes RP. The National Nosocomial Infections Surveillance System. Nosocomial infections in combined medical-surgical intensive care units in the United States. Infect Control Hosp Epidemiol 2000; 21:510-515.
21. Richards MJ, Edwards JR, Culver DH, Gaynes RO. The National Nosocomial Infection Surveillance System. Nosocomial infections in medical intensive care units in the United States. Crit Care Med 1999; 27:887-892.

22. Ehrenkranz NJ, Meakins JL. Surgical infections. In: Bennet JV, Brachman PS, eds. Hospital infections. 3rd ed. Boston: Little, Brown, 1992:685-710.
23. Loop FD, Lytle BW, Cosgrove DM, et al. Sternal wound complications after isolated coronary artery bypass grafting: early and late mortality, morbidity, and cost of care. Ann Thorac Surg 1990; 49:179-187.
24. Holzapfel L, Chevret S, Madinier G, et al. Influence of long-term oro- or nasotracheal intubation on nosocomial maxillary sinusitis and pneumonia: results of a prospective, randomized, clinical trial. Crit Care Med 1993; 21:1132-1138.
25. Rouby J-J, Laurent P, Gosnach M, et al. Risk factors and clinical relevance of nosocomial maxillary sinusitis in the critically ill. Am Rev Respir Dis 1994; 150:776-783.
26. Aronson MD, Bor DH. Blood cultures. Ann Intern Med 1987; 106:246-253.
27. Hughes WH, Armstrong D, Bodey GP, et al. 2002 guidelines for the use of antimicrobial agents in neutropenic patients with cancer. Clin Infect Dis 2002; 34:730-751.
28. Kluger M, Rothenburg BA. Fever and reduced iron: their interaction as a host defense response to bacterial infection. Science 1979; 203:374-376.
29. Small PM, Tauber MG, Hackbarth CJ, Sande MA. Influence of body temperature on bacterial growth rates in experimental pneumococcal meningitis in rabbits. Infect Immun 1986; 52:484-487.
30. van Oss CJ, Absolom DR, Moore LL, et al. Effect of temperature on the chemotaxis, phagocytic engulfment, digestion, and O2 consumption of human polymorphonuclear leukocytes. J Reticulo-endothel Soc 1980; 27:561-565.
31. Azocar J, Yunis EJ, Essex M. Sensitivity of human natural killer cells to hyperthermia. Lancet 1982; 1:16-17.
32. Clemmer TP, Fisher CJ, Bone RC, et al. Hypothermia in the sepsis syndrome and clinical outcome. Crit Care Med 1990; 18:801-806.
33. Plaisance KI, Mackowiak PA. Antipyretic therapy. Physiologic rationale, diagnostic implications, and clinical consequences. Arch Intern Med 2000; 160:449-456.
34. Bernard GR, Wheeler AP, Russell JA, et al. The effects of ibuprofen on the physiology and survival of patients with sepsis. N Engl J Med 1997; 336:912-918.

Capítulo 33

INFECÇÃO, INFLAMAÇÃO E DISFUNÇÃO DE ÓRGÃOS

A descoberta mais significativa na medicina de cuidados intensivos nos últimos 20 anos é o papel proeminente representado pela resposta inflamatória na morbidade e na mortalidade associada à sepse grave e choque séptico. Este capítulo descreve a relação entre infecção, inflamação e falência de múltiplos órgãos e as síndromes clínicas que refletem essa relação.[1-3]

LESÃO INFLAMATÓRIA

Os dois lados da inflamação

1. A resposta inflamatória pode ser desencadeada por vários insultos físicos, químicos ou infecciosos ao hospedeiro e serve para proteger o hospedeiro de alguma forma de insulto (p. ex., erradicar os organismos invasores ou remodelar as áreas de lesão traumática).
2. Embora a resposta inflamatória produza diversas substâncias nocivas (p. ex., enzimas proteolíticas, metabólitos do oxigênio), essas substâncias não danificam os tecidos do hospedeiro em condições normais.
3. Quando a resposta inflamatória é mantida, os mecanismos normais de proteção do hospedeiro são, de certa forma, perdidos, e a resposta inflamatória começa a danificar os tecidos do organismo do hospedeiro.[1]
4. Uma vez iniciada, a lesão do tecido inflamatório torna-se um processo autossustentável; ou seja, o dano tecidual desencadeia mais inflamação, que produz mais dano tecidual, e assim sucessivamente. Esse processo se torna clinicamente aparente como disfunção pro-

gressiva em múltiplos órgãos, culminando em falência de múltiplos órgãos.
5. A condição na qual uma resposta inflamatória sistêmica persistente e não regulada produz dano progressivo em múltiplos órgãos tem sido chamada de *inflamação intravascular maligna*.[3]

Condições clínicas

As condições clínicas definidas aqui foram introduzidas no início da década de 1990 para enfatizar as diferenças entre infecção, inflamação e lesão orgânica inflamatória.[4]

1. A presença de duas ou mais manifestações clínicas de inflamação sistêmica é uma entidade clínica conhecida como *síndrome de resposta inflamatória sistêmica* (SRIS). A característica dominante dessa condição é a inflamação sistêmica (disseminada). Uma infecção subjacente pode ou não estar presente.
2. Quando a SRIS é o resultado de uma infecção, a condição é chamada de *sepse*.
3. Quando a sepse está associada com uma disfunção em um ou mais órgãos vitais, a condição é chamada de *sepse grave*.
4. Quando a sepse grave é acompanhada por hipotensão que é refratária à infusão de volume, a condição é chamada de *choque séptico*.

Síndrome de resposta inflamatória sistêmica

Critérios diagnósticos

Os critérios para o diagnóstico de SRIS são apresentados na Tabela 33.1. Alguns desses achados são inespecíficos para inflamação, e isso pode produzir um diagnóstico falso-positivo. (Por exemplo, um ataque de ansiedade pode causar frequência cardíaca acima de 90 e frequência respiratória acima de 20 e se qualificaria como um caso de SRIS usando-se os critérios da Tabela 33.1.)

TABELA 33.1
Critérios diagnósticos para SRIS

O diagnóstico da SRIS requer pelo menos dois dos seguintes:
1. Temperatura > 38° ou < 36°C
2. Frequência cardíaca > 90 bpm
3. Frequência respiratória > 20 rpm ou PCO_2 < 32 mmHg
4. Contagem de leucócitos > 12.000/mm³ ou < 4.000/mm³ ou > 10% dos neutrófilos na forma imatura

Fonte: referência 4.

a) Um excesso de diagnóstico de SRIS é demonstrado por um relato segundo o qual 93% dos pacientes em uma UTI cirúrgica satisfazem os critérios diagnósticos para SRIS.[5]

Significado

A SRIS é importante como uma entidade clínica não porque identifica uma infecção, mas porque enfatiza que febre, leucocitose, etc., são sinais de *inflamação*, e não de infecção.

a) A infecção é identificada em 25 a 50% dos pacientes com SRIS,[5,6] o que significa que a maioria dos pacientes de UTI com febre, leucocitose, etc., não terão uma infecção identificável. Essa observação é importante quando se considera o uso de antibióticos empíricos para pacientes com febre de início recente.

Lesão de múltiplos órgãos

Órgãos afetados

Vários órgãos podem ser afetados adversamente pela lesão inflamatória; na Tabela 33.2 são enumerados cada órgão e a entidade clínica correspondente. Os órgãos envolvidos mais frequentemente são os pulmões, os rins e o sistema nervoso (central e periférico).

a) O local mais comum de lesão orgânica inflamatória são os pulmões, e a manifestação clínica de lesão pulmonar

TABELA 33.2 Consequências clínicas da lesão orgânica inflamatória	
Órgão ou sistema lesado	**Entidade clínica**
Cérebro	Encefalopatia séptica
Pulmão	SARA
Rins	Necrose tubular aguda
Nervos periféricos	Neuropatia das doenças graves
Músculo esquelético	Miopatia das doenças graves
Medula óssea	Anemia das doenças graves
Sistema de coagulação	Coagulação intravascular disseminada

inflamatória é a *síndrome de angústia respiratória aguda* (SARA). Essa condição é a causa mais comum de falência respiratória aguda em pacientes de UTI e tem sido relatada em 40% dos pacientes com sepse grave.[7] (Ver Capítulo 16 para mais informações sobre a SARA.)

Taxa de mortalidade

Quando a lesão inflamatória resulta em falência de um ou mais órgãos vitais, a probabilidade de sobrevida é determinada pelo número de órgãos envolvidos, e não pela gravidade do comprometimento funcional em órgãos individuais. Isso é visto na Figura 33.1.[7,8] É importante observar que a taxa de mortalidade é de 30 a 40% com a falência de dois órgãos e aumenta continuamente para 70 a 80% com a falência de quatro ou mais órgãos.

SEPSE GRAVE E CHOQUE SÉPTICO

A sepse grave e o choque séptico estão entre as principais causas de morte em pacientes de UTI,[9] e a taxa de mortalidade nessas condições tem se alterado pouco ao longo dos anos.[10] A abordagem ao manejo apresentado aqui apoia-se em recomendações baseadas em evidências de um esforço internacional intenso conhecido como "Surviving Sepsis Campaign" (Campanha de sobrevivência em sepse).[11]

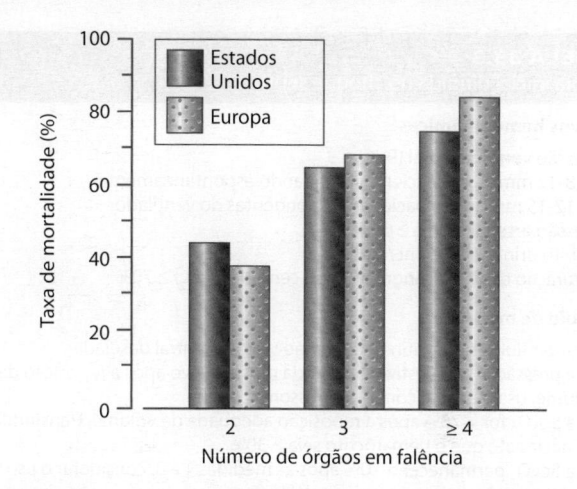

FIGURA 33.1
Relação direta entre a taxa de mortalidade e o número de órgãos em falência em pacientes gravemente enfermos.
Fonte: referências 7 e 8.

Terapia inicial direcionada ao objetivo

O manejo hemodinâmico delineado na Tabela 33.3 tem se mostrado eficaz na redução da mortalidade em pacientes com choque séptico.[12] Esse protocolo é delineado para atingir quatro objetivos hemodinâmicos, como especificado na tabela. A terapia deve ser iniciada logo que possível após o problema ser clinicamente aparente, e todos os objetivos hemodinâmicos devem ser atingidos dentro de seis horas do início da terapia. As principais características dessa abordagem são descritas a seguir.

Cateter venoso central

A terapia inicial dirigida requer a medida frequente da pressão venosa central (PVC) e da saturação da oxiemoglobina no sangue venoso central ($ScvO_2$). A última medida é mais bem obtida com cateteres projetados especialmente para *oximetria venosa central* (disponibilizados por Edwards Lifesciences, Irvine, CA), que monitorizam a $ScvO_2$ continuamente. Ver Capítulo

TABELA 33.3
Terapia inicial dirigida no choque séptico

Objetivos hemodinâmicos

1. Pressão venosa central (PVC):
   a) 8-12 mmHg em pacientes respirando espontaneamente
   b) 12-15 mmHg em pacientes dependentes do ventilador
2. Pressão arterial média ≥ 65 mmHg
3. Débito urinário ≥ 0,5 mL/kg/h
4. Saturação de O_2 no sangue venoso central ($ScvO_2$) ≥ 70%

Protocolo de manejo

1. Infundir fluidos para atingir a pressão venosa central desejada
2. Se a pressão arterial estiver abaixo da pressão-alvo após a reposição de volume, usar suporte com vasopressores
3. Se a $ScvO_2$ for < 70% após a reposição adequada de volume, transfundir hemácias até que o hematócrito seja ≥ 30%
4. Se a $ScvO_2$ permanecer > 70% após as medidas 1 a 3, considerar o uso de dobutamina para promover o débito cardíaco

Fonte: referências 11 e 12.

9 para informações sobre a saturação venosa de O_2 como uma medida indireta da oxigenação tecidual.

Reposição de volume

O suporte circulatório no choque séptico sempre começa com a reposição de volume, já que a sepse em geral é acompanhada de hipovolemia pelo movimento de fluido para dentro do espaço intersticial (através de capilares, vazados) e de vasodilatação sistêmica, que cria uma hipovolemia relativa por aumentar a capacidade de fluidos no espaço intravascular.

a) A reposição de volume geralmente envolve infusões de 500 mL em bolo de um fluido cristaloide (p. ex., salina isotônica) a cada 30 minutos para atingir a PVC desejada.
b) Como a sepse frequentemente é acompanhada de hipoalbuminemia, soluções de albumina a 5% (250 mL a cada 30 minutos para atingir a PVC desejada) em teoria têm vantagem sobre os fluidos cristaloides para

reposição de volume nessa condição. (Ver Capítulo 11 para uma descrição da reposição de coloides *versus* cristaloides).

Vasopressores

a) Se a reposição de volume não elevar a pressão arterial média até o objetivo desejado (≥ 65 mmHg), então está indicado um suporte vasopressor com **dopamina** (iniciando com 5 µg/kg/min) ou **noradrenalina** (começando em 2 µg/min). (Ver Capítulo 45 para mais informações sobre esses vasopressores.)
b) Nos casos de hipotensão refratária aos vasopressores regulares, ocasionalmente a **vasopressina** pode ser eficaz. A velocidade de infusão recomendada é de 0,01 a 0,04 unidades por minuto.[11]

Outras intervenções

Se a saturação venosa central de O_2 ($ScvO_2$) não atingir o nível desejado (≥ 70%) após a reposição de volume e o uso de vasopressores, as seguintes intervenções são recomendadas.

a) Transfundir eritrócitos (concentrado de hemácias) para atingir um hematócrito-alvo de 30% ou mais.
b) Iniciar infusões de **dobutamina** (a 2,5 µg/kg/min) até que a $ScvO_2$ ≥ 70% ou a velocidade de infusão da dobutamina atinja 20 µg/kg/min. (Ver Capítulos 12 e 45 para mais informações sobre a dobutamina.)

Terapia antimicrobiana empírica

1. Os antibióticos intravenosos devem ser iniciados dentro de uma hora após o diagnóstico ser suspeitado pela primeira vez, e pelo menos duas amostras de hemoculturas devem ser obtidas antes do início dos antibióticos.[11]
2. A terapia antibiótica empírica deve ser selecionada com base em isolados comuns (ver Tabela 32.5) e nos padrões de susceptibilidade antibiótica de cada UTI.

a) Nas UTIs onde os patógenos resistentes são comuns, a cobertura empírica para infecções gram-positivas deve incluir **vancomicina** (para *S. aureus* resistentes à meticilina – MRSA) ou **linezolida** (para cepas de enterococos resistentes à vancomicina ou MRSA).
b) A cobertura empírica das infecções gram-negativas pode incluir um carbepenem (p. ex., **meropenem**) ou uma cefalosporina antipseudomonas (p. ex., **ceftazidima**) ou uma penicilina antipseudomonas (p. ex., **piperacilina tazobactam**). Em pacientes imunocomprometidos, um aminoglicosídeo pode ser adicionado para cobertura dos gram-negativos (particularmente pseudomonas).[13]
c) Ver Tabela 34.4 (Capítulo 34) para doses iniciais sugeridas de antibióticos empíricos. Para informações de doses mais detalhadas, ver Capítulo 44.

Corticosteroides

1. Os corticosteroides intravenosos são recomendados para todos os pacientes com choque séptico que necessitam de suporte vasopressor.[11]
2. Um esquema de corticosteroide popular é **hidrocortisona**, 200 a 300 mg IV diariamente, divididos em 2 a 3 doses, por 7 dias.[11]

Transporte de oxigênio

O manejo direcionado a otimizar as variáveis do transporte de oxigênio (ou seja, oferta de oxigênio, consumo de oxigênio) não é aconselhado na sepse grave e no choque séptico pelos seguintes motivos.

1. Não há evidência de que a oxigenação tecidual esteja comprometida na sepse. De fato, há evidência de que a oxigenação tecidual está *aumentada* na sepse, como demonstrado na Figura 33.2.[14]

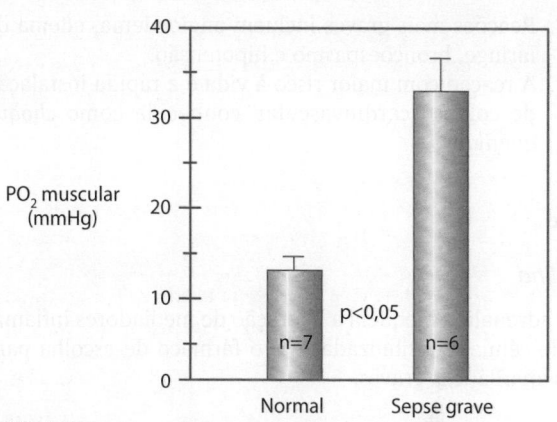

FIGURA 33.2
PO_2 tecidual (médio) registrado nos músculos do antebraço de seis voluntários saudáveis e sete pacientes com sepse grave. As barras transversais representam o erro-padrão da média.
Fonte: referência 14.

2. O desarranjo metabólico na sepse parece ser um defeito na utilização do oxigênio nas mitocôndrias, uma condição conhecida como *hipoxia citopática*.[15]

ANAFILAXIA

A resposta inflamatória também está envolvida nas reações de hipersensibilidade, e a anafilaxia é a expressão mais ameaçadora dessas reações. Os agentes comuns são os antimicrobianos, os anestésicos, os radiocontrastes, os nutrientes e os venenos de insetos.[16]

Apresentação clínica

As reações anafiláticas variam em apresentação e gravidade. As manifestações clínicas aparecem dentro de minutos a horas após a exposição ao agente desencadeador.

1. Reações menos graves incluem rubor, erupções eritematosas, urticária, cólicas abdominais e diarreia.

2. Reações mais graves incluem angioedema, edema de laringe, broncoespasmo e hipotensão.
3. A reação com maior risco à vida é a rápida instalação de colapso cardiovascular, conhecida como *choque anafilático*.

Manejo

Adrenalina

A adrenalina bloqueia a liberação de mediadores inflamatórios de células sensibilizadas e é o fármaco de escolha para reações anafiláticas graves.

a) A adrenalina está disponível em concentrações de 1:100 (10 mg/mL), 1:1.000 (1 mg/mL) e 1:10.000 (0,1 mg/mL).
b) Nas reações anafiláticas que não o choque anafilático, a dose usual de adrenalina é de 0,3 a 0,5 mg (ou 0,3 a 0,5 mL da solução de 1:1.000) por injeção IM profunda na coxa.
c) No edema de laringe, a adrenalina pode ser nebulizada por meio de um inalante feito com 0,25 mL de adrenalina a 1:100 em 2 mL de salina isotônica.
d) No choque anafilático, a adrenalina é dada por via intravenosa (ver adiante).

Bloqueadores histamínicos

Os bloqueadores histamínicos têm pouco efeito na prevenção ou na aceleração da resolução das reações anafiláticas, mas podem ajudar a aliviar o prurido nas reações cutâneas. O bloqueador histamínico H_1 **difenidramina** (25 a 50 mg VO, IM ou IV) é uma escolha popular para o alívio de prurido.

Esteroides

a) Vinte por cento das reações anafiláticas recorrem dentro de 1 a 8 horas após os sintomas iniciais terem se resolvido.[16]

b) Os esteroides são usados primariamente para reduzir o risco dessas reações recorrentes ou de "segunda fase", mas a resposta é inconsistente.[16]
c) A **prednisona** (50 mg VO) ou a **metilprednisolona** (125 mg IV) são equivalentes em eficácia e podem ser repetidas a cada seis horas quando as reações de segunda fase aparecem.

Broncodilatadores

Os β_2-agonistas inalatórios (p. ex., **albuterol**, 2,5 mL de uma solução a 0,5% por nebulizador) podem ser usados como um adjunto à adrenalina para o broncoespasmo persistente.

Choque anafilático

O choque anafilático é uma condição com risco de morte que requer intervenção imediata usando-se as seguintes medidas.[16]

1. A **adrenalina** é dada por via IV em uma dose de 0,3 a 0,5 mg (3 a 5 mL de uma diluição 1:10.000). Esse esquema pode ser seguido por uma infusão de adrenalina de 2 a 8 μg/min.
   a) Em pacientes tratados com um antagonista dos receptores β, a resposta à adrenalina pode estar atenuada. Nessa situação, o **glucagon** (5 a 15 μg/min por infusão IV) pode ser benéfico por produzir efeitos simpaticomiméticos que são independentes da estimulação dos receptores β.[16] (Ver Capítulo 46 para uma descrição do uso de glucagon na *overdose* de β-bloqueadores).
2. A reposição agressiva de volume é importante no choque anafilático, visto que, nesse caso, há uma profunda vasodilatação sistêmica (criando uma hipovolemia relativa) frequentemente acompanhada de um extravasamento de plasma. Podem ser usados fluidos coloides ou cristaloides.
3. A hipotensão persistente pode ser manejada com **dopamina** (iniciando com 5 μg/kg/min) ou **noradrenalina**

(iniciando com 2 μg/min). (Ver Capítulo 45 para mais informações sobre esses agentes vasopressores.)

REFERÊNCIAS

1. Fujishima S, Aikawa N. Neutrophil-mediated tissue injury and its modulation. Intensive Care Med 1995; 21:277-285.
2. Pinsky MR, Matuschak GM. Multiple systems organ failure: failure of host defense mechanisms. Crit Care Clin 1989; 5:199-220.
3. Pinsky MR. Multiple systems organ failure: malignant intravascular inflammation. Crit Care Clin 1989; 5:195-198.
4. American College of Chest Physicians/Society of Critical Care Medicine Consensus Conference Committee. Definitions of sepsis and organ failure and guidelines for the use of innovative therapies in sepsis. Chest 1992; 101:1644-1655.
5. Pittet D, Rangel-Frausto S, Li N, et al. Systemic inflammatory response syndrome, sepsis, severe sepsis, and septic shock: incidence, morbidities and outcomes in surgical ICU patients. Intensive Care Med 1995; 21:302-309.
6. Rangel-Frausto MS, Pittet D, Costigan M, et al. Natural history of the systemic inflammatory response syndrome (SIRS). JAMA 1995; 273:117-123.
7. Angus DC, Linde-Zwirble WT, Lidicker J, et al. Epidemiology of severe sepsis in the United States: Analysis of incidence, outcome, and associated costs of care. Crit Care Med 2001; 29:1303-1310.
8. Vincent J-L, de Mendonca A, Cantraine F, et al. Use of the SOFA score to assess the incidence of organ dysfunction/ failure in intensive care units: Results of a multicenter, prospective study. Crit Care Med 1998; 26:1793-1800.
9. Balk RA. Severe sepsis and septic shock. Definitions, epidemiology, and clinical manifestations. Crit Care Clin 2000; 16:179-192.
10. Friedman C, Silva E, Vmcent J-L. Has the mortality of septic shock changed with time? Crit Care Med 1998; 26:2078-2086.
11. Dellinger RP, Carlet JM, Masur H, et al. Surviving Sepsis Campaign guidelines for management of severe sepsis and septic shock. Crit Care Med 2004: 32:858-873.
12. Rivers E, Nguyen B, Havstad S, et al. Early goal-directed therapy in the treatment of severe sepsis and septic shock. N Engl J Med 2001; 345:1368-1377.
13. Hughes WH, Armstrong D, Bodey GP, et al. 2002 guidelines for the use of antimicrobial agents in neutropenic patients with cancer. Clin Infect Dis 2002; 34:730-751.
14. Sair M, Etherington PJ, Winlove CP, Evans TW. Tissue oxygenation and perfusion in patients with systemic sepsis. Crit Care Med 2001; 29:1343-1349.

15. Fink MP. Cytopathic hypoxia. Mitochondrial dysfunction as mechanism contributing to organ dysfunction in sepsis. Crit Care Clin 2001; 17:219-237.
16. Ellis AK, Day JH. Diagnosis and management of anaphylaxis. Can Med Assoc J 2003; 169:307-311.

Capítulo 34

PNEUMONIA NA UTI

A pneumonia é a infecção adquirida mais comum em UTI (ver Tabela 32.4), mas a prevalência é exagerada, pois estudos *post-mortem* mostram que mais de 50% dos casos de pneumonia adquirida na UTI são diagnósticos falso-positivos (ver adiante). Isso aponta para um dos maiores problemas na abordagem à pneumonia; ou seja, não há um método padrão-ouro para o diagnóstico clínico dessa entidade. Este capítulo descreve a variedade de abordagens diagnósticas às pneumonias adquiridas na UTI e alguns esquemas antimicrobianos empíricos para os casos em que se suspeita de pneumonia. A parte final descreve uma abordagem preventiva à pneumonia que merece mais atenção.

CARACTERÍSTICAS CLÍNICAS

Pneumonia associada à ventilação mecânica

1. Mais de 90% das pneumonias adquiridas na UTI ocorrem durante ventilação mecânica,[1] e, assim, a maior parte das informações neste capítulo pertence às *pneumonias associadas à ventilação mecânica* (PAV). Cerca de 50% dos casos de PAV ocorrem nos quatro primeiros dias após a intubação.[1]
2. Os patógenos predominantes na PAV são *Staphylococcus aureus*, *Pseudomonas aeruginosa* e outros bacilos aeróbicos gram-negativos (ver Tabela 34.1).[2] Esses patógenos parecem originar-se da colonização da orofaringe (ver adiante).
3. A taxa de mortalidade na PAV varia de 50%[1] até zero[3] em relatos diferentes. Essa variabilidade provavelmente reflete a falta de um critério diagnóstico uniforme para essa entidade.

TABELA 34.1
Patógenos implicados na pneumonia associada à ventilação mecânica

Organismo	Frequência (%)
Bacilos	**56,5**
Pseudomonas aeruginosa	18,9
Escherichia coli	9,2
Hemophillus spp.	7,1
Enterobacter spp.	3,8
Proteus spp.	3,8
Klebsiella pneumoniae	3,2
Outros	10,5
Cocos	**42,1**
Staphylococcus aureus	18,9
Streptococcus pneumoniae	13,2
Enterococcus faecalis	1,4
Outros	8,6
Fungos	**1,3**

Fonte: referência 2.

Manifestações clínicas

1. As pneumonias bacterianas apresentam-se tipicamente com febre, leucocitose, escarro purulento e um novo infiltrado no raio X de tórax. Contudo, essas manifestações clínicas não são específicas no paciente dependente de ventilação mecânica.
2. Em pacientes dependentes de ventilação mecânica que são suspeitos de ter pneumonia com base em achados clínicos (a presença de infiltrados pulmonares mais qualquer combinação de febre, leucocitose ou escarro purulento), a incidência real de pneumonia no exame pós-morte é de apenas 30 a 40%.[4]
3. A pneumonia é responsável por apenas um terço de todos os infiltrados pulmonares em pacientes de UTI.[5,6] As causas não infecciosas de infiltrados pulmonares incluem edema pulmonar, síndrome de angústia respiratória aguda (SARA) e atelectasia.

4. Devido à natureza inespecífica da apresentação clínica, o diagnóstico de PAV não é possível com base na apresentação clínica.

AVALIAÇÃO DIAGNÓSTICA

O diagnóstico de pneumonia requer o isolamento de organismos patogênicos. Os vários métodos usados para essa finalidade são descritos a seguir.

Hemoculturas

1. As hemoculturas têm um valor limitado no diagnóstico de PAV, pois são positivas em apenas 25% dos casos com suspeita de PAV,[1] e os patógenos isolados podem originar-se de locais extrapulmonares.[7]

Aspirados traqueais

Culturas qualitativas

a) Culturas qualitativas de secreções respiratórias aspiradas através de tubos endotraqueais ou de traqueostomia têm uma elevada sensibilidade (em geral > 90%), mas uma especificidade muito baixa (15 a 40%), para o diagnóstico de PAV.[8]
b) Quando são usadas culturas quantitativas, *uma cultura de aspirado traqueal (AT) negativa pode ser usada para excluir o diagnóstico de PAV*, mas uma cultura positiva não pode ser usada para confirmar o diagnóstico de PAV.

Culturas quantitativas

Nas culturas quantitativas, o crescimento é relatado como o número de unidades formadoras de colônias por mL (ufc/mL). Para obter culturas de AT quantitativas, pelo menos 1 mL de uma amostra de AT deve ser coletada em um recipiente estéril sem a adição de salina.

a) O limiar para uma cultura de AT positiva é 10^5 a 10^6 ufc/mL. O menor limiar é usado para amostras obtidas durante a terapia antibiótica.[1]
b) Como mostrado na Tabela 34.2, as culturas quantitativas de AT têm uma sensibilidade e especificidade de 76 e 75%, respectivamente, para o diagnóstico de PAV.[1,8]
c) Dessa forma, as culturas quantitativas de AT são menos sensíveis, mas mais específicas do que as culturas qualitativas de AT para o diagnóstico PAV.

Amostra com escova protegida

Amostra com escova protegida (AEP) é passada por um broncoscópio para coletar secreções das vias aéreas distais (a escova é confinada em um cateter para que ela seja protegida de contaminação à medida que passa pelo broncoscópio). As amostras de AEP são cultivadas quantitativamente.

1. O limiar para uma cultura de AEP positiva é de 10^3 ufc/mL.[1]
2. Como mostrado na Tabela 34.2, as culturas de AEP positivas têm a maior especificidade (90%) de todos os métodos de cultura usados para o diagnóstico de

TABELA 34.2
Culturas quantitativas para o diagnóstico de pneumonia[a]

	Método de coleta da amostra		
	AT	AEP	LBA
Limiar diagnóstico (ufc/mL)	10^5 a 10^6	10^3	10^4 a 10^5
Sensibilidade (média)	76%	66%	73%
Especificidade (média)	75%	90%	82%
Desempenho relativo	Mais sensível	Mais específico	Mais confiável

[a] Dados pertencentes ao diagnóstico de pneumonia associada ao respirador.
AT = aspirados traqueais; AEP = amostra com escova protegida; LBA = lavado broncoalveolar.
Fonte: referências 1, 8, 10.

PAV.[1,8] Uma *cultura AEP positiva confirma a presença de pneumonia com 90% de certeza*. Contudo, uma cultura AEP negativa não exclui a presença de pneumonia (sensibilidade de apenas 66%).

Lavado broncoalveolar

O lavado broncoalveolar (LBA) é realizado ancorando-se o broncoscópio em uma via aérea distal e lavando-se o segmento distal pulmonar com salina isotônica estéril. O volume mínimo de lavagem é 120 mL,[9] e menos de 25% do volume instilado retorna. As culturas do LBA são realizadas quantitativamente.

Culturas quantitativas

a) O limiar para uma cultura LBA positiva é 10^4 a 10^5 ufc/mL (o menor limiar é para pacientes que estão em terapia antibiótica).[1]
b) Como mostrado na Tabela 34.2, as culturas de LBA não são mais sensíveis nem mais específicas do que os outros métodos de cultura.[1,10] Contudo, quando sensibilidade e especificidade são consideradas juntas, *as culturas LBA têm a maior confiabilidade global para o diagnóstico de PAV.*

Organismos intracelulares

A inspeção de amostras de LBA para a presença de organismos intracelulares pode ajudar a guiar a terapia antibiótica inicial até que os resultados das culturas estejam disponíveis.

a) *Quando organismos intracelulares estão presentes em mais do que 3% das células do fluido de lavagem, a probabilidade de pneumonia é maior do que 90%.*[11]

LBA sem broncoscopia

O LBA pode ser realizado sem broncoscopia com a inserção de cateter de LBA através de um tubo traqueal e avançando o cateter às cegas até que ele fique ocluído nas vias aéreas inferiores. Diversos cateteres e técnicas têm sido testados (ver referências 12 e 13).

a) De um modo geral, a sensibilidade e especificidade das culturas LBA sem broncoscopia são equivalentes às das culturas de amostras de LBA broncoscópicas.[1,14]

Qual método de cultura é preferido?

Há pouca concordância sobre qual método de cultura é preferido para o diagnóstico de PAV. Os seguintes pontos são pertinentes.

1. O produto diagnóstico de todos os métodos de cultura é afetado adversamente por terapia antibiótica em uso.[1] Quando possível, as culturas devem ser obtidas antes do início da terapia antibiótica.
2. Se os aspirados traqueais forem cultivados, culturas quantitativas são preferidas às culturas qualitativas devido à maior especificidade. A baixa especificidade das culturas qualitativas significa que o *tratamento baseado em culturas qualitativas de aspirados traqueais irá resultar em uso excessivo de antibióticos.*[1,15]
3. As culturas de AEP são as mais confiáveis para confirmar o diagnóstico de pneumonia, enquanto as culturas de LBA são mais confiáveis para confirmar *e* excluir o diagnóstico de pneumonia.
4. Para aqueles interessados na prática baseada em evidência, *não há evidência de que qualquer método de cultura tenha um impacto na sobrevida na PAV.*[1,15]

TERAPIA ANTIMICROBIANA

O tratamento antibiótico para pneumonia é responsável por metade de todo o uso de antibióticos em UTI.[16] Contudo, 60% dos antibióticos usados para essa entidade envolvem suspeitas de pneumonia que não são confirmadas por estudos bacteriológicos.[16] Esta última observação destaca a importância de descontinuar os antibióticos quando os resultados de cultura não confirmam a presença de pneumonia.

Terapia antimicrobiana empírica

A escolha de antibióticos de forma empírica deve ser ditada pela probabilidade de a orofaringe do paciente estar colonizada com *Staphylococcus aureus* e bacilos aeróbicos gram-negativos (os mesmos patógenos listados na Tabela 34.1). Os tipos de pacientes com probabilidade ou não de ser colonizados por esses patógenos são apresentados na Tabela 34.3, juntamente com os esquemas antibióticos empíricos recomendados para cada tipo de paciente. As doses iniciais recomendadas para cada antibiótico são apresentadas na Tabela 34.4.

TABELA 34.3
Terapia empírica da pneumonia associada à ventilação mecânica com base na probabilidade de colonização com organismos patogênicos

Colonização improvável	Colonização provável
Tipo de paciente	**Tipo de paciente**
Admitido há < 5 dias e Admitido vindo de casa e Sem outra admissão nos últimos 3 meses Não é paciente de diálise	Admitido há ≥ 5 dias ou Admitido vindo de casa de repouso ou Outras admissões nos últimos 3 meses ou Paciente de diálise
Antibióticos empíricos	**Antibióticos empíricos**
Ceftriaxona ou uma quinolona	Piperacilina tazobactam ou Carbepenem ou Ceftazidima ou cefepime mais Vancomicina ou linezolida[a] *e considerar* Quinolona ou aminoglicosídeo[b]

[a] Quando a colonização por *S. aureus* resistente à meticilina é provável.
[b] Cobertura dupla para *Pseudomonas aeruginosa*.
Fonte: referência 1.

TABELA 34.4
Terapia inicial com antibióticos empíricos

Antibióticos	Dose intravenosa[a]
Aminoglicosídeos	
Gentamicina	7 mg/kg 1 ×/dia
Tobramicina	7 mg/kg 1 ×/dia
Amicacina	20 mg/kg 1 ×/dia
Agentes antiestafilococos	
Vancomicina	15 mg/kg a cada 12 h
Linezolida	600 mg/kg a cada 12 h
Inibidores β-lactâmicos/β-lactamase	
Pipericilina/tazobactam	4,5 g a cada 6 h
Carbapenem	
Imipenem	1 g a cada 8 h
Meropenem	1 g a cada 8 h
Cefalosporinas	
Ceftriaxona	2 g a cada 8 h
Cefepime	1-2 g a cada 8-12 h
Ceftazidima	2 g a cada 8 h
Quinolonas	
Levofloxacina	750 mg 1 ×/dia
Ciprofloxacina	400 mg a cada 8 h

[a] Recomendações de dose da referência 1 e apenas para pacientes com funções renal e hepática normais. Para as doses na insuficiência renal e hepática, ver Capítulo 44.

Colonização improvável

a) O paciente típico que não está colonizado pelos patógenos da Tabela 34.1 foi admitido recentemente (nos últimos cinco dias), vindo de casa, não tem doença crônica debilitante (p. ex., insuficiência renal que requer diálise) e não teve outra admissão hospitalar nos últimos três meses.[1]

b) Pacientes como esse podem ser tratados com um único antibiótico, como ceftriaxona ou quinolona (levofloxacina ou moxifloxacina). Esse tratamento é similar ao tratamento da pneumonia adquirida na comunidade.[17]

Colonização provável

a) A colonização da orofaringe com os patógenos da Tabela 34.1 é provável em residentes de casas de repouso, em pacientes que estão hospitalizados há mais de cinco dias, em pacientes com doenças crônicas debilitantes e em pacientes com múltiplas internações hospitalares.
b) O esquema antibiótico empírico para esses pacientes, que é mostrado na Tabela 34.4, é delineado para cobrir estafilococos (em especial *S. aureus* resistentes à meticilina – MRSA) e bacilos aeróbicos gram-negativos (particularmente *Pseudomonas aeruginosa*).
 O esquema empírico preferido pelo autor é **meropenem** (cobre a maioria dos patógenos gram-positivos e gram-negativos, exceto MRSA) e **vancomicina** (para cobertura gram-positiva, incluindo MRSA) ou **linezolida** (se a resistência à vancomicina for um problema).
c) Cobertura dupla para *Pseudomonas aeruginosa* (adicionando uma quinolona ou um aminoglicosídeo) é recomendada, às vezes, na cobertura antibiótica empírica.[1] Contudo, o benefício dessa prática em pacientes imunocompetentes não é apoiada por estudos clínicos.[18]

Duração da terapia antimicrobiana

1. Os antibióticos empíricos devem ser descontinuados se todas as culturas forem estéreis.
2. Nos casos de PAV documentados por cultura, a duração tradicional da terapia antibiótica tem sido de 14 a 21 dias.[1] Contudo, oito dias de terapia antibiótica para PAV têm o mesmo desfecho clínico que 15 dias de terapia.[2]
3. A opinião mais difundida no momento é que uma semana de antibioticoterapia é adequada para a maioria das pneumonias adquiridas na UTI.

DESCONTAMINAÇÃO ORAL

Colonização da orofaringe

1. A orofaringe normalmente é colonizada por organismos saprófitas que causam pouco dano (além de causar mau hálito).
2. Em pacientes gravemente enfermos, a orofaringe torna-se colonizada por organismos patogênicos como aqueles listados na Tabela 34.1, e a aspiração desses organismos para as vias aéreas superiores parece ser o evento desencadeante do desenvolvimento de PAV.[19]
3. A importância da colonização da orofaringe na patogênese da PAV tem levado à realização de estudos clínicos avaliando o papel da descontaminação da orofaringe como medida preventiva da PAV (ver adiante).

Esquemas de descontaminação

Estudos clínicos têm mostrado que a descontaminação da mucosa oral por meio da aplicação tópica de antibióticos não absorvíveis[20] ou do agente antisséptico clorexidina[21] é uma medida efetiva para a redução da incidência de PAV.[21]

Esquema antibiótico

Um esquema antibiótico bem-sucedido consiste em uma pasta de metilcelulose (Orabase, Squibb) contendo **polimixina 2%**, **tobramicina 2%** e **anfotericina β**, que é aplicada na face interna da boca com um dedo enluvado a cada seis horas.[20] Há uma absorção mínima desses agentes antimicrobianos, portanto a toxemia sistêmica não é uma preocupação.

Esquema com a clorexidina

O receio de que haja resistência antibiótica tem requerido uma avaliação do agente antisséptico clorexidina para descontaminação oral.

a) O uso de **clorexidina 2%** em gel petrolato (vaselina) aplicado na mucosa oral a cada seis horas tem se mostrado bem-sucedido em reduzir a incidência de PAV.[21]

b) Como a clorexidina é ativa principalmente contra cocos gram-positivos, a **colistina 2% pode ser adicionada** para melhorar a cobertura gram-negativa.[21] (A colistina tem pouco uso terapêutico, portanto a resistência adquirida à colistina será um problema menor do que a resistência adquirida aos antibióticos usados mais comumente.)

Recomendações

a) A descontaminação oral é aconselhada para qualquer paciente que possa ficar dependente do ventilador por mais de alguns dias e deve ser continuada por toda a permanência do paciente na UTI.
b) O esquema de escolha para descontaminação oral ainda precisa ser determinado. O esquema da clorexidina (com ou sem colistina) em teoria tem vantagem sobre o esquema antibiótico, mas essa vantagem não é comprovada, e a experiência clínica com a clorexidina é limitada.

REFERÊNCIAS

1. American Thoracic Society and Infectious Disease Society of America. Guidelines for the management of adults with hospital-acquired, ventilator-associated, and healthcare-associated pneumonia. Am J Respir Crit Care Med 2005; 171:388-416.
2. Chastre J, Wolff M, Fagon J-Y, et al. Comparison of 8 vs. 15 days of antibiotic therapy for ventilator-associated pneumonia in adults. JAMA 2003; 290:2588-2598.
3. Bregeon F, Cias V, Carret V, et al. Is ventilator-associated pneumonia an independent risk factor for death? Anesthesiology 2001; 94:554-560.
4. Wunderink RG. Clinical criteria in the diagnosis of ventilator-associated pneumonia. Chest 2000; 117: 191S-194S.
5. Louthan FB, Meduri GU. Differential diagnosis of fever and pulmonary densities in mechanically ventilated patients. Semin Resp Infect 1996; 11:77-95.
6. Singh N, Falestiny MN, Rogers P, et al. Pulmonary infiltrates in the surgical ICU. Chest 1998; 114:1129-1136.

7. Luna CM, Videla A, Mattera J, et al. Blood cultures have limited value in predicting severity of illness and as a diagnostic tool in ventilator-associated pneumonia. Chest 1999; 116:1075-1084.
8. Cook D, Mandell L. Endotracheal aspiration in the diagnosis of ventilator-associated pneumonia. Chest 2000; 117:195S-197S.
9. Meduri GU, Chastre J. The standardization of bronchoscopic techniques for ventilator-associated pneumonia. Chest 1992; 102:557S-564S.
10. Torres A, El-Ebiary M. Bronchoscopic BAL in the diagnosis of ventilator-associated pneumonia. Chest 2000; 117:198S-202s.
11. Veber B, Souweine B, Gachot B, et al. Comparison of direct examination of three types of bronchoscopy specimens used to diagnose nosocomial pneumonia. Crit Care Med 2000; 28:962-968.
12. Kollef MH, Bock KR, Richards RD, Heams ML. The safety and diagnostic accuracy of minibronchoalveolar lavage in patients with suspected ventilator-associated pneumonia. Ann Intern Med 1995; 122:743-748.
13. Perkins GD, Chatterjee S, Giles S, et al. Safety and tolerability of nonbronchoscopic lavage in ARDS. Chest 2005; 127:1358-1363.
14. Campbell CD, Jr. Blinded invasive diagnostic procedures in ventilator-associated pneumonia. Chest 2000; 117:207S-211S.
15. Shorr AF, Sherner JH, Jackson WL. Kollef MH. Invasive approaches to the diagnosis of ventilator-associated pneumonia: a meta-analysis. Crit Care Med 2005; 33:46-53.
16. Bergmanns DCJJ, Bonten MJM, Gaillard CA, et al. Indications for antibiotic use in ICU patients: a one-year prospective surveil-lance. J Antimicrob Chemother 1997; 111:676-685.
17. American Thoracic Society. Guidelines for the management of adults with community-acquired pneumonia. Am J Respir Crit Care Med 2001; 163:1730-1754.
18. Cometta A, Baumgartner JD, Lew D, et al. Prospective, randomized comparison of imipenem monotherapy with imipenem plus netilmicin for treatment of severe infections in nonneutropenic patients. Antimicrob Agents Chemother 1994; 38:1309-1313.
19. Bonten MJM, Gaillard CA, de Leeuw PW, Stobberingh EE. Role of colonization of the upper intestinal tract in the pathogenesis of ventilator-associated pneumonia. Clin Infect Dis 1997; 24:309-319.
20. Bergmans C, Bonten M, Gaillard C, et al. Prevention of ventilator-associated pneumonia by oral decontamination. Am J Respir Crit Care Med 2001; 164:382-388.
21. Koeman M, van der Yen A, Hak E, et al. Oral decontamination with chlorhexidine reduces the incidence of ventilator-associated pneumonia. Am J Respir Crit Care Med 2006; 173:1348-1355.

Capítulo 35

SEPSE ABDOMINAL E PÉLVICA

Os tratos gastrintestinal (GI), biliar e urinário são fontes importantes de sepse em pacientes gravemente enfermos. Este capítulo descreve as condições que geram esse risco infeccioso.

SEPSE INTESTINAL

O trato GI é considerado a fonte unitária mais importante de sepse grave em pacientes de UTI. De fato, o trato GI tem sido chamado de "motor" da inflamação e da infecção associadas à disfunção de múltiplos órgãos.[1] Duas condições predispõem à sepse intestinal em pacientes gravemente enfermos: colonização bacteriana no trato GI superior e ruptura da mucosa intestinal.

Colonização gástrica

1. Como as bactérias não se adaptam bem em um ambiente acídico (ver Capítulo 2, Figura 2.1), o ácido gástrico ajuda a manter um ambiente estéril no estômago.
2. A perda da acidez gástrica promove a colonização do trato GI superior por organismos patogênicos, e essa colonização pode ser responsável pelo aumento da incidência de pneumonia nosocomial e sepse pós-operatória associada com a perda da acidez gástrica.[2,3]

Ruptura da mucosa

1. A ruptura da barreira mucosa no trato GI pode ser comum em pacientes gravemente enfermos, e a mucosa com fissuras permite que os patógenos no lúmen intestinal ganhem acesso à circulação sistêmica. Essa quebra na barreira mucosa é chamada de *translocação*.

2. A translocação de bactérias intestinais tem sido documentada em 15% dos pacientes pós-operatórios, sendo que 40% desses pacientes desenvolvem sepse pós-operatória.[4]
3. As condições que promovem ruptura da mucosa e translocação incluem hipoperfusão esplâncnica, repouso intestinal e desnutrição.

Medidas preventivas

Evitar fármacos supressores de acidez

Limitar ou evitar o uso de fármacos supressores de ácido para profilaxia de úlcera de estresse irá reduzir o risco de colonização gástrica por organismos patogênicos. As seguintes estratégias podem ajudar a atingir esse objetivo.

a) Restringir a profilaxia do sangramento de úlcera de estresse às condições listadas na Tabela 2.1.
b) Considerar o agente citoprotetor sucralfato (que não reduz o pH gástrico) como um método alternativo de profilaxia de úlcera de estresse. (Ver Capítulo 2, Citoproteção gástrica e Citoproteção *versus* redução da acidez gástrica.)

Descontaminação digestiva

A descontaminação do canal alimentar (da boca ao ânus) usando o esquema antibiótico apresentado na Tabela 35.1 tem reduzido a incidência de infecções nosocomiais e a taxa de mortalidade em pacientes gravemente enfermos.[4] Infelizmente, o receio de que haja resistência antibiótica tem limitado a popularidade desse esquema.

COLITE POR *CLOSTRIDIUM DIFFICILE*

Patogênese

1. A erradicação da flora intestinal nativa pelo uso de antibiótico leva à colonização do trato GI inferior por organismos patogênicos, sendo que o organismo mais

TABELA 35.1
Descontaminação digestiva seletiva[a]

A. Descontaminação oral

Mandar preparar na farmácia uma pasta contendo polimixina E a 2%, tobramicina a 2% e anfotericina B a 2% e aplicá-la (com um dedo enluvado) na mucosa bucal quatro vezes ao dia.

B. Descontaminação do trato GI

Administrar os seguintes antibióticos não absorvíveis oralmente ou por sonda NG quatro vezes ao dia:
1. Polimixina E, 100 mg
2. Tobramicina, 80 mg
3. Anfotericina B, 500 mg

C. Profilaxia sistêmica

Administrar cefotaxima IV, 1 g a cada 6 h, nos primeiros quatro dias do esquema de descontaminação.

[a] O termo "seletivo" é usado porque esse esquema não erradica a flora anaeróbica nativa do trato alimentar.
Fonte: referência 4.

preocupante é o *Clostridium difficile*, um bacilo anaeróbico gram-positivo formador de esporos.[5,6]

2. O *C. difficile* em geral não é invasivo, mas produz uma citotoxina que danifica a mucosa intestinal. A resposta inflamatória pode resultar em lesões em placa chamadas pseudomembranas, as quais originaram o termo *enterocolite pseudomembranosa* que é aplicado aos casos de enterocolite por *C. difficile*.

3. Esse patógeno é transmitido com facilidade de paciente a paciente, em geral pelas mãos dos funcionários do hospital. Como resultado, até 40% dos pacientes hospitalizados podem abrigar o *C. difficile* nas suas fezes;[7] no entanto, a maioria é assintomática.

Apresentação clínica

1. A colite sintomática por *C. difficile* geralmente se apresenta com febre, dor abdominal e diarreia aquo-

sa. A diarreia sanguinolenta é vista em 5 a 10% dos casos.
2. Uma apresentação rara é o megacolo tóxico, que é caracterizado por distensão abdominal, íleo e choque clínico. Esse quadro pode ser fatal e requer colectomia subtotal de emergência.[8]

Diagnóstico

1. O diagnóstico de enterocolite por *C. difficile* requer exames laboratoriais para a presença da citotoxina nas fezes. (As culturas de fezes não são confiáveis, visto que não distinguem as cepas toxigênicas das não toxigênicas.)
2. A maioria dos laboratórios usa o método ELISA (ensaio imunossorvente ligado à enzima) para detectar as citotoxinas. A sensibilidade desse teste é de cerca de 85% para uma amostra de fezes e até 95% para duas amostras de fezes.[5,6,9] A especificidade desse teste é de até 98%,[6] portanto resultados falsos-positivos são incomuns.
3. A visualização direta da mucosa GI inferior está indicada para os poucos casos de suspeita de enterocolite por *C. difficile* nos quais o ensaio com a toxina é negativo. A presença de pseudomembrana confirma o diagnóstico. A colonoscopia é preferida à proctossigmoidoscopia para melhores resultados.

Tratamento

O primeiro passo no tratamento é interromper o antibiótico envolvido, se possível. A terapia antibiótica para erradicar o *C. difficile* é recomendada se a diarreia for grave e associada com sinais de inflamação sistêmica (febre, leucocitose, etc.). As seguintes recomendações são a prática-padrão.[5,6,10,11]

1. O **metronidazol** oral ou intravenoso (500 mg três vezes ao dia) é o tratamento de escolha e deve ser continuado

por 10 dias. A via oral é preferida, mas ambas as vias são igualmente eficazes.

2. A **vancomicina** oral (125 mg, quatro vezes ao dia) é tão eficaz quanto o metronidazol, mas é usada como agente de segunda linha devido aos esforços para abreviar o uso de vancomicina e limitar a emergência de enterococos e estafilococos resistentes à vancomicina. A vancomicina não é eficaz quando dada por via intravenosa.

3. *Agentes antiperistálticos são contraindicados,*[5,11] porque a peristalse reduzida pode prolongar a exposição às citotoxinas.

4. A resposta esperada é o desaparecimento da febre em 24 horas e a resolução da diarreia em 4 a 5 dias.[5] A maioria dos pacientes apresenta resposta favorável. Nos poucos que não respondem em 3 a 5 dias, é indicada uma troca do metronidazol por vancomicina.

5. Recaídas após o tratamento antibiótico ocorrem em cerca de 25% dos casos.[5,6,9] A maioria das recaídas é evidente dentro de três semanas após o término da terapia antibiótica. A repetição da terapia usando o mesmo antibiótico é bem-sucedida em 75% dos casos, e outra recaída é esperada em cerca de 25% dos casos.[11] Alguns pacientes (5%) apresentam mais de seis recaídas.[5]

COLECISTITE ACALCULOSA

A colecistite acalculosa é uma condição que pode ser descrita como um íleo da vesícula biliar.

Características clínicas

1. As condições que predispõem à colecistite acalculosa incluem choque circulatório, trauma, nutrição parenteral, cirurgia abdominal e analgesia opioide.[12,13]

2. As manifestações clínicas podem incluir febre, náusea e vômitos, dor abdominal e sensibilidade no quadrante

superior direito. Os achados abdominais podem ser mínimos ou estar ausentes, e a febre pode ser a única manifestação.
3. Os estudos laboratoriais podem mostrar níveis sanguíneos elevados de bilirrubina, fosfatase alcalina e amilase, mas esses achados são variáveis e inespecíficos.[12,13]

Diagnóstico e manejo

1. O exame por ultrassom do quadrante superior direito mostra sedimentos na vesícula biliar e distensão da vesícula. Achados mais específicos incluem espessura da parede vesical de pelo menos 3,5 mm e edema submucoso.[12,13] Se a visualização por ultrassom for impedida, a tomografia computadorizada (TC) é uma alternativa adequada.
2. A intervenção imediata é necessária. A ruptura da vesícula ocorre em 40% dos casos quando o tratamento é retardado por 48 horas ou mais após o início dos sintomas.[12]
3. O tratamento de escolha é a colecistectomia, mas a colecistostomia percutânea é uma alternativa apropriada em pacientes que estão muito instáveis para serem submetidos à cirurgia.

ABSCESSO ABDOMINAL

Características clínicas

1. O abscesso abdominal deve ser considerado em qualquer caso de sepse inexplicada após um trauma abdominal fechado ou cirurgia abdominal.[14,15]
2. O exame clínico frequentemente não é revelador. A sensibilidade abdominal localizada está presente em apenas um terço dos casos, e uma massa abdominal palpável está presente em menos de 10% dos casos.[15]

Diagnóstico e tratamento

1. As radiografias de rotina do abdome mostram ar extraluminal ou níveis ar-fluido em menos de 15% dos casos.[15]
2. A tomografia computadorizada (TC) do abdome é o procedimento diagnóstico de escolha, com sensibilidade e especificidade ≥ 90%.[14,15] A imagem por TC nos primeiros dias pós-operatórios pode ser enganadora, porque coleções de sangue e soluções de irrigação da cavidade peritoneal podem ser vistas como um abscesso.
3. A drenagem imediata é mandatória para todos os abscessos abdominais.[16] Muitos abscessos podem ser drenados por via percutânea após a inserção de um cateter de drenagem guiada pela TC.
4. A terapia antibiótica empírica é recomendada até que se tenha os resultados da cultura do fluido dos abscessos. A terapia com fármaco único com **ampicilina-sulbactam** (Unasyn) ou **imipenem** é tão eficaz quanto esquemas com múltiplos fármacos.[17]

INFECÇÕES DO TRATO URINÁRIO

A infecção do trato urinário (ITU) é responsável por 30% das infecções adquiridas em UTI, e 95% das ITUs ocorrem em pacientes com sondas vesicais de demora.[18] O material a seguir aplica-se à ITU em pacientes com sonda.

Critérios diagnósticos

Os critérios diagnósticos para ITU em pacientes com sonda vesical são mostrados na Tabela 35.2.[19,20]

Achados clínicos

O diagnóstico de ITU com base em culturas de urina isoladamente é equivocado em pacientes com sonda, já que metade desses pacientes têm culturas de urina positivas após cinco dias e virtualmente todos eles têm culturas de urina positivas após 30 dias.[19]

a) As manifestações usuais de ITU em pacientes com sonda são febre e/ou sensibilidade suprapúbica (ver Tabela 35.2).
b) Cerca de 50% dos pacientes idosos desenvolvem alteração no estado mental em associação com ITUs.[21]

Culturas de urina

O limiar de bacteriúria significativa em pacientes com sonda é de 10^5 unidades formadoras de colônias por mL (ufc/mL). Contudo, contagens de colônia de até 10^2 ufc/mL podem representar infecção se o crescimento for sustentado em mais de uma amostra de urina (coletada em dias diferentes).[22]

Microscopia urinária

A microscopia urinária é diagnóstica apenas se uma amostra não centrifugada de urina mostrar organismos na coloração de Gram ou pelo menos três leucócitos por campo de alta definição.

TABELA 35.2
Critérios diagnósticos para ITU em pacientes com sonda vesical

I. Um dos seguintes deve estar presente:
- Temperatura corporal > 38ºC
- Sensibilidade suprapúbica

E

II. Urinocultura cresce $\geq 10^5$ ufc/mL, com não mais do que dois patógenos isolados

OU

III. Um dos seguintes está presente:
- Exame de urina positivo para esterase leucocitária ou nitratos
- ≥ 3 leucócitos por campo em amostra não centrifugada
- Organismos presentes na coloração de Gram de amostra não centrifugada
- Duas urinoculturas com $\geq 10^2$ ufc/mL do mesmo organismo

Fonte: referências 19, 20.

Antibióticos empíricos

A terapia antibiótica empírica é recomendada em pacientes com suspeita de ITU que são imunocomprometidos, têm evidência de disfunção de múltiplos órgãos ou têm válvula cardíaca prostética ou danificada.

Microbiologia

Os patógenos predominantes na ITU são bacilos aeróbicos gram-negativos. Os enterococos e os estafilococos são isolados em 15 e 5% dos casos, respectivamente.[18] A *Candida albicans* é isolada em 20% das culturas de urina, mas quase 50% dos casos de candidúria são assintomáticos[18] e podem não representar infecção.

Recomendações

A coloração de Gram da urina deve ser usada para guiar a seleção antibiótica. A seguir, são apresentadas algumas sugestões.

a) O **imipenem** ou o **meropenem** devem ser suficientes para cobertura empírica dos bacilos gram-negativos.
b) Cocos gram-positivos na coloração de Gram da urina são, mais provavelmente, enterococos. Se o paciente não estiver gravemente enfermo, a ITU por enterococos pode ser tratada de modo eficaz com **ciprofloxacina**. Em pacientes gravemente enfermos ou naqueles com risco de endocardite, a ampicilina ou a **vancomicina** são preferidas (adicionar gentamicina se houver risco de endocardite). A resistência à ampicilina é relatada em 10 a 15% das infecções enterocócicas nosocomiais,[23] portanto a vancomicina pode ser a melhor escolha. Se os enterococos resistentes à vancomicina forem uma preocupação, a **linezolida** é uma escolha adequada. (Ver Capítulo 44 para mais informações sobre a linezolida.)

Candidúria

A presença de *Candida* na urina frequentemente representa colonização, mas a candidúria também pode ser um sinal de candidíase disseminada (nesse caso, a candidúria é o resultado, e não a causa, da candidíase disseminada). A candidíase disseminada pode ser um diagnóstico elusivo, porque as hemoculturas são estéreis em mais de 50% dos casos[24] e a candidúria pode ser o único sinal de doença disseminada. As recomendações seguintes são de diretrizes recentes publicadas pela Infectious Disease Society of America (Sociedade de Doenças Infecciosas da América).[25]

1. A candidúria assintomática em pacientes imunocompetentes não requer terapia antifúngica. Contudo, o cateter urinário deve ser removido, se possível, porque isso pode erradicar a candidúria em 40% dos casos.[26]
2. A candidúria deve ser tratada em pacientes sintomáticos (ou seja, febre ou sensibilidade suprapúbica) e em pacientes com neutropenia ou transplante renal.
3. A candidúria persistente em pacientes imunocomprometidos indica que deve ser realizada uma maior investigação com ultrassom de imagens de TC dos rins.

Terapia antifúngica

a) Em pacientes não neutropênicos com candidúria sintomática, o **fluconazol** (200 a 400 mg por dia) por 7 a 14 dias com frequência é eficaz.
b) Em pacientes com insuficiência renal ou em infecções com espécies que não a *Candida albicans*, o novo agente antifúngico **capsofungin** (50 mg por dia) é uma escolha razoável (ver Capítulo 44 para uma descrição do capsofungin).
c) Em todos os outros pacientes, a **anfotericina B** (0,3 a 1 mg/kg por dia) por 1 a 7 dias pode ser eficaz na erradicação de organismos (terapia mais prolongada é necessária para candidíase disseminada). A irrigação

da bexiga com anfotericina B não é recomendada, pois a recorrência de candidúria é comum.[25]

REFERÊNCIAS

1. Leaphart CL, Tepas JJ. The gut is a motor of organ system dysfunction. Surgery 2007; 141:563-569.
2. Messori A, Trippoli S, Vaiani M, et ai. Bleeding and pneumonia in intensive care patients given ranitidine and sucralfate for prevention of stress ulcer: meta-analysis of randomized controlled trials. Br Med J 2000; 321:1-7.
3. MacFie J, Reddy BS, Gatt M, et al. Bacterial translocation studied in 927 patients over 13 years. Br J Surg 2006; 93:87-93.
4. de Jonge, Schultz MJ, Spanjaard PMM, et al. Effects of selective decontamination of the digestive tract on mortality and acquisition of resistant bacteria in intensive care: a randomised controlled trial. Lancet 2003; 362:1011-1016.
5. Bartlett JG. Antibiotic-associated diarrhea. N Engl J Med 2002; 346:334-339.
6. Mylonakis E, Ryan ET, Calderwood SB. Clostridium difficile-associated diarrhea. Arch Intern Med 2001; 161:525-533.
7. Fekety R, Kim F-H, Brown D, et al. Epidemiology of antibiotic associated colitis. Am J Med 1981; 70:906-908.
8. Lipsett PA, Samantaray DK, Tam ML, et al. Pseudomembranous colitis: A surgical disease? Surgery 1994; 116:491-496.
9. Yassin SF, Young-Fadok TM, Zein NN, Pardi DS. Clostridium difficile-associated diarrhea and colitis. Mayo Clin Proc 2001; 76:725-730.
10. Guerrant RL, Van Gilder T, Steiner TS, et al. Practice guidelines for the management of infectious diarrhea. Infectious Disease Society of America. Clin Infect Dis 2001; 32:331-350.
11. Aslam S, Hamill RJ, Musher DM. Treatment of Clostridium difficile-associated disease: old therapies and new strategies. Lancet Infect Dis 2005; 5:549-557.
12. Walden D, Urrutia F, Soloway RD. Acute acalculous cholecystitis. J Intensive Care Med 1994; 9:235-243.
13. Imhof M, Raunest J, Ohmann Ch, Rohrer H-D. Acute acalculous cholecystitis complicating trauma: a prospective sonographic study. World J Surg 1992; 1160-1166.
14. Mirvis SE, Shanmuganthan K. Trauma radiology: part I. Computerized tomographic imaging of abdominal trauma. J Intensive Care Med 1994; 9:151-163.
15. Fry DE. Noninvasive imaging tests in the diagnosis and treatment of intra-abdominal abscesses in the postoperative patient. Surg Clin North Am 1994; 74:693-709.

16. Oglevie SB, Casola G, van Sonnenberg E, et al. Percutaneous abscess drainage: current applications for critically ill patients. J Intensive Care Med 1994; 9:191-206.
17. Mosdell DM, Morris DM, Voltura A, et al. Antibiotic treatment for surgical peritonitis. Ann surg 1991; 214:543-549.
18. Richards MJ, Edwards JR, Culver D, Gaynes RP. Nosocomial infections in medical intensive care units in the United States. Crit Care Med 1999; 27:887-892.
19. Calandra T, Cohen J, for the International Sepsis Forum Definition of Infection in the ICU Consensus Conference. Crit Care Med 2005; 33:1538-1548.
20. Garner JS, Jarvis WR, Emori TG, et al. CDC definitions for nosocomial infections, 1988. Am J Infect Control 1988; 16:128-140.
21. McCue JD. How to manage urinary tract infections in the elderly. J Crit Illness 1996; 11(suppl):S30-S40.
22. Stamm WE, Hooten TM. Management of urinary tract infection in adults. N Engl J Med 1993; 329:1328-1334.
23. Jenkins SG. Changing spectrum of uropathogens: implications for treating complicated UTIs. J Crit Illness 1996; 11(suppl):S7-S13.
24. British Society for Antimicrobial Chemotherapy Working Party. Management of deep Candida infection in surgical and intensive care unit patients. Intensive Care Med 1994; 20:522-528.
25. Pappas PG, Rex JH, Sobel JD, et al. Guidelines for treatment of candidiasis. Infectious Disease Society of America. Clin Infect Dis 2004; 38:161-189.
26. Sobel JD, Kauffman CA, McKinsey D, et al. Candiduria: a randomized double-blind study of treatment with fluconazole or placebo. Clin Infect Dis 2000; 30:19-24.

SEÇÃO XII
Nutrição e metabolismo

Capítulo 36

NECESSIDADES NUTRICIONAIS

Embora seja negligenciado na maioria dos currículos das escolas de medicina, o suporte nutricional é parte essencial dos cuidados com o paciente na UTI. Dessa forma, os próximos três capítulos irão introduzir os fundamentos do suporte nutricional para pacientes de UTI. Este capítulo descreve as necessidades nutricionais diárias para o paciente gravemente enfermo.

GASTO ENERGÉTICO DIÁRIO

Oxidação dos nutrientes energéticos

O metabolismo oxidativo consiste em usar a energia armazenada nos nutrientes energéticos (carboidratos, lipídeos e proteínas) para realizar o trabalho necessário para manter o organismo. Esse processo consome oxigênio e gera dióxido de carbono, água e calor. A Tabela 36.1 mostra as quantidades envolvidas na oxidação de um grama de cada nutriente energético (carboidrato, lipídeo e proteína). Os seguintes aspectos merecem ser comentados.

a) A energia produzida (em kcal por grama) de cada nutriente é equivalente à produção de calor associada com a oxidação completa de um grama do substrato.
b) Os lipídeos têm a maior produção de energia (9,1 kcal/g), enquanto a glicose tem a menor produção de energia (3,7 kcal/g).

A soma do metabolismo de todos os três nutrientes determina o consumo total de O_2 (VO_2), a produção de CO_2 (VCO_2) e a produção de calor para qualquer período de tempo. A produção de calor de 24 horas é, portanto, equivalente à necessidade diária de energia (em kcal) para cada paciente. As necessidades diárias de energia podem ser calculadas ou medidas, como descrito a seguir.

Equações preditivas

Adultos saudáveis

a) As equações-padrão usadas para prever as necessidades energéticas diárias são tiradas de experimentos com adultos saudáveis[1] e baseiam-se na altura (em polegadas), no peso (em quilogramas) e na idade (Tabela 36.2).
b) O gasto energético diário é expresso como *gasto energético basal* (GEB), que é a produção de calor do metabolismo basal no estado de repouso e em jejum.
c) Tanto o peso real quanto o ideal têm sido usados quando essas equações são aplicadas a pacientes de UTI.[2] Em pacientes edematosos, o peso corporal ideal (ou pré-edematoso) parece mais apropriado.

Pacientes de UTI

a) O GEB em pacientes de UTI em geral é estimado calculando-se o GEB para adultos saudáveis e adicionando-se pelo menos 20% devido ao estresse da doença grave. Os ajustes do GEB que excedem 20% frequentemente levam a superestimar o gasto energético diário.[2]

TABELA 36.1
Metabolismo oxidativo dos nutrientes energéticos

Substrato	Litros de O_2 consumidos	Litros de O_2 produzidos	Proteção de energia (kcal)[a]
Glicose (1 grama)	0,74	0,74	3,7
Lipídeo (1 grama)	2	1,4	9,1
Proteína (1 grama)	0,96	0,78	4

[a] Usado como a produção de energia (kcal/grama) para cada nutriente.

b) Um método alternativo (e muito mais fácil) para estimar o GEB em pacientes de UTI é apresentado a seguir:

$$\text{GEB (kcal/dia)} = 25 \times \text{peso (em kg)} \quad (36.1)$$

Esse método simplificado se mostrou bastante acurado para a maioria dos pacientes de UTI.[3]

c) O gasto energético diário em pacientes de UTI pode variar amplamente.[4] portanto as medidas do gasto energético diário são superiores às equações preditivas.

Calorimetria indireta

O princípio

Na prática clínica, não é possível medir a produção metabólica de calor, assim o gasto energético diário é medido indiretamente por meio da medida do VO_2 e do VCO_2 corporal total.[5,6] O *gasto energético de repouso* (GER) é determinado, então, usando-se a seguinte equação:[6]

$$\text{GER} = (3,6 \times VO_2) + (1,1 \times VCO_2) - 61 \quad (36.2)$$

O GER (em kcal/min) é multiplicado por 1.440 (o número de minutos em 24 horas) para determinar o gasto energético em 24 horas (diário). Esse método de medir o gasto energético diário é chamado de *calorimetria indireta*.

TABELA 36.2
Equações para estimar o gasto energético basal

Homens saudáveis
GEB (kcal/24 h) = 66 + [13,7 × peso (kg)] + [5 × altura (pol.)] − (6,7 × idade)

Mulheres saudáveis
GEB (kcal/24 h) = 655 + [9,6 × peso (kg)] + [1,8 × altura (pol.)] − (4,7 × idade)

Pacientes de UTI
GEB (kcal/24 h) = 25 × peso (kg)

GEB = gasto energético basal.
Fonte: referências 1 e 3.

Metodologia

A calorimetria indireta é realizada com gráficos metabólicos projetados especialmente, com os quais é possível medir o VO_2 e o VCO_2 corporal total de forma direta (i. e., pela medição das concentrações de O_2 e CO_2 no gás inalado e expirado) e, depois, calcular e apresentar o GER por meio da Equação 36.2. O GER no estado de equilíbrio em geral é medido por 15 a 30 minutos, e o gasto energético de 24 horas é extrapolado como descrito.

a) A calorimetria indireta em geral é realizada em pacientes intubados (embora possa ser usada em pacientes que estão respirando espontaneamente).
b) O sensor de O_2 nos gráficos metabólicos não é confiável em níveis de O_2 inspirado acima de 50%; portanto, a calorimetria indireta não é aconselhada em pacientes que requerem mais de 50% de O_2 no gás inspirado.[5]

NECESSIDADE DE SUBSTRATO

Ingesta não proteica

A necessidade de energia diária deve ser fornecida inteiramente por *calorias não proteicas*.

Carboidratos

Os esquemas nutricionais padrão usam carboidratos simples (dextrose) para fornecer 70% da necessidade diária de energia. A relativa abundância de carboidratos na ingesta compensa os depósitos limitados de carboidratos endógenos. Como demonstrado na Tabela 36.3, os carboidratos endógenos (armazenados como glicogênio) fornecem apenas 900 kcal no estado de jejum.

Lipídeos

Os lipídeos são usados para fornecer 30% das necessidades diárias de energia. Os lipídeos são fornecidos como triglice-

TABELA 36.3
Depósitos de energia endógenos em adultos saudáveis

Fonte de energia	Quantidade (kg)	Energia produzida (kcal)
Gordura do tecido adiposo	15,0	141.000
Proteína muscular	6,0	24.000
Glicogênio total	0,09	900
		165.900

Fonte: Cahill GF Jr, N Engl J Med 1970; 282:668-675.

rídeos (que são compostos de uma molécula de glicerol ligada a três ácidos graxos) ou como ácidos graxos livres.

a) Ácido linoleico. O único lipídeo dietético que é essencial (i. e., precisa ser fornecido pela dieta) é o ácido linoleico, um ácido graxo poli-insaturado. A deficiência de ácido linoleico causa um distúrbio clínico caracterizado por dermopatia escamosa, disfunção cardíaca e aumento da suscetibilidade às infecções.[7] Para prevenir a deficiência de ácido linoleico, é suficiente que 0,5% dos ácidos graxos da dieta seja de ácido linoleico. (O óleo de açafrão é rico em ácido linoleico.)

Ingesta proteica

A ingesta diária de proteína é determinada pela velocidade do catabolismo proteico de cada pessoa.

Estimativa das necessidades diárias de proteína

A ingesta de proteína pode ser estimada a partir das seguintes previsões generalizadas para pacientes normais e hipercatabólicos[8]:

a) Metabolismo normal: ingesta diária de proteína = 0,8 a 1 g por kg de peso corporal.
b) Hipercatabolismo: ingesta diária de proteína = 1,2 a 1,6 g por kg de peso corporal.

Balanço de nitrogênio

O balanço de nitrogênio (a diferença entre a ingesta e a excreção de nitrogênio derivado da proteína) é o método preferido para avaliar a adequação da ingesta proteica.

a) Dois terços do nitrogênio derivado da quebra proteica são excretados na urina,[8] sendo que cerca de 85% desse nitrogênio está na ureia (o restante está na amônia e na creatinina). Assim, o nitrogênio da ureia urinária (NUU), medido em gramas excretados em 24 horas, representa o volume de nitrogênio derivado da quebra de proteína. O restante do nitrogênio derivado da proteína (geralmente cerca de 4 a 6 g/dia) é excretado nas fezes. A excreção do nitrogênio derivado da proteína (N_2) (em gramas/24 horas) pode, então, ser expressa da seguinte forma:

Excreção de N_2 (g/24 h) = NUU + (4 – 6) (36.3)

Se o NUU for maior do que 30 g/24 horas, 6 g é a estimativa mais adequada para a perda de nitrogênio não urinário.[9]

b) Como a proteína é 16% nitrogênio, cada grama de proteína contém 1/6,25 gramas de nitrogênio. Portanto, a ingesta de nitrogênio derivado da proteína (em gramas/24 horas) é determinada da seguinte maneira:

Ingesta de N_2 (g/24 h) = ingesta de proteína/6,25
(36.4)

c) As equações para ingesta e excreção de nitrogênio são combinadas para determinar o balanço diário de nitrogênio.[10]

Balanço N_2 = ingesta de N_2 – excreção N_2 (36.5)

O objetivo do suporte nutricional é um balanço de nitrogênio positivo em 4 a 6 g.

Balanço de nitrogênio e calorias não proteicas

O primeiro passo para atingir um balanço de nitrogênio positivo é prover calorias não proteicas suficientes para poupar as proteínas de serem degradadas com o fim de produzir energia. Isso é demonstrado na Figura 36.1. Havendo uma ingesta diária de proteína constante, o balanço de nitrogênio torna-se positivo apenas quando a ingesta de calorias não proteicas é suficiente para atender às necessidades energéticas diárias (ou seja, o GER). Portanto, aumentar a ingesta proteica não irá produzir um balanço de nitrogênio positivo se a ingesta de calorias não proteicas não for adequada.

NECESSIDADE DE VITAMINA

Necessidade diária

1. Três vitaminas são consideradas parte essencial da dieta diária, e a Tabela 36.4 mostra as doses diárias recomendadas dessas vitaminas para alimentação por sonda enteral e nutrição parenteral total.

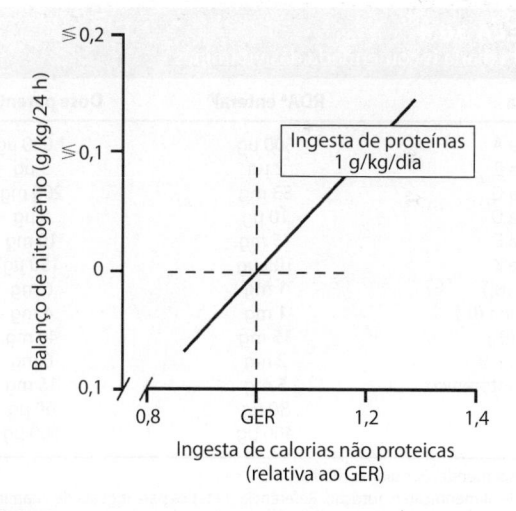

FIGURA 36.1
Gráfico mostrando a relação entre o balanço de nitrogênio e a ingesta diária de calorias não proteicas relativas ao gasto energético diário. A ingesta de proteínas é constante. GER = gasto energético de repouso.

2. É importante enfatizar que as necessidades diárias de vitaminas em pacientes gravemente enfermos podem ser muito maiores do que o indicado na Tabela 36.4. De fato, deficiências de várias vitaminas têm sido relatadas em pacientes hospitalizados, apesar da provisão diária de vitaminas nos esquemas de suporte nutricional.[11,12]

Deficiência de tiamina

Metabolismo dos carboidratos

A tiamina (vitamina B_1) tem papel essencial no metabolismo dos carboidratos, no qual ela age como coenzima (tiamina pirofosfatase) para a piruvato desidrogenase, a enzima que permite que o piruvato entre na mitocôndria e sofra metabolismo oxidativo. A deficiência de tiamina pode, portanto, ter efeito

TABELA 36.4
Ingesta diária recomendada das vitaminas

Vitamina	RDA[a] enteral[b]	Dose parenteral[c]
Vitamina A	800 µg	1.000 µg
Vitamina B_{12}	2 µg	5 µg
Vitamina C	83 mg	200 mg
Vitamina D	10 µg	5 µg
Vitamina E	15 mg	10 mg
Vitamina K	105 µg	150 µg
Tiamina (B_1)	1 mg	6 mg
Riboflavina (B_2)	1 mg	4 mg
Niacina (B_3)	15 mg	40 mg
Piridoxina (B_6)	2 mg	6 mg
Ácido pantotênico	5 mg	15 mg
Biotina	30 µg	60 µg
Folato	400 µg	600 µg

[a]RDA = Recomendações diárias médias.
[b]Comitê de alimentação e nutrição. Referência dietética para ingesta de vitaminas, 2002. Disponível em www.nal.usda.gov/fnic/etext/000105.html (acessado em 13 de junho de 2006).
[c]FDA. Produtos parenterais multivitamínicos. Registro federal 2000;65:21200-21201. As doses foram arredondadas para o número inteiro mais próximo.

adverso na produção de energia celular, particularmente nos tecidos como o cérebro, que é muito dependente do metabolismo da glicose.

Fatores predisponentes

A deficiência de tiamina pode ser muito mais comum do que se suspeita em pacientes de UTI devido aos seguintes fatores predisponentes.

a) A utilização da tiamina está aumentada nos estados hipercatabólicos, como sepse e trauma,[14] e a excreção urinária de tiamina é aumentada pela furosemida,[15] um fármaco usado com frequência na UTI. Esses fatores irão aumentar as necessidades diárias de tiamina acima das necessidades diárias normais (1 mg).
b) O magnésio é necessário para a conversão da tiamina em tiamina pirofosfato, e a depleção de magnésio (que é comum em pacientes de UTI) causa uma deficiência funcional de tiamina que é independente da ingesta desta.[16]
c) A tiamina é degradada por sulfitos (usados como conservantes) em soluções de nutrição parenteral;[17] portanto, as preparações multivitamínicas usadas em nutrição parenteral total (NPT) não são adequadas se forem infundidas com as soluções de NPT.

Manifestações clínicas

A deficiência de tiamina pode produzir qualquer dos seguintes distúrbios clínicos:[13,18-20]

a) Cardiomiopatia (doença cardíaca por beribéri).
b) Encefalopatia metabólica (doença de Wernicke), que frequentemente é acompanhada de oftalmoplegia (p. ex., paralisia do olhar lateral).
c) Acidose láctica inexplicada.
d) Neuropatia periférica.

Condições como a cardiomiopatia e a encefalopatia metabólica são comuns em pacientes de UTI; dessa forma, as contribuições possíveis da deficiência de tiamina para essas condições não devem ser negligenciadas.

Diagnóstico

A avaliação laboratorial do estado da tiamina é mostrada na Tabela 36.5. Os níveis plasmáticos dessa vitamina podem ser úteis na detecção da sua depleção, mas a medida mais confiável dos depósitos funcionais de tiamina é o *estudo da transcetolase dos eritrócitos*.[21] Esse estudo mede a atividade de uma enzima dependente da tiamina pirofosfato (transcetolase) nas hemácias do paciente em resposta à adição de tiamina pirofosfato (TPP). Um aumento na atividade da enzima maior do que 25% após a adição de TPP indica deficiência funcional de tiamina.

Vitaminas antioxidantes

1. Duas vitaminas agem como importantes antioxidantes endógenos: a *vitamina C* e a *vitamina E*. A vitamina E é o principal antioxidante lipossolúvel do corpo e a vitamina C é um dos principais antioxidantes no fluido extracelular.
2. A oxidação biológica pode ter um papel significativo na patogênese da lesão orgânica mediada por inflamação

TABELA 36.5
Avaliação laboratorial do estado da tiamina

Tiamina plasmática

Fração de tiamina	Faixa normal
Total	3,4-4,8 µg/dL
Livre	0,8-1,1 µg/dL
Pirofosforilada	2,6-3,7 µg/dL

Atividade da transcetolase dos eritrócitos[a]
Atividade da enzima medida em resposta à TPP.
1. < 20% de aumento na atividade indica depósitos normais de tiamina.
2. > 25% de aumento na atividade indica deficiência de tiamina.

TPP = tiamina pirofosfato.
[a]Fonte: referência 21.

(ver Capítulo 33) e,[22] dessa forma, a atenção ao estado das vitaminas antioxidantes pode ser importante nessas condições. (Ver Apêndice 2 para os níveis plasmáticos normais de vitamina C e E.)

OLIGOELEMENTOS ESSENCIAIS

Necessidade diária

Um oligoelemento é uma substância que está presente no corpo em quantidades menores do que 50 µg por grama de tecido corporal.[23]

a) Sete oligoelementos são considerados essenciais em humanos (i. e., são associados com síndromes de deficiência); eles estão listados na Tabela 36.6, juntamente com as necessidades diárias recomendadas para cada um.[24]
b) Como salientado anteriormente para as necessidades diárias de vitaminas, as necessidades publicadas dos oligoelementos são indicadas para indivíduos adultos saudáveis. As necessidades em pacientes gravemente enfermos não são conhecidas.

TABELA 36.6
Ingesta diária de oligoelementos essenciais

Oligoelemento	Dose enteral	Dose parenteral
Cromo	200 µg	15 µg
Cobre	3 mg	1,5 mg
Iodo	150 µg	150 µg
Ferro	10 mg	2,5 mg
Manganês	5 mg	100 µg
Selênio	200 µg	70 µg
Zinco	15 mg	4 mg

As quantidades representam as doses máximas diárias de manutenção para cada elemento.
Fonte: referência 24.

Selênio

1. O selênio é um antioxidante endógeno devido ao seu papel como cofator para a glutationa peroxidase, uma enzima do sistema glutationa redox, uma fonte importante de atividade antioxidante intracelular no corpo humano.
2. A necessidade diária de selênio em pacientes gravemente enfermos não é conhecida. A necessidade diária mínima é de 55 µg em adultos saudáveis,[25] mas a utilização do selênio está aumentada na doença aguda,[26] de modo que a necessidade diária está discretamente elevada em pacientes gravemente enfermos. A dose diária máxima considerada segura é de 200 µg.
3. Devido à necessidade incerta de selênio em pacientes de UTI e ao potencial da deficiência desse elemento de promover estresse oxidativo, a monitorização dos níveis de selênio plasmático parece justificada em pacientes com estresse oxidativo provável. A faixa normal de selênio no plasma é de 89 a 113 µg/L.[27]

REFERÊNCIAS

1. Harris JA, Benedict FG. A biometric study of human basal metabolism. Proc Natl Acad Sci US A 1918; 4:370-373.
2. Mann S, Westenskow DR, Houtchens BA. Measured and predicted caloric expenditure in the acutely ill. Crit Care Med 1985; 13:173-177.
3. Paauw JD, McCamish MA, Dean RE, et al. Assessment of caloric needs in stressed patients. J Am Coll Nutr 1984; 3:51-59.
4. Weissman C, Kemper M, Askanazi J, et al. Resting metabolic rate of the critically ill patient: measured versus predicted. Anesthesiology 1986; 64:673-679.
5. McClave S, Snider H. Use of indirect calorimety in clinical nutrition. Nutr Clin Pract 1992; 7:207-221.
6. Bursztein S, Saphar P, Singer P, et al. A mathematical analysis of indirect calorimetry measurements in acutely ill patients. Am J Clin Nutr 1989; 50:227-230.
7. Jones PJH, Kubow S. Lipids, sterols, and their metabolites. In: Shils ME, et al., eds. Modern nutrition in health and disease. 10th ed. Philadelphia: Lippincott, Williams & Wilkins, 2006:92-121.
8. Matthews DE. Proteins and amino acids. In: Shils ME, et al., eds. Modem nutrition in health and disease. 10th ed. Philadelphia: Lippincott, Williams &Wilkins, 2006.23-61.

9. Velasco N, Long CL, Otto DA, et al. Comparison of three methods for the estimation of total nitrogen losses in hospitalized patients. J Parenter Enteral Nutr 1990; 14:517-522.
10. Blackburn GL, Bistrian BR, Maini, BS, et al. Nutritional and metabolic assessment of the hospitalized patient. J Parenter Enteral Nutr 1977; 1:11-22.
11. Dempsey DT, Mullen JL, Rombeau JL, et al. Treatment effects of parenteral vitamins in total parenteral nutrition patients. J Parenter Enteral Nutr 1987; 11:229-237.
12. Beard ME, Hatipov CS, Hamer JW. Acute onset of folate deficiency in patients under intensive care. Crit Care Med 1980; 8:500-503.
13. Butterworth RF. Thiamin. In: Shils ME, et al., eds. Modern nutrition in health and disease. 10th ed. Philadelphia: Lippincott, Williams & Wilkins, 2006:426-433.
14. McConachie I, Haskew A. Thiamine status after major trauma. Intensive Care Med 1988; 14:628-631.
15. Seligmann H, Halkin H, Rauchfleisch S, et al. Thiamine deficiency in patients with congestive heart failure receiving long-term furosemide therapy: a pilot study. Am J Med 1991; 91:151-155.
16. Dyckner T, Ek B, Nyhlin H, et al. Aggravation of thiamine deficiency by magnesium depletion: A case report. Acta Med Scand 1985; 218:129-131.
17. Scheiner JM, Araujo MM, DeRitter E. Thiamine destruction by sodium bisulfite in infusion solutions. Am J Hosp Pharm 1981; 38:1911-1916.
18. Tan GH, Farnell GF, Hensrud DD, et al. Acute Wernicke's encephalopathy attributable to pure dietary thiamine deficiency. Mayo Clin Proc 1994; 69:849-850.
19. Oriot D, Wood C, Gottesman R, et al. Severe lactic acidosis related to acute thiamine deficiency. J Parenter Enteral Nutr 1991; 15:105-109.
20. Koike H, Misu K, Hattori N, et al. Postgastrectomy polyneuropathy with thiamine deficiency. J Neurol Neurosurg Psychiatry 2001; 71:357-362.
21. Boni L, Kieckens L, Hendrikx A. An evaluation of a modified erythrocyte transketolase assay for assessing thiamine nutritional adequacy. J Nutr Sci Vitaminol (Tokyo) 1980; 26:507-514.
22. Anderson BO, Brown JM, Harken AH. Mechanisms of neutrophil-mediated tissue injury. J Surg Res 1991; 51:170-179.
23. Fleming CR. Trace element metabolism in adult patients requiring total parenteral nutrition. Am J Clin Nutr 1989; 49:573-579.
24. Dark DS, Pingleton SK. Nutritional support in critically ill patients. Intensive Care Med 1993; 8:16-33.
25. National Institutes of Health, Office of Dietary Supplements. Dietary Supplement Fact sheet: Selenium. Available at http://dietarysupplements.info.nih.gov/factsheets/Selenium_pf.asp (accessed on Nov. 30, 2007).

26. Hawker FH, Stewart PM, Snitch PJ. Effects of acute illness on selenium homeostasis. Crit Care Medicine 1990; 18:442-446.
27. Geoghegan M, McAuley D, Eaton S, et al. Selenium in critical illness. Curr Opin Crit Care 2006; 12:136-141.

Capítulo 37

ALIMENTAÇÃO ENTERAL

Em pacientes que estão incapacitados de se alimentar, o método preferido de suporte nutricional envolve fórmulas de alimentação líquida que são administradas diretamente no estômago.

CARACTERÍSTICAS GERAIS

Efeitos tróficos

1. A presença de nutrientes no lúmen intestinal tem efeito trófico sobre a mucosa do intestino.[1] Esse efeito é devido em parte à presença de volume luminal e em parte a nutrientes individuais, como a glutamina, que é o combustível preferido para as células epiteliais no intestino.[2]
2. Os efeitos tróficos da alimentação enteral são perdidos durante períodos de repouso intestinal, o que resulta em atrofia progressiva e ruptura da mucosa intestinal.[1] A nutrição parenteral total (NPT) não previne a degeneração epitelial que acompanha o repouso intestinal.
3. Como a mucosa intestinal serve como barreira à invasão microbiana (como descrito no Capítulo 35), a alimentação enteral pode ter papel importante para reforçar as defesas do hospedeiro contra infecção. Essa hipótese é apoiada por estudos clínicos mostrando translocação de patógenos entéricos através da mucosa intestinal durante períodos de repouso intestinal.[1,3]
4. O papel aparente das alimentações enterais como *medida de controle de infecções* tem garantido a preferência pela alimentação enteral em relação à NPT.

Seleção de pacientes

Indicações

O candidato típico à alimentação enteral é o paciente que tem risco de desnutrição (ou já está desnutrido) por comprometimento da ingesta oral e que tem baixa probabilidade de melhorar em poucos dias.

Contraindicações

a) As contraindicações absolutas à alimentação enteral incluem choque circulatório, isquemia intestinal, obstrução intestinal completa e íleo.[4]
b) O suporte nutricional completo por alimentação enteral não é aconselhado em pacientes com obstrução intestinal parcial, diarreia grave ou contínua, pancreatite ou fístulas enterocutâneas de alto volume (mais de 500 mL ao dia). Contudo, a infusão limitada de alimentação enteral frequentemente é admissível nessas condições, quando tolerada. Nos casos de pancreatite, a alimentação enteral pode ser fornecida no jejuno.

FÓRMULAS ALIMENTARES

Densidade calórica

1. A maioria das fórmulas alimentares fornece 1 a 1,3 quilocaloria (kcal) por mL (ver Tabela 37.1), e algumas fornecem até 2 kcal/mL (ver Tabela 37.2). As fórmulas com elevadas densidades calóricas são direcionadas a pacientes com hipermetabolismo grave (p. ex., trauma multissistêmico e queimaduras) e a pacientes que têm restrição de volume.
2. A densidade calórica das fórmulas alimentares inclui a contribuição de proteínas, mas as necessidades calóricas diárias devem ser fornecidas por calorias não proteicas (como descrito no Capítulo 36). Os ajustes da densidade calórica para refletir calorias não proteicas são descritos mais adiante neste capítulo.

TABELA 37.1
Densidade calórica padrão das fórmulas alimentares

Fórmulas alimentares	Densidade calórica (kcal/mL)	Calorias não proteicas (%)	Proteína (g/L)	Osmolalidade (mosm/kg H_2O)
Enrich	1,1	85	40	480
Glucerna	1	83	42	375
Isocal	1,1	87	34	300
Isocal HN	1,1	83	44	300
Jevity	1,1	83	44	300
Osmolite	1,1	86	37	300
Osmolite HN	1,1	83	44	300
Peptamen	1	84	40	270
Resource	1,1	86	37	430
Ultracal	1,1	83	43	310

TABELA 37.2
Fórmulas alimentares de alta densidade calórica

Fórmulas alimentares	Densidade calórica (kcal/mL)	Calorias não proteicas (%)	Proteína (g/L)	Osmolalidade (mosm/kg H_2O)
Isocal HCN	2	85	75	690
Magnacal	2	86	70	590
Nepro	2	86	70	635
Suplena	2	94	15	615
Twocal HN	2	83	84	690

Osmolalidade

1. A atividade osmótica das soluções alimentares, que é expressa como osmolalidade (mosm/kg H_2O), varia diretamente com a densidade calórica e com a adição de moléculas especializadas, como a glutamina.
2. A osmolalidade das fórmulas alimentares padrão (ou seja, densidade calórica de 1 kcal/mL e sem moléculas especiais adicionais) é uma aproximação da osmolalida-

de do plasma (280 a 300 mosm/kg H_2O). Soluções de alta densidade calórica, como as da Tabela 37.2, mostram um aumento de duas vezes na osmolalidade que é compatível com o aumento na densidade calórica.
3. Fórmulas alimentares hipertônicas apresentam dois problemas: retardo no esvaziamento gástrico e diarreia osmótica. A instilação gástrica sempre é aconselhada na alimentação hipertônica para aproveitar os efeitos de diluição das secreções gástricas.

Conteúdo proteico

1. As fórmulas alimentares padrão fornecem 35 a 45 g de proteína por litro.
2. Fórmulas com alto teor de proteína, em geral designadas pelo sufixo HN (*high nitrogen*, nitrogênio elevado), fornecem apenas 20% a mais de proteína do que as fórmulas regulares.
3. A maioria das fórmulas enterais fornece proteínas intactas que são quebradas em aminoácidos no trato GI superior. Algumas fórmulas alimentares contêm pequenos peptídeos (p. ex., Peptamen, Vital HN), os quais são absorvidos mais rapidamente do que a proteína intacta. As fórmulas com base em peptídeos promovem a reabsorção de água a partir do intestino e podem ser usadas em pacientes com diarreia preocupante.

Conteúdo lipídico

Os lipídeos, na maioria das fórmulas alimentares, são derivados de óleos vegetais. O conteúdo lipídico é ajustado para prover cerca de 30% da densidade calórica da fórmula.

Ácidos graxos ômega-3

Os ácidos graxos poli-insaturados dos óleos vegetais (que compõem o conteúdo lipídico da maioria das fórmulas alimentares) podem servir como precursores para mediadores pró inflamatórios (eicosanoides) que são capazes de promover lesão das células inflamatórias.[9] Devido à preocupação com a possibilidade de lesão, tem-se indicado a introdução de soluções alimentares que contêm ácidos graxos poli-insaturados de óleos de peixe (ácidos graxos ômega-3), os quais não promovem a produção de mediadores pró-inflamatórios. Três dessas soluções alimentares são apresentadas na Tabela 37.3. O uso de soluções alimentares como essas para manipular a resposta inflamatória é conhecido como *imunonutrição*.[5,6]

Nutrientes condicionalmente essenciais

Os nutrientes não essenciais (que não requerem suporte exógeno) podem tornar-se essenciais (que requerem suporte exógeno) em condições nas quais a depleção de nutrientes é evidente. Três desses nutrientes *condicionalmente essenciais* merecem ser comentados, pois as condições nas quais eles se tornam essenciais são comuns na UTI.

Glutamina

A glutamina é o principal combustível para a mucosa intestinal,[2] e é um precursor da glutationa, o principal antioxidante intracelular no corpo humano.

a) Mais de 10 fórmulas de alimentação enteral são enriquecidas com glutamina – duas delas são mostradas na

TABELA 37.3
Fórmulas alimentares enterais imunomoduladoras

Produto	kcal/mL	gramas/1.000 kcal		
		Ácidos graxos n-3	Arginina	Glutamina
Altraq	1	<1	5	14
Immun-Aid	1	11	14	9
Impact	1	17	13	0
Oxepa	1,5	63	0	0

Ácidos graxos n-3 = ácidos graxos ômega-3.
Fonte: referência 5.

Tabela 37.3. A ingesta ideal de glutamina não é definida, já que não há uma necessidade diária delimitada para esse nutriente.

Arginina

a) A arginina parece mais adequada aos pacientes em pós-operatório e vítimas de trauma, pois é o substrato metabólico preferido para músculos lesados e promove cicatrização de ferimentos.
b) Há pelo menos cinco fórmulas de alimentação enteral que fornecem arginina – três dessas são mostradas na Tabela 37.3. Os estudos clínicos sugerem benefício com fórmulas alimentares contendo pelo menos 12 g/L de arginina.[5]

Carnitina

A carnitina é necessária para transportar ácidos graxos para dentro das mitocôndrias, onde estes serão oxidados.

a) As condições hipercatabólicas promovem a deficiência de carnitina,[7] que é caracterizada por miopatia envolvendo o coração e os músculos esqueléticos. Um estado de deficiência é sugerido por níveis plasmáticos de carnitina que caem abaixo de 20 mmol/L.
b) A dose diária recomendada para a carnitina é 20 a 30 mg/kg em adultos.[8] As fórmulas alimentares que fornecem carnitina suplementar incluem Glucerna, Isocal HN, Jevity e Peptamen.

CRIAÇÃO DE UM REGIME ALIMENTAR

Esta seção descreve o processo de criação de um esquema alimentar. As principais características são apresentadas a seguir, e as variáveis envolvidas são destacadas na Tabela 37.4.

Necessidades diárias calóricas e proteicas

A primeira preocupação no suporte nutricional é determinar as necessidades diárias de calorias e de proteínas. Essas

TABELA 37.4
Criação de um regime alimentar

1. *Estimar as necessidades calóricas e proteicas diárias:*
   $$\text{kcal/dia} = 25 \times \text{peso (kg)}$$
   $$\text{Proteína (g/dia)} = (1{,}2 - 1{,}6) \times \text{peso (kg)}$$

2. *Determinar o volume de alimentação diário e a velocidade de infusão:*
   $$\text{Volume diário (mL)} = \frac{\text{kcal/dia necessárias}}{\text{kcal/mL nas refeições}}$$
   $$\text{Velocidade de infusão (mL/h)} = \frac{\text{volume diário (mL)}}{\text{tempo de alimentação (hr)}}$$

3. *Avaliar a ingesta proteica:*
   $$\text{Ingesta proteica (g/dia)} = \text{volume diário (L)} \times \text{proteína nas refeições(g/L)}$$
   $$\frac{\text{Ingesta proteica desejada (g/dia)}}{\text{Ingesta proteica real (g/dia)}} = < 1 \text{ ou } 1 \text{ ou } > 1$$

---

necessidades podem ser estimadas ou medidas, como descrito no Capítulo 36. As equações preditivas da Tabela 37.4 devem ser suficientes na maioria dos pacientes.

Calorias não proteicas

A densidade calórica das fórmulas alimentares representa as calorias totais de carboidratos, lipídeos e proteínas, mas apenas as calorias não proteicas devem ser usadas para fornecer as calorias necessárias (como descrito no Capítulo 36). Portanto, a densidade calórica das fórmulas alimentares deve ser ajustada para refletir apenas as calorias não proteicas.

1. Como mostrado na Tabela 37.1, as calorias não proteicas representam 80 a 85% das calorias nas fórmulas alimentares padrão; portanto, o ajuste para calorias não proteicas irá reduzir a produção calórica das soluções alimentares em 15 a 20%.

Volume diário e velocidade de infusão

1. A necessidade calórica diária que é definida na Etapa 1 do regime pode ser dividida pela densidade calórica (não proteica) de uma fórmula alimentar para determinar o volume das refeições enterais que irão prover as calorias desejadas (ver Tabela 37.4). Para as fórmulas alimentares que têm a densidade calórica próxima de 1 kcal/min, o volume diário das refeições enterais (em mL) será 15 a 20% maior do que o número desejado de calorias diárias.
2. As alimentações enterais são infundidas continuamente no trato GI superior por 16 horas a cada dia, e cada período alimentar é seguido por 8 horas de repouso intestinal antes de retomar a alimentação. A velocidade de infusão desejada para a alimentação (em mL/h) é determinada usando-se o volume diário de alimentação (em mL) e a duração do período de infusão (em horas) (ver Tabela 37.4).

Ingesta proteica

O passo final é determinar se o volume diário de refeições está fornecendo proteína suficiente.

1. A ingesta diária de proteína é determinada pela concentração de proteína na fórmula alimentar e no volume de fórmula infundido a cada dia.
2. A ingesta diária de proteína é comparada, então, com a ingesta desejada de proteína da Etapa 1. Se a ingesta diária for menor do que o desejado, proteína em pó (da farmácia do hospital) é adicionada à sonda de alimentação para corrigir a discrepância.
3. O melhor método de avaliação da ingesta proteica é o *balanço nitrogenado* de 24 horas, que é descrito no Capítulo 36, Ingesta proteica. Contudo, o método é reservado para pacientes que estão recebendo suporte nutricional prolongado que estão clinicamente estáveis.

INICIANDO A ALIMENTAÇÃO POR SONDA

Inserção da sonda de alimentação

1. As sondas de alimentação usadas para suporte nutricional de curta duração (até algumas semanas) são inseridas pelas narinas e avançadas às cegas até o estômago ou o duodeno. A distância necessária para atingir o estômago pode ser estimada pela medida da distância da ponta do nariz até o lobo da orelha e depois até o processo xifoide (50 a 60 cm).[9]
2. As sondas alimentares são colocadas na traqueia em 1% das inserções.[10] Como os pacientes com frequência são assintomáticos, elas podem ser avançadas profundamente nos pulmões e podem perfurar a pleura visceral e criar um pneumotórax.[11,12]
3. Um raio X portátil deve ser realizado após cada inserção (ver Figura 37.1). A prática comum de introduzir ar na sonda e escutar os sons intestinais no abdome superior não é um método confiável para determinar a posição do tubo, porque os sons que emanam de uma sonda nas vias aéreas inferiores podem ser transmitidos para o abdome superior.[11,12]
4. Avançar a ponta da sonda de alimentação para dentro do duodeno para reduzir o risco de aspiração da sonda não é necessário, visto que, segundo estudos clínicos, *a incidência de aspiração é a mesma com a alimentação duodenal e a gástrica.*[4,13]

Resíduos gástricos

1. Antes de iniciar as alimentações, o conteúdo do estômago deve ser aspirado para que o volume residual gástrico seja medido. (Isso pode ser difícil, pois sondas de alimentação de pequeno calibre, flexíveis, tendem a colapsar quando a sucção é aplicada.)
2. Se o volume aspirado for menor do que 150 mL, a alimentação pode ser iniciada. Se o volume aspirado

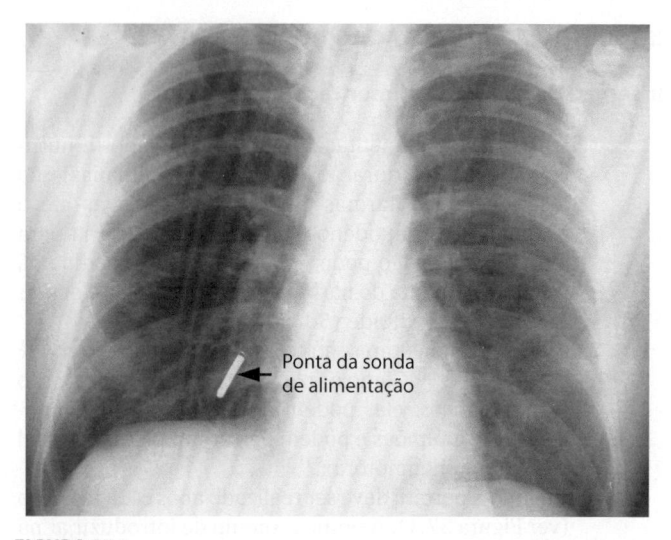

FIGURA 37.1
Raio X de tórax portátil tirado após uma inserção sem ocorrências de uma sonda alimentar.

for maior do que 150 mL, deve-se esperar mais duas horas e repetir a aspiração gástrica. Se a segunda aspiração produzir menos de 150 mL, a alimentação pode ser iniciada. Se forem aspirados mais de 150 mL novamente, as seguintes opções estão disponíveis:
a) Avançar a sonda para o duodeno a fim de começar a alimentação (recomendado).
b) Administrar o fármaco procinético **metoclopramida** (10 mg IV) e verificar os resíduos gástricos em duas horas (mas, em geral, não funciona).

Regimes iniciais

1. A abordagem tradicional para iniciar a alimentação por sonda é começar com fórmulas diluídas e uma velocidade de infusão lenta e avançar gradualmente

até a ingesta desejada de nutrientes por 1 a 2 dias. Essa prática aumenta pouco o período de nutrição inadequada.

2. Estudos envolvendo alimentações intragástricas mostram que alimentações completas podem ser fornecidas imediatamente, sem vômitos ou diarreias preocupantes.[14,15]

3. As alimentações por sonda geralmente são infundidas por 16 horas, seguidas por oito horas de repouso intestinal. A alimentação contínua sem um período de repouso intestinal é um estresse intenso à mucosa do intestino e promove má absorção e diarreia.

COMPLICAÇÕES

As complicações associadas com a alimentação enteral incluem a oclusão da sonda, refluxo do conteúdo gástrico para as vias aéreas e diarreia.

Oclusão da sonda

Sondas de alimentação de pequeno calibre podem se tornar ocluídas por precipitados de proteína que se formam quando as secreções ácidas gástricas refluem para dentro da sonda.[16] As medidas preventivas padrão incluem a limpeza das sondas com 30 mL de água a cada quatro horas e o uso de um jato de 10 mL de água após a instilação de medicamentos.

Restauração da patência

Se ainda houver algum fluxo pela sonda, deve-se injetar água morna na sonda e agitá-la com uma seringa. Isso pode aliviar a obstrução em 30% dos casos.[22] Contudo, se isso não for eficaz, a **enzima pancreática** (Viokase) pode ser usada da seguinte forma:[17]

a) Dissolver um tablete de Viokase e um tablete de carbonato de sódio (324 mg) em 5 mL de água. Injetar essa mistura na sonda e fechar por cinco minutos. Seguir com uma lavagem com água morna.

b) Isso deve aliviar a obstrução em aproximadamente 75% dos casos.[17] Se a sonda estiver completamente ocluída, deve-se tentar inserir um guia flexível ou cateter *drum-cartridge* (cateter apresentado em cartucho pré-montado, enrolado e embalado dentro de um tambor) para limpar a obstrução.

Aspiração

1. A regurgitação retrógrada da fórmula alimentar é relatada em até 80% dos pacientes recebendo alimentações gástricas ou duodenais.[18] A elevação da cabeceira da cama a 45° pode reduzir (mas não eliminar) o problema.
2. A aspiração da fórmula para as vias aéreas pode ser detectada pelo teste dos aspirados traqueais com tiras de reagente de glicose oxidase. Os resultados são medidos por meio de um glicosímetro automático. Concentração de glicose maior do que 20 mg/dL nos aspirados traqueais é evidência de aspiração.[19]
3. A adição de corante alimentar nas fórmulas com subsequente inspeção das secreções traqueais para a presença de cor é um método insensível para detectar aspiração.[19]

Diarreia

1. A diarreia ocorre em aproximadamente 30% dos pacientes em uso de alimentação enteral.[20] A hiperosmolalidade das fórmulas alimentares é responsável por alguns, mas não todos os casos.
2. Uma causa importante e frequentemente negligenciada de diarreia é o sorbitol, que é adicionado às preparações líquidas de fármacos para melhorar a palatabilidade.[20,21] O sorbitol causa diarreia osmótica.
3. A diarreia associada aos antibióticos, incluindo a enterocolite por *Clostridium difficile*, também pode aparecer durante a alimentação enteral e não deve ser confundida com a diarreia osmótica relacionada à alimentação.

Sinais de inflamação sistêmica não devem acompanhar a diarreia por alimentação enteral.

REFERÊNCIAS

1. Alpers DH. Enteral feeding and gut atrophy. Curr Opin Clin Nutr Metab Care 2002; 5:679-683.
2. Herskowitz K, Souba WW. Intestinal glutamine metabolism during critical illness: a surgical perspective. Nutrition 1990; 6:199-206.
3. Wiest R, Rath HC. Gastrointestinal disorders of the critically ill: Bacterial translocation in the gut. Best Pract Res Clin Gastroenterol 2003; 17:397-425.
4. Kreymann KG, Berger MM, Deutz NE, et al. ESPEN Guidelines on Enteral Nutrition: Intensive care. Clin Nutr 2006; 25:210-223.
5. Bistrian BR, McCowen KC. Nutritional and metabolic support in the adult intensive care unit: key controversies. Crit Care Med 2006; 34:1525-1531.
6. Heyland DK, Novak F, Drover JW, et al. Should immunonutrition become routine in critically ill patients? JAMA 2007; 286:944-953.
7. Rebouche CJ. Carnitine. In: Shils ME, et al., eds. Modern nutrition in health and disease. 10th ed. Philadelphia: Lippincott, Williams & Wilkins, 2006:537-544.
8. Karlic H, Lohninger A. Supplementation of L-carnitine in athletes: does it make sense? Nutrition (Burbank, CA) 2004; 20:709-715.
9. Stroud M, Duncan H, Nightingale J. Guidelines for enteral feeding in adult hospital patients. Gut 2003; 52(Suppl 7):vii1-vii12.
10. Baskin WN. Acute complications associated with bedside placement of feeding tubes. Nutr Clin Pract 2006; 21:40-55.
11. Kolbitsch C, Pomaroli A, Lorenz I, et al. Pneumothorax following nasogastric feeding tube insertion in a tracheostomized patient after bilateral lung transplantation. Intensive Care Med 1997; 23:440-442.
12. Fisman DN, Ward ME. Intrapleural placement of a nasogastric tube: an unusual complication of nasotracheal intubation. Can J Anaesth 1996; 43:1252-1256.
13. Strong RM, Condon SC, Solinger MR, et al. Equal aspiration rates from postpylorus and intragastric-placed small-bore nasoenteric feeding tubes: a randomized, prospective study. J Parentet Enteral Nutr 1992; 16:59-63.
14. Rees RG, Keohane PP, Grimble GK, et al. Elemental diet administered nasogastrically without starter regimens to patients with inflammatory bowel disease. J Parenter Enteral Nutr 1986; 10:258-262.
15. Mizock BA. Avoiding common errors in nutritional management. J Crit Illness 1993; 10:1116-1127.
16. Marcuard SP, Perkins AM. Clogging of feeding tubes. J Parenter Enteral Nutr 1988; 12:403-405.

17. Marcuard SP, Stegall KS. Unclogging feeding tubes with pancreatic enzyme. J Parenter Enteral Nutr 1990; 14:198-200.
18. Metheny N. Minimizing respiratory complications of nasoenteric tube feedings: state of the science. Heart Lung 1993; 22:213-223.
19. Potts RG, Zaroukian MH, Guerrero PA, et al. Comparison of blue dye visualization and glucose oxidase test strip methods for detecting pulmonary aspiration of enteral feedings in intubated adults. Chest 1993; 103:117-121.
20. Edes TE, Walk BE, Austin JL. Diarrhea in tube-fed patients: feediing formula not necessarily the cause. Am J Med 1990; 88:91-93.
21. Cheng EY, Hennen CR, Nimphius N. Unsuspected source o diarrhea in an ICU patient. Clin Intensive Care 1992; 3:33-36.

Capítulo 38

NUTRIÇÃO PARENTERAL TOTAL

Quando o suporte nutricional completo não é possível com a alimentação por sonda enteral, a via intravenosa pode ser usada para suplementar a nutrição enteral ou fornecer *nutrição parenteral total* (NPT). Este capítulo descreve as características básicas da NPT e demonstra como criar individualmente um esquema de NPT para pacientes.

SOLUÇÕES DE SUBSTRATOS

Soluções de dextrose

1. Os esquemas de nutrição intravenosa usam soluções de dextrose como as que são apresentadas na Tabela 38.1 para fornecer calorias de carboidratos.
2. Como a dextrose tem baixa produção de energia (3,4 kcal/g), as soluções de dextrose usadas para NPT devem ser concentradas, a fim de fornecer calorias suficientes para suprir as necessidades diárias (solução de dextrose a 50% é o padrão na NPT). Essas soluções são hiperosmolares e devem ser infundidas em grandes veias centrais.

Soluções de aminoácidos

As proteínas são fornecidas na forma de soluções de aminoácidos que contêm misturas variadas de aminoácidos essenciais (N = 9), semiessenciais (N = 4) e não essenciais (N = 10). Essas soluções são misturadas com soluções de dextrose em uma proporção de 1:1. Exemplos de soluções de aminoácidos padrão e exclusivas são apresentadas na Tabela 38.2.

TABELA 38.1
Soluções intravenosas de dextrose

Potência	Concentração (g/L)	Produção de energia[a] (kcal/L)	Osmolalidade (mosm/L)
5%	50	170	253
10%	100	340	505
20%	200	680	1.010
50%	500	1.700	2.525
70%	700	2.380	3.530

[a]Com base na produção de energia oxidativa de 3,4 kcal/g para a dextrose.

TABELA 38.2
Soluções de aminoácidos padrão e exclusivas

	Aminosyn	Aminosyn-HBC	Aminosyn RF
Concentrações disponíveis	3,5%, 5%, 7%, 8,5%, 10%	7%	5,2%
Indicações	NPT-padrão	Hipercatabolismo	Insuficiência renal
% AAE	50%	63%	89%
% AACR	25%	46%	33%

AAE = aminoácidos essenciais; AACR = aminoácidos de cadeia ramificada.

Soluções-padrão

As soluções-padrão de aminoácidos (p. ex., Aminosyn, Tabela 38.2) são misturas balanceadas de 50% de aminoácidos essenciais e 50% de aminoácidos não essenciais e semiessenciais. Essas soluções estão disponíveis em concentrações que fornecem 35 a 100 gramas de proteína por litro.

Hipercatabolismo

As soluções de aminoácidos específicas para condições de hipercatabolismo (p. ex., Aminosyn-HBC, Tabela 38.2) são enriquecidas com aminoácidos de cadeia ramificada (isoleucina, leucina e valina), que são os combustíveis preferidos nos músculos esqueléticos quando as demandas metabólicas estão aumentadas.

Insuficiência renal

As soluções de aminoácidos específicas para uso na insuficiência renal (p. ex., Aminosyn RF na Tabela 38.2) são ricas em aminoácidos essenciais, pois o nitrogênio nos aminoácidos essenciais é parcialmente reciclado para produzir aminoácidos não essenciais, o que resulta em incrementos menores no nitrogênio ureico do que o produzido pela quebra de aminoácidos não essenciais.

Insuficiência hepática

As soluções de aminoácidos determinadas para uso na insuficiência hepática (p. ex., Hepatic-Aid) são enriquecidas com aminoácidos de cadeia ramificada (como as soluções para insuficiência renal), pois estes bloqueiam o transporte de aminoácidos aromáticos (implicados na encefalopatia hepática) através da barreira hematencefálica.

Glutamina

Os benefícios potenciais do aminoácido glutamina são mencionados no Capítulo 37 (Nutrientes condicionalmente essenciais). Soluções de aminoácidos enriquecidas com glutamato (p. ex., Aminosyn II) são usadas como uma fonte exógena de glutamina, porque o glutamato pode combinar-se com a amônia para formar glutamina.

Eficácia

a) Nenhuma das soluções exclusivas de aminoácidos (i. e., aquelas determinadas para hipercatabolismo, insuficiência renal ou hepática) tem mostrado melhorar o desfecho clínico.[1]

b) Há alguma evidência de que a NPT aprimorada pela glutamina pode reduzir complicações infecciosas em pacientes de UTI,[2] e a suplementação com glutamina tem sido recomendada como uma prática de rotina para pacientes dependentes do ventilador.[3]

Emulsões lipídicas

Os lipídeos são fornecidos como emulsões consistindo em gotas submicra ($\leq 0{,}45$ μm) de colesterol, fosfolipídeos e triglicerídeos. Os triglicerídeos são derivados dos óleos vegetais (óleo de açafrão e de soja) e são ricos em ácido linoleico e ácidos graxos essenciais.

1. Os lipídeos são usados para fornecer 15 a 30% das necessidades diárias de calorias, e 4% das necessidades calóricas diárias devem ser fornecidas como ácido linoleico para prevenir deficiência de ácidos graxos essenciais.[4]
2. Como mostrado na Tabela 38.3,[5] as emulsões de lipídeos estão disponíveis em concentrações de 10 e 20% (a porcentagem refere-se a gramas de triglicerídeos por 100 mL de solução). As emulsões a 10% fornecem cerca de 1 kcal/mL, e as emulsões a 20% fornecem 2 kcal/mL. Elas podem ser infundidas separadamente (velocidade máxima = 50 mL/h) ou em combinação com as misturas de dextrose-aminoácidos.

TABELA 38.3
Emulsões lipídicas intravenosas para uso clínico

Característica	Intralipid		Liposyn II	
	10%	20%	10%	20%
Calorias (kcal/mL)	1,1	2	1,1	2
% de calorias como AGE (ácido linoleico)	50%	50%	66%	66%
Colesterol (mg/dL)	250-300	250-300	13-22	13-22
Osmolaridade (mosm/L)	260	260	276	258
Volume da unidade (mL)	50	50	100	200
	100	100	200	500
	250	250	500	
	500	500		

Adaptada da referência 5. AGE = ácido graxo essencial.

3. Ao contrário das soluções hipertônicas de glicose, as emulsões de lipídeos são quase isotônicas com o plasma e podem ser infundidas pelas veias periféricas.

Aditivos

As misturas de eletrólitos, vitaminas e oligoelementos disponíveis comercialmente são adicionadas diretamente às misturas de aminoácidos-dextrose.

Eletrólitos

Há mais de 15 misturas de eletrólitos disponíveis. A maioria tem um volume de 20 mL e contém sódio, cloro, potássio e magnésio. Deve-se verificar a mistura usada no hospital e determinar se é necessário a adição de eletrólitos suplementares. As necessidades adicionais de potássio ou outros eletrólitos podem ser especificadas nas prescrições de NPT.

Vitaminas

As preparações aquosas de multivitaminas são determinadas para fornecer as necessidades diárias normais (ver Capítulo 36, Tabela 36.4). Necessidades aumentadas de vitaminas em pacientes hipermetabólicos podem não ser satisfeitas. Algumas vitaminas (p. ex., tiamina) são degradadas antes de serem fornecidas.[6]

Oligoelementos

Diversos aditivos de oligoelementos estão disponíveis, sendo dois deles mostrados na Tabela 38.4, juntamente com as necessidades parenterais de oligoelementos.[7] A maioria das misturas de oligoelementos não contém ferro, e a administração de ferro não é aconselhada como rotina devido ao seu efeito pró-oxidante.[8]

CRIAÇÃO DE UM REGIME DE NPT

A abordagem gradativa apresentada a seguir mostra como criar um regime de NPT para um paciente de modo individuali-

TABELA 38.4
Preparações e necessidades diárias de oligoelementos

Oligoelemento	Necessidade parenteral diária[a]	MTE-5[b] concentrado	MTE-6[b] concentrado
Cromo	10-15 µg	10 µg	10 µg
Cobre	0,5-1,5 mg	1 mg	1 mg
Iodo	150 µg	–	75 µg
Ferro	0,5 mg	–	–
Manganês	150-800 µg	500 µg	500 µg
Selênio	50-200 µg	60 µg	60 µg
Zinco	2,5-4 mg	5 mg	5 mg

[a]Adaptada da referência 7.
[b]Fonte: referência 5.

zado. A cada passo ao longo do processo, será criado um exemplo de regime de NPT para um paciente adulto de 70 kg.

Necessidade diária

O primeiro passo é estimar a necessidade diária de proteína e de calorias. A simples equação preditiva a seguir deve ser suficiente na maioria dos pacientes (ver Capítulo 36).

$$\text{Calorias (kcal/dia)} = 25 \times \text{peso (kg)} \quad (38.1)$$

$$\text{Proteína (g/dia)} = (1{,}2 - 1{,}6) \times \text{peso (kg)} \quad (38.2)$$

O peso corporal nessas equações deve ser o peso ideal ou o peso corporal magro. A faixa de 1,2 a 1,6 na estimativa da proteína representa o grau de estresse metabólico (1,2 é leve, 1,4 é moderado e 1,6 é grave).

Exemplo de esquema

Para um adulto com 70 kg e um grau moderado de estresse metabólico:

a) A necessidade calórica diária é de 25 × 70 = 1.750 kcal.
b) A necessidade diária de proteína é 1,4 × 70 = 98 gramas

Volume da mistura de NPT

O próximo passo é determinar o volume da mistura de NPT (mistura de dextrose-aminoácido) que irá fornecer a necessidade proteica estimada. Essa é uma função da concentração de proteína na mistura de NPT (g/L):

$$\text{Volume (L/dia)} = \frac{\text{Necessidade de proteína (g/dia)}}{\text{Conteúdo de proteína (g/L)}} \quad (38.3)$$

Como volumes iguais de solução de aminoácidos e solução de glicose são misturados, a concentração final de proteína é 50% da concentração na solução de aminoácidos. Por exemplo, uma mistura de aminoácidos a 10% (500 mL) e dextrose a 50% (500 mL), que é chamada de A_{10}-D_{50}, tem uma concentração de proteína de 50 gramas por litro.

Exemplo de esquema

Para o mesmo adulto de 70 kg com uma necessidade proteica diária de 98 gramas:

a) Uma mistura igual de A_{10}-D_{50} irá fornecer a proteína necessária em um volume diário de: 98/50 = 1,9 L.
b) A velocidade de infusão dessa mistura deve ser 1.900 mL/24 horas = 81 mL/h (ou 81 microgotas/min).

Calorias de carboidratos

O próximo passo é determinar as calorias fornecidas por carboidratos (CHO). Isso é equivalente ao produto do volume diário da mistura de NPT (em litros), à concentração de dextrose na mistura de aminoácido-dextrose (g/L) e à produção calórica da dextrose (3,4 kcal/grama).

Calorias de CHO = Volume × [Dextrose] × 3,4 (38.4)
 (kcal/dia)   (L)   (g/L)   (kcal/g)

A concentração de dextrose na mistura de aminoácido-dextrose é 50% da concentração de dextrose na solução aditiva;

isto é, uma mistura de NPT de A_{10}-D_{50} tem uma concentração de dextrose de 500/2 = 250 g/L.

Exemplo de esquema

Para o adulto de 70 kg com uma necessidade diária de proteína de 98 gramas, que recebe uma mistura de NPT de A_{10}-D_{50} a um volume de 1,9 L ao dia,

a) As calorias fornecidas pelos carboidratos são 1,9 × 25 × 3,4 = 1.615 kcal/dia.
b) A necessidade calórica restante é de 1.750 − 1.615 = 135 kcal/dia.

Calorias lipídicas

Uma emulsão lipídica é usada para fornecer o restante das necessidades calóricas diárias não supridas pela dextrose.

Exemplo de esquema

Para um adulto de 70 kg, que tem uma necessidade calórica diária estimada de 1750 calorias e irá receber 1615 kcal/dia de carboidratos.

a) A necessidade calórica restante de 1750-1615 = 135 kcal/dia pode ser suprida por uma emulsão lipídica a 10% (1 kcal/mL) em um volume de 135 mL/dia. Como a emulsão lipídica está disponível em unidades de volume de 50 mL, o volume pode ser ajustado para 150 mL/dia para evitar desperdício. A velocidade máxima de infusão é de 50 mL/h.

Prescrição de NPT

Exemplo de esquema

A prescrição para o exemplo de esquema de NPT irá incluir o seguinte:

a) A_{10}-D_{50} para correr em 80 mL/h.

b) Intralipid a 10%: 150 mL diariamente para infundir durante 4 a 6 horas.

As misturas de eletrólitos, vitaminas e oligoelementos são adicionadas à mistura de ácido-dextrose em quantidades determinadas pelas necessidades do paciente.

COMPLICAÇÕES METABÓLICAS

Hiperglicemia

A intolerância à glicose é uma das complicações mais comuns (e mais preocupantes) da NPT, e frequentemente requer a adição de insulina. É importante enfatizar que *a insulina adsorve em todos os plásticos e vidros usados nos equipamentos de infusão intravenosa*. A quantidade perdida para a adsorção varia com a quantidade de insulina adicionada, mas deve-se esperar uma perda média de 20 a 30%.[8] As seguintes observações sobre a hiperglicemia são relevantes.

1. A hiperglicemia está associada com maior déficit neurológico após um acidente vascular cerebral isquêmico.[9]
2. O controle glicêmico rígido para prevenir a hiperglicemia está associado com morbidade e mortalidade reduzidas em pacientes de UTI.[10,11]

Como resultado desta última observação, a maioria das UTIs adotaram (ou deveriam adotar) protocolos para prevenir a hiperglicemia com o uso agressivo de insulina. (Ver referência 12 para um fluxograma útil determinado para um controle rígido da glicemia.)

Hipofosfatemia

Outra consequência comum da NPT é um declínio progressivo nos níveis séricos de fósforo (ver Capítulo 29, Figura 29.2). Esse efeito é devido a uma maior captação celular de fósforo (que é ligada a uma maior captação de glicose). O fósforo é usado para formar o pirofosfato de tiamina, um cofator da glicólise.

Hipercapnia

A hiperalimentação (i. e., o fornecimento de calorias além do gasto energético diário) resulta em produção excessiva de CO_2, e isso pode promover retenção de CO_2 em pacientes com insuficiência respiratória. Embora originalmente atribuído ao excesso de calorias de carboidratos, esse efeito parece ser um reflexo da hiperalimentação em geral, e não especificamente daquela com carboidratos.[13]

REFERÊNCIAS

1. Andris DA, Krzywda EA. Nutrition support in specific diseases: back to basics. Nutr Clin Pract 1994; 9:28-32.
2. Dechelotte P, Hasselmann M, Cynober L, et al. L-alanyl-L-glutamine dipeptide-supplemented total parenteral nutrition reduces infectious complications and glucose intolerance in critically ill patients: the French controlled, randomized, double-blind, multicenter study. Crit Care Med 2006; 34:598-604.
3. Heyland DK, Dhaliwal R, Drover JW, etal. Canadian clinical practice guidelines for nutrition support in mechanically ventilated critically ill adult patients. J Parenter Enteral Nutr 2003; 27:355-373.
4. Barr LH, Dunn GD, Brennan MF. Essential fatty acid deficiency during total parenteral nutrition. Ann Surg 1981;193:304-311.
5. Borgsdorf LR, Cada DJ, Cirigliano M, et al. Drug facts and camprisons. 60th ed. St. Louis, MO: Wolters Kluwer, 2006.
6. Scheiner JM, Araujo MM, DeRitter E. Thiamine destruction by sodium bisulfite in infusion solutions. Am J Hosp Pharm 1981. 38:1911-1916.
7. Teasley-Strausburg KM, Cerra FB, Lehmann sL, shronts EP, eds Nutrition support handbook. Cincinnati: Harvey Whitney Books 1992:120.
8. Trissel LA. Handbook on injectable drugs. 13th ed. Bethesda, MD Amer Soc Health System Pharmacists, 2005.
9. Alvarez-Sabin J, Molina CA, Montaner J, et al. Effects of admission hyperglycemia on stroke outcome in reperfused tissue plasminogen activator-treated patients. Stroke 2003; 34:1235-1241.
10. van der Berghe G, Woutens P, Weekers P, et al. Intensive insulin therapy in critically ill patients: N Engl I Med 2001; 345:1359-1367.
11. Finey SJ, Zekveld C, Elia A, Evans TW. Glucose control and mortality in critically ill patients. JAMA 2003; 290:2041-2047.
12. Krinsley JS. Effect of an intensive glucose management protocol on the mortality of critically ill adult patients. Mayo Clin Proc 2004; 79:992-1000.
13. Talpers SS, Romberger DJ, Bunce SB, et al. Nutritionally associated increased carbon dioxide production: Excess total calories vs. high proportion of carbohydrate calories. Chest 1992; 102:551-555.

Capítulo 39

DISFUNÇÃO ADRENAL E TIREOIDE

Os distúrbios da adrenal e da tireoide com frequência agem como catalisadores de condições sérias e potencialmente fatais enquanto passam, eles próprios, despercebidos. Este capítulo explica como descobrir um distúrbio subjacente ou oculto da função adrenal ou da tireoide e como tratar cada distúrbio de forma adequada.

INSUFICIÊNCIA ADRENAL

A insuficiência adrenal (IA) pode ser um distúrbio primário (causado por disfunção adrenal) ou um distúrbio secundário (causado por disfunção hipotálamo-hipofisária). A seguir, será descrita a IA primária, bem como sua manifestação no paciente gravemente enfermo.[1-4]

Prevalência

1. A incidência de IA é de cerca de 30% em pacientes de UTI selecionados aleatoriamente[1] e de até 60% em pacientes com choque séptico.[1,2] A maioria desses casos são assintomáticos e o diagnóstico baseia-se em evidência bioquímica de comprometimento da responsividade adrenal.

Várias condições que são comuns em pacientes de UTI podem predispor à IA. Estas incluem as cirurgias de grande porte, insuficiência circulatória, choque séptico, coagulopatia grave e infecção por vírus da imunodeficiência humana (HIV).[1,3]

Manifestações clínicas

1. Uma manifestação comum da IA em pacientes gravemente enfermos é a *hipotensão refratária a vasopressores*.[1,3] Outras características da IA (p. ex., anormalidades eletrolíticas) são incomuns ou inespecíficas.
2. O perfil hemodinâmico na IA aguda é similar ao choque séptico: baixas pressões de enchimento cardíaco, alto débito cardíaco e baixa resistência vascular sistêmica.[3,4]

Teste rápido de estimulação do ACTH

1. O teste diagnóstico de escolha para a IA primária é o teste rápido de estimulação do hormônio adrenocorticotrópico (ACTH).[2] Esse teste mede a liberação adrenal de cortisol em resposta a uma injeção em bolo de ACTH sintética e pode ser realizado a qualquer momento do dia ou da noite.
2. Para realizar o teste, é obtida uma amostra inicial de sangue para dosagem do nível plasmático de cortisol. O ACTH sintético (250 µg) é administrado por via intravenosa, e a dosagem do cortisol sérico é repetida 30 e 60 minutos depois.
3. A interpretação do teste de estimulação do ACTH é descrita na Tabela 39.1.
   a) O diagnóstico de IA é apoiado por um cortisol basal abaixo de 15 µg/dL (415 nmol/L) ou um incremento no cortisol que é menor do que 9 µg/dL (250 nmol/L).
4. *Atenção*: a maior parte (90%) do cortisol plasmático está ligada às proteínas de ligação do corticosteroide, enquanto apenas 10% estão na forma livre ou biologicamente ativa.[3,5] O teste do cortisol usado na maioria dos laboratórios clínicos mede os níveis totais do cortisol no plasma. Como as proteínas transportadoras do cortisol com frequência estão diminuídas em pacientes gravemente enfermos,[5] níveis de cortisol plasmático anormalmente baixos (usando testes-padrão) podem não representar IA em pacientes gravemente enfermos.

TABELA 39.1
Interpretação do teste de estimulação com ACTH

Cortisol plasmático em µg/dL[a]		Probabilidade de insuficiência adrenal
Basal	Aumento	
< 15	⟶	Muito alta
15-34	< 9	Alta
15-34	> 9	Baixa
> 34	⟶	Muito baixa

[a]Para converter µg/dL em nmol/L, multiplicar por 27,6.
Fonte: referência 3.

Terapia esteroide

Em pacientes com suspeita de IA e hipotensão grave e refratária, *os esteroides podem ser iniciados antes de o teste de estimulação com ACTH ser realizado*. A administração de esteroides pode ser feita da seguinte maneira:

1. **Dexametasona** (Decadron) não irá interferir no teste de cortisol plasmático e pode ser dada antes ou durante o teste de estimulação do ACTH. A dose inicial é de 2 mg (em bolo IV), que é equivalente a 54 mg de hidrocortisona (ver Tabela 39.2).[6]
2. Após o teste de estimulação do ACTH ser completado, a terapia empírica pode começar com **hidrocortisona**

TABELA 39.2
Gráfico de comparação dos corticosteroides

Corticosteroides	Doses equivalentes	Grau de AAI[a]	Grau de AMC[b]
Hidrocortisona	20 mg	4	1
Prednisona	5 mg	3	2
Metilprednisolona	4 mg	2	3
Dexametasona	0,75 mg	1	4

[a]Atividade anti-inflamatória (1 = melhor, 4 = pior).
[b]Atividade mineralocorticoide (1 = melhor, 4 = pior).
Fonte: referência 5.

(Solu-Cortef). A dose é 50 mg IV a cada 6 horas até que os resultados do teste estejam disponíveis.
3. Se a estimulação do ACTH revelar IA primária, a hidrocortisona deve ser continuada com 50 mg IV a cada 6 horas até que o paciente não esteja mais em uma condição de estresse.[3] Nesse ponto, a dose diária de hidrocortisona deve ser reduzida para 20 mg (equivalente à quantidade de cortisol secretado diariamente pelas glândulas adrenais).

HIPOTIREOIDISMO

Os testes laboratoriais da função tireoidiana podem ser anormais em 70% dos pacientes hospitalizados e em até 90% dos pacientes gravemente enfermos.[7] Na maioria dos casos, isso representa uma resposta adaptativa à doença sistêmica e não é um sinal de disfunção da tireoide.[7,8] O hipotireoidismo verdadeiro é raro em pacientes hospitalizados.

Eutireoidiano doente

1. Os níveis plasmáticos de tiroxina (T_4) e sua forma biologicamente ativa, tri-iodotironina (T_3), podem ser anormalmente baixos em condições sistêmicas como a sepse e o trauma multissistêmico. A anormalidade inicial é uma redução nos níveis de T_3 livre, que é seguida de uma redução nos níveis de T_4 livre à medida que a gravidade aumenta. Essas anormalidades não estão associadas com função anormal da tireoide ou hipotireoidismo clínico, e elas desaparecem quando a doença sistêmica cede.[7,8]
   a) Quando os níveis plasmáticos de hormônio da tireoide estão diminuídos como resultado de doença não tireoidiana, a condição é conhecida como *eutireoidiano doente*.[7]
   b) Mediadores inflamatórios podem ser responsáveis por esta condição ao suprimir a conversão de T_4 para T_3 e por acelerar a degradação do T_4.

2. Os níveis plasmáticos do hormônio estimulador da tireoide (TSH) são normais ou discretamente reduzidos na maioria dos pacientes com doença não tireoidiana,[7,9] e isso distingue a condição eutireoidiano doente do hipotireoidismo primário, no qual os níveis plasmáticos de TSH estão aumentados (ver adiante).

Manifestações clínicas

As manifestações clínicas do hipotireoidismo são inespecíficas (ver Tabela 39.3).

1. A manifestação cardiovascular mais comum é o derrame pericárdico,[24] que se desenvolve em cerca de 30% dos casos.[10] Esses derrames são exsudatos causados por aumento da permeabilidade capilar. Eles em geral se acumulam lentamente e não causam tamponamento.
2. Outras manifestações incluem hiponatremia e miopatia dos músculos esqueléticos.
3. Casos avançados de hipotireoidismo são acompanhados de hipotermia e consciência deprimida. Essa condição é chamada de *coma mixedematoso*, embora o coma franco seja raro.[11]

TABELA 39.3
Manifestações da disfunção da tireoide

Hipertireoidismo	Hipotireoidismo
Cardiovascular	**Derrames**
Taquicardia sinusal	Derrame pericárdico
Fibrilação atrial	Derrame pleural
Neurológico	**Miscelânea**
Agitação	Hiponatremia
Letargia	Miopatia dos músculos esqueléticos
Tremores finos (idosos)	Creatinina elevada
Tempestade tireoidiana	**Coma mixedematoso**
Febre	Hipotermia
Choque hiperdinâmico	Infiltração dérmica
Consciência deprimida	Consciência deprimida

a) O aspecto edematoso no mixedema é devido ao acúmulo intradérmico de proteínas e não representa edema fluido.[11]

Diagnóstico

O hipotireoidismo pode ser o resultado de disfunção da tireoide (hipotireoidismo primário) ou de disfunção hipotálamo-hipofisária (hipotireoidismo secundário).

1. A maioria dos casos são de hipotireoidismo primário[10] e caracterizam-se por uma redução no T_4 livre no plasma e um aumento nos níveis plasmáticos de TSH. Esta última anormalidade é devida ao aumento da liberação hipotalâmica de hormônio liberador de tireotropina (TRH) em resposta aos níveis diminuídos de hormônio tireoidiano no plasma.
2. O hipotireoidismo secundário é caracterizado por uma redução tanto nos níveis de T_4 quanto nos de TSH plasmático. Esses casos podem ser difíceis de distinguir dos 30% de pacientes eutireoidianos doentes que têm uma redução no TSH plasmático.[7]

Manejo

A terapia de reposição tireoidiana é obtida com a **levotiroxina**, que é dada oralmente ou IV.

Terapia oral

O hipotireoidismo leve a moderado é tratado com levotiroxina oral em dose única diária de 50 a 200 μg.[12] A dose inicial geralmente é de 50 μg/dia, que é aumentada em incrementos de 50 μg/dia a cada 3 a 4 semanas, até que os níveis de TSH retornem ao normal (0,5 a 3,5 mU/L). Em 90% dos casos, isso ocorre com uma dose de levotiroxina de 100 a 200 μg/dia.[12]

Terapia intravenosa

A levotiroxina intravenosa é usada com frequência (pelo menos inicialmente) nos casos graves de hipotireoidismo, porque a motilidade gastrintestinal reduzida pode comprometer a absorção do fármaco. O esquema intravenoso pode ser feito da seguinte maneira: 250 µg no primeiro dia, 100 µg no segundo dia e 50 µg daí por diante, até que a terapia oral seja possível.[12]

HIPERTIREOIDISMO

A maioria dos casos de hipertireoidismo é devida a distúrbio primário da tireoide (p. ex., doença de Graves, tireoidite autoimune).

Manifestações clínicas

Algumas das manifestações clássicas do hipertireoidismo são listadas na Tabela 39.3. As seguintes condições merecem atenção especial.

Tireotoxicose apática

Pacientes idosos com hipertireoidismo podem ser letárgicos em vez de agitados (*tireotoxicose apática*), o que pode dificultar ou impossibilitar o diagnóstico. A combinação de letargia e fibrilação atrial inexplicada é característica de tireotoxicose apática em idosos.[13]

Tempestade tireoidiana

Uma forma rara e grave de hipertireoidismo conhecida como *tempestade tireoidiana* pode ser precipitada por doença aguda ou cirurgia de grande porte. Essa condição, que é caracterizada por febre, agitação importante e insuficiência cardíaca de alto débito, pode progredir para hipotensão e coma, e é uniformemente fatal se for negligenciada e não for tratada.

Diagnóstico

O hipertireoidismo é diagnosticado por elevação do T_4 livre e do T_3 livre no plasma. Como o hipertireoidismo quase sempre é causado por doença tireoidiana primária, o nível plasmático de TSH não é necessário ao diagnóstico.

Manejo

Antagonistas dos receptores β

O **propranolol** intravenoso (1 mg a cada cinco minutos até atingir-se o efeito desejado) pode ser usado para as taquiarritmias preocupantes. A terapia de manutenção oral (20 a 120 mg a cada seis horas) pode ser usada até que a terapia com fármacos antitireoidianos seja eficaz.

Antitireoidianos

Dois fármacos estão disponíveis para supressão da produção de tiroxina: metimazol e propiltiouracil.[14,15] Ambos são dados oralmente.

a) O **metimazol** em geral é preferido, porque causa um declínio mais rápido nos níveis séricos de tiroxina e tem menos efeitos colaterais preocupantes. A dose inicial é de 10 a 30 mg uma vez ao dia.
b) O **propiltiouracil** é dado em uma dose inicial de 75 a 100 mg a cada oito horas. Relatos de agranulocitose induzida pelo fármaco têm limitado a sua popularidade.
c) A dose de ambos os fármacos é reduzida em 50% após 4 a 6 semanas de terapia.

Iodo

Nos casos graves de hipertireoidismo, o iodo (que bloqueia a liberação da tiroxina pela glândula tireoide) pode ser adicionado à terapia com fármaco antitireoideano. O iodo pode ser administrado por via oral como **solução de Lugol** (quatro gotas a cada 12 horas) ou por via IV, como **iodeto de sódio** (500 a 1.000 mg a cada 12 horas). Se o paciente tiver alergia ao iodo, o lítio (300 mg VO a cada oito horas) pode ser usado como substituto.[16]

Tempestade tireoidiana

a) Além das medidas mencionadas anteriormente, o tratamento da tempestade tireoidiana com frequência requer uma infusão agressiva de volume (para repor as perdas líquidas por vômitos, diarreia e perda insensível de líquidos aumentada).

b) A tempestade tireoidiana pode acelerar o metabolismo dos glicocorticoides e criar uma insuficiência adrenal relativa. Nos casos de tempestade tireoidiana associada com hipotensão grave ou refratária, é aconselhado o uso de **hidrocortisona** (300 mg IV como dose de ataque, seguido por 100 mg IV a cada oito horas).[16]

REFERÊNCIAS

1. Marik PE, Zaloga GP. Adrenal insufficiency in the critically ill: a new look at an old problem. Chest 2002; 122:1784-1796.
2. Annane D, Sebille V, Troche G, et al. A 3-level prognostic classification in septic shock based on cortisol levels and cortisol response to corticotropin. JAMA 2000; 283:1038-1045.
3. Cooper MS, Stewart PM. Corticosteroid insufficiency in acutely ill patients. N Engl J Med 2003; 348:727-734.
4. Dorin RI, Kearns PJ. High output circulatory failure in acute adrenal insufficiency. Crit Care Med 1988; 16:296-297.
5. Hamrahian AH, Oseni TS, Arafah BM. Measurements of serum free cortisol in critically ill patients. N Engl J Med 2004; 350:1629-1638.
6. Zeiss CR Intense pharmacotherapy. Chest 1992; 101(Suppl):407S-412S.
7. Umpierrez GE. Euthyroid sick syndrome. South Med J 2002; 95:506-513.
8. Peeters RP, Debaveye Y, Fliers E, et al. Changes within the thyroid axis during critical illness. Crit Care Clin 2006; 22:41-55.
9. Burman AD, Wartofsky L. Thyroid function in the intensive care unit setting. Crit Care Clin 2001; 17:43-74.
10. Roberts CG, Ladenson PW. Hypothyroidism Lancet 2004; 363:793-803.
11. Myers L, Hays J. Myxedema coma. Crit Care Clin 1991; 7:43-56.
12. Toft AD. ThyroJdne therapy. N Engl J Med 1994; 331:174-180.
13. Klein I. Thyroid hormone and the cardiovascular system. Am J Med 1990; 88:631-637.
14. Franklyn JA. The management of hyperthyroidism. N Engl J Med 1994; 330:1731-1738.
15. Cooper DS. Hyperthyroidism. Lancet 2003; 362:459-468.
16. Migneco A, Ojetti V, Testa A, et al. Management of thyrotoxic crisis. Eur Rev Med Pharmacol Sci 2005; 9:69-74.

SEÇÃO XIII
Cuidados intensivos em neurologia

Capítulo 40

DISTÚRBIOS DA FUNÇÃO MENTAL

A função mental anormal é um dos sinais mais reconhecíveis de doença grave. Este capítulo enfoca os seguintes distúrbios da função mental: consciência alterada, delírio, coma e morte cerebral.

ESTADOS DE CONSCIÊNCIA

Estados de consciência

1. A consciência tem dois componentes: o *estado de alerta* e a *cognição*. O estado de alerta é a capacidade de reconhecer o ambiente que o cerca (ou seja, a vivacidade) e a cognição é a capacidade de compreender a relação com esse ambiente (p. ex., a responsividade).
2. O estado de alerta e a cognição podem ser usados para definir os diferentes estados da consciência, como mostrado na Tabela 40.1.

Alteração da consciência

A alteração na consciência é uma anormalidade no estado de alerta e/ou na cognição. Há uma grande quantidade de condições que podem causar alteração na consciência, e estas podem ser organizadas da seguinte maneira:

1. Condições que causam lesão cerebral direta, que podem ser de origem isquêmica, traumática ou infecciosa.
2. Condições que causam distúrbio cerebral global (i. e., encefalopatia) e são extrínsecas ao cérebro. Essas condições podem ter origem infecciosa (p. ex., encefalopatia séptica), metabólica (p. ex., uremia) ou relacionada a medicamentos.
3. Uma pesquisa com pacientes de uma UTI clínica revelou que a lesão cerebral isquêmica foi a causa mais

comum de alteração da consciência na admissão à UTI, e encefalopatia séptica foi a causa mais comum após a admissão à UTI.[1]

DELÍRIO

O delírio é a manifestação mais comum de alteração da consciência em pacientes de UTI,[2,3] e até dois terços desses casos passam despercebidos.[4]

Características clínicas

As características clínicas do delírio são resumidas na Figura 40.1.[2]

Características

O delírio é um distúrbio cognitivo caracterizado por déficit de atenção e pensamento desordenado ou nível de consciência alterado. As características mais representativas do delírio são o seu início agudo e o seu curso clínico flutuante.

Delírio hipoativo

Existe uma tendência a considerar o delírio como um estado de agitação (como no *delirium tremens*), mas há uma *forma hipoativa de delírio que é caracterizada por letargia* (ver Figura 40.1). Com efeito, o delírio hipoativo é a forma mais comum de delírio no idoso.[5]

TABELA 40.1
Estados de consciência

Alerta e consciente	Alerta e inconsciente	Obnubilado e inconsciente
Ansiedade	Delírio	Sono
Letargia	Demência	Coma
	Psicose	Morte cerebral
	Estado vegetativo	

Delírio versus *demência*

Delírio e demência são distúrbios distintos que são facilmente confundidos devido a características clínicas que se sobrepõem (p. ex., déficit de atenção e pensamento anormal). Além disso, as duas condições podem coexistir,[6] o que aumenta a confusão. As características do delírio que o distinguem da demência são o início abrupto e o curso clínico flutuante.

Fatores predisponentes

1. Qualquer tipo de encefalopatia (i. e., infecciosa, metabólica ou relacionada a medicamentos) pode produzir um estado de delírio.

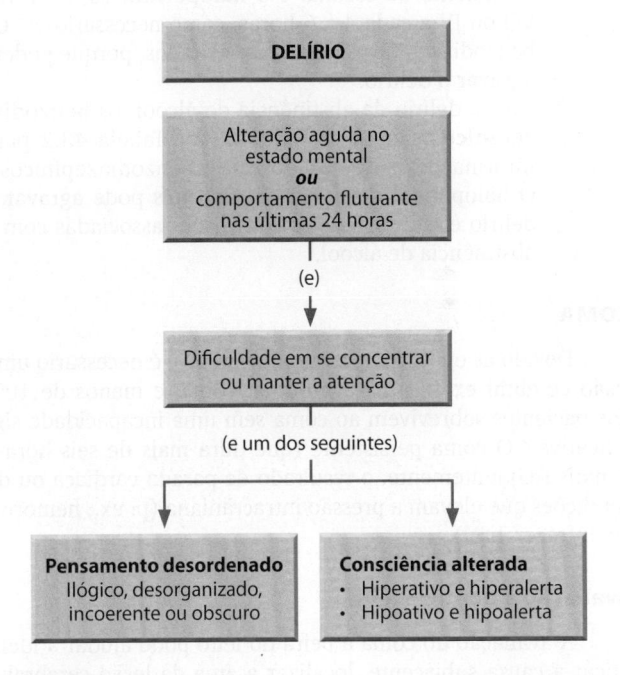

```
                    DELÍRIO
                       │
                       ▼
            Alteração aguda no
              estado mental
                    ou
          comportamento flutuante
            nas últimas 24 horas
                      │
                     (e)
                      ▼
          Dificuldade em se concentrar
              ou manter a atenção
                      │
              (e um dos seguintes)
              ┌───────┴───────┐
              ▼               ▼
    Pensamento desordenado   Consciência alterada
    Ilógico, desorganizado,  • Hiperativo e hiperalerta
    incoerente ou obscuro    • Hipoativo e hipoalerta
```

FIGURA 40.1
Características clínicas do delírio.

2. Os medicamentos são implicados em até 40% dos casos de delírio em idosos.[7] Há uma longa lista de substâncias potencialmente envolvidas, mas as mais comuns são álcool (abstinência), benzodiazepínicos, opioides (particularmente meperidina), digitálicos, corticosteroides (altas doses) e antagonistas dos receptores histamínicos-H_2.[3,7]

Manejo

A interrupção dos medicamentos envolvidos e o tratamento das condições subjacentes são as primeiras preocupações no manejo do delírio. A sedação a curto prazo pode ser usada para a agitação grave.

1. No delírio adquirido na UTI ou no pós-operatório, o tratamento de escolha é o **haloperidol** (0,5 a 2 mg VO ou IV a cada 4 a 6 horas, como necessário).[3,7] Os benzodiazepínicos devem ser evitados, porque podem agravar o delírio.[3]
2. Para o delírio da abstinência de álcool, os **benzodiazepínicos** são os preferidos. (Ver Tabela 43.2 para informações sobre as doses de benzodiazepínicos.) O haloperidol deve ser evitado, pois pode agravar o delírio e não impede as convulsões associadas com a abstinência de álcool.[8]

COMA

Devido às enormes reservas do cérebro, é necessário uma lesão cerebral extensa para produzir coma, e menos de 10% dos pacientes sobrevivem ao coma sem uma incapacidade significativa.[9] O coma persistente (que dura mais de seis horas) é, mais frequentemente, o resultado de parada cardíaca ou de condições que elevam a pressão intracraniana (p. ex., hemorragia intracerebral).

Avaliação à beira do leito

A avaliação do coma à beira do leito pode ajudar a identificar a causa subjacente, localizar a área da lesão cerebral e determinar a probabilidade de recuperação satisfatória.

TABELA 40.2
Condições que afetam as pupilas

Tamanho	Reativa	Não reativa	
Dilatadas	Anfetaminas Atropina (baixo) Dopamina	Herniação uncal (unilateral) Pós-RCP Lesão do tronco cerebral Trauma ocular Hipotermia (< 28°C)	*Fármacos em doses altas:* Anfetaminas Atropina Dopamina Fenilefrina Antidepressivos tricíclicos
Posição média	Encefalopatia tóxica/ metabólica Superdosagem de sedativos	Morte cerebral Lesões mesencefálicas Barbitúricos (altas doses)	
Contraídas	Encefalopatia tóxica/ metabólica Lesão pontina Opioides	Opioide (altas doses) Colírio de pilocarpina	

Pupilas

As condições que afetam o tamanho da pupila e a reatividade à luz são mostradas na Tabela 40.2.[10] As seguintes observações merecem ser destacadas.

a) Fármacos bloqueadores neuromusculares não afetam o tamanho da pupila ou a reatividade.[11]
b) A administração sistêmica da atropina durante a RCP irá dilatar as pupilas, mas elas em geral permanecem reativas.[12]
c) A dopamina em altas doses pode causar pupilas dilatadas, fixas.[13]
d) Se as pupilas permanecem não reativas por mais de 6 a 8 horas após a reanimação de uma parada cardíaca, as chances de recuperação neurológica satisfatória são mínimas.[14,15]

Reflexos oculares

Os reflexos oculares são usados para avaliar a integridade funcional do tronco cerebral (ver Figura 40.2).[16]

a) O *reflexo oculocefálico* é avaliado pela rotação da cabeça de um lado a outro. Quando o tronco cerebral inferior está intacto, os olhos irão se desviar para longe da direção da rotação. Já quando a função do tronco cerebral inferior estiver comprometida, os olhos irão seguir a direção da rotação da cabeça.

b) O *reflexo oculovestibular* é realizado com a injeção de 50 mL de solução salina fria no canal auditivo externo. Quando a função do tronco cerebral está intacta, ambos os olhos irão se desviar lentamente em direção ao ouvido irrigado. Esse movimento do olhar conjugado é perdido quando a função do tronco cerebral está comprometida.

Exame sensoriomotor

Os seguintes achados podem ter um significado diagnóstico ou prognóstico na presença de coma.

Tronco cerebral intacto	Tronco cerebral não intacto
Reflexo oculocefálico	
Apropriado	Ausente
Reflexo oculovestibular	
Apropriado	Ausente

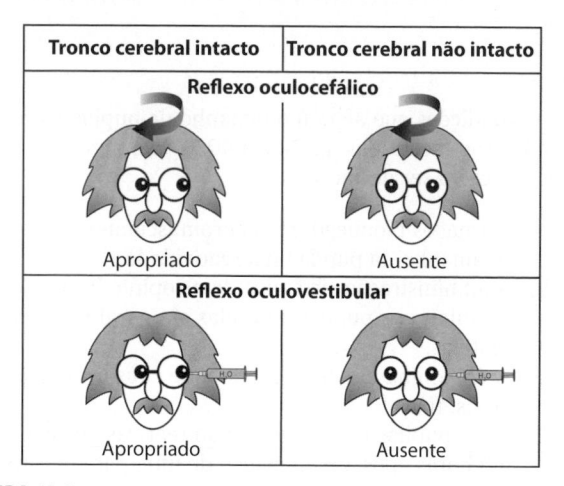

FIGURA 40.2
Reflexos oculares.

a) Os movimentos clônicos obtidos pela flexão das mãos ou dos pés (asterixes) são um sinal de encefalopatia metabólica,[17] mas não são específicos de qualquer tipo de encefalopatia metabólica.
b) Um defeito focal motor ou sensorial nas extremidades sugere (mas não prova) a presença de uma lesão estrutural.
c) Na lesão do hipotálamo, o estímulo doloroso provoca a flexão da extremidade superior. Essa resposta é chamada de *postura decorticada*, e indica mau prognóstico.
d) Na lesão do mesencéfalo e da ponte superior, os braços e as pernas ficam em extensão e pronação em resposta à dor. Isso é chamado de *postura descerebrada* e tem um péssimo prognóstico.

O Escore de Coma de Glasgow

Descrição

A Escala de Coma Glasgow, mostrada na Tabela 40.3, é uma ferramenta para avaliar a gravidade do comprometimento da consciência.[18]

a) São atribuídos pontos para o desempenho em três áreas: abertura ocular, comunicação verbal e resposta aos estímulos verbais e dolorosos.[18]
b) Os pontos atribuídos em cada área são somados a fim de se derivar o *escore de coma de Glasgow*. O menor escore é 3 pontos, e o maior, 15 pontos. Em pacientes intubados, que não podem ser avaliados para a comunicação verbal, o maior escore é 11 pontos.

Aplicação clínica

O Escore de Coma de Glasgow (GCS) pode ser usado da seguinte forma:[14,18,19]

a) Para definir coma (GCS ≤ 8).
b) Para estratificar a gravidade do trauma craniano, ou seja, leve = 13 a 15, moderado = 9 a 12, grave ≤ 8.

c) Para identificar candidatos à intubação (GCS ≤ 8).
d) Para prever a probabilidade de recuperação do coma; por exemplo, em comatosos sobreviventes de parada cardíaca, praticamente não há nenhuma chance de uma recuperação neurológica satisfatória se o GCS for menor do que 6 em 72 horas pós-parada cardíaca.[14]

MORTE CEREBRAL

A morte cerebral é uma condição de cessação irreversível da função em todas as áreas do cérebro, com perda permanente da respiração automática. Essa condição é, mais frequentemente, o resultado de lesão craniana traumática, hemorragia intracerebral e parada cardíaca.

Diagnóstico

Generalidades

Uma lista para a determinação de morte cerebral é mostrada na Tabela 40.4.[20,21] O diagnóstico clínico de morte cerebral requer:

1. coma irreversível;
2. ausência de reflexo do tronco cerebral;
3. ausência de esforços respiratórios espontâneos.

Em geral, são necessárias duas avaliações confirmatórias (com 6 e 8 horas de intervalo) e podem ser precisos exames adicionais em certas situações (ver adiante).

Teste de apneia

A base para o teste da apneia é observar o paciente para os esforços respiratórios espontâneos na presença de hipercapnia (um potente estimulante respiratório). O teste é realizado da seguinte maneira:

a) Após um período de respiração com O_2 a 100%, o paciente é retirado do ventilador e o O_2 é insuflado no

TABELA 40.3
A Escala de Coma de Glasgow e seu escore

Abertura ocular	Pontos	
Espontânea	4	
Ao comando verbal	3	
Ao estímulo doloroso	2	
Nenhuma	1	☐ Pontos
Comunicação verbal		
Orientada	5	
Conversação confusa	4	
Palavras inadequadas mas reconhecidas	3	
Sons incompreensíveis	2	
Nenhuma	1	☐ Pontos
Resposta motora		
Obedece a comandos	6	
Localiza a dor	5	
Foge da dor	4	
Flexão anormal (resposta decorticada)	3	
Extensão anormal (resposta descerebrada)	2	
Ausência de movimentos	1	☐ Pontos
Escore de Coma de Glasgow – total de pontos[a]		☐ Pontos

[a]O menor escore é 3 pontos, o maior escore é 15 pontos (ou 11 pontos com a intubação endotraqueal).

tubo endotraqueal (para prevenir a hipoxemia durante o período de apneia).

b) O paciente é observado para os esforços de respiração espontânea enquanto estiver fora do ventilador. Se nenhum esforço for evidente após 8 a 10 minutos, é colhida uma amostra de sangue arterial e o suporte ventilatório é retomado. (A PCO_2 arterial irá elevar-se em média 2 a 3 mmHg para cada minuto de apneia.)

c) Se PCO_2 arterial aumenta em pelo menos 20 mmHg sem esforços respiratórios, o teste confirma o diagnóstico de morte cerebral.

d) O período de apneia não é isento de risco. A hipotensão é relatada em 25% dos testes de apneia,[22] e arritmias cardíacas potencialmente fatais também podem ocorrer. O teste de apneia deve ser suspenso se qualquer uma dessas complicações ocorrer.

e) Devido aos riscos envolvidos, o teste de apneia em geral não é repetido se confirmar o diagnóstico de morte cerebral.

Movimentos espontâneos

Uma fonte de confusão durante a avaliação de morte cerebral é o aparecimento de movimentos espontâneos rápidos da cabeça, do torso ou de extremidades superiores, particularmente durante o teste de apneia. Esses movimentos (chamados de *sinal de Lázaro*) são o resultado de descargas neuronais da espinha cervical,[23] e não manifestações de atividade cerebral funcional.

Testes confirmatórios

Diagnóstico clínico de morte cerebral pode não ser possível em pacientes com as seguintes condições:

a) Trauma facial ou lesão medular cervical graves.
b) Anormalidades pupilares preexistentes.
c) Doença pulmonar terminal com hipercapnia grave.
d) Níveis significativos de fármacos que podem interferir na avaliação clínica (p. ex., bloqueadores neuromusculares).

O diagnóstico de morte cerebral nessas condições pode requerer testes confirmatórios como eletroencefalografia, cintilografia cerebral com tecnécio-99m, Doppler transcraniano ou potenciais evocados somatossensoriais.[20,21]

O doador de órgãos potencial

As seguintes medidas podem aumentar a viabilidade orgânica no doador de órgãos potencial.[24,25]

Hemodinâmica

a) Hipotensão ou débito urinário reduzido (< 1 mL/kg por hora) devem indicar uma reposição de volume até obter-se uma PVC de 10 a 15 mmHg.

TABELA 40.4
Lista de verificação para o diagnóstico de morte cerebral

Quando os passos 1, 2 e 3 são confirmados, o paciente é declarado em morte cerebral.

Marcar item (√) quando confirmado

Etapa 1: Pré-requisito para o exame
Estabelecer que as seguintes condições não estão presentes e não estão contribuindo para a perda de consciência. ☐
1. Hipotensão (pressão arterial média < 60 mmHg)
2. Hipotermia (temperatura central < 32ºC)
3. Distúrbios metabólicos (p. ex., hipoglicemia)
4. Drogas e medicações significativas
5. Condições que causam confusão (p. ex., hipotireoidismo)

Estabelecer que a causa do coma (conhecido ou suspeitado) é suficiente para ser responsável por morte cerebral ou que os exames por neuroimagem são consistentes com morte cerebral.

Etapa 2: Ausência de função do cérebro e do tronco cerebral
Envolve dois exames, geralmente realizados com seis horas de intervalo

	1º exame	2º exame
Coma: Ausência de resposta motora cerebral aos estímulos dolorosos em todas as extremidades e na face.[a]	☐	☐

Reflexos de tronco cerebral ausentes:
Pupilas:
	1º exame	2º exame
• Tamanho: médio a dilatado (4-9 mm)	☐	☐
• Sem resposta à luz	☐	☐
Ausência de reflexo corneano (toque na borda da córnea)	☐	☐
Ausência de reflexo de vômito (estimulação da faringe)	☐	☐
Ausência de reflexo da tosse à aspiração traqueal	☐	☐

Reflexos oculares:
	1º exame	2º exame
• Ausência de reflexo oculocefálico[b]	☐	☐
• Ausência de reflexo oculovestibular	☐	☐

Etapa 2a: Considerar testes confirmatórios
Se a etapa 1 ou 2 não puder ser completada ou interpretada adequadamente.

Etapa 3: Ausência de esforço respiratório
Teste de apneia positivo: ausência de esforço respiratório quando a PCO_2 arterial > 20 mmHg acima do valor basal. ☐

Etapa 3a: Considerar teste confirmatório
Se a etapa 3 não puder ser completada ou interpretada adequadamente.

Adaptada das referências 20 e 21.
[a]Pressão no leito ungueal e prega supraorbital.
[b]Realizar apenas se a espinha cervical estiver estável.

b) A hipotensão persistente pode ser manejada com dopamina, preferivelmente na faixa de 5 a 15 µg/kg/min, no intuito de evitar vasoconstrição adrenérgica (que pode comprometer ainda mais a perfusão de órgãos vitais).
c) A instabilidade hemodinâmica deve indicar uma avaliação de insuficiência pituitária, como descrito a seguir.

Insuficiência pituitária

Mais de 50% dos pacientes com morte cerebral irão desenvolver insuficiência pituitária com *diabete insípido* e *insuficiência adrenal* secundária.[25] Ambas as condições podem levar a instabilidade hemodinâmica e a comprometimento de perfusão orgânica.

a) O diagnóstico e o manejo do diabete insípido pode proceder como descrito no Capítulo 26. Outras condições hipertônicas.
b) O diagnóstico de insuficiência adrenal secundária pode ser difícil, pois o teste de estimulação do ACTH (para insuficiência adrenal primária) não é útil nessa condição. Se a insuficiência adrenal for suspeitada devido à hipotensão persistente, a **hidrocortisona** intravenosa, 50 mg a cada seis horas, está indicada.

REFERÊNCIAS

1. Bleck TP, Smith MC, Pierre-Louis SJ, et al. Neurologic complications of critical medical illnesses. Crit Care Med 1993; 21:98-103.
2. Ely EW, Margolin R, Francis J, et al. Evaluation of delirium in critically ill patients: validation of the Confusion Assessment Method for the Intensive Care Unit (CAM-ICU). Crit Care Med 2001; 29:1370-1379.
3. Inouye SK. Delirium in older persons. N Engl J Med 2006; 354:1157-1165.
4. Inouye SK. The dilemma of delirium: clinical and research controversies regarding diagnosis and evaluation of delirium in hospitalized elderly medical patients. Am J Med 1994; 97:278-288.
5. Ely EW, Shintani A, Truman B, et al. Delirium as a predictor of mortality in mechanically ventilated patients in the intensive care unit. JAMA 2004; 291:1753-1762.

6. Fick DM, Agostini IV, Inouye SK. Delirium superimposed on dementia: a systematic review. J Am Geriatr Soc 2002; 50:1723-1732.
7. Brown TM, Boyle MF. Delirium. BMJ 2002; 325:644-647.
8. Kosten TR, O'Connor PG. Management of drug and alcohol withdrawal. N Engl J Med 2003; 348:1786-1795.
9. Hamel MB, Goldman L, Teno J, et al. Identification of comatose patients at high risk for death or severe disability. JAMA 1995; 273:1842-1848.
10. Stevens RD, Bhardwaj A. Approach to the comatose patient. Crit Care Med 2006; 34:31-41.
11. Gray AT, Krejci ST, Larson MD. Neuromuscular blocking drugs do not alter the pupillary light reflex of anesthetized humans. Arch Neurol 1997; 54:579-584.
12. Goetting MG, Contreras E. Systemic atropine administration during cardiac arrest does not cause fixed and dilated pupils. Ann Emerg Med 1991; 20:55-57.
13. Ong GL, Bruning HA. Dilated fixed pupils due to administration of high doses of dopamine hydrochloride. Crit Care Med 1981; 9:658-659.
14. Edgren E, Hedstrand U, Kelsey S, et al. Assessment of neurological prognosis in comatose survivors of cardiac arrest. BRCT I Study Group. Lancet 1994; 343:1055-1059.
15. Zandbergen EG, de Haan RJ, Koelman JH, et al. Prediction of poor outcome in anoxic-ischemic coma. J Clin Neurophysiol 2000; 17:498-501.
16. Bateman DE. Neurological assessment of coma. J Neurol Neurosurg Psychiatry 2001; 71:13-17.
17. Kunze K. Metabolic encephalopathies. J Neurol 2002; 249:1150-1159.
18. Teasdale G, Jennett B. Assessment of coma and impaired consciousness: A practical scale. Lancet 1974; 2:81-84.
19. Sternbach GL. The Glasgow coma scale. J Emerg Med 2000; 19:67-71.
20. Practice parameters for determining brain death in adults (summary statement): The Quality Standards Subcommittee of the American Academy of Neurology. Neurology 1995; 45:1012-1014.
21. Wijdicks EF. The diagnosis of brain death. N Engl J Med 2001; 344:1215-1221.
22. Goudreau JL, Wijdicks EF, Emery SF. Complications during apnea testing in the determination of brain death: predisposing factors. Neurology 2000; 55:1045-1048.
23. Ropper AH. Unusual spontaneous movements in brain-dead patients. Neurology 1984; 34:1089-1092.
24. Wood KE, Becker BN, McCartney JG, et al. Care of the potential organ donor. N Engl J Med 2004; 351:2730-2739.
25. Detterbeck FC, Mill MR. Organ donation and the management of the multiple organ donor. Contemp Surg 1993; 42:281-285.

Capítulo 41

DISTÚRBIOS DO MOVIMENTO

Há três distúrbios do movimento que podem ser encontrados na UTI:

1. movimentos involuntários (convulsões);
2. movimentos fracos ou ineficazes (paresia neuromuscular);
3. ausência de movimentos (paralisia induzida por fármacos).

Cada uma dessas condições é descrita de forma resumida neste capítulo.

CONVULSÕES

As convulsões estão em segundo lugar entre as complicações neurológicas mais comuns após a admissão à UTI, sendo a encefalopatia metabólica a mais comum.[1] A incidência das convulsões de início recente em pacientes de UTI é de 0,8 a 3,5%.[1,2]

Tipos de convulsões

As convulsões são classificadas pela extensão do envolvimento cerebral (convulsões generalizadas *versus* parciais), pela presença ou ausência de movimentos anormais (ataques convulsivos *versus* não convulsivos) e pelo tipo de anormalidade do movimento (movimentos tônicos, clônicos ou mioclônicos).

Movimentos anormais

Os movimentos associados com as convulsões podem ser *tônicos* (causados por contração muscular sustentada), *clônicos* (movimentos ritmicos com amplitude e frequência regular) ou *mioclônicos* (movimentos irregulares que variam em amplitude e frequência).[3] Alguns movimentos são familiares (p. ex., mastigação) mas repetitivos; eles são chamados *automatismos*.

Convulsões generalizadas

As convulsões generalizadas originam-se de descargas elétricas sincrônicas que envolvem todo o córtex cerebral. Elas sempre estão associadas com perda de consciência.[3] As seguintes afirmações dizem respeito às convulsões generalizadas na população de pacientes de UTI.

a) A maioria das convulsões generalizadas produz movimentos anormais (ataques convulsivos) e inclui movimentos tônicos e clônicos.[4]

b) Convulsões generalizadas associadas com movimentos mioclônicos foram relatadas em sobreviventes comatosos de parada cardíaca;[5] essas convulsões têm um mau prognóstico de recuperação se persistirem por mais de 24 horas após a reanimação.[6]

c) Até 25% das convulsões generalizadas são não convulsivas, isto é, não são acompanhadas de movimentos anormais.[4] De acordo com um estudo clínico, *as convulsões não convulsivas são responsáveis por 10% dos casos de coma inexplicado*.[7] É necessário um eletroencefalograma (EEG) para descobrir convulsões não convulsivas.

Convulsões parciais (focais)

As convulsões parciais se originam em áreas localizadas de descarga elétrica e produzem atividade motora anormal em áreas servidas pelas regiões do cérebro envolvidas. Essas convulsões podem ou não resultar em comprometimento da consciência. Os movimentos anormais podem ser tônico-clônicos, mioclônicos ou automatismos. A seguir, são comentados dois tipos de convulsões parciais:

a) *Convulsões do lobo temporal* frequentemente produzem um olhar parado, bem como mastigação repetitiva ou estalos com os lábios (automatismos).

b) *Epilepsia parcial contínua* é caracterizada por movimentos tônico-clônicos persistentes dos músculos da face ou dos membros em um lado do corpo.

Estado epiléptico

O estado epiléptico é definido como mais de 30 minutos de atividade convulsiva contínua ou atividade convulsiva recorrente, sem um período intercalado de consciência.[4] Qualquer variedade de convulsão pode estar envolvida, e 10% das convulsões convulsivas podem ser refratárias à terapia convencional.[8]

Condições predisponentes

Diversas condições podem produzir convulsões em pacientes gravemente doentes (ver Tabela 41.1). Em uma pesquisa sobre convulsões no ambiente de UTI, as condições predisponentes mais comuns foram a intoxicação por substâncias, a abstinência de substâncias e anormalidades metabólicas (p. ex., hipoglicemia).[2]

Manejo agudo

Tratar e remover a causa da convulsão é o tratamento de escolha óbvio. O manejo agudo das convulsões convulsivas pode proceder da forma que está resumida na Figura 41.1.[9-13]

Benzodiazepínicos

Os benzodiazepínicos intravenosos irão cessar 65 a 80% das convulsões convulsivas dentro de 2 a 3 minutos.[10,11]

a) **Lorazepam** (Ativan) é atualmente o fármaco de escolha. Uma única dose intravenosa de 0,1 mg/kg é eficaz para 12 a 24 horas.[9,11]
b) **Diazepam** (Valium) em uma dose intravenosa de 0,15 mg/kg é tão eficaz quanto o lorazepam para resolver as convulsões convulsivas, mas os efeitos duram apenas 15 a 30 minutos.[9,11] de modo que há o risco de recorrência.

TABELA 41.1
Possíveis causas de convulsão na UTI

Isquêmica
Acidente vascular cerebral agudo
Parada cardíaca
Choque circulatório

Infecciosa
Abscessos
Meningoencefalite
Embolia séptica
Toxoplasmose

Metabólica
Hipoglicemia
Hiponatremia
Hipoxia
Uremia
Insuficiência hepática

Hematológica
CID
PTT

Traumática
Contusão
Hemorragia intracerebral
Hipertensão intracraniana
Hematoma subdural

Intoxicação por substâncias
Anfetaminas
Cocaína
Imipenem
Isoniazida
Meperidina
Teofilina
Tricíclicos

Abstinência de substâncias
Barbitúricos
Benzodiazepínicos
Etanol
Opiáceos

CID = coagulação intravascular disseminada; PTT = púrpura trombocitopênica trombótica.

Portanto, o diazepam deve ser seguido imediatamente por fenitoína para prevenir a recorrência das convulsões.

Fenitoína

A fenitoína é usada para convulsões que são refratárias aos benzodiazepínicos ou que são prováveis de recorrência.

a) A dose padrão intravenosa é de 20 mg/kg em adultos; uma dose menor de 15 mg/kg é recomendada em idosos.[12] Se a dose inicial de fenitoína não obtiver sucesso, doses adicionais podem ser dadas até uma dose cumulativa total de 30 mg/kg.[11]
b) Uma velocidade de infusão máxima de 50 mg/min é aconselhada para reduzir o risco de depressão cardio-

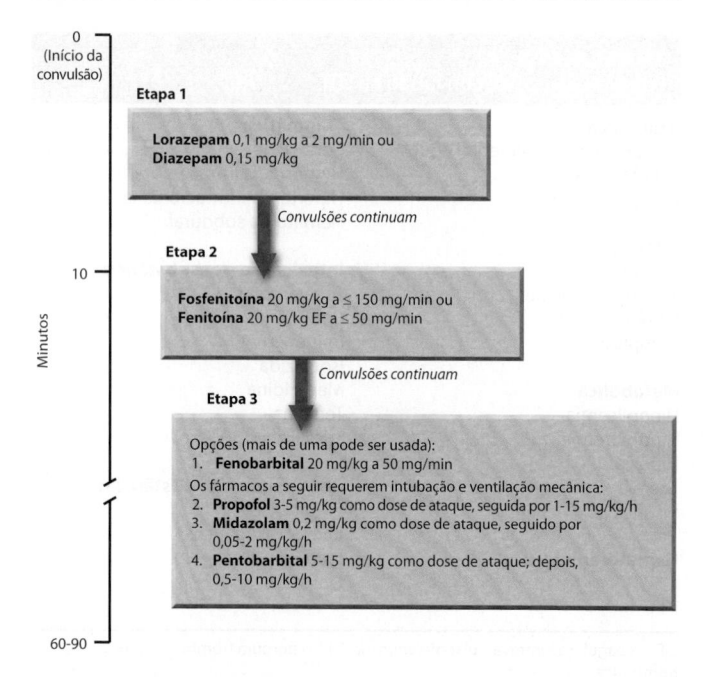

```
0 ─┐
(Início da
convulsão)
         Etapa 1
         ┌─────────────────────────────────────┐
         │ Lorazepam 0,1 mg/kg a 2 mg/min ou   │
         │ Diazepam 0,15 mg/kg                 │
         └─────────────────────────────────────┘
                        │ Convulsões continuam
         Etapa 2        ▼
10 ─     ┌─────────────────────────────────────┐
         │ Fosfenitoína 20 mg/kg a ≤ 150 mg/min ou │
         │ Fenitoína 20 mg/kg EF a ≤ 50 mg/min │
         └─────────────────────────────────────┘
                        │ Convulsões continuam
         Etapa 3        ▼
         ┌─────────────────────────────────────────────────┐
         │ Opções (mais de uma pode ser usada):            │
         │  1. Fenobarbital 20 mg/kg a 50 mg/min           │
         │ Os fármacos a seguir requerem intubação e       │
         │ ventilação mecânica:                            │
         │  2. Propofol 3-5 mg/kg como dose de ataque,     │
         │     seguida por 1-15 mg/kg/h                    │
         │  3. Midazolam 0,2 mg/kg como dose de ataque,    │
         │     seguido por 0,05-2 mg/kg/h                  │
         │  4. Pentobarbital 5-15 mg/kg como dose de       │
         │     ataque; depois, 0,5-10 mg/kg/h              │
         └─────────────────────────────────────────────────┘
60-90 ─┘
```

FIGURA 41.1
Abordagem escalonada ao manejo agudo das convulsões convulsivas. EF = equivalentes de fenitoína.

vascular (causada pelo medicamento e pelo *propileno glicol* usado como meio solúvel).[11]

Fosfenitoína

A fosfenitoína (Cerebrix) é um substituto hidrossolúvel da fenitoína que produz menos depressão cardiovascular do que esta, pois não contém propileno glicol. Como resultado, a fosfenitoína pode ser infundida três vezes mais rápido do que a fenitoína (150 mg/min *versus* 50 mg/min).[14] A fosfenitoína é um pró-fármaco (deve ser convertida em fenitoína) e é dada nas mesmas doses que a fenitoína.

Estado epiléptico refratário

Dez por cento dos pacientes com estado epiléptico convulsivo são refratários aos anticonvulsivantes de primeira e segunda linha.[8] As opções para esses pacientes são mostradas na Figura 41.1.

a) **Pentobarbital** é o agente mais eficaz para essa condição.[15] A hipotensão é comum, mas frequentemente responde à reposição de volume.
b) Nesse estágio, a avaliação por um neurologista é, provavelmente, a melhor opção.

PARESIA NEUROMUSCULAR

A seguir, é descrito um distúrbio clínico que pode produzir paresia muscular potencialmente fatal.

Miastenia grave

A miastenia grave (MG) é uma doença autoimune causada pela destruição dos receptores de acetilcolina mediada por anticorpos no lado pós-sináptico da junção neuromuscular.[16]

TABELA 41.2
Comparação das características da miastenia grave e da síndrome de Guillain-Barré

Características	Miastenia grave	Síndrome de Guillain-Barré
Paresia ocular	Sim	Não
Paresia flutuante	Sim	Não
Paresia bulbar	Sim	Sim
Reflexos tendinosos profundos	Intactos	Deprimidos
Instabilidade autonômica	Não	Sim
Condução nervosa	Normal	Lenta

Condições predisponentes

a) A MG pode ser deflagrada por uma cirurgia de grande porte ou uma doença concomitante. Os tumores do timo são responsáveis por até 20% dos casos, e o hipertireoidismo, por 5% dos casos.
b) Vários fármacos podem precipitar ou agravar a MG.[17] Os principais responsáveis são os antibióticos (p. ex., aminoglicosídeos, ciprofloxacina) e medicamentos cardíacos (p. ex., bloqueadores β-adrenérgicos, lidocaína, procainamida, quinidina).

Características clínicas

A paresia na MG tipicamente piora com a atividade e melhora com o repouso.

a) A paresia é aparente primeiro nos músculos das pálpebras e extraoculares, sendo seguida pela paresia dos membros em 85% dos casos.[18]
b) A paresia progressiva frequentemente envolve a parede torácica e o diafragma, e a progressão rápida para a insuficiência respiratória, chamada *crise miastênica*, ocorre em 15 a 20% dos pacientes.[18]
c) O déficit na MG é puramente motor; os reflexos tendinosos profundos são preservados (ver Tabela 41.2).

Diagnóstico

O diagnóstico de MG baseia-se nos seguintes achados:

a) Piora do padrão característico de paresia muscular; isto é, a paresia dos músculos extraoculares ou das pálpebras piora com o uso repetido.
b) Aumento da força muscular após a administração de **edrofônio** (Tensilon), um inibidor da acetilcolinesterase.
c) Presença de anticorpos para os receptores da acetilcolina no sangue. Os anticorpos são encontrados em 85% dos casos de MG,[16] e a sua presença confirma o diagnóstico.

Tratamento

a) A primeira linha de terapia é um inibidor da acetilcolinesterase, como a **piridostigmina** (Mestinon), que é iniciada em uma dose oral de 60 mg a cada seis horas e pode ser aumentada para 120 mg a cada seis horas, se necessário. A piridostigmina pode ser dada por via IV para tratar a crise miastênica: a dose IV é de 1/30 da dose oral.[19,20]

b) A imunoterapia é adicionada, se necessário, usando-se **prednisona** (1 a 1,5 mg/kg/dia), **azatioprina** (1 a 3 mg/kg/dia) ou **ciclosporina** (2,5 mg/kg duas vezes ao dia).[20]

c) A timectomia cirúrgica com frequência é aconselhada em pacientes abaixo dos 60 anos de idade para reduzir a necessidade de terapia imunossupressora prolongada.[20]

Casos avançados

Nos casos avançados que requerem ventilação mecânica, a eliminação de anticorpos patológicos da corrente sanguínea por **plasmaférese** ou a neutralização dos anticorpos com **imunoglobulina G** (0,4 ou 2 g/kg/dia IV por 2 a 5 dias) são terapias igualmente eficazes. Contudo, a plasmaférese produz uma resposta mais rápida.[20]

Síndrome de Guillain-Barré

A síndrome de Guillain-Barré é uma *polineuropatia inflamatória desmielinizante aguda* que frequentemente segue uma doença infecciosa aguda (em 1 a 3 semanas).[21,22] Há suspeita de uma etiologia imune.

Características clínicas

a) As características de apresentação incluem parestesias e paresias simétricas dos membros que evoluem em um período de alguns dias a algumas semanas.

b) A progressão para insuficiência respiratória ocorre em 25% dos casos,[21] e a instabilidade autonômica pode ser uma característica em casos avançados.[23]

c) A condição se resolve espontaneamente em cerca de 80% dos casos, mas déficits neurológicos residuais são comuns.[21]

Diagnóstico

Algumas características distintas da síndrome de Guillain-Barré são apresentadas na Tabela 41.2. O diagnóstico baseia-se na apresentação clínica, em estudos de condução nervosa (evidência de neuropatia) e na análise do fluido cerebrospinal (proteína elevada em 80% dos casos).[21]

Tratamento

O tratamento é principalmente de suporte, mas, em casos de insuficiência respiratória, a **plasmaférese** e a **imunoglobulina G** intravenosa (0,4 g/kg/dia por 5 dias) são igualmente eficazes na produção de uma melhora a curto prazo. Em geral, a imunoglobulina G é preferida, porque é mais fácil de administrar.

Polineuropatia e miopatia das doenças graves

A polineuropatia das doenças graves (PDG) e a miopatia das doenças graves (MDG) são distúrbios secundários e, mais frequentemente, acompanham a sepse grave e outras condições que desencadeiam a inflamação sistêmica progressiva (ver Capítulo 33, Tabela 33.2).[24] Ambos os distúrbios podem ocorrer no mesmo paciente, em geral tornando-se aparentes quando ele não consegue respirar sem auxílio do ventilador.

Polineuropatia das doenças graves

a) A PDG é uma neuropatia axonal sensorial e motora difusa, sendo relatada em pelo menos 50% dos pacientes com sepse grave.[24,25] A instalação é variável, ocorrendo de dois dias a algumas semanas após a instalação da doença desencadeante.

b) Os estudos de condução nervosa são necessários para estabelecer o diagnóstico.
c) Não há tratamento específico. A recuperação completa é esperada em 50% dos casos,[26] podendo levar meses para isso.

Miopatia das doenças graves

a) A MDG é um espectro de distúrbios musculares. As condições predisponentes incluem a inflamação sistêmica e o tratamento prolongado com esteroides e agentes bloqueadores neuromusculares.[25,27] A MDG também tem sido relatada em um terço dos pacientes com estado de mal asmático, em particular aqueles em uso de altas doses de esteroides.[27]
b) O diagnóstico de MDG é confirmado por eletromiografia (mostra evidência de miopatia) e por biópsia muscular (mostra atrofia e perda de filamentos de miosina).[27]
c) Não há tratamento para a MDG. Se a condição precipitante tiver se resolvido, a maioria dos pacientes com MDG se recupera totalmente dentro de alguns messes.[27]

BLOQUEADORES NEUROMUSCULARES

Características gerais

A paralisia induzida por fármacos é necessária, algumas vezes, para manejar os pacientes dependentes de ventilador que estão agitados e são difíceis de ventilar.[28,29] Contudo, essa prática é reprovada por motivos que serão explicados mais adiante.

Mecanismos

Os bloqueadores neuromusculares agem por meio da ligação com os receptores de acetilcolina no lado pós-sináptico da junção neuromuscular. Quando estão ligados, há dois modos de ação diferentes.

a) *Os agentes despolarizantes* agem como a acetilcolina e produzem despolarização sustentada da membrana pós-sináptica.
b) *Os agentes não despolarizantes* inibem a despolarização da membrana pós-sináptica.

Fármacos

Uma comparação com os agentes bloqueadores neuromusculares é mostrada na Tabela 41.3. Todos os três agentes nessa tabela são bloqueadores não despolarizantes.

1. O **pancurônio** (Pavulon) tem mais de 35 anos de uso clínico, mas a sua popularidade tem diminuído devido à sua duração de ação relativamente longa (1 a 2 horas) e à sua tendência a provocar taquicardia. Embora possa ser administrado por infusão contínua, o pancurônio em geral é administrado em doses intermitentes em bolo (0,1 mg/kg a cada 1 a 2 horas) para reduzir o risco de acúmulo de fármaco. Os ajustes de dose são necessários na insuficiência renal.
2. O **rocurônio** (Zemuron) tem uma ação mais curta do que o pancurônio e não produz taquicardia em doses usuais. As reduções de dose são necessárias na insuficiência hepática.
3. O **cisatracúrio** (Nimbex) também é de curta ação e sem efeitos colaterais cardiovasculares. Ele é considerado uma versão melhorada do seu fármaco relacionado **atracúrio**, pois gera menos laudanosina, um metabólito que pode causar neuroexcitação.[30] Os ajustes de dose não são necessários na insuficiência renal e hepática.
4. A **succinilcolina** (Anectina) é um agente despolarizante de ação ultracurta e é usada apenas para facilitar a intubação endotraqueal. Uma dose intravenosa de 1 a 2 mg/kg provoca paralisia dentro de 60 segundos, e o efeito dura cerca de cinco minutos.
   a) A despolarização das células musculares leva a efluxo de potássio para fora das células, e isso pode elevar o K^+ sérico em cerca de 0,5 mEq/L.[31]

b) A hipercalemia com risco à vida pode ocorrer quando a succinilcolina é dada na presença de lesão por desnervação (p. ex., lesão craniana ou medular), rabdomiólise, choque hemorrágico, lesão térmica e imobilidade crônica.

Monitorização

O método-padrão de monitorização da paralisia induzida por fármacos é a aplicação de uma série de quatro pulsos elétricos de baixa frequência (2 Hz) ao nervo ulnar do antebraço, devendo-se observar a adução do polegar. A ausência total de adução do polegar é evidência de bloqueio excessivo. O objetivo desejado é 1 a 2 torções perceptíveis, de modo que a infusão de fármaco é ajustada para obter esse objetivo.[28]

Desvantagens

1. A paralisia é uma experiência muito assustadora e mesmo dolorosa. Dessa forma, é imperativo manter os pacientes sedados profundamente durante todo o período de paralisia. Contudo, não é possível avaliar a adequação da sedação enquanto o paciente está paralisado. Os pacientes com frequência acordam enquanto estão paralisados,[32] assim, deve-se evitar esse tipo de manejo sempre que possível.

TABELA 41.3
Comparação entre os agentes bloqueadores neuromusculares

	Pancurônio	Rocurônio	Cisatracúrio
Dose inicial (mg/kg)	0,1	0,6-1,0	0,1-2,0
Duração do efeito (min)	60-100	30-40	35-50
Infusão (µg/kg/min)	1-2	1012	2,5-3
Risco de taquicardia	Sim	Mínimo	Não
Ajuste de dose na insuficiência renal	Sim	Não	Não
Ajuste de dose na insuficiência hepática	Não	Sim	Não

2. Períodos prolongados de paralisia podem ser associados com as seguintes complicações:
   a) Miopatia das doenças graves (descrita anteriormente).
   b) Pneumonia (devido a acúmulo de secreções respiratórias em regiões dependentes de gravidade dos pulmões).
   c) Tromboembolismo venoso (devido a imobilização prolongada).
   d) Úlceras de pressão na pele (também devido a imobilização prolongada).

REFERÊNCIAS

1. Bleck TP, Smith MC, Pierre-Louis SJ, et al. Neurologic complications of critical medical illnesses. Crit Care Med 1993; 21:98-103.
2. Wijdicks EF, Sharbrough FW. New-onset seizures in critically ill patients. Neurology 1993; 43:1042-1044.
3. Chabolla DR. Characteristics of the epilepsies. Mayo Clin Proc 2002; 77:981-990.
4. Marik PE, Varon J. The management of status epilepticus. Chest 2004; 126:582-591.
5. Wijdicks EF, Parisi JE, Sharbrough FW. Prognostic value of myoclonus status in comatose survivors of cardiac arrest. Ann Neurol 1994; 35:239-243.
6. Morris HR, Howard RS, Brown P. Early myoclonic status and outcome after cardiorespiratory arrest. J Neurol Neurosurg Psychiatry 1998; 64:267-268.
7. Towne AR, Waterhouse EJ, Boggs JG, et al. Prevalence of nonconvulsive status epilepticus in comatose patients. Neurology 2000; 54:340-345.
8. Mayer SA, Claassen J, Lokin J, et al. Refractory status epilepticus: frequency, risk factors, and impact on outcome. Arch Neurol 2002; 59:205-210.
9. Manno EM. New management strategies in the treatment of status epilepticus. Mayo Clin Proc 2003; 78:508-518.
10. Treiman DM, Meyers PD, Walton NY, et al. A comparison of four treatments for generalized convulsive status epilepticus. N Engl J Med 1998; 339:792-798.
11. Lowenstein DH, Alldredge BK. Status epilepticus. N Engl J Med 1998; 338:970-976.
12. Epilepsy Foundation of America's Working Group on Status Epilepticus. Treatment of convulsive status epilepticus. Recommendations

of the Epilepsy Foundation of America's Working Group on Status Epilepticus. JAMA 1993; 270:854-859.
13. Bassin S, Smith TL, Bleck TP. Clinical review: status epilepticus. Crit Care 2002; 6:137-142.
14. Fischer JH, Patel TV, Fischer PA. Fosphenytoin: clinical pharmacokinetics and comparative advantages in the acute treatment of seizures. Clin Pharmacokinet 2003; 42:33-58.
15. Claassen J, Hirsch LJ, Emerson RG, et al. Treatment of refractory status epilepticus with pentobarbital, propofol, or midazolam: a systematic review. Epilepsia 2002; 43:146-153.
16. Vincent A, Palace J, Hilton-Jones D. Myasthenia gravis. Lancet 2001; 357:2122-2128.
17. Wittbrodt ET. Drugs and myasthenia gravis. An update. Arch Intern Med 1997; 157:399-408.
18. Drachman DB. Myasthenia gravis. N Engl J Med 1994; 330: 1797-1810.
19. Berrouschot J, Baumann I, Kalischewski P, et al. Therapy of myasthenic crisis. Crit Care Med 1997; 25:1228-1235.
20. Saperstein DS, Barohn RJ. Management of myasthenia gravis. Semin Neurol 2004; 24:41-48.
21. Hughes RA, Cornblath DR. Guillain-Barre syndrome. Lancet 2005; 366:1653-1666.
22. Hund EF, Borel CO, Cornblath DR, et al. Intensive management and treatment of severe Guillain-Barre syndrome. Crit Care Med 1993; 21:433-446.
23. Pfeiffer G, Schiller B, Kruse J, et al. Indicators of dysautonomia in severe Guillain-Barre syndrome. J Neurol 1999; 246:1015-1022.
24. Hund E. Neurological complications of sepsis: critical illness polyneuropathy and myopathy. J Neurol 2001; 248:929-934.
25. Bolton CF. Neuromuscular manifestations of critical illness. Muscle & Nerve 2005; 32:140-163.
26. van Mook WN, Hulsewe-Evers RP. Critical illness polyneuropathy. Curr Opin Crit Care 2002; 8:302-310.
27. Lacomis D. Critical illness myopathy. Curr Rheumatol Rep 2002; 4:403-408.
28. Murray MJ, Cowen J, DeBlock H, et al. Clinical practice guidelines for sustained neuromuscular blockade in the adult critically ill patient. Crit Care Med 2002; 30:142-156.
29. Coursin DB, Prielipp RC. Use of neuromuscular blocking drugs in the critically ill patient. Crit Care Clin 1995; 11:957-981.
30. Fodale V, Santamaria LB. Laudanosine, an atracurium and cisatracurium metabolite. Eur J Anaesthesiol 2002; 19:466-473.
31. Koide M, Waud BE. Serum potassium concentrations after succinylcholine in patients with renal failure. Anesthesiology 1972; 36:142-145.
32. Parker MM, Schubert W, Shelhamer JH, et al. Perceptions of a critically ill patient experiencing therapeutic paralysis in an ICU". Crit Care Med 1984; 12:69-71.

Capítulo 42

ACIDENTE VASCULAR CEREBRAL AGUDO

O foco deste capítulo é o distúrbio cerebrovascular, que tem recebido diversos nomes pouco descritivos, como apoplexia, AVC, derrame e ataque cerebral. Considerando que esse distúrbio é a terceira causa de morte nos Estados Unidos e a principal causa de incapacidade de longa duração,[1,2] ele merece uma denominação mais adequada.

DEFINIÇÕES

De acordo com o National Institute of Neurological Disorders and Stroke (Instituto Nacional de Distúrbios Neurológicos e Derrame Cerebral), um derrame cerebral é "um distúrbio cerebral agudo de origem vascular, acompanhado por disfunção neurológica que persiste por mais de 24 horas".[3]

Tipos de acidente vascular cerebral

O acidente vascular cerebral é classificado de acordo com a causa imediata da lesão cerebral; isto é, isquemia ou hemorragia.[1,3]

1. O *acidente vascular cerebral isquêmico* é responsável por 80 a 88% de todos os acidentes vasculares cerebrais.
    a) O *acidente vascular cerebral trombótico* é responsável por 80% dos acidentes vasculares cerebrais isquêmicos e é causado por doença aterosclerótica.
    b) O *acidente vascular cerebral embólico* é responsável por 20% dos acidentes vasculares cerebrais isquêmicos. A maioria dos êmbolos se origina de

trombos no átrio esquerdo (por fibrilação atrial) ou no ventrículo esquerdo (por IM agudo), mas alguns se originam de trombos venosos nas pernas que atingem o cérebro por um forame oval patente.[4]
2. O *acidente vascular cerebral hemorrágico* é responsável por 12 a 20% de todos os acidentes vasculares cerebrais.
   a) A hemorragia intracerebral é responsável por 75% dos acidentes vasculares cerebrais hemorrágicos e a hemorragia subaracnoide responde pelos 25% restantes.
   b) Os hematomas epidurais e subdurais não são classificados como acidentes vasculares cerebrais.[3]

Ataque isquêmico transitório

1. Um ataque isquêmico transitório (AIT) é um episódio agudo de perda focal da função cerebral que é causado por isquemia e dura menos de 24 horas.[3]
2. A única característica que distingue um AIT de um acidente vascular cerebral é a *reversibilidade dos sintomas clínicos*. A reversibilidade da lesão cerebral não consiste em uma característica distinta, pois um terço dos AITs são associados com infarto cerebral.[5,6]

AVALIAÇÃO

Evitando a demora

O reconhecimento imediato do acidente vascular cerebral agudo é mandatório pelos seguintes motivos:

1. Cada minuto de infarto em evolução causa a destruição de 1,9 milhão de neurônios e *12 mil metros de nervos mielinizados*.[7]
2. O benefício da terapia trombótica no acidente vascular cerebral isquêmico é restrito às primeiras três horas após o início dos sintomas.[8a,8b]

Avaliação de beira de leito

O acidente vascular cerebral é, primariamente, um diagnóstico clínico.[9] Sua apresentação é caracterizada por um ou mais déficits neurológicos focais, os quais correspondem à região de lesão cerebral. Os achados clínicos e suas regiões correspondentes de lesão cerebral isquêmica são apresentados na Figura 42.1.

Consciência

A maioria dos infartos cerebrais é unilateral e, assim, a perda de consciência não é um achado comum[10]. Quando défi-

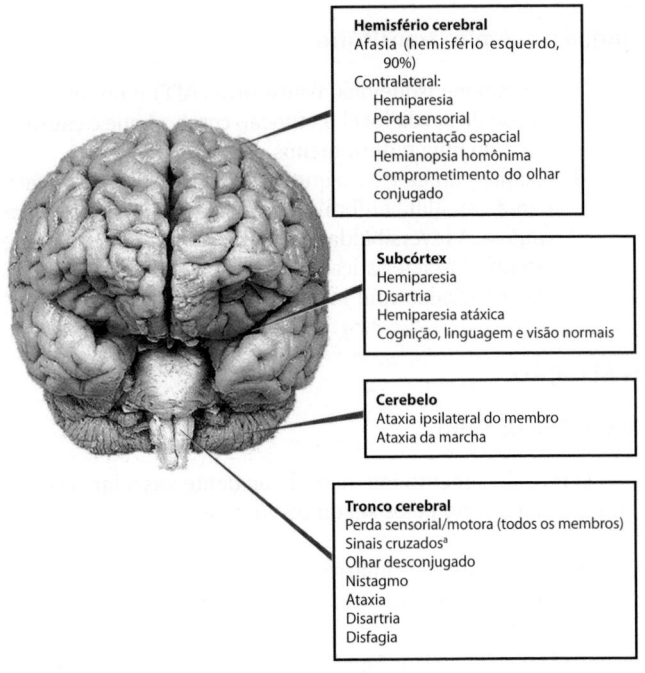

Hemisfério cerebral
Afasia (hemisfério esquerdo, 90%)
Contralateral:
  Hemiparesia
  Perda sensorial
  Desorientação espacial
  Hemianopsia homônima
  Comprometimento do olhar conjugado

Subcórtex
Hemiparesia
Disartria
Hemiparesia atáxica
Cognição, linguagem e visão normais

Cerebelo
Ataxia ipsilateral do membro
Ataxia da marcha

Tronco cerebral
Perda sensorial/motora (todos os membros)
Sinais cruzados[a]
Olhar desconjugado
Nistagmo
Ataxia
Disartria
Disfagia

FIGURA 42.1
Anormalidades neurológicas e áreas correspondentes de lesão cerebral isquêmica.
[a] Sinais do mesmo lado da face e do outro lado do corpo.

cits neurológicos focais são acompanhados por coma, os diagnósticos mais prováveis são hemorragia intracerebral, infarto cerebral maciço com edema cerebral, infarto do tronco cerebral ou convulsões não convulsivas.

Afasia

O hemisfério cerebral esquerdo é o hemisfério dominante para a fala em 90% dos indivíduos.

a) A lesão do hemisfério cerebral esquerdo produz uma condição conhecida como afasia, que é definida como um distúrbio na compreensão e/ou na formulação da linguagem.
b) Pacientes com afasia podem ter dificuldade na compreensão verbal (*afasia receptiva*), na expressão verbal (*afasia expressiva*) ou em ambas (*afasia global*).

Função sensoriomotora

As características da lesão envolvendo um hemisfério cerebral são a paresia e a perda sensorial no lado contralateral da face e do corpo.

a) A presença de hemiparesia sustenta o diagnóstico de AIT ou acidente vascular cerebral, mas não é específica dessas condições.
b) A hemiparesia também foi descrita na encefalopatia metabólica[11] e na encefalopatia séptica.[12]

Outros achados

a) Cerca de 50% dos pacientes admitidos por acidente vascular cerebral irão ter disfunção na deglutição.[13]
b) Febre (> 37,5°C) ocorre em 40% dos casos de acidente vascular cerebral agudo e geralmente aparece nas primeiras 24 horas após o início dos sintomas.[14,15]
c) As convulsões são raras (5%) nas duas primeiras semanas após um acidente vascular cerebral isquêmico.[16]

Avaliação diagnóstica

Candidatos à terapia trombolítica

Se houver suspeita de acidente vascular cerebral na avaliação à beira do leito, a investigação diagnóstica adicional é influenciada pela indicação à terapia trombolítica. A Tabela 42.1 mostra uma lista de verificação que pode ser usada para determinar se a terapia trombolítica é adequada para um determinado paciente.

TABELA 42.1
Lista de verificação para terapia trombolítica

1. Marcar as **indicações** a seguir que se aplicam:
   - ☐ O paciente tem 18 anos de idade ou mais
   - ☐ O tempo de início dos sintomas pode ser identificado acuradamente
   - ☐ A terapia trombolítica pode ser iniciada dentro de três horas do início dos sintomas

2. Se todas as caixas na Etapa 1 forem marcadas, então deve-se revisar as **contraindicações absolutas** a seguir e marcar as que se aplicam:
   - ☐ A TC craniana hoje mostra sangramento intracraniano
   - ☐ A TC craniana hoje não mostra sangramento intracraniano, mas a apresentação clínica é suspeita para hemorragia subaracnoide
   - ☐ A TC craniana hoje mostra infarto multilobar (área hipodensa > 1/3 da área do hemisfério cerebral)
   - ☐ Qualquer um dos seguintes dentro dos últimos três meses: cirurgia intracraniana ou intraespinhal, trauma craniano grave ou convulsão observada
   - ☐ Convulsão observada desde o início dos sintomas
   - ☐ Pressão arterial > 186 mmHg (sistólica) ou > 110 mmHg (diastólica)
   - ☐ Punção arterial em local não compressível nos últimos sete dias

   Risco de hemorragia
   - ☐ Evidência de sangramento interno ativo
   - ☐ Paciente com malformação arteriovenosa, aneurisma ou neoplasia
   - ☐ História prévia de sangramento intracraniano
   - ☐ Evidência laboratorial de coagulopatia (p. ex., contagem de plaquetas < 100.000/μL)
   - ☐ Paciente em uso de cumarínico e INR ≥ 1,7 ou paciente que recebeu heparina nas últimas 48 horas e apresenta TTP acima do normal

(Continua)

TABELA 42.1
Lista de verificação para terapia trombolítica (*continuação*)

3. Se nenhuma das caixas na Etapa 2 foi marcada, revisar as **contraindicações relativas** a seguir e marcar qualquer uma que representar um risco inaceitável:

   ☐ Cirurgia de grande porte ou trauma grave nos últimos 14 dias
   ☐ Sangramento no trato gastrintestinal ou urinário nos últimos 21 dias
   ☐ IM agudo nos últimos três meses ou pericardite pós-IM
   ☐ Glicemia < 50 mg/dL ou > 400 mg/dL

Se todas as caixas na Etapa 1 estiverem marcadas e nenhuma caixa nas Etapas 2 e 3 estiver marcada, então deve-se administrar terapia trombolítica.

Fonte: 2005 Guidelines for Cardiopulmonary Resuscitation and Emergency Cardiovascular care. Part 9, Adult Stroke. Circulation, 2005; 112:IV111-120.

Tomografia computadorizada

a) O principal papel da tomografia computadorizada (TC) na suspeita de acidente vascular cerebral é identificar hemorragia, que é uma contraindicação absoluta à terapia trombolítica (ver Tabela 42.1). A sensibilidade da TC para hemorragia intracerebral é quase 100%.[5]

b) A TC não deve ser usada para confirmar o diagnóstico de acidente vascular cerebral isquêmico, pois metade dos infartos cerebrais não são aparentes na imagem de TC,[13] e o resultado diagnóstico é ainda menor nas primeiras 24 horas após o início dos sintomas.[5] A Figura 42.2 demonstra a falta de valor da imagem de TC no diagnóstico precoce do acidente vascular cerebral isquêmico.[17]

Ressonância magnética

A imagem por ressonância magnética (RM) pode detectar 90% dos acidentes vasculares cerebrais isquêmicos nas primeiras 24 horas após o início dos sintomas.[5] Devido ao melhor resultado diagnóstico, é provável que a RM substitua a TC para a avaliação inicial da suspeita de acidente vascular cerebral.

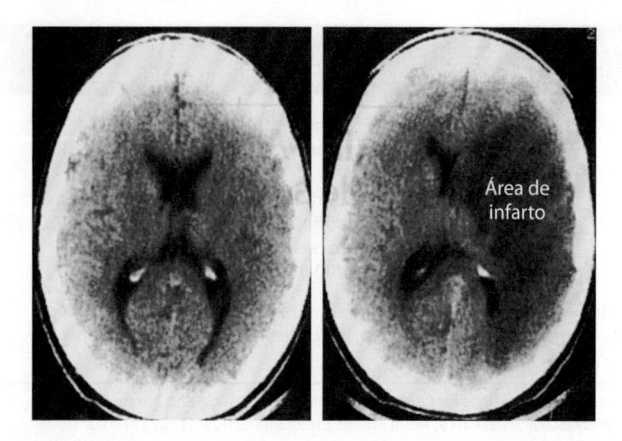

FIGURA 42.2
Resultado diagnóstico da TC no acidente vascular cerebral isquêmico agudo. A imagem da TC à esquerda foi obtida dentro de 24 horas após o início dos sintomas e não é reveladora. A imagem da TC à direita foi obtida três dias mais tarde no mesmo paciente e mostra uma grande área hipodensa (infarto) com efeito de massa no hemisfério cerebral esquerdo.
Fonte: referência 17.

Ecocardiografia

A ecocardiografia é útil nas seguintes situações:

a) Quando o acidente vascular cerebral é associado com fibrilação atrial, IM agudo ou endocardite esquerda (para identificar a fonte de embolia cerebral).
b) Quando o acidente vascular cerebral ocorre em pacientes sem fatores de risco ou em pacientes com tromboembolismo venoso (para identificar um forame oval patente).

TERAPIA ANTITROMBÓTICA

Terapia trombolítica

1. A terapia trombolítica está indicada se puder ser iniciada dentro de três horas do início dos sintomas e se

não houver contraindicações.[8a,8b] As contraindicações absolutas e relativas estão incluídas na lista de verificação da Tabela 42.1.
2. O **ativador tecidual do plasminogênio** (tPA) é o único agente trombolítico aprovado para uso no acidente vascular cerebral agudo. A dose é de 0,9 mg/kg infundido em uma hora, com uma dose máxima de 90 mg.[18]

Aspirina

A aspirina é recomendada para todos os casos de acidente vascular cerebral isquêmico (a menos que haja contraindicações).[8a,8b,13]

a) Quando a terapia trombolítica é administrada, a aspirina deve ser iniciada no dia seguinte. De qualquer forma, a primeira dose da aspirina deve ser dada quando a hemorragia intracraniana é excluída pela neuroimagem.
b) A dose recomendada de aspirina é de 160 a 300 mg inicialmente (por via oral ou retal), seguida por 75 a 150 mg diariamente.

Heparina

1. A anticoagulação com heparina tem sido bastante utilizada em pacientes com acidente vascular cerebral isquêmico agudo que mostram progressão dos sintomas. Contudo, os resultados dos estudos clínicos não apoiam essa prática.[19]
2. A única função da heparina no acidente vascular cerebral isquêmico agudo é na profilaxia do tromboembolismo venoso (ver Capítulo 3).

MANEJO CLÍNICO

A importância do manejo clínico no acidente vascular cerebral isquêmico agudo é comprovada por relatos mostrando que complicações clínicas são responsáveis por cerca de 50%

das mortes após o acidente vascular cerebral agudo.[2] A seguir, é apresentada uma breve descrição dos problemas clínicos mais preocupantes em vítimas de acidente vascular cerebral.

Hipertensão

1. Aumento na pressão arterial é comum no acidente vascular cerebral agudo, mas a pressão em geral retorna à linha de base dentro de alguns dias.[20]
2. A despeito da natureza transitória da elevação na pressão arterial, a American Stroke Association recomenda o tratamento anti-hipertensivo no acidente vascular cerebral agudo se a pressão arterial sistólica estiver acima de 220 mmHg ou a pressão diastólica estiver acima de 140 mmHg.[8a,8b]
3. A redução aguda na pressão arterial não deve exceder 10 a 15%, para evitar reduções significativas no fluxo sanguíneo cerebral (a autorregulação cerebral está comprometida no acidente vascular cerebral agudo, de modo que o fluxo sanguíneo cerebral irá variar diretamente com as alterações na pressão de perfusão cerebral).
4. Para o controle agudo, o **labetalol** intravenoso (10 a 20 mg) ou a **nicardipina** (5 mg/h) são preferidos, pois tendem a preservar o fluxo sanguíneo cerebral.[8a,8b] A nifedipina sublingual pode produzir uma queda rápida na pressão arterial, devendo, portanto, ser evitada.

Hiperglicemia

1. A hiperglicemia é comum no acidente vascular cerebral grave e está associada com desfecho neurológico reservado.[21,22]
2. As diretrizes atuais recomendam que a glicemia seja mantida abaixo de 300 mg/dL.[8a,8b] Controle mais estrito da glicemia tem sido defendido,[22] mas deve-se ter cuidado para evitar hipoglicemia, que também pode piorar o desfecho neurológico.[8a]

Febre

1. Pacientes que desenvolvem febre em associação com o acidente vascular cerebral agudo têm maior déficit neurológico e maior mortalidade.[23,24]
2. As diretrizes atuais recomendam terapia antipirética para todos os pacientes com febre no período inicial após o acidente vascular cerebral agudo.[8a,8b]
3. O **acetaminofen** é preferido para terapia antipirética,[8a,8b,25] mas pode ser administrado apenas oralmente ou por via retal. A dose antipirética é de 325 a 650 mg a cada 4 a 6 horas.
4. A terapia antipirética intravenosa é possível com o **ibuprofeno** (um anti-inflamatório não esteroide). Uma dose intravenosa de 10 mg/kg (até 800 mg) a cada seis horas tem sido usada em pacientes de UTI com sepse.[26]
5. A febre no período inicial após o acidente vascular cerebral isquêmico pode ser de origem infecciosa,[27] de modo que a preocupação com a febre não deve terminar com a realização da terapia antipirética.

REFERÊNCIAS

1. Thom T, Haase N, Rosamond W, et al. Heart disease and stroke statistics-2006 update: A report from the American Heart Association Statistics Committee and Stroke Statistics Subcommittee. Circulation 2006; 113:e85-151.
2. Brott T, Bogousslavsky J. Treatment of acute ischemic stroke. N Engl J Med 2000; 343:710-722.
3. Special report from the National Institute of Neurological Disorders and Stroke. Classification of cerebrovascular diseases III. Stroke 1990; 21:637-676.
4. Kizer JR, Devereux RB. Clinical practice: Patent foramen ovale in young adults with unexplained stroke. N Engl J Med 2005; 353: 2361-2372.
5. Culebras A, Kase CS, Masdeu JC, et al. Practice guidelines for the use of imaging in transient ischemic attacks and acute stroke. A report of the Stroke Council, American Heart Association. Stroke 1997; 28:1480-1497.
6. Ovbiagele B, Kidwell CS, Saver JL. Epidemiological impact in the United States of a tissue-based definition of transient ischemic attack. Stroke 2003; 34:919-924.

7. Saver JL. Time is brain-quantified. Stroke 2006; 37:263-266.
8a. Adams HP, Jr., Adams RJ, Brott T, et al. Guidelines for the early management of patients with ischemic stroke: A scientific statement from the Stroke Council of the American Stroke Association. Stroke 2003; 34:1056-1083.
8b. Adams H, Adams R, Del Zoppo G, et al. Guidelines for the early management of patients wifu ischemic stroke: 2005 guidelines update a scientific statement from the Stroke Council of the American Heart Association/ American Shuke Association. Stroke 2005; 36:916-923.
9. Hand PJ, Kwan J, Lindley RI, et al. Distinguishing between stroke and mimic at the bedside: The brain attack study. Stroke 2006; 37:769-775.
10. Bamford J. Clinical examination in diagnosis and subclassification of stroke. Lancet 1992; 339:400-402.
11. Atchison JW, Pellegrino M, Herbers P, et al. Hepatic encephalopathy mimicking stroke: A case report. Am J Phys Med Rehabil 1992; 71:114-118.
12. Maher J, Young GB. Septic encephalopathy. Intensive Care Med 1993; 8:177-187.
13. Warlow C, Sudlow C, Dennis M, et al. Stroke. Lancet 2003; 362:1211-1224.
14. Georgilis K, Plomaritoglou A, Dafni U, et al. Aetiology of fever in patients with acute stroke. J Intern Med 1999; 246:203-209.
15. Boysen G, Christensen H. Stroke severity determines body temperature in acute stroke. Stroke 2001; 32:413-417.
16. Bladin CF, Alexandrov AY, Bellavance A, et al. Seizures after stroke: a prospective multicenter study. Arch Neurol 2000; 57:1617-1622.
17. Graves VB, Partington VB. Imaging evaluation of acute neurologic disease. In: Goodman LR Putman CE, eds. Critical care imaging. 3rd ed. Philadelphia: WB Saunders, 1993: 391-409.
18. The National Institute of Neurological Disorders and Stroke rt-PA Stroke Study Group. Tissue plasminogen activator for acute ischemic stroke. T N Engl J Med 1995; 333:1581-1587.
19. Rothrock JF, Hart RG. Antithrombotic therapy in cerebrovascular disease. Ann Intern Med 1991; 115:885-895.
20. Semplicini A, Maresca A, Boscolo G, et al. Hypertension in acute ischemic stroke: A compensatory mechanism or an additional damaging factor? Arch Intern Med 2003; 163:211-216.
21. Bruno A, Levine SR, Frankel MR, et al. Admission glucose level and clinical outcomes in the NINDS rt-PA Shuke Trial. Neurology 2002; 59:669-674.
22. Bruno A, Williams LS, Kent TA. How important is hyperglycemia during acute brain infarction? Neurologist 2004; 10:195-200.
23. Reith J, Jorgensen HS, Pedersen PM, et al. Body temperature in acute stroke: relation to stcroke severity, infarct size. mortality, and outcome. Lancet 1996; 347:422-425.

24. Hajat C, Hajat S, Sharma P. Effects of poststroke pyrexia on stroke outcome: a meta-analysis of studies in patients. Stroke 2000; 31:410-414.
25. Dippel DW, van Breda EJ, van Gemert HM, et al. Effect of paracetamol (acetaminophen) on body temperature in acute ischemic stroke: a double-blind, randomized phase II clinical trial. Stroke 2001; 32:1607-1612.
26. Bernard GR, Wheeler AP, Russell JA, et al. The effects of ibuprofen on the physiology and survival of patients with sepsis. N Engl J Med 1997; 336:912-918.
27. Grau AJ, Buggle F, Schnitzler P, et al. Fever and infection early after ischemic stroke. J Neurol Sci 1999; 171:115-120.

SEÇÃO XIV
Terapia medicamentosa parenteral na UTI

Capítulo 43

ANALGESIA E SEDAÇÃO

O papel principal dos profissionais que atendem em UTI não é salvar vidas (já que isso é impossível de forma consistente) mas aliviar a dor e o sofrimento. Os esquemas de medicamentos analgésicos e sedativos descritos neste capítulo irão permitir que esse papel seja cumprido.

OPIOIDES

Generalidades

O alívio da dor em pacientes de UTI é obtido quase exclusivamente por meio de *opioides*, os quais são derivados naturais do ópio que produzem seu efeito pela estimulação dos receptores opioides distintos no sistema nervoso central.[1,2]

1. A estimulação dos receptores opioides pode produzir vários efeitos benéficos e adversos.[3]
   a) Os efeitos benéficos incluem analgesia, sedação e euforia.
   b) Os efeitos adversos incluem depressão respiratória, bradicardia, hipotensão e redução da motilidade intestinal.
2. Os efeitos analgésicos dos opioides são acompanhados por sedação leve, mas sem amnésia.[4]

Opioides intravenosos

Os opioides intravenosos mais usados são a **morfina**, o **fentanil** e a **hidromorfona**. Uma comparação entre esses agentes é apresentada na Tabela 43.1.[1,2,5]

TABELA 43.1
Características comparativas dos opioides intravenosos

	Morfina	Hidromorfona	Fentanil
Dose de ataque	5-10 mg	1-1,5 mg	50-100 µg
Início de ação	10-20 min	5-15 min	1-2 min
Duração (após o bolo)	2-3,5 h	2-3 h	30-60 min
Velocidade de infusão[a]	1-5 mg/h	0,2-0,5 mg/h	50-350 µg/h
ACP			
Demanda (bolo)	0,5-3 mg	0,1-0,5 mg	15-75 µg
Intervalo de espera	10-20 min	5-15 min	3-10 min
Lipossolubilidade	x	0,2x	600x
Metabólitos ativos	Sim	Sim	Não
Liberação de histamina	Sim	Não	Não
Ajuste de dose na insuficiência renal[b]	Diminuição 50%	Nenhum	Diminuição 50%

[a] Velocidade de infusão inicial. Pode necessitar de ajuste adicional.
ACP = analgesia controlada pelo paciente.
[b] Fonte: Aronoff GR, Bennet WM, Berns JS et al., eds. *Drug prescribing in renal failure*. 5ª Ed. Philadelphia: American College of Physicians, 2007:18-19.

Morfina versus *fentanil*

A morfina é o opioide mais usado nas UTIs,[6] mas o fentanil pode ser o preferido devido aos seguintes motivos:

a) O fentanil tem ação mais rápida do que a morfina (porque é muito mais lipossolúvel), o que permite titulação de dose mais rápida.

b) A morfina promove a liberação da histamina, o que pode causar vasodilatação e hipotensão, mas o fentanil é desprovido desse efeito.[7] Isso o torna a melhor escolha em pacientes com comprometimento hemodinâmico.

c) Os opioides são metabolizados no fígado, e seus metabólitos são excretados na urina. A morfina tem metabólitos ativos que podem se acumular no paciente com disfunção renal,[8] enquanto o fentanil não tem metabólitos ativos.

Acúmulo de fentanil

A única observação em relação ao fentanil é que ele apresenta tendência a acumular-se no cérebro (devido à sua alta lipossolubilidade), o que pode resultar em efeito prolongado do fármaco após apenas quatro horas de infusão contínua. Por esse motivo, as infusões de fentanil podem ser menos adequadas para o controle da dor a longo prazo. A dose de fentanil na insuficiência renal pode necessitar de ajustes devido ao aumento da sensibilidade aos opioides.

Meperidina

1. A meperidina (Demerol, Pethidina) é um analgésico opioide com risco significativo de toxicidade. Um dos produtos do metabolismo da meperidina (normomeperidina) é excretado lentamente pelos rins, e o acúmulo desse metabólito produz neuroexcitação com agitação, delírio e convulsões.[9]
2. O acúmulo do metabólito tóxico ocorre com a dose repetida e é mais provável que ocorra em pacientes de UTI que têm disfunção renal com frequência. Como resultado, o uso rotineiro da meperidina não é aconselhado em pacientes de UTI.
3. Embora a meperidina seja preferida em relação a outros opioides para alívio da dor na colecistite e na pancreatite, estudos experimentais mostram que a meperidina e a morfina são equivalentes na sua capacidade de promover espasmo do esfíncter de Oddi e aumentar a pressão intrabiliar.[10]
4. A meperidina ainda é preferida para o controle dos tremores. No período de reaquecimento após cirurgia cardíaca, baixas doses de meperidina (25 mg IV) podem cessar os tremores dentro de minutos.

Analgesia controlada pelo paciente

Em pacientes que estão acordados e conscientes do que acontece ao seu redor, a *analgesia controlada pelo paciente* (ACP) pode representar um controle mais eficaz da dor e proporcionar maior satisfação ao paciente do que os métodos tradicionais de administração dos opioides.[11]

Método

O método de ACP usa uma bomba eletrônica de infusão que pode ser ativada pelo paciente. Na primeira sensação de desconforto, o paciente pressiona um botão conectado à bomba e recebe uma dose em bolo do opioide. Após cada bolo, a bomba é obrigatoriamente inabilitada por um período chamado *tempo de espera*, para prevenir a superdosagem. Esse intervalo é uma função do tempo para atingir o pico de efeito do fármaco.[11]

Esquemas de ACP

A Tabela 43.1 apresenta recomendações para as doses de ACP, incluindo as doses em bolo dos fármacos e os intervalos de espera para cada opioide. Uma dose de ataque pode ser necessária no início da ACP se o paciente não estiver recebendo opioides.

Efeitos adversos

Há diversos efeitos adversos atribuídos aos opioides. Os seguintes são alguns dos mais preocupantes na UTI.

Depressão respiratória

Os opioides produzem diminuição na frequência respiratória e no volume corrente mediada centralmente e dependente da dose,[12,13] mas a depressão respiratória e a hipoxemia clinicamente significativas são raras.[14] A depressão respiratória preocupante é mais provável em pacientes com síndrome de apneia do sono ou hipercapnia crônica.[13]

Efeitos cardiovasculares

a) Os opioides podem causar uma redução leve na pressão arterial e na frequência cardíaca pela redução da atividade simpática (efeito sedativo) e pelo aumento da atividade parassimpática, mas esses efeitos em geral são leves e bem tolerados, pelo menos na posição supina.[13] Alguns opioides (p. ex., a morfina) liberam histamina, e isso pode aumentar o efeito hipotensor.

b) Reduções na pressão arterial podem ser pronunciadas em condições como hipovolemia ou insuficiência cardíaca, nas quais o aumento da atividade simpática tem papel importante na sustentação da pressão arterial.

c) A hipotensão induzida pelos opioides em geral responde à infusão de volume e à colocação do paciente em posição supina.

Motilidade intestinal

a) A peristalse reduzida pela estimulação dos receptores opioides no intestino pode levar a problemas como o comprometimento da tolerância à alimentação enteral e íleo pós-operatório.[15]

b) A disfunção intestinal induzida pelos opioides pode beneficiar-se de fármacos que bloqueiam os receptores opioides no intestino. Um desses fármacos é o **alvimopan**, que reduz a incidência de íleo pós-operatório quando administrado por via oral, em uma dose de 6 a 12 mg, duas vezes ao dia (começando duas horas antes da cirurgia).[16]

ANALGESIA NÃO OPIOIDE

O único analgésico não opioide aprovado para uso parenteral nos Estados Unidos é o cetorolac.

Cetorolac

O cetorolac é um anti-inflamatório não esteroide (AINE) que tem potência analgésica 350 vezes maior do que a aspirina.[17] Ele não causa depressão respiratória, mas outros efeitos tóxicos limitam o seu uso (ver adiante). É dada, geralmente, como um adjunto aos opioides na analgesia pós-operatória e tem um *efeito poupador de opioide*.

Esquemas de doses

O cetorolac pode ser dado por via IV ou IM.

a) Em pacientes com menos de 65 anos, a dose inicial é de 30 mg IV ou 60 mg IM, seguida por 30 mg (IM ou IV) a cada seis horas (máximo de 120 mg/dia) por até cinco dias.
b) Em pacientes ≥ 65 anos de idade, com menos de 50 kg ou com disfunção renal, a dose inicial é 15 mg IV ou 30 mg IM, seguida por 15 mg (IM ou IV) a cada seis horas (máximo de 60 mg/dia) por até cinco dias.
c) A injeção IM de cetorolac pode causar a formação de hematoma, sendo a via IV a preferida.[18] A infusão IV contínua (5 mg/h) produz os melhores resultados.[18]
d) O uso do fármaco deve ser limitado a cinco dias (ver a seguir).

Efeitos adversos

O cetorolac inibe a agregação plaquetária e não deve ser usado em pacientes com alto risco de sangramento.[18]

a) Quando o cetorolac é dado por mais de cinco dias, há aumento do risco de sangramento (GI e locais cirúrgicos).[19]
b) O cetorolac inibe a síntese renal de prostaglandina e pode comprometer a função renal, mas o risco de toxicidade renal é mínimo quando a terapia com o fármaco não excede cinco dias.

SEDAÇÃO COM BENZODIAZEPÍNICOS

Os benzodiazepínicos são sedativos populares na UTI porque geralmente são seguros para uso, e a sedação é acompanhada de amnésia.[20]

Características gerais

As seguintes características dos benzodiazepínicos devem ser salientadas.

1. Todos os benzodiazepínicos são lipossolúveis e irão acumular-se no cérebro com o uso continuado. Isso produz uma sedação prolongada (e indesejada) após a descontinuação do fármaco.
2. A dose eficaz dos benzodiazepínicos é menor em idosos e em pacientes com insuficiência cardíaca e insuficiência hepática.

Comparação de fármacos

Três (de 13) benzodiazepínicos podem ser administrados por via intravenosa: midazolam, lorazepam e diazepam. As propriedades comparativas desses agentes são mostradas na Tabela 43.2. Devido à tendência desses medicamentos de se acumular nos tecidos gordurosos, a sua dose deve basear-se no *peso corporal ideal*.[21]

TABELA 43.2
Características comparativas dos benzodiazepínicos intravenosos

	Midazolam	Lorazepam[a]	Diazepam[b]
Dose de ataque (IV) (mg/kg)	0,02-0,1	0,02-0,06	0,05-0,2
Início de ação	1-5 min	5-20 min	2-5 min
Duração (após o bolo)	1-2 h	2-6 h	2-4 h
Infusão de manutenção (mg/kg/h)	0,04-0,2	0,01-0,1	Raramente usada
Ajuste de dose na insuficiência renal	Redução de 50%	Nenhum	Nenhum

Usar o peso corporal ideal para calcular a dose.
[a] Lorazepam (Abbott Labs) contém propileno glicol (830 mg/mL).
[b] Diazepam (Abbott Labs) contém propileno glicol (400 mg/mL).
Adaptada das referências 1, 20-23).

1. O **midazolam** (Versed) é o benzodiazepínico de escolha para a sedação de curta duração, porque ele tem o menor tempo de início de ação e a menor duração de ação.[21-23] Devido à sua curta duração de ação, em geral é dado em infusão contínua. Contudo, infusões de midazolam que duram mais de algumas horas *podem produzir sedação prolongada* (devido ao rápido acúmulo no cérebro).[21]
2. O **lorazepam** (Ativan) tem o início de ação mais lento dos benzodiazepínicos IV. Devido à sua longa duração de ação, é usado para sedação prolongada (p. ex., pacientes dependentes do ventilador).[1] Contudo, o uso prolongado do lorazepam tem o risco da toxicidade pelo propileno glicol (ver próxima seção).
3. O **diazepam** (Valium) é o menos preferido dos benzodiazepínicos IV devido ao risco de sedação excessiva e intoxicação pelo propileno glicol (ver próxima seção).

Efeitos adversos

A dose excessiva e o acúmulo de benzodiazepínicos pode levar a hipotensão, depressão respiratória e sedação excessiva.[24] (Ver Capítulo 46, Benzodiazepínicos para mais toxicidade por benzodiazepínicos). A seguir, são destacadas algumas preocupações adicionais.

Intoxicação por propileno glicol

As preparações intravenosas de lorazepam e diazepam contêm o solvente propileno glicol para melhorar a solubilidade do fármaco. A administração prolongada do propileno glicol pode produzir uma toxidrome caracterizada por agitação, acidose metabólica, hipotensão e convulsões.

a) A toxicidade pelo propileno glicol tem sido relatada em 19 a 66% dos pacientes de UTI recebendo altas doses de lorazepam ou diazepam por mais de dois dias.[25,26]
b) A troca para o midazolam irá eliminar o risco de intoxicação por propileno glicol.

Síndrome de abstinência

A retirada abrupta após o uso prolongado dos benzodiazepínicos pode produzir uma síndrome de abstinência consistindo em agitação, alucinações e convulsões.[27] O risco dessa síndrome é difícil de prever.

Interação medicamentosa

a) Vários fármacos podem inibir o metabolismo do diazepam e do midazolam, inclusive eritromicina, fluconazol, diltiazem, verapamil e omeprazol.[28] Contudo, a única interação significativa pode ser entre eritromicina e midazolam: esses dois fármacos não devem ser usados juntos. O metabolismo do lorazepam não é afetado por outros fármacos.[28]

b) A teofilina antagoniza os efeitos sedativos dos benzodiazepínicos (possivelmente pelo bloqueio dos receptores da adenosina), e a aminofilina IV (110 mg em cinco minutos) tem sido usada para promover o despertar da sedação por benzodiazepínicos.[29]

OUTROS SEDATIVOS

Propofol

O propofol (Deprivan) é um sedativo de ação rápida que é usado para indução e manutenção de anestesia geral. Na UTI, pode ser usado para sedação de curta duração (i. e., para procedimentos), porém o uso mais disseminado não é aconselhado devido ao seus efeitos adversos.

Preparação e dose

a) O propofol é suspenso em uma emulsão lipídica a 10% que é quase idêntica ao Intralipid 10% usado em fórmulas de nutrição parenteral (e tem a mesma produção de energia de 1,1 kcal/mL).

b) As doses em bolo e em infusão do propofol são apresentadas na Tabela 43.3.[30,31] O propofol deve ser dosado de acordo com o *peso corporal ideal*, e não é necessário nenhum ajuste de dose na insuficiência renal ou hepática.[31]

Efeitos adversos

a) O propofol é bem conhecido por produzir depressão respiratória, devendo ser usado apenas durante ventilação controlada.
b) A redução da pressão arterial é observada com frequência após uma dose em bolo do propofol, e hipotensão é mais provável de ocorrer em pacientes idosos, que têm insuficiência cardíaca ou que estão hipovolêmicos.[31]
c) As reações anafilactoides ao propofol são raras, mas podem ser graves.[31]
d) A emulsão lipídica pode causar hipertrigliceridemia após o uso prolongado (> 72 horas).

Síndrome de infusão do propofol

O propofol pode causar reação de idiossincrasia rara, porém frequentemente letal, caracterizada por início abrupto de bradicardia, insuficiência cardíaca, acidose láctica, hiperlipidemia e rabdomiólise.[32] Essa reação é chamada de *síndrome de infusão do propofol* e geralmente está associada a infusões prolongadas e em altas doses (> 4 a 6 mg/kg/h por mais de 24 a 48 h). A mortalidade é alta (> 80%), mesmo quando o fármaco é descontinuado.

Dexmedetomidina

A dexmedetomidina é um agonista α_2-adrenérgico altamente seletivo que produz sedação sem depressão respiratória.[33] As propriedades desse fármaco são apresentadas na Tabela 43.3. Devido à sua curta duração de ação, a dexmedetomidina em geral é dada em infusão contínua.

Usos clínicos

Devido à ausência de depressão respiratória, a dexmedetomidina tem sido recomendada para sedação durante o

TABELA 43.3
Sedativos intravenosos não benzodiazepínicos

	Proprofol[a]	Dexmedetomidina
Dose de ataque	0,25-1 mg/kg	1µg/kg em 10 min
Início de ação	< 1 min	1-3 min
Tempo até o despertar	10-15 min	6-10 min
Infusão de manutenção (µg/kg/min)	25-75	0,2-0,7
Depressão respiratória	Sim	Não
Efeitos adversos	Hipotensão Hiperlipidemia Contaminação/sepse Síndrome de infusão do propofol	Hipotensão Bradicardia Rebote simpático

[a] A dose do propofol deve ter por base o peso corporal ideal.
Adaptada das referências 1, 30-33.

desmame da ventilação mecânica.[34] Contudo, o limite de 24 horas para o uso do fármaco (ver próxima seção) limita a sua utilidade.

Efeitos adversos

As infusões da dexmedetomidina podem produzir hipotensão (30%) e bradicardia (8%).[33] Há também um risco de agitação e "rebote simpático" após a retirada do fármaco. Para minimizar esse risco, as infusões não devem ser continuadas por mais de 24 horas.

Haloperidol

A vantagem do haloperidol (Haldol) como sedativo é o fato de ele não causar depressão cardiorrespiratória. A administração intravenosa não é aprovada pelo FDA, mas o haloperidol IV é seguro e eficaz[35] e é recomendado nas diretrizes práticas da Society of Critical Care Medicine.[1]

A Tabela 43.4 contém recomendações para a administração IV do haloperidol.

TABELA 43.4
Haloperidol intravenoso para sedação

Gravidade da ansiedade	Dose
Leve	0,5-2 mg
Moderada	5-10 mg
Grave	10-20 mg

1. Administrar dose em bolo IV.
2. Permitir 10-20 min para resposta:
   a. Se não houver resposta, duplicar a dose do fármaco **ou**
   b. Adicionar lorazepam (1 mg)
3. Se ainda não houver resposta, trocar para outro sedativo.
4. Dar 25% da dose inicial a cada 6 horas para manter a sedação.

Adaptada das referências 1, 35.

Usos clínicos

a) Devido ao início de ação tardio (10 a 20 min), o haloperidol não é adequado para o controle imediato da ansiedade.
b) O haloperidol é preferido para a sedação de pacientes com delírio.
c) A ausência de depressão respiratória torna o haloperidol bastante adequado para sedação durante o desmame da ventilação mecânica.[35]

Efeitos adversos

a) As reações extrapiramidais são um efeito colateral bem conhecido do haloperidol, mas são raras quando o fármaco é dado por via intravenosa.[36] O haloperidol não deve ser usado em pacientes com doença de Parkinson.
b) O haloperidol prolonga o intervalo QT e pode precipitar a taquicardia ventricular polimórfica conhecida como *torsades de pointes* (ver Capítulo 15). Essa arritmia tem sido relatada em 3 a 4% dos pacientes em uso de haloperidol IV.[37] Como resultado, o haloperidol nunca deve ser usado em pacientes com intervalo QT prolongado.

c) Outro efeito adverso do haloperidol é a *síndrome neuroléptica maligna*,[38] uma reação idiossincrática que é descrita no Capítulo 32. A presença de febre inexplicada em um paciente em uso de haloperidol deve sempre levantar suspeita desse distúrbio.

INTERRUPÇÃO DAS INFUSÕES DE SEDATIVOS

As infusões prolongadas de sedativos (e opioides) resultam em acúmulo progressivo do fármaco, e sedação persistente após a infusão deve ser descontinuada. Isso pode retardar o desmame da ventilação mecânica e prolongar a permanência na UTI. Quando os pacientes estão mantidos em infusões de medicamentos sedativos por mais de 24 horas e estão começando a recuperar-se, são aconselhadas interrupções diárias da infusão do fármaco até que o paciente comece a acordar.[39]

Monitorização da sedação

1. As diretrizes atuais recomendam a monitorização de rotina da sedação,[1] o que reduz o risco de sedação excessiva.
2. O sistema original de escore para sedação, a *escala de Ramsay*, é apresentado na Tabela 43.5.[40] Essa escala é

TABELA 43.5
Escala de Ramsay modificada para escore de sedação

Escore	Descrição
1	Ansioso e agitado, ou inquieto, ou ambos
2	Cooperativo, orientado e tranquilo
3	Sonolento, mas responde aos comandos
4	Adormecido, resposta rápida ao toque glabelar leve ou a estímulo auditivo alto
5	Sonolento, resposta lenta ao toque glabelar leve ou a estímulo auditivo alto
6	Sonolento e não estimulável

Adaptada da referência 40.

bastante adequada para a avaliação de sedação excessiva porque tem quatro níveis de sedação (escore 3 a 6), mas apenas um nível de agitação (escore = 1).

ABORDAGEM DE BEIRA DE LEITO AO PACIENTE AGITADO

AVALIAÇÃO GRADUAL — MANEJO

Etapa 1: Avaliar risco de morte imediato
- ABC (vias aéreas, respiração, circulação; do inglês *airway, breathing, circulation*).

Etapa 2: Avaliar dor
- Interrogar o paciente sobre dor e avaliar estímulos nocivos.

- Corrigir qualquer causa identificada.
- Se hemodinamicamente instável:
  Fentanil: 25-100 µg IV q 5-15 min
  Hidromorfona: 0,25-0,75 mg IV q 5-15 min
- Se hemodinamicamente estável:
  Morfina: 2-5 mg IV a cada 5-15 min

Etapa 3: Avaliar ansiedade
- Interrogar o paciente e fazer avaliação sobre medo e ansiedade.
- Se o paciente estiver incapaz de comunicar-se, vá para a Etapa 4.

- Corrigir quaisquer causas identificadas.
- Prover conforto verbal.
- Para agitação aguda:
  Midazolam: 2-5 mg IV q 5-15 min
  Lorazepam: 1-4 mg IV q 10-20 min
  Propofol: 5 µg/kg/min e titular q 5 min para PRN

Etapa 4: Avaliar delírio/agitação
- Questionar o paciente e avaliar para delírio/agitação.
- Fazer o escore de delírio (CAM-UTI).

- Corrigir quaisquer causas identificadas.
- Se indicado[a]:
  Haloperidol: 2-10 mg, IV, e dobrar a dose se necessário em 10-20 min.
  Usar ¼ da dose inicial q 6 h para manutenção.
  [a]Não indicado para abstinência de etanol ou benzodiazepina, *delirium tremens* ou em pacientes com intervalo QT prolongado.

FIGURA 43.1
Uma abordagem organizada ao paciente com agitação aguda. Adaptada da referência 1.

3. Há outros sistemas de escore para sedação mais elaborados,[41] mas não há evidência de que eles são melhores do que o sistema de escore simples da Tabela 43.5.

O PACIENTE AGITADO

Um cenário comum na UTI é o de uma enfermeira informando que o paciente subitamente tornou-se agitado. A abordagem gradual da Figura 43.1 pode se mostrar útil nessa situação.

REFERÊNCIAS

1. Jacobi J, Fraser GL, Coursin DB, et al. Clinical practice guidelines for the sustained use of sedatives and analgesics in the critically ill adult. Crit Care Med 2002; 30:119-141.
2. Murray MJ, Plevak DJ. Analgesia in the critically ill patient. New Horizons 1994; 2:56-63.
3. Pasternak GW. Pharmacological mechanisms of opioid analgesics. Clin Neuropharmacol 1993; 16:1-18.
4. Veselis RA, Reinsel RA, Feshchenko VA, et al. The comparative amnestic effects of midazolam, propofol, thiopental, and fentanyl at equisedative concentrations. Anesthesiology 1997; 87:749-764.
5. Quigley C. Asystematic reviw of hydromorphone in acute and chronic pain. J Pain Symptom Manag 2003; 25:169-178.
6. Soliman HM, Melot C, Vincent JL. Sedative and analgesic practice in the intensive care unit: The results of a European survey Br J Anaesth 2001; 87:186-192.
7. Rosow CE, Moss J, Philbin DM, et al. Histamine release during morphine and fentanyl anesthesia. Anesthesiology 1982; 56:93-96.
8. Smith MT. Neuroexcitatory effects of morphine and hydromorphone: Evidence implicating the 3-glucuronide metabolites. Clin Exp Pharmacol Physiol 2000; 27:524-528.
9. Latta KS, Ginsberg B, Barkin RL. Meperidine: A critical review. Am J Ther 2002; 9:53-68.
10. Lee F, Cundiff D. Meperidine vs morphine in pancreatitis and cholecystitis. Arch Intern Med 1998; 158:2399.
11. White PF. Use of patient-controlled analgesia for management of acute pain. JAMA 1988; 259:243-247.
12. Bowdle TA. Adverse effects of opioid agonists and agonist-antagonists in anaesthesia. Drug Safety 1998; 19:173-189.
13. Schug SA, Zech D, Grond S. Adverse effects of systemic opioid analgesics. Drug Safety 1992; 7:200-213.

14. Bailey PL. The use of opioids in anesthesia is not especially associated with nor predictive of postoperative hypoxemia. Anesthesiology 1992; 77:1235.
15. Kurz A, Sessler DI. Opioid-induced bowel dysfunction: pathophysiology and potential new therapies. Drugs 2003; 63:649-671.
16. Delaney CP, Wolff BG, Viscusi ER, et al. Alvimopan for postoperative ileus following bowel resection. Ann Surg 2007; 245:355-363.
17. Buckley MM, Brogden RN. Ketorolac: A review of its pharmacodynamic and pharmacokinetic properties, and therapeutic potential. Drugs 1990; 39:86-109.
18. Ready LB, Brown CR, Stahlgren LH, et al. Evaluation of intravenous ketorolac administered by bolus or infusion for treatment of postoperative pain: A double-blind, placebo-controlled, multicenter study. Anesthesiology 1994; 80:1277-1286.
19. Strom BL, Berlin JA, Kinman JL, et al. Parenteral ketorolac and risk of gastrointestinal and operative site bleeding: A postmarketing surveillance study. JAMA 1996; 275:376-382.
20. Young CC, Prielipp RC. Benzodiazepines in the intensive care unit. Crit Care Clin 2001; 17:843-862.
21. Fragen RJ. Pharmacokinetics and pharmacodynamics of midazolam given via continuous intravenous infusion in intensive care units. Clin Ther 1997; 19:405-419.
22. Reves JG, Fragen RJ, Vinik HR, et al. Midazolam: pharmacology and uses. Anesthesiology 1985; 62:310-324.
23. Barr J, Zomorodi K, Bertaccini EJ, et al. A double-blind, randomized comparison of i. v. lorazepam versus midazolam for sedation of ICU patients via a pharmacologic model. Anesthesiology 2001; 95:286-298.
24. Gaudreault P, Guay J, Thivierge RL, et al. Benzodiazepine poisoning: Clinical and pharmacological considerations and treatment. Drug Safety 1991; 6:247-265.
25. Wilson KC, Reardon C, Theodore AC, Farber HW. Propylene glycol toxicity: A severe iatrogenic illness in ICU patients receiving IV benzodiazepines. Chest 2005; 128:1674-1681.
26. Arroglia A, Shehab N, McCarthy K, Gonzales JP. Relationship of continuous infusion lorazepam to serum propylene glycol concentration in critically ill adults. Crit Care Med 2004; 32:1709-1714.
27. Moss JH. Sedative and hypnotic withdrawal states in hospitalised patients. Lancet 1991; 338:575.
28. Dresser GK, Spence JD, Bailey DG. Pharmacokinetic-pharmacodynamic consequences and clinical relevance of cytochrome P450 3A4 inhibition. Clin Pharmacokinet 2000; 38:41-57.
29. Hoegholm A, Steptoe P, Fogh B, et al. Benzodiazepine antagonism by aminophylline. Acta Anaesthesiol Scand 1989; 33:164-166.

30. Angelini G, Ketzler JT, Coursin DB. Use of propofol and other non-benzodiazepine sedatives in the intensive care unit. Crit Care Clin 2001; 17:863-880.
31. McKeage K, Perry CM. Propofol: a review of its use in intensive care sedation of adults. CNS Drugs 2003; 17:235-272.
32. Kang TM. Propofol infusion syndrome in critically ill patients. Ann Pharmacother 2002; 36:1453-1456.
33. Bhana N, Goa KL, McClellan KJ. Dexmedetomidine. Drugs 2000; 59:263-268.
34. Venn RM, Hell J, Grounds RM. Respiratory effects of dexmedetomidine in the surgical patient requiring intensive care. Crit Care 2000; 4:302-308.
35. Riker RR, Fraser GL, Cox PM. Continuous infusion of haloperidol controls agitation in critically ill patients. Crit Care Med 1994; 22:433-440.
36. Sanders KM, Minnema AM, Murray GB. Low incidence of extrapyramidal symptoms in the treatment of delirium with intravenous haloperidol and lorazepam in the intensive care unit. J Intensive Care Med 1989; 4:201-204.
37. Sharma ND, Rosman HS, Padhi ID, et al. Torsades de pointes associated with intravenous haloperidol in critically ill patients. Am J Cardiol 1998; 81:238-240.
38. Sing RF, Branas CC, Marino PL. Neuroleptic malignant syndrome in the intensive care unit. J Am Osteopath Assoc 1993; 93:615-618.
39. Kress JP, Pohlman AS, O'Connor MF, et al. Daily interruption of sedative infusions in critically ill patients undergoing mechanical ventilation. N Engl J Med 2000; 342:1471-1477.
40. Ramsay MA, Savege TM, Simpson BR, et al. Controlled sedation with alphaxalone-alphadolone. Br Med J 1974; 2:656-659.
41. Ely EW, Truman B, Shintani A, et al. Monitoring sedation status over time in ICU patients: reliability and validity of the Richmond Agitation-Sedation Scale (RASS). JAMA 2003; 289:2983-2991.

Capítulo 44

TERAPIA ANTIMICROBIANA

Este capítulo apresenta os antibióticos intravenosos com maior probabilidade de serem usados na UTI. Eles são estudados na ordem mostrada a seguir.

1. Aminoglicosídeos (gentamicina, tobramicina, amicacina)
2. Agentes antifúngicos (anfotericina B, fluconazol, capsofungina)
3. Carbapenens (imipenem, meropenem)
4. Cefalosporinas (ceftriaxona, ceftazidima, cefepima)
5. Fluoroquinolonas (ciprofloxacina, levofloxacina, gatifloxacina, moxifloxacina)
6. Penicilinas (pipericilina-tazobactam)
7. Vancomicina e seus substitutos (linezolida, daptomicina)

AMINOGLICOSÍDEOS

Os aminoglicosídeos incluem a **gentamicina** (introduzida em 1966), a **tobramicina** (introduzida em 1975) e a **amicacina** (introduzida em 1981). Esses fármacos foram, em seu tempo, os antibióticos de escolha para infecções graves por gram-negativos, mas sua popularidade diminuiu devido à toxicidade renal.[1]

Atividade e uso clínico

1. Os aminoglicosídeos são ativos contra bacilos aeróbicos gram-negativos, sendo que a amicacina tem maior atividade (ver Figura 44.1).[2]
2. Os aminoglicosídeos podem ser usados para tratar qualquer infecção grave causada por bacilos gram-

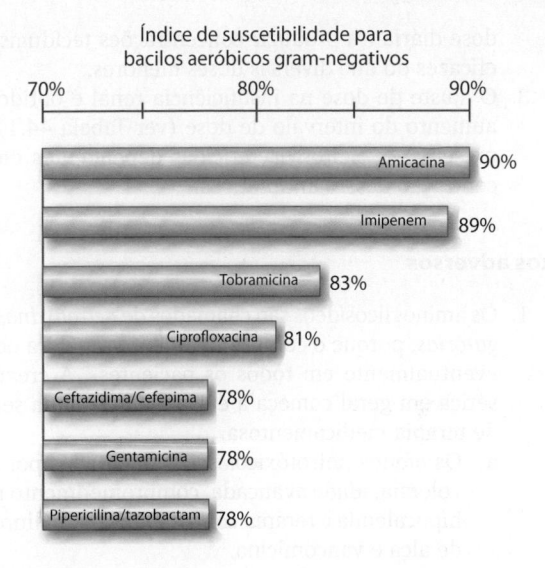

Índice de suscetibilidade para bacilos aeróbicos gram-negativos

Antibiótico	%
Amicacina	90%
Imipenem	89%
Tobramicina	83%
Ciprofloxacina	81%
Ceftazidima/Cefepima	78%
Gentamicina	78%
Pipericilina/tazobactam	78%

FIGURA 44.1
Suscetibilidades antibióticas dos bacilos aeróbicos gram-negativos isolados de 35.790 espécimes de culturas obtidos de pacientes de UTI. Adaptada da referência 2.

-negativos, mas o seu uso em geral é reservado para infecções causadas por espécies de *Pseudomonas*.

Dose

1. A dose dos aminoglicosídeos é determinada com base no peso corporal e na função renal (ver Tabela 44.1).[1,3] Esses fármacos são mal distribuídos no tecido adiposo, portanto o peso corporal ideal deve ser usado para pacientes normais ou com sobrepeso, enquanto o peso corporal real é mais adequado para pacientes abaixo do peso.[1]
2. A dose única diária é preferida para os aminoglicosídeos, pois esses antibióticos têm um efeito bactericida dependente da concentração,[1] de modo que uma grande

dose diária irá produzir concentrações teciduais mais eficazes do que diversas doses menores.
3. O ajuste de dose na insuficiência renal é obtido pelo aumento do intervalo de dose (ver Tabela 44.1), que preserva os efeitos bactericidas dependentes da concentração desses antibióticos.

Efeitos adversos

1. Os aminoglicosídeos são chamados de *nefrotoxinas obrigatórias*, porque o comprometimento renal irá ocorrer eventualmente em todos os pacientes.[1] A creatinina sérica em geral começa a elevar-se após uma semana de terapia medicamentosa.
   a) Os efeitos nefrotóxicos são aumentados por hipovolemia, idade avançada, comprometimento renal, hipocalemia e terapia concomitante com diuréticos de alça e vancomicina.[1,4]
2. A ototoxicidade induzida pelos aminoglicosídeos pode produzir perda auditiva irreversível e dano vestibular, mas esses efeitos em geral não estão aparentes clinicamente.[1]
3. Os aminoglicosídeos podem bloquear a liberação da acetilcolina dos terminais nervosos pré-sinápticos. Esse efeito quase nunca produz fraqueza muscular *de novo*,[5] mas pode agravar a fraqueza muscular da miastenia grave.[6]

TABELA 44.1
Recomendações de dose de aminoglicosídeos

Fármaco	Dose usual	Insuficiência renal[a]	HD[b]
Amicacina	15 mg/kg q 24 h	q 48-72 h	½ dose normal após cada diálise
Gentamicina	5 mg/kg q 24 h		
Tobramicina	5 mg/kg q 24 h		

[a] Fonte: referência 3.
[b] HD = hemodiálise.

Comentário

Devido ao risco substancial de dano renal, é sempre prudente *evitar o uso de aminoglicosídeos*, quando possível. Outros antibióticos menos tóxicos estão disponíveis para cobertura gram-negativa eficaz (p. ex., o carbapenem).

AGENTES ANTIFÚNGICOS

Anfotericina B

A anfotericina B (AmB) é o agente antifúngico mais eficaz em uso clínico, mas também é o agente antifúngico mais tóxico.

Usos clínicos

A AmB é o fármaco de escolha para todas as infecções fúngicas potencialmente fatais e para terapia antimicrobiana empírica em pacientes neutropênicos com febre persistente.

Dose e administração

A AmB é dada uma vez ao dia em dose IV de 0,5 a 1 mg/kg. A dose é fornecida inicialmente em um período de quatro horas, podendo ser reduzida para uma infusão de uma hora, se tolerado. A dose total de AmB é de 0,5 a 4 g e é determinada pelo tipo e pela gravidade da infecção fúngica.

a) A canulação venosa central é preferida para as infusões de AmB para reduzir o risco de flebite relacionada à infusão.[7]

Resposta inflamatória relacionada à infusão

As infusões de AmB são acompanhadas de febre, calafrios, náuseas, vômitos e rigidez em cerca de 70% das vezes.[8] Essas reações são mais acentuadas na infusão inicial, com frequência diminuindo em intensidade conforme as infusões são repetidas. As seguintes medidas podem reduzir a intensidade dessas reações:[8]

a) Trinta minutos antes da infusão, dar acetaminofen (10 a 15 mg/kg, via oral) e difenidramina (25 mg, via oral ou IV). Se a rigidez for um problema, fazer uma pré-medicação com meperidina (25 mg IV).
b) Se esse esquema não proporcionar alívio completo, adicionar hidrocortisona ao infusato de AmB (0,1 mg/mL).

Nefrotoxicidade

a) A AmB produz lesão nos túbulos renais que se assemelha clinicamente à acidose tubular renal (tipo distal), com aumento da excreção urinária de potássio e magnésio.[9] A hipocalemia e a hipomagnesemia são consequências comuns.
b) A azotemia é relatada em 30 a 40% dos pacientes durante as infusões diárias de AmB.[9] Aumento na creatinina sérica acima de 3 mg/dL deve indicar a cessação das infusões de AmB por alguns dias ou uma troca para uma preparação lipossomal de AmB, a qual é descrita a seguir.[8]

Anfotericina B lipossomal

As preparações lipídicas especializadas de AmB foram desenvolvidas para reduzir a ligação com as células de mamíferos (reduzindo assim o risco de lesão renal).

a) Estudos clínicos têm mostrado que a *AmB lipossomal* (AmBisome) é tão eficaz quanto a AmB padrão, mas causa menos casos de disfunção renal.[7,10]
b) A dose diária de AmB lipossomal é 5 mg/kg, cinco vezes maior do que a dose de AmB padrão.[7]

Fluconazol

O fluconazol é uma alternativa menos tóxica à AmB para as infecções por *Candida*.

Atividade e usos clínicos

a) O fluconazol é usado para tratar a candidíase invasiva.[11] Ele não cobre adequadamente a *Candida krusei*, mas esse organismo está envolvido em apenas 5 a 10% dos casos de candidíase invasiva.[12]
b) O fluconazol pode ser usado de forma isolada em pacientes imunocompetentes[10] e após um curso inicial de AmB em pacientes imunocomprometidos.[12]

Dose

O fluconazol pode ser dado por via oral ou IV em uma dose única diária de 400 a 800 mg (a mesma dose é usada para administração oral e IV). Se o *clearance* de creatinina for menor do que 50 mL/min, a dose deve ser reduzida em 50%.[7]

Efeitos adversos

a) O fluconazol pode comprometer o metabolismo hepático da fenitoína, da cisaprida (Propulsid) e das estatinas (lovastatina, atorvastatina).[7] Assim, ele não deve ser usado com a cisaprida e as estatinas, e a dose de fenitoína deve ser ajustada de acordo com os níveis séricos da fenitoína.[7]
b) O fluconazol é seguro para uso na maioria dos pacientes, mas tem sido implicado em casos de lesão hepática grave, e até mesmo fatal, em pacientes portadores de HIV.[13]

Capsofungina

1. A capsofungina pode ser superior ao fluconazol para o tratamento da candidíase invasiva, pois ela é ativa contra todas as espécies de *Candida*, tem menos interação medicamentosa e não requer modificação da dose na insuficiência renal.[12] Ela se mostrou comparável à AmB para o tratamento da candidíase invasiva[14] e para

a terapia empírica de pacientes neutropênicos com febre.[12]
2. Para a candidíase invasiva, a dose IV de capsofungina é 70 mg inicialmente e, então, 50 mg/dia daí por diante.

CARBAPENEM

Os carbapenens (imipenem e meropenem) têm *o maior espectro de atividade de qualquer antibiótico disponível atualmente.*[16]

Imipenem

O imipenem é o carbapenem original (introduzido em 1985) e o mais estudado.

Atividade e uso clínico

a) O imipenem é ativo contra todos os patógenos bacterianos comuns, exceto o *S. aureus* resistente à meticilina (MRSA).
b) Como demonstrado na Figura 44.1, o imipenem é um dos agentes mais ativos para bacilos aeróbicos gram-negativos. Ele também provê boa cobertura para cocos gram-positivos (incluindo pneumococos, *S. aureus* resistentes à meticilina e *S. epidermidis*) e anaeróbicos (incluindo *Bacteroides fragilis* e *Enterococcus faecalis*).
c) O imipenem pode ser usado para praticamente qualquer infecção que não envolva MRSA. Além disso, pode ser usado como um único agente para cobertura antibiótica empírica em pacientes neutropênicos com febre.[16]

Preparações e dose

a) O imipenem é inativado por enzimas nos túbulos proximais renais, portanto não é possível atingir altos níveis do fármaco na urina. Para superar esse problema,

as preparações comerciais de imipenem contêm um inibidor enzimático, a cilastatina.
b) A dose recomendada do imipenem é 500 mg a cada seis horas.[15] A dose diária deve ser reduzida em 50% na insuficiência renal e em 75% na falência renal.[3]

Efeitos adversos

O principal efeito adverso é a *convulsão generalizada*, que ocorre em 1,5% dos pacientes.[15] Os fatores que contribuem para desencadeá-la incluem história de distúrbio convulsivo, massa intracraniana ou insuficiência renal. Com um ajuste de dose adequado na insuficiência renal, a incidência de convulsão induzida pelo imipenem é *menor do que 1%*.[15]

Meropenem

1. O meropenem (introduzido em 1996) é similar ao imipenem no espectro de atividade antibacteriana, mas *não produz convulsões*.[15]
2. A dose intravenosa usual é 500 mg a 1 g a cada oito horas, sendo necessário fazer redução de 50% da dose diária na insuficiência renal.[3]

Comentário

Os carbapenens são os antibióticos ideais, porque são relativamente seguros e cobrem a maioria dos patógenos associados com a UTI, exceto o MRSA. O meropenem é preferido por muitos profissionais devido ao menor risco de convulsão, mas há pouco risco de convulsões com o imipenem quando a dose é ajustada na disfunção renal.

CEFALOSPORINAS

Há mais de 25 cefalosporinas disponíveis para uso clínico,[17] mas apenas algumas são úteis para tratar infecções graves em pacientes de UTI.

Cefalosporinas úteis

As cefalosporinas que são usadas com mais frequência na UTI são listadas na Tabela 44.2, juntamente com as doses recomendadas para cada fármaco.

1. A **cefazolina** (Ancef) pode ser usada para tratar infecções causadas por cepas suscetíveis de estafilococos. Contudo, esse agente não é ativo contra MRSA ou *S. epidermidis*, e isso limita o seu uso na UTI.
2. A **ceftriaxona** (Rocefin) é usada para tratar pneumonias graves adquiridas na comunidade, pois é ativa contra pneumococos resistentes à penicilina e contra *Hemophilus influenza*.
3. A **ceftazidima** (Fortaz) e a **cefepima** (Maxipime) são usadas para tratar infecções causadas por bacilos aeróbicos gram-negativos, incluindo *Pseudomonas aeruginosa*. Ambos os agentes têm sido recomendados para cobertura antibiótica empírica em pacientes neutropênicos com febre.[18] Contudo, esses agentes não são os mais ativos contra os gram-negativos comuns isolados (ver Figura 44.1).

Toxicidade

As cefalosporinas são relativamente livres de efeitos adversos graves. Há uma incidência de 5 a 15% de antigenicidade cruzada com a penicilina, portanto esses agentes não devem ser usados em pacientes com história de reações anafiláticas à penicilina.

TABELA 44.2
Dose recomendada das cefalosporinas

Fármaco	Infecções graves	Insuficiência renal[a]
Cefazolina	1 g a cada 6 h	1 g a cada 24 h
Ceftriaxona	2 g a cada 12 h	2 g a cada 12 h
Ceftazidima	2 g a cada 8 h	2 g a cada 48 h
Cefepima	2 g a cada 8 h	2 g a cada 24 h

[a] Fonte: referência 3.

FLUOROQUINOLONAS

As fluoroquinolonas podem ser separadas em gerações iniciais (p. ex., **ciprofloxacina**) e gerações mais novas (p. ex., **levofloxacina, gatifloxacina** e **moxifloxacina**).[19]

Atividade e uso clínico

1. A ciprofloxacina foi muito usada quando introduzida, em 1987, devido à sua atividade contra bacilos aeróbicos gram-negativos, incluindo *Pseudomonas aeruginosa*. No entanto, essa atividade tem diminuído ao longo dos anos (ver Figura 44.1), e a ciprofloxacina não é mais considerada agente de primeira linha para infecções graves por gram-negativos.
2. As novas fluoroquinolonas (p. ex., levofloxacina, gatifloxacina, moxifloxacina) têm a cobertura gram-negativa da ciprofloxacina (exceto a menor atividade contra *P. aeruginosa*), mas fornecem cobertura adicional para estreptococos, pneumococos (inclusive cepas resistentes à penicilina) e organismos atípicos como *Mycoplasma pneumoniae* e *Hemophilus influenza*.
   a) Esses agentes são usados primariamente para o manejo de pneumonias adquiridas na comunidade e infecções do trato urinário não complicadas.
   b) Eles também podem ser usados para pneumonias associadas à ventilação mecânica de início precoce (dentro de cinco dias da admissão) em pacientes selecionados (ver Capítulo 34, Terapia antimicrobiana empírica, e Tabela 34.3).
   c) O uso mais disseminado desses antibióticos na UTI é limitado pela falta de atividade contra MRSA e pela atividade limitada contra *P. aeruginosa*.

Dose

1. A Tabela 44.3 mostra as doses intravenosas recomendadas para quatro fluoroquinolonas. Os novos agentes têm meias-vidas mais longas do que a ciprofloxacina e requerem apenas uma dose diária.

TABELA 44.3
Recomendação de dose para as fluoroquinolonas

Fármaco	Infecções graves	Insuficiência renal[a]
Ciprofloxacina	400 mg a cada 8 h	400 mg a cada 18 h
Levofloxacina	500 mg a cada 24 h	250 mg a cada 48 h
Gatifloxacina	400 mg a cada 24 h	200 mg a cada 24 h
Moxifloxacina	400 mg a cada 24 h	400 mg a cada 24 h

[a] Fonte: referência 3.

2. Os ajustes de dose são necessários na insuficiência renal para todos os agentes, exceto a moxifloxacina, que é metabolizada no fígado.

Efeitos adversos

1. A ciprofloxacina interfere no metabolismo hepático da teofilina e da warfarina e pode potencializar as ações de ambos os fármacos. As novas fluoroquinolonas não compartilham essas interações medicamentosas.[20]
2. As reações neurotóxicas (confusão, alucinação, convulsão) têm sido relatadas em 1 a 2% dos pacientes em uso de quinolonas.[21]
3. O prolongamento do intervalo QT e a taquicardia ventricular polimórfica (*torsades de pointes*) têm sido relatados em associação com todas as quinolonas, exceto com a moxifloxacina.[22]

AS PENICILINAS

O uso da penicilina na UTI é restrito principalmente às penicilinas de espectro estendido.

Penicilinas de espectro estendido

Os análogos da penicilina que são ativos contra bacilos aeróbicos gram-negativos incluem as aminopenicilinas (ampicilina e amoxicilina), as carboxipenicilinas (carbenicilina e ticarcilina) e as ureidopenicilinas (azlocilina, mezlocilina e pipericilina). Os dois últimos grupos são ativos contra *P. aeruginosa*[23] e são chamados de *penicilinas antipseudomonas*. A penicilina antipseudomonas mais usada é a **pipericilina**, que está disponível em um produto combinado (ver a seguir).

Pipericilina-tazobactam

A pipericilina em geral é dada em combinação com o tazobactam, um inibidor da β-lactamase que é sinérgico com a pipericilina. A preparação pipericilina-tazobactam (Zosym) contém pipericilina em uma proporção de 8:1 com o tazobactam.

a) A dose recomendada de pipericilina-tazobactam é 3,375g (3 g de pipericilina e 375 mg de tazobactam) IV a cada 4 a 6 horas. Em pacientes com comprometimento renal, a dose deve ser reduzida para 2,25 g a cada oito horas.[24]
b) A pipericilina-tazobactam é usada principalmente para as infecções do trato urinário e para sepse intra-abdominal. Ela também tem sido recomendada para terapia empírica da neutropenia febril.[18]

VANCOMICINA

A vancomicina é o antibiótico usado com mais frequência na UTI, mas preocupações a respeito de uma resistência emergente têm indicado uma conduta geral de redução do seu uso.

Atividade e uso clínico

1. A vancomicina é ativa contra todos os cocos gram-positivos, inclusive todas as cepas de *Staphylococcus aureus* (coagulase-positivo, coagulase-negativo, meticilina-sensível, meticilina-resistente), bem como estreptococos aeróbicos e anaeróbicos (incluindo pneumococos e enterococos).[25]
2. A vancomicina é o fármaco de escolha para infecções causadas por *Staphylococcus aureus* resistentes à meti-

cilina (MRSA), *Staphylococcus epidermidis*, *Enterococcus faecalis* e pneumococos resistentes à penicilina.
3. Cerca de dois terços da vancomicina usada para UTI não são direcionados a um patógeno específico, mas, em vez disso, usados para cobertura antibiótica empírica de patógenos gram-positivos.[26]

Dose

1. A dose intravenosa usual da vancomicina é de 1 g a cada 12 horas.[29] Cada dose deve ser infundida lentamente (não mais do que 10 mg/min), para prevenir as reações à infusão (ver a seguir).
2. A redução da dose é necessária no comprometimento da função renal e é obtida com o aumento do intervalo de dose. Na insuficiência renal (*clearance* de creatinina = 10 a 50 mL/min), o intervalo de dose é de 1 a 3 dias e, na falência renal (*clearance* de creatinina < 10 mL/min), o intervalo de dose é de 4 a 7 dias.[3] Uma dose suplementar após a hemodiálise não é necessária.[3]
3. Os níveis séricos do fármaco podem ser monitorizados para limitar a toxicidade e manter a eficácia. Os níveis máximos devem estar abaixo de 40 mg/L para reduzir o risco de ototoxicidade, e os menores níveis devem ficar acima de 5 mg/L para manter a atividade antibacteriana.[27]

Efeitos adversos

Síndrome do homem vermelho

Infusões rápidas de vancomicina podem ser acompanhadas de vasodilatação, rubor e hipotensão (*síndrome do homem vermelho*) como resultado de liberação de histamina dos mastócitos.[25] A redução da velocidade de infusão para menos de 10 mg/min em geral corrige o problema.

Ototoxicidade

A vancomicina pode causar perda auditiva reversível para sons de alta frequência quando os níveis séricos do fármaco excedem 40 mg/L.[27] A surdez permanente tem sido relatada quando os níveis séricos excedem 80 mg/L.[26]

Nefrotoxicidade

A insuficiência renal é relatada em 5% dos pacientes em uso de vancomicina.[27] Não há uma relação aparente com a dose de vancomicina, mas a incidência é maior quando são administrados aminoglicosídeos concomitantemente. A função renal geralmente retorna ao normal após a suspensão do fármaco.

Substituição da vancomicina

Na última década, tem havido uma elevação constante na prevalência de cepas de enterococos e estafilococos (particularmente MRSA) resistentes à vancomicina,[28] o que tem levado à busca de novos antibióticos para substituir esse medicamento, em particular para o tratamento de organismos gram-positivos resistentes a vários fármacos. Duas substituições possíveis são descritas a seguir.

Linezolida

A linezolida (Zyvox) foi introduzida em 2000 para tratar infecções causadas por organismos gram-positivos resistentes a múltiplos fármacos.[29] Ela é indicada para casos nos quais a vancomicina é ineficaz ou não é tolerada, mas pode se tornar um substituto da vancomicina. Um estudo comparando a vancomicina e a linezolida no tratamento da pneumonia por MRSA mostrou melhores resultados com a linezolida,[30] provavelmente porque esta penetra nas secreções respiratórias, enquanto aquela não o faz.

a) A dose intravenosa é 600 mg a cada 12 horas, e não há necessidade de ajuste de dose na insuficiência renal.

b) A linezolida pode causar pancitopenia se for dada por mais de duas semanas,[29] e uma neuropatia óptica pode aparecer (raramente) após um mês de terapia com o fármaco.[31]

Daptomicina

A daptomicina (Cubicin) se mostrou bem-sucedida no tratamento das bacteremias causadas por MRSA e estafilococos coagulase-negativos.[32]

a) A dose intravenosa é de 4 a 6 mg/kg uma vez ao dia (a dose maior é para bacteremias). O intervalo de dose deve ser aumentado para 48 horas em pacientes com comprometimento da função renal.[3]
b) Nenhum efeito colateral grave foi relatado, mas o uso do fármaco tem sido limitado.

REFERÊNCIAS

1. Turnidge J. Pharmacodynamics and dosing of aminoglycosides. Infect Dis Clin N Am 2003; 17:503-528.
2. Neuhauser MM, Weinstein RA, Rydman R, et al. Antibiotic resistance among gram-negative bacilli in U.S. intensive care units. JAMA 2003; 289:885-888.
3. Aronoff GR, Bennett WM, Berns Js, et al. Drug prescribing in renal failure. 5th ed. Philadelphia: American College of Physicians, 2007:49-70.
4. Wilson SE. Aminoglycosides: assessing the potential for nephrotoxicity. Surg Gynecol Obstet 1986; 171(Suppl):24-30.
5. Lippmann M, Yang E, Au E, Lee C. Neuromuscular blocking effects of tobramycin, gentamicin, and cefazolin. Anesth Analg 1982; 61:767-770.
6. Drachman DB. Myasthenia gravis. N Engl J Med 1994; 330: 179-1810.
7. Groll AH, Gea-Banacloche JC, Glasmacher A, et al. Clinical pharmacology of antifungal compounds. Infect Dis Clin N Am 2003; 17:159-191.
8. Bult J, Franklin CM. Using amphotericin B in the critically ill: a new look at an old drug. J Crit Illness 1996; 11:577-585.
9. Carlson MA, Condon RE. Nephrotoxicity of amphotericin B. J Am Coll Surg 1994; 179:361-381.

10. Walsh TJ, Finberg RW, Arndt C, et al. Liposomal amphotericin B for empirical therapy in patients with persistent fever and neutropenia. N Engl J Med 1999; 340:764-771.
11. Pappas PG, Rex JH, Sobel JD, et al. Guidelines for treatment of candidiasis. Clin Infect Dis 2004; 38:161-189.
12. Perfect JR. Management of invasive mycoses in hematology patients: current approaches. J Crit Illness 2004; 19:3-12.
13. Gearhart MO. Worsening of liver function with fluconazole and a review of azole antifungal hepatotoxicity. Ann Pharmacother 1994; 28:1177-1181.
14. Mora-Duarte J, Betts R, Rotstein C, et al. Comparison of capsofungin and amphotericin B for invasive candidiasis. N Engl J Med 2002; 347:2020-2029.
15. Hellinger WC, Brewer NS. Carbapenems and monobactams: imipenem, meropenem, and aztreonam. Mayo Clin Proc 1999; 74:430-434.
16. Freifield A, Walsh T, Marshall D, et al. Monotherapy for fever and neutropenia in cancer patients: a randomized comparison of ceftazidime versus imipenem. J Clin Oncol1995; 13:165-176.
17. Marshall WF, Blair JE. The cephalosporins. Mayo Clin Proc 1999; 74:187-195.
18. Hughes WT, Armstrong D, Bodey GP, et al. 2002 Guidelines for the use of antimicrobial agents in neutropenic patients with fever. Clin Infect Dis 2002; 34:730-751.
19. O'Donnell JA, Gelone SP. Fluoroquinolones. Infect Dis Clin N Am 2000; 14:489-513.
20. Walker RC. The fluoroquinolones. Mayo Clin Proc 1999; 74:1020-1037.
21. Finch C, Self T. Quinolones: recognizing the potential for neurotoxicity. J Crit Illness 2000; 15:656-657.
22. Frothingham R. Rates of torsades de pointes associated with ciprofloxacin, oflaoxacin, levofloxacin, gatifloxacin, and moxifloxacin. Pharmacotherapy 2001; 21:1468-1472.
23. Wright AJ. The penicillins. Mayo Clin Proc 1999; 74:290-307.
24. McEvoy GK, ed. AHFS drug information, 2001. Bethesda, MD: American Society of Hospital Pharmacists, 2001:419-422.
25. Lundstrom TS, Sobel. Antibiotics for gram-positive bacterial infections: vancomycin, quinapristin-dalfopristin, linezolida, and daptomycin. Infect Dis Clin N Am 2004; 18:651-668.
26. Ena J, Dick RW, Jones RN. The epidemiology of intravenous vancomycin usage in a university hospital. JAMA 1993; 269:598-605.
27. Saunders NJ. Why monitor peak vancomycin concentrations? Lancet 1994; 344:1748-1750.
28. Courvalin P. Vancomycin resistance in gram-positive cocci. Clin Infect Dis 2006; 42(Suppl):S25-S34.

29. Birmingham MC, Rayner CR, Meagher AK, et al. Linezolida for the treatment of multidrug-resistant gram-positive infections: Experience from a compassionate use program. Clin Infect Dis 2003; 36:159-164.
30. Wunderink RG, Rello J, Norden C, et al. Linezolida vs. vancomycin: Analysis of two double-blind studies of patients with methicillin-resistant *Staphylococcus aureus* pneumonia. Chest 2003; 124:1789-1795,
31. Rucker JC, Hamilton SR, Bardenstein D, et al. Linezolida-associated toxic optic neuropathy. Neurology 2006; 66:595-598.
32. Sakoulas G, Golan Y, Lamp KC, et al. Daptomycin in the treatment of bacteremia. Am J Med 2007: 110.S21-S27.

Capítulo 45

FÁRMACOS VASOATIVOS

Este capítulo descreve cinco fármacos usados para suporte circulatório: dobutamina, dopamina, nitroglicerina, nitroprussiato de sódio e noradrenalina. Elas são apresentadas em ordem alfabética.

DOBUTAMINA

A dobutamina é uma catecolamina sintética usada para aumentar o débito cardíaco.

Ações

1. A dobutamina é um potente agonista do receptor β_1 e um fraco agonista do receptor β_2: a estimulação β_1 produz efeitos inotrópicos e cronotrópicos positivos e a estimulação β_2 produz vasodilatação periférica.[1-3]
2. Como demonstrado na Figura 45.1, a dobutamina causa aumento no volume de ejeção (gráfico superior) que é dose-dependente e é acompanhado por decréscimo na pressão de enchimento cardíaco (gráfico inferior).[4] A frequência cardíaca pode estar aumentada, diminuída ou inalterada.
3. Aumentos induzidos pela dobutamina no volume sistólico são acompanhados por redução proporcional na resistência vascular sistêmica; como resultado, a pressão arterial geralmente se mantém inalterada.[1,3]

Uso clínico

1. A dobutamina é usada primariamente nos casos de insuficiência cardíaca sistólica descompensada, associada

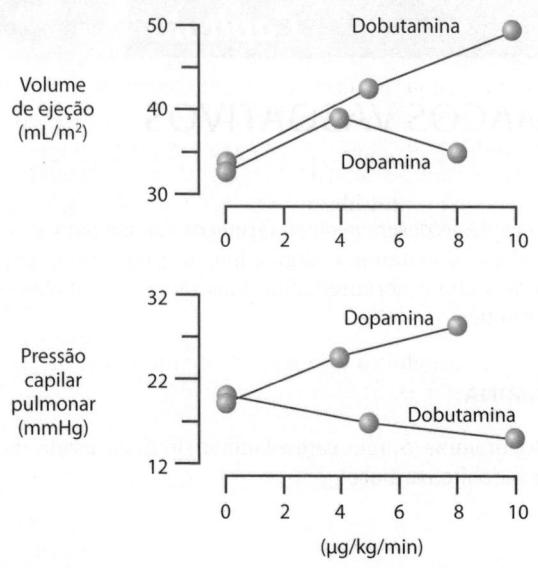

FIGURA 45.1
Efeitos da dobutamina e da dopamina sobre o volume de ejeção (gráfico superior) e pressão de enchimento do ventrículo esquerdo (gráfico inferior) em pacientes com insuficiência cardíaca grave. Adaptada da referência 4.

com uma pressão arterial normal. O fármaco é eficaz na insuficiência sistólica direita e esquerda.

2. Como a dobutamina não eleva a pressão arterial, ela não é recomendada (pelo menos como monoterapia) no choque cardiogênico.
3. Como todos os agentes inotrópicos positivos, a dobutamina é *contraindicada* em pacientes com cardiomiopatia hipertrófica.[1]

Administração

1. A dose da dobutamina tem por base o peso corporal (não há uma preferência definida em relação ao peso real ou peso ideal). A taxa de infusão inicial é de 3 a 5

µg/kg/min, que então é titulada para atingir o débito cardíaco desejado ou volume de ejeção. (As infusões de dobutamina requerem um cateter de artéria pulmonar para monitorizar o desfecho desejado.)
2. A faixa usual de dose é 5 a 15 µg/kg/min,[1] mas podem ser necessárias taxas de infusão maiores, particularmente em pacientes idosos.[5] Doses de até 200 µg/kg/min têm sido usadas com segurança.[6]

Efeitos adversos

Os principais efeitos colaterais da dobutamina são taquicardia e batimentos ectópicos ventriculares.[1]

1. A taquicardia em geral é leve.
2. As taquiarritmias malignas são raras.

DOPAMINA

A dopamina é uma catecolamina endógena que serve como neurotransmissor e como precursor da síntese da noradrenalina. Quando dada como um agente exógeno, a dopamina ativa vários receptores de forma dose-dependente (ver adiante).[7]

Ações

Baixas doses

Em baixas doses (≤ 3µg/kg/min), a dopamina ativa seletivamente receptores específicos da dopamina na circulação renal e esplâncnica, resultando em aumento do fluxo sanguíneo nessas regiões.[2]

Doses intermediárias

Em doses intermediárias (3 a 10 µg/kg/min), a dopamina estimula os receptores β do coração e da circulação periférica, produzindo aumento na contratilidade miocárdica na frequência cardíaca e vasodilatação periférica. O resultado global é um aumento no débito cardíaco sistólico, que é demonstrado na Figura 45.1 (gráfico superior).

Altas doses

Em altas doses (> 10 µg/kg/min), a dopamina produz uma ativação progressiva dos receptores α nas circulações sistêmica e pulmonar, resultando em vasoconstrição pulmonar e sistêmica progressivas. Esse efeito vasopressor contrabalança a estimulação cardíaca produzida por doses intermediárias de dopamina. Isso é demonstrado na Figura 45.1 (gráfico superior), que mostra a perda no aumento do volume de ejeção à medida que a dose de dopamina é aumentada progressivamente.

Pressão capilar pulmonar

A dopamina causa um aumento dose-dependente na pressão capilar pulmonar, como mostrado na Figura 45.1 (gráfico inferior). Acredita-se que esse efeito seja resultado de vasoconstrição venosa pulmonar produzida pela dopamina. Essa capacidade de contrair as veias pulmonares torna a pressão capilar pulmonar uma medida não confiável do enchimento ventricular esquerdo durante as infusões de dopamina. (Ver Capítulo 8 para uma descrição da pressão capilar pulmonar.)

Uso clínico

1. A dopamina em baixa dose é usada, frequentemente, em uma tentativa de aumentar a taxa de filtração glomerular na insuficiência renal aguda, mas isso não é adequado (ver Capítulo 25, Dopamina e furosemida).
2. A dopamina em dose intermediária a alta é usada em situações nas quais tanto a estimulação cardíaca quanto a vasoconstrição periférica são desejadas. O exemplo clássico disso é o *choque cardiogênico*.
3. A dopamina é usada também para corrigir a hipotensão no choque séptico, mas a noradrenalina pode ser o vasopressor preferido nessa condição (ver adiante).

Administração

1. Devido à sua ação vasoconstritora, a dopamina deve sempre ser infundida por grandes veias centrais.
2. A dose da dopamina tem por base o peso corporal, e o *peso corporal ideal* é o preferido em relação ao peso real.[2,7] A dose inicial geralmente é de 3 a 5 µg/kg/min, com as demais doses sendo aumentadas subsequentemente para atingir o efeito desejado.
    a) Doses de 3 a 10 µg/kg/min são o ideal para aumentar o débito cardíaco.
    b) Doses acima de 10 µg/kg/min geralmente são necessárias para elevar a pressão arterial.

Efeitos adversos

1. As *taquiarritmias* são o efeito adverso mais comum das infusões de dopamina. A taquicardia sinusal é comum,[7] mas raramente é grave o suficiente para indicar uma troca no fármaco ou na dose. As taquiarritmias malignas (p. ex., os batimentos ectópicos ventriculares multifocais, taquicardia ventricular) também podem ocorrer, mas são raras.
2. Outros efeitos adversos da dopamina incluem:
    a) Gangrena dos dedos.[7]
    b) Aumento da pressão intraocular.[8]
    c) Retardo no esvaziamento gástrico.[9]

NITROGLICERINA

A nitroglicerina (NTG) é um nitrato orgânico (gliceril trinitrato) que relaxa a musculatura lisa vascular e produz vasodilatação generalizada.

Ações

Efeito vasodilatador

A conversão da NTG em óxido nítrico é responsável pelo relaxamento do músculo liso vascular.[10] Os efeitos vasodilatadores são dose-dependentes e envolvem artérias e veias.[11,12]

a) O efeito vasodilatador venoso é proeminente em baixas doses (< 40 μg/min), e o arterial predomina em doses altas (> 200 μg/min).
b) Em baixas doses, a NTG produz redução nas pressões de enchimento cardíaco com pouca ou nenhuma alteração no débito cardíaco. À medida que as doses aumentam para um nível intermediário, o débito cardíaco começa a elevar-se como resultado de vasodilatação arterial progressiva. Aumentos adicionais na dose irão produzir, eventualmente, queda na pressão arterial.

Efeito antiplaquetário

Os nitratos inibem a agregação plaquetária, e acredita-se que o óxido nítrico também seja mediador desse efeito.[13] As ações antiplaquetárias da NTG foram propostas como o mecanismo para os efeitos antianginosos do fármaco.[13]

Uso clínico

1. A NTG intravenosa tem três usos principais:
   a) Aumentar o débito cardíaco e reduzir a formação de edema em pacientes com insuficiência cardíaca aguda descompensada.
   b) Aliviar dor torácica em pacientes com angina instável.
   c) Tratar emergências hipertensivas (ver Tabela 45.1).
2. A NTG *não* deve ser usada em pacientes que fizeram uso de inibidor da fosfodiesterase para disfunção erétil nas últimas 24 horas (devido ao risco de hipotensão).

Administração

Adsorção ao plástico

a) Até 80% da NTG em infusato pode se perder por adsorção ao polivinilcloreto (PVC) nos sistemas padronizados de infusão intravenosa.[12]

TABELA 45.1
Terapia vasodilatadora das emergências hipertensivas

Droga	Esquema de doses
Esmolol	500 µg/kg de dose de ataque em 1 min, depois infundir 25 – 50 µg/kg/min e aumentar em 25 µg/kg/min a cada 10-20 min até um máximo de 300 µg/kg/min
Labetalol	20 mg inicial em bolo, depois infundir a 2 mg/min até uma dose máxima de 300 mg em 24 horas
Nitroglicerina	Começar com 5 µg/min e aumentar 5 µg/min a cada 5-10 min, como necessário
Nitroprussiato	Começar com 0,52 µg/kg/min e aumentar, se necessário, até uma dose máxima de 2 µg/kg/min

De Marik PE, Varon J. *Hypertensive crises.* Chest 2007;131:1949-1962.

b) A NTG não se liga a vidro ou a plásticos rígidos como o polietileno (PET), portanto a perda de fármaco por adsorção pode ser eliminada usando-se frascos de vidro e tubos de PET.

Doses

A NTG deve ser iniciada em uma dose de 5 a 10 µg/min, sendo aumentada em incrementos de 5 µg/min a cada cinco minutos até a obtenção do efeito desejado. A dose necessária não deve exceder 100 µg/min na maioria dos pacientes. A necessidade de altas doses (> 350 µg/min) geralmente é resultado de perda de fármaco por adsorção ou de tolerância aos nitratos (ver adiante).

Efeitos adversos

Vasoativos

a) Aumentos no fluxo sanguíneo cerebral induzidos pela NTG podem levar a aumento da pressão intracraniana.[14]
b) Em pacientes com SARA, a vasodilatação por NTG pode aumentar o *shunt* intrapulmonar e agravar a hipoxemia.[15]

c) A venodilatação induzida pela NTG pode promover hipotensão em pacientes com hipovolemia ou insuficiência cardíaca direita.

Metemoglobinemia

O metabolismo da NTG produz nitritos inorgânicos, e o acúmulo de nitritos pode levar à formação de metemoglobina (pela oxidação do ferro ligado ao heme na hemoglobina). Contudo, um aumento nos níveis de metemoglobina até níveis clinicamente significativos é uma consequência rara das infusões de NTG, requerendo, para tanto, uma dose excessiva por longos períodos.[14]

Toxicidade do solvente

A NTG não se dissolve prontamente em soluções aquosas, e os solventes não polares, como o etanol e o propileno glicol, são necessários para manter o fármaco em solução. Esses solventes podem acumular-se durante infusões prolongadas.

a) Tanto a intoxicação por etanol como por propileno glicol têm sido relatadas como resultado de infusões de NTG.
b) A intoxicação por propileno glicol pode ser mais comum do que se suspeita, porque esse solvente compõe até 30 a 50% de algumas preparações de NTG.[14] Os sinais de intoxicação incluem agitação, coma, convulsões, acidose láctica e hipotensão.

Tolerância ao nitrato

1. A tolerância às ações vasodilatadoras e antiplaquetárias da NTG pode aparecer apenas após 24 horas de administração contínua do fármaco.[14] O mecanismo subjacente não está claro.
2. A medida mais eficaz para prevenir ou reverter a tolerância aos nitratos é um intervalo diário de pelo menos seis horas sem o fármaco.[14]

NITROPRUSSIATO DE SÓDIO

O nitroprussiato é um vasodilatador de ação rápida que é preferido para o tratamento da hipertensão grave. O uso desse fármaco deve ser restrito devido ao risco de intoxicação por cianeto (ver a seguir).

Ações

1. As ações vasodilatadoras do nitroprussiato, como aquelas da nitroglicerina, são mediadas pelo óxido nítrico.[10] O nitroprussiato dilata artérias e veias, mas é menos potente do que a nitroglicerina como venodilatador e mais potente como dilatador arterial.
2. O nitroprussiato tem efeitos variáveis sobre o débito cardíaco quando a função cardíaca é normal[18], mas aumenta o débito cardíaco na insuficiência cardíaca descompensada.[19]

Uso clínico

1. O principal uso clínico do nitroprussiato é nas emergências hipertensivas (ver Tabela 45.1).
2. O nitroprussiato também pode ser usado para tratar a insuficiência cardíaca descompensada[19] e é eficaz no tratamento da insuficiência cardíaca por estenose aórtica,[20] uma condição na qual a terapia vasodilatadora é desencorajada.

Administração

1. O tiossulfato pode ser adicionado à infusão de nitroprussiato para limitar o acúmulo de cianeto (ver adiante). Cerca de 500 mg de tiossulfato devem ser adicionados para cada 50 mg de nitroprussiato.[21]
2. O nitroprussiato deve ser iniciado em uma dose baixa (0,2 µg/kg/min) e, depois, titulado para cima a cada cinco minutos até atingir-se o efeito desejado.

3. O controle satisfatório da hipertensão geralmente requer doses de 2 a 5 µg/kg/min, mas a dose deve ser mantida abaixo de 3 µg/kg/min, se possível, para limitar o acúmulo de cianeto.[21] Na insuficiência renal, a dose deve ser mantida abaixo de 1 µg/kg/min para limitar o acúmulo de tiocianato.[21]
4. A dose máxima permitida é de 10 µg/kg/min por 10 minutos.

Acúmulo de cianeto

O acúmulo de cianeto é comum durante as infusões terapêuticas de nitroprussiato.[14,21,22] A origem do cianeto é a molécula do nitroprussiato, um complexo ferrocianeto que contém cinco átomos de cianeto ligados a um núcleo oxidado de ferro (ver Figura 45.2).

Eliminação do cianeto

Quando o nitroprussiato se quebra para liberar óxido nítrico e exercer suas ações, o cianeto é liberado na corrente sanguínea. O cianeto normalmente é eliminado pela transferência

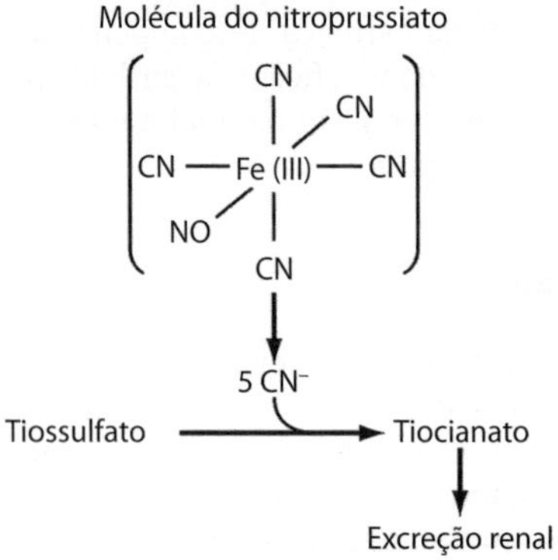

FIGURA 45.2
Mecanismo de eliminação dos íons cianeto (CN^-) liberados pelo nitroprussiato.

do enxofre de uma molécula doadora (tiossulfato) para o cianeto para formar um composto tiocianato, que então é eliminado pelos rins (ver Figura 45.2).

a) Em geral, há bastante tiossulfato para desintoxicar 68mg de nitroprussiato.[14] Em uma infusão de nitroprussiato de 2 µg/kg/min (faixa terapêutica) em um adulto de 80 kg, a capacidade de 68 mg é atingida em 500 minutos (8,3 horas).

b) Quando a capacidade de remoção do cianeto é excedida, o cianeto livre irá combinar-se com o ferro oxidado na citocromo oxidase (que bloqueia a utilização do O_2 na mitocôndria).

Intoxicação por cianeto

Os sinais de intoxicação por cianeto são apresentados na Tabela 45.2. Um dos sinais precoces é a taquifilaxia ao nitroprussiato.[14] Os sinais de comprometimento da utilização do oxigênio (p. ex., acidose láctica) não aparecem até os últimos estágios da intoxicação por cianeto.[23]

a) Os níveis de cianeto no sangue total podem ser usados para documentar a intoxicação por cianeto (ver Tabela 45.2), mas os resultados não estão disponíveis antes de 3 a 4 horas. Portanto, decisões imediatas sobre a intoxicação por cianeto em geral baseiam-se em sinais clínicos. *Um aumento gradual na dose efetiva de nitroprussiato (taquifilaxia) é um marcador precoce importante de acúmulo de cianeto.*

Tratamento

O tratamento da intoxicação por cianeto deve iniciar com a inalação de oxigênio a 100%. O *Cyanide Antidote Kit* (*kit* de antídoto para cianeto) (Eli Lilly & Co) pode ser usado como descrito na Tabela 45.2.[24] Esse *kit* usa:

1. nitratos e nitritos (que promovem a formação de metemoglobinemia) para facilitar a ligação do cianeto em metemoglobina;

TABELA 45.2
Diagnóstico e tratamento da intoxicação por cianeto

Sinais clínicos	Estágios iniciais	Alterações comportamentais Comprometimento da extração de O_2 Taquifilaxia ao nitroprussiato
	Estágios tardios	Coma Convulsões generalizadas Acidose láctica
Exames laboratoriais	**Toxicidade**	**Nível sérico de cianeto**
	Leve	0,5-2,5 µg/mL
	Grave	> 2,5 µg/mL
	Fatal	> 3 µg/mL
Kit de antídoto para cianeto		Inalador de nitrato de amilo por 1 minuto ou Nitrito de sódio: 300 mg IV em 15 min *mais* Tiossulfato de sódio: 12,5 g IV durante 15 min

Fonte: referências 14, 23, 24.

2. tiossulfato para eliminar o cianeto da corrente sanguínea.

Toxicidade do tiocianato

1. Quando a função renal está comprometida, o tiocianato pode acumular-se e produzir uma síndrome tóxica que é diferente da intoxicação por cianeto. As características clínicas incluem ansiedade, constrição pupilar, tinido, alucinações e convulsões generalizadas.[14,21]
2. O diagnóstico é estabelecido pelo nível sérico de tiocianato. Níveis normais estão abaixo de 10 mg/mL, e níveis acima de 100 mg/L estão associados com toxicidade clínica.[24]
3. A intoxicação por tiocianato pode ser tratada com hemodiálise.

NORADRENALINA

A noradrenalina é um vasopressor que promove vasoconstrição mais prontamente do que a dopamina.

Ações

1. A noradrenalina é um proeminente agonista dos receptores α e um agonista leve dos receptores β_1. O efeito global é uma vasoconstrição sistêmica generalizada com efeitos variáveis sobre o débito cardíaco.[25]
2. A resposta vasoconstritora à noradrenalina em geral é acompanhada por uma redução no fluxo sanguíneo orgânico, particularmente nos rins. Esse não é o caso no choque séptico, no qual a noradrenalina tende a preservar o fluxo sanguíneo renal.[17,26]

Uso clínico

1. A noradrenalina geralmente é usada como vasopressor de segunda linha, ficando atrás da dopamina, devido à maior tendência de promover vasoconstrição e hipoperfusão de órgãos vitais.
2. A noradrenalina pode ser o vasopressor preferido no choque séptico devido à tendência de preservar o fluxo sanguíneo renal.
3. A despeito da capacidade de corrigir a hipotensão, a noradrenalina (como todos os vasopressores) não melhora a sobrevida no choque séptico ou em qualquer outro tipo de choque circulatório.[27]

Administração

1. Devido à sua ação vasoconstritora, a noradrenalina deve sempre ser infundida em grandes veias centrais.
2. As infusões de noradrenalina são iniciadas em uma dose de 0,2 µg/kg/min (10 a 20 µg/min em um paciente de 70 kg), a qual é titulada para cima até que se atinja o efeito desejado.
3. A faixa de dose eficaz geralmente está entre 0,2 e 1,3 µg/kg/min. Em casos refratários de hipotensão, podem ser necessárias doses de até 5 µg/kg/min.[27]

Efeitos adversos

Os efeitos colaterais mais indesejados da noradrenalina são a vasoconstrição e a hipoperfusão dos órgãos. Contudo, sempre que um fármaco vasoconstritor é necessário para corrigir a hipotensão, em geral é difícil distinguir entre efeitos adversos do fármaco e efeitos adversos da doença.

REFERÊNCIAS

1. Dobutamine monograph. Mosby's Drug Consult, 2006. Available at www.mdconsult.com. Acessado em 2/3/2006.
2. Bayram M, De Luca L, Massie B, Gheorghiade M. Reassessment of dobutamine, dopamine, and milrinone in the management of acute heart failure syndromes. Am J Cardiol 2005; 96(Suppl): 47G-58G.
3. Romson JL, Leung JM, Bellows WH, et al. Effects of dobutamine on hemodynamics and left ventricular performance after cardiopulmonary bypass in cardiac surgical patients. Anesthesiology 1999; 91:1318-1327.
4. Leier CY, Heban PT, Huss P, et al. Comparative systemic and regional hemodynamic effects of dopamine and dobutamine in patients with cardiomyopathic heart failure. Circulation 1978; 58:466-475.
5. Rich MW, Imburgia M. Inotropic response to dobutamine in elderly patients with decompensated congestive heart failure. Am J Cardiol 199Q; 65:519-521.
6. Hayes MA, Yau EHS, Timmins AC, et al. Response of critically ill patients to treatment aimed at achieving supranormal oxygen delivery and consumption: Relationship to outcome. Chest 1993; 103:886-895.
7. Dopamine monograph. Mosby's Drug Consult, 2006. Available at www.mdconsult.com. Acessado em 2/4/2006.
8. Brath PC, MacGregor DA, Ford JG, Prielipp RC. Dopamine and intraocular pressure in critically ill patients. Anesthesiology 2000; 93:1398-1400.
9. Johnson AG. Source of infection in nosocomial pneumonia. Lancet 1993; 341:1368 (Letter)
10. Anderson TJ, Meredith IT, Ganz P, et al. Nitric oxide and nitrovasodilators: similarities, differences and potential interactions. J Am Coll Cardiol 1994; 24:555-566.
11. Nitroglycerin. In: McEvoy GK, ed. AHFS Drug Information, 2001. Bethesda, MD: American Society of Health System Pharmacists, 2001:1832-1835.
12. Elkayam U. Nitrates in heart failure. Cardiol Clin 1994; 12:73-85.

13. Stamler JS, Loscalzo J. The antiplatelet effects of organic nitrates and related nitroso compounds in vitro and in vivo and their relevance to cardiovascular disorders. J Am Coll Cardiol 1991; 18:1529-1536.
14. Curry SC, Arnold-Cappell P. Nitroprusside, nitroglycerin, and angiotensin-converting enzyme inhibitors. Crit Care Clin 1991; 7:555-582.
15. Radermacher P, Santak B, Becker H, Falke KJ. Prostaglandin F1 and nitroglycerin reduce pulmonary capillary pressure but worsen ventilation-perfusion distribution in patients with adult respiratory distress syndrome. Anesthesiology 1989; 70:601-606.
16. Korn SH, Comer JB. Intravenous nitroglycerin and ethanol intoxication. Ann Intern Med 1985; 102:274.
17. Demey HE, Daelemans RA, Verpooten GA, et al. Propylene glycol-induced side effects during intravenous nitroglycerin therapy. Intensive Care Med 1988; 14:221-226.
18. Nitroprusside. In: McEvoy GK, ed. AHFS Drug Information, 2001. Bethesda, MD: American Society of Health System Pharmacists, 2001:1816-1820.
19. Guiha NH, Cohn JN, Mikulic E, et al. Treatment of refractory heart failure with infusion of nitroprusside. N Engl J Med 1974; 291:587-592.
20. Khot UN, Novaro GM, Popovic ZB, et al. Nitroprusside in critically ill patients with left ventricular dysfunction and aortic stenosis. N Engl J Med 2003; 348:1756-1763.
21. Hall VA, Guest JM. Sodium nitroprusside-induced cyanide intoxication and prevention with sodium thiosulfate prophylaxis. Am J Crit Care 1992; 2:19-27.
22. Robin ED, McCauley R. Nitroprusside-related cyanide poisoning: Time (long past due) for urgent, effective interventions. Chest 1992; 102:1842-1845.
23. Hall AH, Rumack BH. Clinical toxicology of cyanide intoxication. Ann Emerg Med 1986; 15:1067-1072.
24. Kirk MA, Gerace R, Kulig KW. Cyanide and methemoglobin kinetics in smoke inhalation victims treated with the Cyanide Antidote Kit. Ann Emerg Med 1993; 22:1413-1418.
25. Norepinephrine bitartrate. In: McEvoy GK, ed. AHFS Drug Information, 2001. Bethesda, MD: American Society of Health System Pharmacists, 2001:1258-1261.
26. Desairs P, Pinaud M, Bugnon D, Tasseau F. Norepinephrine therapy has no deleterious renal effects in human septic shock. Crit Care Med 1989; 17:426-429.
27. Beale RJ, Hollenberg SM, Vincent J-L, Parrillo JE. Vasopressor and inotropic support in septic shock: An evidence-based review. Crit Care Med 2004; 32(Suppl):S455-S465.

SEÇÃO XV
Intoxicações

Capítulo 46

TOXINAS E ANTÍDOTOS

Este capítulo descreve as manifestações e o manejo da superdosagem com os seguintes agentes farmacêuticos: acetaminofen, benzodiazepínicos, β-bloqueadores e opioides. Eles são apresentados em ordem alfabética.

ACETAMINOFEN

O acetaminofen é um analgésico popular que é incluído em mais de 600 preparações comerciais. Ele é, também, uma hepatotoxina, sendo a *principal causa de insuficiência hepática aguda nos Estados Unidos*.[1] A população em geral parece desconhecer o potencial tóxico do acetaminofen, porque quase um terço das superdosagens são sem intenção.[2]

Metabólito tóxico

A toxicidade do acetaminofen está relacionada com o seu metabolismo hepático.

1. Uma pequena fração (5 a 15%) do acetaminofen é metabolizada em um metabólito tóxico que pode promover lesão oxidante nas células do parênquima hepático. Esse metabólito normalmente é inativado pela conjugação com a glutationa, um antioxidante intracelular.
2. A carga metabólica gerada pela superdosagem de acetaminofen pode depletar as reservas hepáticas de glutationa. Quando isso ocorre, o metabólito tóxico se acumula e promove lesão hepatocelular.[4]

Apresentação clínica

O período após a superdosagem de acetaminofen pode ser dividido em três estágios.[3,5,6]

1. No estágio inicial (as primeiras 24 horas), os sintomas estão ausentes ou são inespecíficos (p. ex., náuseas), e não há evidência laboratorial de lesão hepática.
2. No segundo estágio (24 a 72 horas após a ingestão), sinais clínicos de toxicidade continuam a ser mínimos ou ausentes, mas a evidência laboratorial de lesão hepática começa a aparecer. A elevação da aspartato aminotransferase (AST) é o marcador mais sensível de toxicidade por acetaminofen; a elevação da AST precede a disfunção hepática, e níveis de pico são atingidos com 72 a 96 horas.
3. Em casos graves, ocorre um terceiro estágio (após 72 a 96 horas), no qual há evidência clínica e laboratorial de lesão hepática progressiva (p. ex., encefalopatia, coagulopatia). A morte por lesão hepática geralmente ocorre dentro de 3 a 5 dias.

Marcadores prognósticos

Os pacientes com frequência apresentam-se dentro de 24 horas da ingestão tóxica, quando não há manifestações de lesão hepática. A principal tarefa nesse momento é identificar aqueles que são prováveis de desenvolver hepatotoxicidade potencialmente fatal. Duas variáveis têm valor prognóstico.

Dose ingerida

a) A dose hepatotóxica do acetaminofen pode variar em cada indivíduo, mas a ingestão de uma dose de 8 g ou mais é considerada hepatotóxica.[3-5]
b) A ingestão crônica de etanol aumenta a suscetibilidade à toxicidade por acetaminofen.[4]

Níveis plasmáticos do fármaco

a) O preditor mais confiável de hepatotoxicidade é o nível de acetaminofen plasmático.
b) O nomograma-padrão na Figura 46.1 prevê o risco de hepatotoxicidade com base nos níveis plasmáticos de acetaminofen com 4 a 24 horas após a ingestão do fármaco.[4] Um nível plasmático que caia na área de alto risco (≥ 60% de risco de hepatotoxicidade) indica o tratamento com N-acetilcisteína (ver adiante).

Carvão ativado

O acetaminofen é completamente absorvido no trato gastrintestinal nas primeiras horas após a sua ingestão[5], de modo que o carvão ativado (1 g/kg de peso corporal) é recomendado apenas nas primeiras quatro horas após a ingestão tóxica.[5,7]

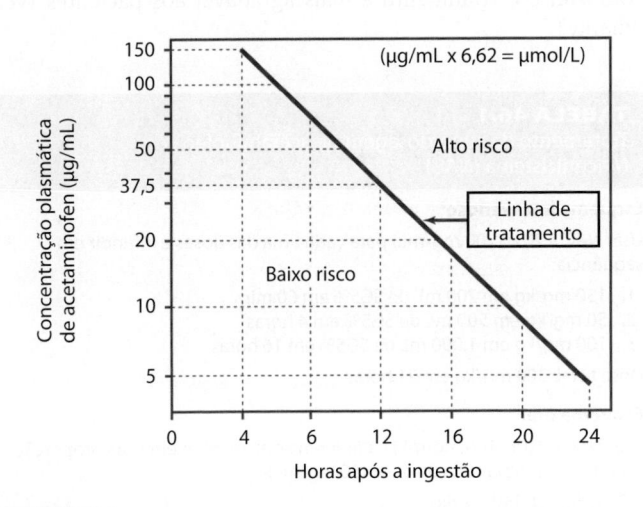

FIGURA 46.1
Nomograma para prever o risco de hepatotoxicidade por acetaminofen.
Fonte: referência 4.

Terapia com antídoto

O antídoto para a hepatotoxicidade por acetaminofen é a **N-acetilcisteína** (NAC), um substituto da glutationa que inativa o metabólito tóxico do acetaminofen.

Momento de administração

A NAC é indicada apenas quando a terapia pode ser iniciada dentro de 24 horas após a superdosagem de acetaminofen.[4-6,8] Ela é mais eficaz quando iniciada nas primeiras oito horas após a ingestão.

Esquemas terapêuticos

A NAC pode ser administrada por via IV ou oral, por meio dos esquemas de dose mostrados na Tabela 46.1. Ambos os esquemas são considerados igualmente eficazes,[9] mas o esquema IV é preferido porque o fornecimento do fármaco é mais confiável e o tratamento é mais agradável aos pacientes (ver adiante).

TABELA 46.1
Tratamento da superdosagem de acetaminofen com N-acetilcisteína (NAC)

Esquema intravenoso[a]

Usar NAC a 20% (200 mg/mL) para cada uma das doses e infundir em sequência:

1. 150 mg/kg em 200 mL de SG5% em 60 min
2. 50 mg/kg em 500 mL de SG5% em 4 horas
3. 100 mg/kg em 1.000 mL de SG5% em 16 horas

Dose total: 300 mg/kg em 21 horas

Esquema oral[b]

Usar NAC a 10% (100 mg/mL) e diluir em água ou suco em uma proporção 2:1 para fazer uma solução a 5% (50 mg/mL)

Dose inicial: 140 mg/kg
Dose de manutenção: 70 mg/kg a cada 4 horas por 17 doses

Dose total: 1.330 mg/kg em 72 horas

---

[a] Fonte: Cumberland Pharmaceuticals, Acetadote Package Insert. 2006.
[b] Fonte: referência 8.

Efeitos adversos

a) A NAC oral tem um gosto muito desagradável (frequentemente descrito como o de ovos podres) devido ao conteúdo de enxofre da NAC. Isso habitualmente desencadeia vômitos, de forma que uma sonda nasogástrica pode ser necessária para que o esquema oral seja completado.
b) A NAC oral também produz diarreia em cerca de 50% dos pacientes, mas isso se resolve com a terapia continuada em mais de 90% dos casos.[8,10]
c) A NAC intravenosa pode desencadear reações anafiláticas[11]. Embora raras, reações fatais têm sido relatadas em pacientes atópicos.[12]

BENZODIAZEPÍNICOS

Os benzodiazepínicos são o segundo medicamento em frequência de superdosagem nos Estados Unidos, perdendo apenas para os analgésicos como a causa principal de morte relacionada com medicação.[13]

A superdosagem de benzodiazepínicos também pode ocorrer na UTI, onde infusões prolongadas de benzodiazepínicos podem levar ao acúmulo do fármaco (ver Capítulo 43, Sedação com benzodiazepínicos).

Toxicidade clínica

1. Os benzodiazepínicos produzem depressão no nível de consciência que é dose-dependente.
2. A depressão respiratória é rara, mas tem sido relatada em pacientes de UTI em uso de infusões prolongadas de benzodiazepínicos.[14,15]

Terapia com antídotos

O antídoto para a superdosagem de benzodiazepínicos é o **flumazenil**, um antagonista puro que se liga aos receptores de benzodiazepínicos no sistema nervoso central, mas não produz efeitos agonistas.[16] O flumazenil é eficaz na reversão dos efeitos sedativos dos benzodiazepínicos; no entanto, ele não reverte, consistentemente, a depressão respiratória.[14,15]

Administração do fármaco

a) O flumazenil é dado em bolo intravenoso. A dose inicial é de 0,2 mg, podendo ser repetida em alguns minutos, se necessário, até uma dose cumulativa de 1 mg.
b) A resposta é rápida, com o início em 1 a 2 minutos e o pico de ação em 6 a 10 minutos. O efeito dura cerca de uma hora.[16]
c) Como o flumazenil tem duração de ação menor do que os benzodiazepínicos, a recorrência da sedação é comum. Para evitar esse risco, a dose em bolo de flumazenil pode ser seguida por uma infusão contínua a 0,3 a 0,4 mg/h.[17]

Reações adversas

O flumazenil tem poucos efeitos colaterais. Ele pode precipitar uma síndrome de abstinência de benzodiazepínicos em usuários crônicos, mas isso é raro.[18]

Uso na UTI

O flumazenil tem sido usado para reverter a supersedação por benzodiazepínicos em pacientes dependentes do ventilador,[17] e isso pode acelerar o desmame da ventilação mecânica.[19] Contudo, a interrupção das infusões de benzodiazepínicos para prevenir o acúmulo do fármaco (ver Capítulo 43, Interrupção das infusões de sedativos) é uma abordagem melhor ao problema da supersedação.

β-BLOQUEADORES

Assim como acontece com os benzodiazepínicos, a toxicidade aos β-bloqueadores pode originar-se na UTI tanto como na comunidade, porque os β-bloqueadores são usados para o tratamento de diversas condições em pacientes de UTI (p. ex., hipertensão, taquiarritmias e síndromes coronarianas agudas).

Toxicidade clínica

Toxicidade cardiovascular

a) As manifestações mais comuns da toxicidade cardiovascular são a bradicardia e a hipotensão.[20,21] A bradicardia geralmente é de origem sinusal e é bem tolerada. A hipotensão pode ser devida a vasodilatação periférica (bloqueio da renina) ou a uma diminuição no débito cardíaco (bloqueio dos receptores β_1). A hipotensão súbita ou refratária é um sinal ominoso.[22]

b) Os β-bloqueadores também podem prolongar a condução atrioventricular (AV) por meio de um efeito estabilizador da membrana que é independente do bloqueio do receptor β.[23]

Neurotoxicidade

A maioria dos β-bloqueadores são lipossolúveis e acumulam-se em órgãos ricos em lipídeos, como o cérebro. Como resultado, as superdosagens de β-bloqueadores frequentemente são acompanhadas por efeitos neurotóxicos, isto é, depressão da consciência e convulsões generalizadas. Esses efeitos são o resultado de ações estabilizadoras da membrana dos β-bloqueadores e não são causados por antagonismo aos receptores β.

Terapia com antídotos

O tratamento de escolha para reversão da depressão cardiovascular por β-bloqueadores é o hormônio regulatório **glucagon**.

Mecanismo de ação

Como mostrado no diagrama da Figura 46.2, o glucagon ativa os receptores na superfície do coração que são independentes dos receptores β cardíacos mas compartilham o mesmo mecanismo de ação. Isso permite que o glucagon produza efeitos do tipo β que são independentes do bloqueio dos receptores β.

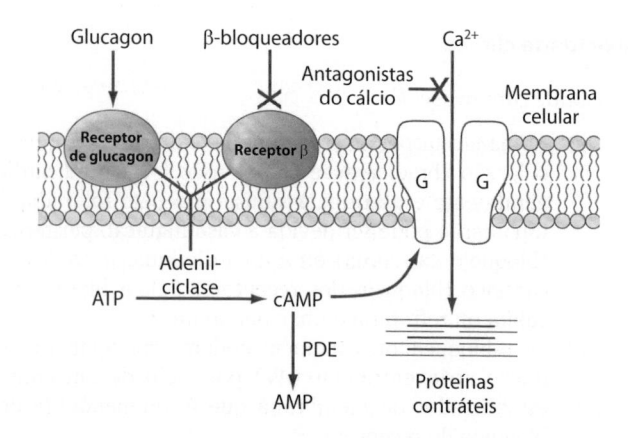

FIGURA 46.2
Mecanismo de ação dos fármacos que afetam a força da contração cardíaca. ATP = adenosina trifosfato; cAMP = adenosina monofosfato cíclica; PDE = fosfodiesterase; AMP = adenosina monofosfato.

Indicações

a) O glucagon está indicado para o tratamento da hipotensão e da bradicardia sintomática associada com a exposição tóxica aos β-bloqueadores.
b) O glucagon *não* está indicado para a reversão da condução AV prolongada ou da neurotoxicidade na superdosagem de β-bloqueadores, porque esses efeitos não são mediados por bloqueio dos receptores β.
c) Quando usado adequadamente, o glucagon produz uma resposta favorável em 90% dos casos.[24]

Dose

O glucagon é dado em bolo IV: a dose inicial é de 3 mg (ou 0,05 mg/kg) e pode ser seguida por uma segunda dose de 5 mg (0,07 mg/kg), se necessário.[21,24,25] O efeito pode ser de curta duração (cinco minutos), e uma resposta favorável deve ser seguida por infusão contínua (5 mg/h).

Efeitos adversos

a) Náuseas e vômitos são comuns com doses de glucagon acima de 5 mg/h.
b) Hiperglicemia leve é comum e é devida à glicogenólise induzida pelo glucagon.
c) O glucagon promove a liberação adrenal de catecolaminas, o que pode elevar a pressão arterial em hipertensos. Essa resposta é exagerada no feocromocitoma, de modo que o glucagon está contraindicado nessa condição.

OPIOIDES

Os efeitos adversos dos analgésicos opioides são descritos no Capítulo 43. O material apresentado nesta seção focaliza o tratamento da intoxicação opioide com a **naloxona**.

Naloxona

A naloxona é um antagonista opioide puro que se liga aos receptores opioides endógenos, mas não produz respostas agonistas. Ela é mais eficaz no bloqueio dos receptores opioides que são responsáveis por analgesia, sedação e depressão respiratória.[26]

Vias de administração

A naloxona em geral é dada por uma injeção intravenosa em bolo (início de ação em 2 a 3 minutos). Contudo, ela pode ser dada por injeção intramuscular (início em 15 minutos),[27] por injeção endotraqueal em bolo[28] ou por injeção intralingual.[29]

Esquema de dose

A reversão da depressão da consciência requer menores doses de naloxona do que a reversão da depressão respiratória. As recomendações de dose para a naloxona em cada uma dessas condições são apresentadas na Tabela 46.2.

Infusão de naloxona

Os efeitos da naloxona duram cerca de 60 a 90 minutos, que é menos do que a duração de ação da maioria dos opioides. Portanto, uma resposta favorável à naloxona deve ser seguida por infusão contínua de naloxona. A infusão deve seguir as diretrizes apresentadas na Tabela 46.2.

Efeitos adversos

A naloxona tem poucos efeitos colaterais. O efeito adverso mais comum é a síndrome de abstinência de opioides (ansiedade, cólicas abdominais e vômitos). Já os efeitos adversos mais raros incluem edema pulmonar agudo e convulsões generalizadas.[18]

TABELA 46.2
Reversão da intoxicação por opioides com a naloxona

Para depressão da consciência:
1. Administrar 0,4 mg de naloxona em bolo IV.
2. Repetir em 2 min, se necessário.
3. Uma resposta deve ser aparente após a segunda dose, se a depressão da consciência for relacionada ao opioide.
4. Em pacientes com dependência de opioides conhecida, reduzir a dose em bolo da naloxona para 0,1 a 0,2 mg.

Para depressão respiratória:
1. Administrar 2 mg de naloxona em bolo IV.
2. Repetir a cada 2 min, se necessário, até uma dose total de 10 mg.

Infusão de naloxona:

Se houver uma resposta favorável à naloxona, iniciar uma infusão contínua:
1. Infundir naloxona por 6 h (em 250 mL de salina isotônica), usando uma dose horária que é dois terços da potência da dose efetiva.
2. Trinta minutos após o início da infusão, dar uma dose em bolo de naloxona usando metade da potência da dose efetiva. Isso reduz o tempo para atingir o estado de equilíbrio dos níveis do fármaco.

Fonte: referências 18 e 30.

REFERÊNCIAS

1. Larson AM, Polson J, Fontana RJ, et al. Acetaminophen-induced acute liver failure: Results of a United States multicenter, prospective study. Hepatology 2005; 42:1364-1372.
2. Schiodt FV, Rochling FA, Casey DL, et al. Acetaminophen toxicity in an urban county hospital. N Engl J Med 1997; 337:1112-1117.
3. Hendrickson RG, Bizovi KE. Acetaminophen. In: Flomenbaum NE, et al., eds. Goldfrank's toxicologic emergencies. 8th ed. New York: McGraw-Hill, 2006: 523-543.
4. Rumack BH. Acetaminophen hepatotoxicity: the first 35 years. J Toxicol Clin Toxicol 2002; 40:3-20.
5. Anker AL, Smilkstein MJ. Acetaminophen: Concepts and controversies. Emerg Med Clin North Am 1994; 12:335-349.
6. Rumack BH, Peterson RC, Koch GG, et al. Acetaminophen overdose. 662 cases with evaluation of oral acetylcysteine treatment. Arch Intern Med 1981; 141:380-385.
7. Spiller HA, Krenzelok EP, Grande GA, et al. A prospective evaluation of the effect of activated charcoal before oral N-acetylcysteine in acetaminophen overdose. Ann Emerg Med 1994; 23:519-523.
8. Smilkstein MJ, Knapp GL, Kulig KW, et al. Efficacy of oral N-acetylcysteine in the treatment of acetaminophen overdose: Analysis of the national multicenter study (1976 to 1985). N Engl J Med 1988; 319:1557-1562.
9. Buckley NA, Whyte IM, O'Connell DL, et al. Oral or intravenous N-acetylcysteine: Which is the treatment of choice for acetaminophen (paracetamol) poisoning? J Toxicol Clin Toxicol 1999; 37:759-767.
10. Howland MA. N-Acetylcysteine. In: Flomenbaum NE, et al., eds. Goldfrank's toxicologic emergencies. 8th ed. New York: McGraw-Hill, 2006: 544-549.
11. Sunman W, Hughes AD, Sever PS. Anaphylactoid response to intravenous acetylcysteine. Lancet 1992; 339:1231-1232.
12. Appelboam AV, Dargan PI, Knighton J. Fatal anaphylactoid reaction to N-acetylcysteine: caution in patients with asthma. Emerg Med J 2002; 19:594-595.
13. Watson WA, Litovitz TL, Rodgers GC, Jr., et al. 2004 Annual report of the American Association of Poison Control Centers Toxic Exposure Surveillance System. Am J Emerg Med 2005; 23:589-666.
14. Shalansky SJ, Naumann TL, Englander FA. Effect of flumazenil on benzodiazepine-induced respiratory depression. Clin Pharm 1993; 12:483-487.
15. Gross JB, Weller RS, Conard P. Flumazenil antagonism of midazolam-induced ventilatory depression. Anesthesiology 1991; 75:179-185.

16. Howland MA. Flumazenil. In: Flomenbaum NE, et al., eds. Goldfrank's toxicologic emergencies. 8th ed. New York: McGraw-Hill, 2006: 1112-1117.
17. Bodenham A, Park GR. Reversal of prolonged sedation using flumazenil in critically ill patients. Anaesthesia 1989; 44:603-605.
18. Doyon S, Roberts JR. Reappraisal of the "coma cocktail": Dextrose, flumazenil, naloxone, and thiamine. Emerg Med Clin North Am 1994; 12:301-316.
19. Pepperman ML. Double-blind study of the reversal of midazolam-induced sedation in the intensive care unit with flumazenil (Ro 15-1788): effect on weaning from ventilation. Anaesth Intensive Care 1990; 18:38-44.
20. Newton CR, Delgado JH, Gomez HF. Calcium and beta receptor antagonist overdose: A review and update of pharmacological principles and management. Semin Respir Crit Care Med 2002; 23:19-25.
21. Weinstein RS. Recognition and management of poisoning with beta-adrenergic blocking agents. Ann Emerg Med 1984; 13:1123-1131.
22. Lane AS, Woodward AC, Goldman MR. Massive propranolol overdose poorly responsive to pharmacologic therapy: use of the intraaortic balloon pump. Ann Emerg Med 1987; 16:1381-1383.
23. Henry JA, Cassidy SL. Membrane stabilising activity: a major cause of fatal poisoning. Lancet 1986; 1:1414-1417.
24. Kerns W 2nd, Kline J, Ford MD. Beta-blocker and calcium channel blocker toxicity. Emerg Med Clin North Am 1994; 12:365-390.
25. Howland MA. Glucagon. In: Flomenbaum NE, et al., eds. Gold-frank's toxicologic emergencies. 8th ed. New York: McGraw-Hill, 2006: 942-945.
26. Howland MA. Opioid antagonists. In: Flomenbaum NE, et al., eds. Goldfrank's toxicologic emergencies. 8th ed. New York: McGraw-Hill, 2006: 614-619.
27. Naloxone hydrochloride. In: McEvoy GK Litvak K, eds. AHFS Drug Information. Bethesda, MD: American Society of Hospital Systems Pharmacists, 1995; 1418-1420.
28. Tandberg D, Abercrombie D. Treatment of heroin overdose with endotracheal naloxone. Ann Emerg Med 1982; 11:443-445.
29. Maio RF, Gaukel B, Freeman B. Intralingual naloxone injection for narcotic-induced respiratory depression. Ann Emerg Med 1987; 16:572-573.
30. Goldfrank L, Weisman RS, Errick JK, et al. A dosing nomogram for continuous infusion intravenous naloxone. Ann Emerg Med 1986; 15:566-570.

SEÇÃO XVI
Apêndices

Apêndice 1

UNIDADES E CONVERSÕES

As unidades de medidas nas ciências médicas são tiradas do sistema métrico (centímetros, gramas, segundos) e do sistema anglo-saxônico (pés, libras, segundos). As unidades métricas foram introduzidas durante a Revolução Francesa e foram revisadas em 1960. As unidades revisadas são chamadas Système Internationale (Sistema Internacional) (SI) e são, atualmente, o padrão em todo o mundo.

Unidades de medida no Sistema Internacional (SI)

Parâmetro	Dimensões	Unidade SI básica (Símbolo)	Equivalências
Comprimento	L	metro (m)	1 polegada = 2,54 cm
Área	L^2	metro quadrado (m^2)	1 cm^2 = 10^4 m^2
Volume	L^3	metro cúbico (m^3)	1 litro (L) = 0,001 m^3 1 mililitro (mL) = 1 cm cúbico (cm^3)
Massa	M	quilograma (kg)	1 libra (lb) = 453,5 g 1 kg = 2,2 lb
Densidade	M/L^3	quilograma por metro cúbico (kg/m^3)	1 kg/m^3 = 0,001 kg/dm^3 Densidade da água = 1,0 kg/dm^3 Densidade do mercúrio = 13,6 kg/dm^3
Velocidade	L/T	metros/segundo (m/s)	1 milha por hora (mph) = 0,04 m/s
Aceleração	L/T^2	metros/segundo quadrado (m/s^2)	1 $pé/s^2$ = 0,03 m/s^2
Força	$M \times (L/T^2)$	Newton (N) = kg $\times$ (m/s^2)	1 dina = 10^{-5} N

(Continua)

Unidades de medida no Sistema Internacional (SI) (*continuação*)

Parâmetro	Dimensões	Unidade SI básica (Símbolo)	Equivalências
Pressão	$\dfrac{M \times (L/T^2)}{L^2}$	Pascal (Pa) = N/m^2	1 kPa = 7,5 mmHg = 10,2 cm H_2O 1 mmHg = 1 x 10^{-9} torr (Ver tabela de conversão para kPa e cm H_2O)
Calor	$M \times (L/T^2) \times L$	metro quadrado (m^2) (cm^2) = 10^4 m^2	1 cm quadrado
Temperatura	Nenhuma	Kelvin (K)	0°C = –273 K (Ver tabela de conversão para °C e °F)
Viscosidade	M, 1/L, 1/T	Newton/segundo por metro quadrado (N • s/m^2)	Centipoise (cP) = 10^{-3} N • s/m^2
Quantidade de uma substância	N	Mole (mol) = peso molecular em gramas	Equivalente (Eq) = mol x valência

Unidades de conversão da concentração de solutos

1. Para íons que existem livremente em uma solução aquosa, a concentração é expressa em miliequivalentes por litro (mEq/L). Para converter em milimoles por litro (mmol/L):

$$\dfrac{mEq/L}{valência} = mmol/L$$

a) Para um íon univalente como o potássio (K^+), a concentração em mmol/L é o mesmo que a concentração em mEq/L.
b) Para um íon divalente como o magnésio (Mg^{++}), a concentração em mmol/L é metade da concentração em mEq/L.

2. Para íons que são parcialmente ligados ou formam complexos com outras moléculas (p. ex., Ca^{++} no plasma), a concentração em geral é expressa como miligramas por decilitro (mg/dL). Para converter em mEq/L:

$$\dfrac{mg/dL \times 10}{p\,mol} \times valência = mEq/L$$

na qual p mol é o peso molecular, e o fator 10 é usado para converter decilitros (100 mL) em litros.

(Continua)

Unidades de conversão da concentração de solutos (*continuação*)

Exemplo: Ca^{++} tem um peso molecular de 40 e uma valência de 2; logo, uma concentração plasmática de Ca^{++} de 8 mg/dL é equivalente a: $(8 \times 10/40) \times 2 = 4$ mEq/L.

3. A concentração de moléculas sem carga (p. ex., a glicose) também é expressa em miligramas por decilitros (mg/dL). Para converter em mmol/L:

$$\frac{mg/dL \times 10}{p\,mol} = mmol/L$$

Exemplo: a glicose tem um peso molecular de 180; logo, uma concentração de glicose plasmática de 90 mg/dL é equivalente a: $(90 \times 10/180) = 5$ mmol/L.

4. A concentração de solutos também pode ser expressa em termos de pressão osmótica, que determina a distribuição de água em diferentes compartimentos fluidos. A atividade osmótica em soluções aquosas (chamada osmolalidade) é expressa em miliosmóis por kg de água (mosm/kg H_2O ou mosm/kg). As fórmulas a seguir podem ser usadas para expressar a osmolalidade das concentrações de solutos (n é o número de partículas não dissociáveis por molécula).

$$mmol/L \times n = mosm/kg$$

$$\frac{mEq/L}{valência} \times n = mosm/kg$$

$$\frac{mg/dL \times 10}{p\,mol} \times n = mosm/kg$$

Exemplo:

a) Uma concentração plasmática de sódio de 140 mEq/L tem a seguinte osmolalidade:

$$\frac{140}{1} \times 1 = 140\,mosm/kg$$

b) Uma concentração plasmática de glicose de 90 mg/dL tem a seguinte osmolalidade:

$$\frac{90 \times 10}{180} \times 1 = 5\,mosm/kg$$

O sódio no plasma tem uma atividade osmótica muito maior do que a glicose no plasma, porque a atividade osmótica é determinada pelo número de partículas na solução e é independente do tamanho das partículas (i. e., um íon de sódio tem a mesma atividade osmótica que uma molécula de glicose).

Conversões farmacêuticas e domiciliares

Farmacêutica

- 1 grão = 60 mg
- 1 onça = 30 mg
- 1 onça líquida = 30 mL
- 1 pinta = 500 mL
- 1 quarto de galão = 947 mL

Domiciliar

- 1 colher de chá = 5 mL
- 1 colher de sopa = 15 mL
- 1 copo de vinho = 60 mL
- 1 xícara de chá = 120 mL

Conversão de temperatura

Escalas correspondentes

(°C)	(°F)	Conversões
100	212	As conversões são baseadas nas temperaturas correspondentes no ponto de congelamento da água:
41	105,8	
40	104	0°C = 32°F
39	102,2	e a temperatura varia (do ponto de congelamento ao ponto de fervura da água):
37	98,6	
36	96,8	100°C = 180°F ou 5°C = 9°F
35	95	Essas relações são combinadas para derivar as fórmulas de conversão:
34	93,2	
33	91,4	°F = (9/5°C) + 32
32	89,6	°C = 5/9 (°F − 32)
31	87,8	
30	86	
0	32	

Conversões de pressão

mmHg	kPa	mmHg	kPa	mmHg	kPa
41	5,45	61	8,11	81	10,77
42	5,59	62	8,25	82	10,91
43	5,72	63	8,38	83	11,04
44	5,85	64	8,51	84	11,17
45	5,99	65	8,65	85	11,31
46	6,12	66	8,78	86	11,44

(Continua)

Conversões de pressão (*continuação*)

mmHg	kPa	mmHg	kPa	mmHg	kPa
47	6,25	67	8,91	87	11,57
48	6,38	68	9,04	88	11,70
49	6,52	69	9,18	89	11,84
50	6,65	70	9,31	90	11,97
51	6,78	71	9,44	91	12,10
52	6,92	72	9,58	92	12,24
53	7,05	73	9,71	93	12,37
54	7,18	74	9,84	94	12,50
55	7,32	75	9,98	95	12,64
56	7,45	76	10,11	96	12,77
57	7,58	77	10,24	97	12,90
58	7,71	78	10,37	98	13,03
59	7,85	79	10,51	99	13,17
60	7,98	80	10,64	100	13,90

kilopascal (kPa) = 0,133 × mmHg   mmHg = 7,5 × kPa

Tamanhos French

Tamanho French	Diâmetro externo[a]		Equipamento
	Polegadas	mm	
1	0,01	0,3	Cateteres vasculares
4	0,05	1,3	
8	0,10	2,6	Sondas alimentares de pequeno calibre
10	0,13	3,3	
12	0,16	4,0	
14	0,18	4,6	Sondas nasogástricas
16	0,21	5,3	
18	0,23	6,0	
20	0,26	6,6	Drenos torácicos
22	0,28	7,3	
24	0,31	8,0	
26	0,34	8,6	
28	0,36	9,3	
30	0,39	10,0	
32	0,41	10,6	
34	0,44	11,3	
36	0,47	12,0	
38	0,50	12,6	

[a] Os diâmetros podem variar dependendo do fabricante. Contudo, uma regra prática útil é DE (mm) × 3 = tamanho French.

Tamanhos Gauge

Tamanho Gauge	Diâmetro externo[a]		Equipamento
	Polegadas	mm	
26	0,018	0,45	Equipamento *Butterfly*
25	0,020	0,50	
24	0,022	0,56	
23	0,024	0,61	
22	0,028	0,71	Cateter vascular periférico
21	0,032	0,81	
20	0,036	0,91	
19	0,040	1,02	
18	0,048	1,22	Cateter venoso central
16	0,040	1,62	
14	1,080	2,03	Cateter introdutor
12	0,104	2,64	
10	0,128	3,25	

[a] O diâmetro pode variar de acordo com o fabricante.

Apêndice 2

VALORES DE REFERÊNCIA SELECIONADOS

Faixas de referência para exames laboratoriais selecionados

Substância	Fluido[a]	Unidades tradicionais	× k =	Unidades SI
Acetoacetato	P, S	0,3-3,0 mg/dL	97,95	3-30 μmol/L
Alanina aminotransferase (SGTP)	S	0-35 U/L	0,016	0-0,58 μkat/L
Albumina	S	4-6 g/dL	10	40-60 g/L
	FCE	11-48 mg/dL	0,01	0,11-0,48 g/L
Aldolase	S	0-6 U/L	16,6	0-100 nkat/L
Fosfatase alcalina	S	(F) 30-100 U/L	0,016	0,5-1,67 μkat/L
		(M) 45-115 U/L		0,75-1,92 μkat/L
Amônia	P	10-80 μg/dL	0,587	5-50 μmol/L
Amilase	S	0-130 U/L	0,016	0-2,17 μkat/L
Aspartato aminotransferase (SGOT)	S	0-35 U/L	0,016	0-0,58 μkat/L
β-hidroxibutirato	S	< 1,0 mg/dL	96,05	< 100 μmol/L
Bicarbonato	S	22-26 mEq/L	1	22-26 mmol/L
Bilirrubina:				
Total	S	0,1-1,0 mg/dL	17,1	2-18 μmol/L
Conjugada	S	≤ 2 mg/dL		≤ 4 μmol/L
Ureia	P, S	8-18 mg/dL	0,367	3,0-6,5 mmol/L
Cálcio:				
Total	S	8,5-10,5 mg/dL	0,26	2,2-2,6 mmol/L
Ionizado	P	2,2-2,3 mEq/L	0,49	1,1-1,15 mmol/L
Cloreto	P, S	95-105 mEq/L	1	95-105 mmol/L
	FCE	120-130 mEq/L		120-130 mmol/L
	U	10-200 mEq/L		10-200 mmol/L

(*Continua*)

Faixas de referência para exames laboratoriais selecionados (continuação)

Substância	Fluido[a]	Unidades tradicionais	x	k = Unidades SI
Creatinina	S	0,6-1,5 mg/dL	0,09	0,05-0,13 mmol/L
	U	15-25 mg/kg/24 h	0,009	0,13-0,22 mg/kg/24 h
Cianeto:				
Não tóxico	ST	< 5 µg/dL	3,8	< 19 µmol/L
Letal		> 30 µg/dL		> 114 µmol/L
Fibrinogênio	P	150-350 mg/dL	0,01	1,5-3,5 g/L
Produtos de degradação da fibrina	S	< 10 µg/dL	1	< 10 mg/L
Glicemia de jejum	P	70-100 mg/dL	0,06	3,9-6,1 mmol/L
	FCE	50-80 mg/dL		2,8-4,4 mmol/L
Lactato:				
Repouso	P	< 2 mEq/L	1	< 2 mmol/L
Exercício	S	< 4 mEq/L		< 4 mmol/L
Lactato desidrogenase (LDH)	S	50-150 U/L	0,017	0,82-2,66 µkat/L
Lipase	S	0-160 U/L	0,017	0-2,66 µkat/L
Magnésio	P	1,8-3,0 mg/dL	0,41	0,8-1,2 mmol/L
		1,5-2,4 mEq/L	0,5	0,8-1,2 mmol/L
Osmolalidade	S	280-296 mosm/kg	1	280-296 mmol/kg
Fosfato	S	2,5-5,0 mg/dL	0,32	0,8-1,6 mmol/L
Potássio	P, S	3,5-5,0 mEq/L	1	3,5-5,0 mmol/L
Proteína total	P, S	6-8 g/dL	10	60-80 g/L
	FCE	< 40 mg/dL	0,01	< 0,4 mmol/L
	U	< 150 mg/24 h	0,01	< 1,5 g/24 h
Sódio	P, S	135-147 mEq/L	1	135-147 mmol/L
Tiroxina:				
Total	S	4-11 µg/dL	12,9	51-142 nmol/L
Livre		0,8-2,8 mg/dL	0,49	10-36 pmol/L
Triiodotironina (T_3)	S	75-220 ng/dL	0,015	12-3,4 nmol/L

[a] P = plasma; S = soro; U = urina; ST = sangue total; FCE = fluido cerebrospinal.
Adaptada do New England Journal of Medicine SI Unit Conversion Guide. Waltham, MA; Massachussetts Medical Society, 1992.

Faixa de referência para vitaminas e oligoelementos

Substância	Fluido[a]	Unidades tradicionais	x	k = Unidades SI
Cromo	S	0,14-0,15 mg/mL	17,85	2,5-2,7 mmol/L
Cobre	S	70-140 µg/dL	0,16	11-22 µmol/L
Folato	Hemácias	140-960 ng/mL	2,26	317-2.169 nmol/L
Ferro	S	(M) 80-180 µg/dL	0,18	(M) 14-32 µmol/L
		(F) 60-160 µg/dL		(F) 11-29 µmol/L
Ferritina	P, S	(M) 20-250 ng/mL	1	(M) 20-250 µg/L
		(F) 10-120 ng/mL		(F) 10-120 µg/L
Manganês	ST	0,4-2,0 µg/dL	0,018	0,7-3,6 µmol/L
Piridoxina	P	20-90 ng/mL	5,98	120-540 nmol/L
Riboflavina	S	2,6-3,7 µg/dL	26,57	70-100 nmol/L
Selênio	ST	58-234 µg/dL	0,012	0,7-2,5 µmol/L
Tiamina (total)	P	3,4-4,8 µg/dL	0,003	98,6-139 µmol/L
Vitamina A	P, S	10-50 µg/dL	0,349	0,35-1,75 µmol/L
Vitamina B_{12}	S	200-1.000 pg/mL	0,737	150-750 pmol/L
Vitamina C	S	0,6-2 mg/dL	56,78	30-100 µmol/L
Vitamina D	S	24-40 ng/mL	2,599	60-105 nmol/L
Vitamina E	P, S	0,78-1,25 mg/dL	23,22	18-29 µmol/L
Zinco	S	70-120 µg/dL	0,153	11,5-18,5 µmol/L

[a] P = plasma; S = soro; U = urina; ST = sangue total.
Adaptada do New England Journal of Medicine SI Unit Conversion Guide. Waltham, MA; Massachussetts Medical Society, 1992.

Peso desejável em adultos (em libras)[a]

Altura		Homens		
Pés	Polegadas	Estrutura pequena	Estrutura média	Estrutura grande
5	2	128-134	131-141	138-150
5	3	130-136	133-143	140-153
5	4	132-138	135-145	142-156
5	5	134-140	137-148	144-160
5	6	136-142	139-151	146-164
5	7	138-145	142-154	149-168
5	8	140-148	145-157	152-172
5	9	142-151	148-160	155-176
5	10	144-154	151-163	158-180
5	11	146-157	154-166	161-184
6	0	149-160	157-170	164-188
6	1	152-164	160-174	168-192
6	2	155-168	164-178	172-197
6	3	158-172	167-182	172-202
6	4	162-176	171-187	181-207
			Mulheres	
4	10	102-111	109-121	112-131
4	11	103-113	111-123	120-134
5	0	104-115	113-126	122-137
5	1	106-118	115-129	125-140
5	2	108-121	118-132	128-143
5	3	111-124	121-135	131-147
5	4	114-127	124-138	134-151
5	5	117-130	127-141	137-155
5	6	120-133	130-144	140-159
5	7	123-136	133-147	143-163
5	8	126-139	136-150	146-167
5	9	129-142	139-153	149-170
5	10	132-145	142-156	152-173
5	11	135-148	145-159	155-176
6	1	138-151	148-162	158-179

[a] Pesos sem roupa associados com a maior expectativa de vida. Dados do departamento de estatística da Metropolitan Life Insurance Company, 1983.

Distribuição dos fluidos corporais em adultos saudáveis		
Parâmetro	Homens	Mulheres
Água corporal total	600 mL/kg	500 mL/kg
Fluido intersticial	120 mL/kg	100 mL/kg
Volume sanguíneo (VS)	70 mL/kg	65 mL/kg
Volume de eritrócitos	33 mL/kg	27 mL/kg
Volume plasmático	37 mL/kg	38 mL/kg
Hematócrito	40-54%	37-47%

Fonte: Documenta Geigy Scientific Tables, 7º ed. Basel, Switzerland: JR Geigy SA, 1970.

Conteúdo de eletrólitos dos fluidos corporais				
	mEq/L			
Fluido corporal	Na^+	K^+	HCO_3^-	Cl^-
FCE[a]	140	4	25	130
Saliva	112	20	10-20	30
Suor	50	10	–	45
Gástrico	60	15	0,2	140
Bile	140	6	30-50	90
Pancreático	130	6	100	60
Intestino delgado	120	8	20-40	100
Fezes	30	60	20-60	40

[a] FCE = fluido cerebrospinal.

Velocidade de fluxo expiratório máximo para homens saudáveis

		mEq/L			
Idade (anos)	Altura	60"	65"	70"	75"
20		602	649	693	740
25		590	636	679	725
30		577	622	664	710
35		565	609	651	695
40		552	596	636	680
45		540	583	622	665
50		527	569	607	649
55		515	556	593	634
60		502	542	578	618
65		490	529	564	603
70		477	515	550	587

Fluxo máximo (L/min) = [3,95 − (0,0151 × idade)] × Altura (cm)
Equação de regressão de Leiner GC et al. Am Rev Respir Dis 1963;88:646.

Velocidade de fluxo expiratório máximo para mulheres saudáveis

		mEq/L			
Idade (anos)	Altura	55"	60"	65"	70"
20		309	423	460	496
25		385	418	454	490
30		380	413	448	483
35		375	408	442	476
40		370	402	436	470
45		365	397	430	464
50		360	391	424	457
55		355	386	418	451
60		350	380	412	445
65		345	375	406	439
70		340	369	400	432

Fluxo máximo (L/min) = [2,93 − (0,0072 × idade)] × Altura (cm)
Equação de regressão de Leiner GC et al. Am Rev Respir Dis 1963;88:646.

Apêndice 3

FÓRMULAS ADICIONAIS

Esta seção inclui fórmulas que merecem ser destacadas, mas não estão incluídas em nenhum dos capítulos deste livro.

Medidas do tamanho corporal

Peso corporal ideal[a]

Homens: PCI (kg) = 50 + 2,3 (altura em polegadas − 60)

Mulheres: PCI (kg) = 45,5 + 2,3 (altura em polegadas − 60)

Índice de massa corporal[b]

IMC = Peso (libras)/altura (pol)^2 × 703

Área de superfície corporal

Fórmula de Dubois[c]

ASC (m^2) = Altura (cm) + Peso (kg)^{0,425} × 0,007184

Fórmula de Jacobson[d]

$$ASC (m^2) = \frac{[Altura (cm) + P (kg) - 60]}{100}$$

---

[a] Devine BJ. Drug Intell Clin Pharm 1974;8:650.
[b] Matz R. Ann Intern Med 1993;118:232.
[c] Dubois EF. Basal metabolism in health and disease. Philadelphia: Lea & Febiger, 1936.
[d] Jacobson B. Medicine and clinical engineering. Englewood Cliffs, NJ: Prentice-Hall, 1977.

Velocidade de infusão de fármacos

A seguinte relação define a velocidade de infusão que é necessária para atingir uma dose desejada:

$$\text{Velocidade de infusão (mL/min)} = \frac{\text{VD (µg/min)}}{\text{C (µg/mL)}}$$

na qual: VD = é a velocidade de dose do fármaco
C = é a concentração do fármaco na infusão

Como o volume infundido por minuto frequentemente é pequeno, as infusões de fármacos em geral são fornecidas por meio de um equipamento de microgotas (60 microgotas = 1 mL). Para converter a velocidade de infusão em microgotas por minuto:

$$\text{microgotas/min} = \text{mL/min} \times 60$$

Medidas das trocas gasosas

A. Gradiente arterial-alveolar do PO_2

$$PO_2\text{A-a} = [FIO_2 \times (P_B - P_{H_2O}) - (PaCO_2/RQ)] - PaO_2$$

na qual:

FIO_2 = concentração fracional de oxigênio inalado (0,2-1)
P_B = pressão barométrica (760 mmHg ao nível do mar)
P_{H_2O} = pressão parcial do vapor d'água (47 mmHg a 37ºC)
RQ = quociente respiratório (geralmente 0,8)
$PaCO_2$ = PCO_2 arterial
PaO_2 = PO_2 arterial

B. Ventilação do espaço morto

$$V_D/V_T = \frac{(PaCO_2 - P_ECO_2)}{PaCO_2}$$

na qual:

$PaCO_2$ = PCO_2 arterial
P_ECO2 = PCO_2 expirada média

Avaliação dos testes diagnósticos

A grade a seguir demonstra as relações entre os resultados de testes diagnósticos e a presença ou ausência de doenças:

	Doença presente	Doença ausente
Teste positivo	a Positivo verdadeiro	b Falso positivo
Teste negativo	c Falso negativo	d Negativo verdadeiro

Essas relações são usadas para derivar as seguintes medidas de desempenho dos testes.

Parâmetro	Derivação	Descrição
Sensibilidade	$\dfrac{a}{a+c}$	Probabilidade de que o teste seja positivo quando a doença está presente
Valor preditivo positivo	$\dfrac{a}{a+b}$	Probabilidade de que a doença esteja presente quando o teste é positivo
Especificidade	$\dfrac{d}{d+b}$	Probabilidade de que o teste seja negativo quando a doença está ausente
Valor preditivo negativo	$\dfrac{d}{d+c}$	Probabilidade de que a doença esteja ausente quando o teste é negativo

ÍNDICE

A

Abciximabe, como adjunto à terapia de reperfusão, 236-237, 237t
Abdome, sepse do. *Ver* Sepse
Abdominal, abscesso, 563-564
Abstinência, síndrome de, benzodiazepínicos e, 673-674
Acalculosa, colecistite, 562-563
Acesso venoso, estabelecimento de, 77-90
  embolia venosa gasosa, 86-88
  inserção do cateter, técnicas de, 77-80, 79f
  locais de acesso venoso, 78-86
    extremidade superior, 78-81
    veia femoral, 81-82t, 83-86, 83-85f, 85-86f
    veia jugular interna, 81-82t, 82-84
    veia subclávia, 80-82, 81-82f
  pneumotórax, 87-89
  posição do cateter, 88-90
  preparação para canulação vascular, 77-78
Acesso venoso, locais de, 78-86
  extremidade superior, 78-81
  nos membros superiores, 78-81
  veia femoral, 81-82t, 83-86, 83-85f, 85-86f
  veia jugular interna, 81-82t, 82-84
  veia subclávia, 80-82, 81-82t
Acetaminofen
  acidose láctica e, 379-380
  como antipirético, 215-217, 530, 658-659
  toxicidade do, 717-721
    apresentação clínica da, 718
    carvão ativado na, 719-720
    marcadores prognósticos da, 718-719, 719f
    metabólitos tóxicos na, 717
    terapia com antídotos na, 720-721, 720t

Acetazolamida, no tratamento da alcalose resistente ao cloreto, 401-402
Acetilcolina, 645-646
Acetoacetato
  cetoacidose alcoólica e, 386
  cetoacidose diabética e, 381-382f, 381-383
Acidente vascular cerebral agudo, 650-661
  ataque isquêmico transitório, 651-652
  avaliação do, 651-657
    avaliação à beira de leito, 651-654
    avaliação diagnóstica do, 653-657, 655-656f
    evitando atrasos, 651-652
  categorias de risco para embolia, 254-256
  embólico, 650-651
  hemorrágico, 650-652
  isquêmico, 650-651, 651-652f
  manejo clínico do, 657-660
  risco de tromboembolismo e, 47-49
  terapia antitrombótica, 656-658
  tipos de, 650-652
  trombótico, 650-651
Acidente vascular cerebral. *Ver* Acidente vascular cerebral agudo
Acidez gástrica, reduzida, 37-42, 38-40t, 39-40t, 40-42f
  versus citoproteção gástrica, 42-44
  perigos da supressão ácido gástrica, 39-42
Ácido, supressão de, fármacos de, sepse intestinal e, 558-559
Acidobásicas, interpretações, 363-376, 367-371
  acidose metabólica, avaliação da, 371
  ânion *gap*, 371-374, 372-373f

concentração de íons hidrogênio,
  363-364, 364t
distúrbios acidobásicos primários,
  identificação dos, 368-370
equações preditivas de, 365-368,
  366f
distúrbios acidobásicos
  metabólicos, 366-367
distúrbios acidobásicos
  respiratórios, 366-368
esquema para, 367-371
gap-gap, 373-375
respostas compensatórias,
  avaliação das, 369-371
tipos de distúrbios acidobásicos,
  364-365, 365t
Acidobásico, distúrbio misto,
  respiratório e metabólico,
  368-369
Acidobásico, distúrbio, 364-365, 365t
Acidobásicos, parâmetros, 158-159
  déficit arterial de base, 158-159
  lactato sanguíneo, 158-159
Acidose
  hipercalemia, 446-447
  láctica. *Ver* Acidose láctica
  metabólica. *Ver* Acidose metabólica
  mista, alcalose metabólica e
    respiratória, 369-370
  respiratória parcialmente
    compensada, 369-370
  respiratória, 364, 365t, 366f,
    367-368
Acidose láctica, 377-381
  acidose D-láctica, 379-381
  apresentação clínica, 377
  etiologias, 377-380, 378-379f
  terapia com álcali, 380-381
Acidose metabólica, 364, 365t, 366f,
  366-367
  ânion *gap* da, 371-373
  hiperclorêmica, 372-373
  mista, 374-375
  primária, 368-369
Acidose orgânica, 377-392
  acidose láctica, 377-381, 378-379f
  álcool tóxico, 386-390, 387, 389f
  cetoacidose alcoólica, 385-388
  cetoacidose diabética, 380-385,
    381-382f, 383t
Acidose respiratória, 364, 365t, 366f,
  367-368

parcialmente compensada,
  369-370
ACP. *Ver* Analgesia controlada pelo
  paciente
ACTH, teste rápido de estimulação do,
  612, 613-614
Adenosina, no tratamento da
  taquicardia reentrante nodal,
  258-260, 259-260t
ADH, inadequado, síndrome de
  (SIADH), 434-436, 435-436f
ADH. *Ver* Antidiuréticos, hormônios
Aditivos, às soluções de nutrição
  parenteral total, 605-606
Adrenal, insuficiência, 611-614,
  613-614t
  estimulação do ACTH, teste rápido
    de, 612, 613-614t
  insuficiência pituitária e, 634-635
  manifestações clínicas da, 612
  prevalência de, 611
  terapia esteroide da, 613-614,
    613-614t
Adrenalina
  acidose láctica e, 379-380
  para o tratamento da asma, 289,
    291
  para o tratamento da parada
    cardíaca, 208-210, 210t
  para o tratamento de anafilaxia,
    541-542
  para o tratamento do choque
    anafilático, 542-543
  para o tratamento do estridor
    pós-extubação, 367-360
  por via endotraqueal, 208-210
Adultos. *Ver também* Homens; Mulheres
  depósitos energéticos endógenos
    em, 576-577t
  distribuição dos fluidos corporais
    em, 741-742
  necessidades energéticas diárias
    em, 574, 575t
  peso desejável para, 740
AEP. *Ver* Amostra com escova protegida
Aerossol, terapia medicamentosa da
  asma, 286-291
  intermitente *versus* contínuo,
    289-291, 291f
Afasia
  avaliação de acidente vascular
    cerebral e, 653-654

expressiva, 653-654
global, 653-654
receptiva, 653-654
AG. *Ver* Ânion *gap*
Agitação, abordagem de beira de leito à, 677-678f, 679
Água corporal, 153, 153-154t
Água e sabão, higiene da pele e, 19
Água livre, déficit de
 na hiperglicemia não cetótica, 431
 na hipernatremia hipovolêmica, 427-429
 reposição de, 428-430
Água, intoxicação por, 434-436
Agulha, picada de, lesão por, 26-28
 risco de infecção por HCV por, 33-34
 risco de infecção por HIV por, 28-29
Agulhas, com segurança, 26-28
AINEs
 como antipirético, 530
 como causa de hipercalemia, 446-447t
 como causa de nefrite intersticial aguda, 413-414t
AIT. *Ver* Ataque isquêmico transitório
Albumina, ânion *gap* e, 372-374
Albumina, soluções de, 177-179
Albuterol
 tratamento da anafilaxia, 542-543
 tratamento da asma, 289-291, 290-291t
 tratamento da doença pulmonar obstrutiva crônica, 292-293
Alça, diurético de, deficiência de magnésio e, 455-456
Álcali, terapia com,
 tratamento da acidose láctica, 380-381
 tratamento da cetoacidose diabética, 385
Alcalose
 como causa de hipocalcemia ionizada, 467-470
 metabólica. *Ver* Alcalose metabólica
 mista, acidose respiratória e metabólica, 369-370
Alcalose metabólica, 364, 365t, 366f, 366-367, 374-375, 393-402
 classificação da, 397-399, 398-399t

 hipoventilação, 396-397, 396-397f
 manejo da, 399-402
 manifestações neurológicas, 396
 origens da, 393-396
 oxigenação sistêmica, 396-398, 397-398f
 resistente aos cloretos, 398-399, 398-399t
 responsiva aos cloretos, 398-399, 398-399t
Alcalose resistente ao cloreto, 398-399, 398-399t
 manejo da, 401-402
Alcalose respiratória aguda, com alcalose metabólica secundária, 371
Alcalose respiratória parcialmente compensada, 369-370
Alcalose respiratória, 364, 365t, 366f, 367-368
 como causa de hipofosfatemia, 476-477
Álcool
 como agente antisséptico, 20, 20t
 tóxico, 386-390
Álcool, doenças relacionadas com, hipomagnesemia e, 456-457
Alimentar, descontaminação, 558-559, 559-560t
Alteplase
 para restaurar a patência de cateter, 95, 95t
 para terapia trombolítica, 63-64, 230-231t, 230-232
Alveolar, ruptura, 335-340
 drenagem pleural, sistema de, 338-340, 338-340f
 manifestação clínica, 335-336
 pneumotórax, 335-338, 337-338f
Alvéolo-arterial, gradiente PO_2, 744
Alvimopan, para bloquear receptores opioides no intestino, 669
American Stroke Association, 657-658
Amicacina, 682
 no tratamento de pneumonia, 553-554t
Aminoácidos, solução de, 601-604, 602t
Aminoácidos, solução-padrão de, 602
Aminoglicosídeos, 682-685
 atividade e uso clínico, 682-683, 682-683f

dose, 682-684, 683-684t
efeitos adversos, 683-685
no tratamento da pneumonia, 553-554t
Amiodarona
no tratamento da fibrilação atrial, 253-254t, 254-255
no tratamento da parada cardíaca, 210t, 211
no tratamento da taquicardia ventricular, 262-264
Amostra com escova protegida (AEP), 549-551
Amoxicilina-clavulanato, no tratamento da doença pulmonar obstrutiva crônica, 294-295t
Ampicilina
solução de Ringer e, 172-173
tratamento da septicemia relacionada ao cateter, 104-105t
Ampicilina-sulbactam, no tratamento do abscesso abdominal, 563-564
Anafilaxia, 540-544
apresentação clínica, 541-542
choque anafilático, 541-542, 542-544
em resposta à transfusão de hemácias, 499-500
manejo, 541-543
resposta à transfusão de plaquetas, 513
Analgesia controlada pelo paciente (ACP), 667-668
Analgesia não opioide, 669-671
Analgesia, 665-671
não opioide, 669-671
opioide, 665-669
analgesia controlada pelo paciente, 667-668
efeitos adversos dos, 667-669
intravenosos, 665-667, 666t
meperidina, 666-667
Anemia das doenças crônicas, 487
Anemia, 487-492. *Ver também* Eritrócitos, transfusão de
correção da, 167-168
das doenças graves, 487
fatores contribuintes, 487-489
oxigenação sistêmica e, 488-492, 490f
tolerância à, 490-492
Anfetaminas, síndrome neuroléptica maligna e, 521-522t
Anfotericina
febre medicamentosa e, 521t
solução de Ringer e, 172-173
Anfotericina B lipossomal, 685-686
Anfotericina B, 684-686
lipossomal, 685-686
na candidíase disseminada, 106-107
nefrotoxicidade da, 685-686
para descontaminação digestiva, 559-560t
para descontaminação oral, 555-556
para tratamento da candidúria, 567-568
para tratamento da septicemia relacionada ao cateter, 104-105t
resposta inflamatória relacionada à infusão, 684-686
Angina instável (AI), 223. *Ver também* Síndrome coronariana aguda
heparina para, 234
inibidores da glicoproteína das plaquetas para, 237-238
Angina. *Ver* Angina instável
Angiografia pulmonar, para avaliação de tromboembolismo venoso, 61-62
Angioplastia coronária, 233-234
Angiotensina, enzima conversora da, inibidores da, no tratamento das síndromes cardíacas agudas, 226-228
Angiotomografia helicoidal, para avaliação de tromboembolismo venoso, 60-62
Ânion *gap* (AG), 371-374
acidose láctica e, 377
confiabilidade, 372-373
definido, 371-372
determinantes do, 373-374t
faixa de referência, 371-372
influência da albumina no, 372-374
interpretação do, 371-373, 372-373t

Ânions orgânicos, alcalose metabólica
e administração de, 395-396
Antiarrítmicos, agentes, no tratamento
da parada cardíaca, 210t,
211-212
Antibióticos, terapia com
como causa de nefrite intersticial
aguda, 413-414t
deficiência de magnésio e, 455-457
febre medicamentosa e, 521
na descontaminação oral, 555-556
no tratamento da doença
pulmonar obstrutiva crônica,
293-295, 20113, 20113t
no tratamento da infecção do trato
urinário, 565-567
no tratamento da sepse
relacionada ao cateter,
101-104, 102-103f
Antibióticos, terapia empírica
no tratamento da sepse
relacionada ao cateter,
101-104, 102-103f
no tratamento das infecções do
trato urinário, 565-567
Antibióticos, terapia fechada com,
103-106
Anticoagulação oral, para tratamento
da fibrilação atrial, 255-256t
Anticoagulação, 61-64, 62-63t
Anticolinérgicos, agentes, no tratamento da asma, 289, 291-
292, 290-291t
Antidiuréticos, hormônios (ADH)
diabete insípido e, 429-431
na hiponatremia, 433-434
Antídotos
para acetaminofen, 720-721,
720t
para benzodiazepínicos, 721-722
para intoxicação por antagonistas
dos receptores β, 722-725
Antieméticos, agentes, síndrome
neuroléptica maligna e,
521-522t
Antifúngicos, agentes
anfotericina B, 684-686
capsofungina, 687-688
fluconazol, 685-688
no tratamento da candidúria,
567-568

Antimicrobiana, terapia empírica,
527-528
no tratamento da sepse grave e do
choque séptico, 539-540
Antimicrobiana, terapia, 527-528,
682-698
agentes antifúngicos, 682, 684-688
aminoglicosídeos, 682-685,
683-684t
carbapenens, 682, 688-690
cefalosporinas, 682, 689-691,
690-691t
fluoroquinolonas, 682, 690-692,
692t
no tratamento da sepse grave e do
choque séptico, 539-540
no tratamento das pneumonias,
551-555, 553-554t
penicilinas, 682, 692-693
vancomicina, 692-696
substitutos da vancomicina, 682,
694-696
Antimicrobianos, cateter impregnado
com, 73
Antimicrobianos, unguento, para
cateter vascular
permanente, 92
Antioxidantes, vitaminas, 582-583
Antiperistálticos, agentes, colite por *C.
difficile* e, 561-562
Antipirética, terapia, 527-530
Antiplaquetária, terapia
no tratamento da fibrilação atrial,
255-256t
tratamento das síndromes
cardíacas agudas, 224-225t,
225-226
Antiplaquetário, efeito, da
nitroglicerina, 703-704
Antipseudomonas, penicilina, 692-693
Antipsicóticos, agentes, síndrome
neuroléptica maligna e,
521-522t
Antirretrovirais, fármacos, indicações
para uso após exposição ao
HIV, 29-30t
Antissépticos, 19
Antissépticos, agentes, 19-22, 20t
Antitireoide, fármacos, 617-618
Antitrombótica, terapia, 61-64
anticoagulação, 61-64, 62-63t

no tratamento da fibrilação atrial, 254-256, 255-256t
no tratamento do acidente vascular cerebral, 656--658
terapia trombolítica, 63-64
Aórtica, dissecção aguda, 241-243
achados clínicos na, 241-242
diagnóstico da, 241-242
dor torácica e, 241
manejo da, 241-243
tratamento da hipertensão na, 241-242, 242-243t
Apneia do sono, pressão positiva contínua das vias aéreas, 328
Apneia, teste de, 630-632
Ar, doenças de transmissão pelo, barreiras de proteção, 25-28, 26-27f
Argatroban, no tratamento da trombocitopenia induzida pela heparina, 506, 506t
Arginina, alimentação por sonda enteral e, 591-592
Arritmias, 239
depleção de magnésio e, 457-458
na hipocalemia, 443-444
Artéria pulmonar, cateter de, 75, 113-126
aplicações, 124-126
consumo de oxigênio, 124-126
perfis hemodinâmicos, 124-126
colocação do, 113-118, 115-116f
formato, 113-114, 113-114f
parâmetros hemodinâmicos, 119-125, 120-121t
cardiovascular, 119-124, 120-121t
transporte de oxigênio, 120-121t, 123-125
princípio, 113
termodiluição, 116-120, 117-118f
Artéria pulmonar, pressão de oclusão, 129-134
pressão capilar hidrostática, *versus*, 132-134
princípio da, 130-132, 131-132f
traçado da pressão capilar, 129-131
verificação da acurácia, 131-133
Arterial, PCO_2, no teste de respiração espontânea, 350-351, 352-353f

Arterial, pulso e pressão, monitorização durante a RCP, 212-215, 213-214f
Arteriovenosa, hemofiltração, 419
Asma, exacerbação aguda da, 285-293
acidose láctica aguda, 379-380
fluxo expiratório máximo e, 285-287, 285-286f
PEEP intrínseca e, 340-342
terapia medicamentosa da, 285-293
agentes anticolinérgicos, 289, 291-292
agonistas dos receptores β, 289, 291
corticosteroides, 291-293
protocolo de manejo da, 287-288f
terapia em aerossol da, 286-291, 289, 291 f
Aspiração, na alimentação enteral, 597-598
Aspirados traqueais (AT), 547-549, 550-551
culturas qualitativas, 547-549
culturas quantitativas, 548-549, 548-549t, 550-551
Aspirina
como adjunto à terapia de reperfusão, 236-237
como antipirético, 530
no tratamento das síndromes cardíacas agudas, 225-226
no tratamento do acidente vascular cerebral, 656-658
Assistida, ventilação, 318
Assistida-controlada, ventilação, 317-322, 321-322f
AT. *Ver* Aspirados traqueais
Ataque isquêmico transitório (AIT), 651-652
Atelectasia, 547-548
febre e, 518-519
Atenolol, no tratamento das síndromes cardíacas agudas, 226-227
Atrial, atividade, diagnóstico de taquicardia e, 248-250, 249-250f
Atrial, fibrilação (FA), 246, 250-257
cardioversão DC, 251-252
cardioversão farmacológica, 251-254

consequências adversas da, 250-252
controle agudo da frequência,
  252-255, 253-254t
fatores predisponentes, 250-251
isolada, 250-251
terapia antitrombótica, 254-256,
  255-256t
Wolff-Parkinson-White, síndrome e,
  256-257
Atrial, *flutter,* 246
Atrial, taquicardia, 246
Atrial, trombose, fibrilação atrial e,
  251-252
Átrio, direito, cateter no, 88-90
Atropina
  no tratamento da parada cardíaca,
    210t, 212
  por via endotraqueal, 208-210
Automatismos, 636-637
Autotransfusão, manobra de, 164-165
AV, dissociação, 261-262
Azatioprina, no tratamento da
  miastenia grave, 642-643
Azitromicina, no tratamento da
  doença pulmonar obstrutiva
  crônica, 294-295t
Azotemia pré-renal, 383
  versus insuficiência renal aguda,
    406-407t

B

Bacillus anthracis, higiene cutânea e,
  21-22
Bacteriana, infecções respiratórias,
  precauções para, 26-27f
Bacteriana, transmissão, transfusão de
  plaquetas e, 511-512
Bacteroides fragilis, imipenem e, 688-689
BAL. *Ver* Lavado broncoalveolar
Balão, cateter de artéria pulmonar,
  115-118
Balão, método de flutuação do, 113
Barotrauma, 276-277
Barreiras de proteção, 23-28
  doenças transmitidas pelo ar,
    25-28, 26-27f
  luvas, 23-25, 24-25t
  máscaras, 25-26
Benzodiazepínicos
  comparação de fármacos, 671-673,
    671-672t

efeitos adversos dos, 672-674
no tratamento das convulsões,
  639-641
no tratamento do delírio, 625-626
sedação com, 670-674, 671-672t
toxicidade dos, 720-722
β-agonistas, broncodilatadores, como
  causa de hipocalemia, 441
β-hidroxibutirato
  cetoacidose alcoólica e, 381-382f,
    386
  cetoacidose diabética e, 381-382f,
    381-383
BIA, para tratamento do choque
  cardiogênico, 240t
Bifosfonatos, no tratamento da hipercalemia, 473-474t, 474-475
Bloqueio de heparina, 92
BNP. *Ver* Peptídeo natriurético do
  tipo B
Bomba cardíaca, falência da, 240-241
Broncoalveolar, lavado (BAL), 549-551
Broncodilatadores
  no tratamento da anafilaxia,
    542-543
  no tratamento da doença pulmonar
    obstrutiva crônica, 292-294
Broncodilatadores β-agonistas, como
  causa de hipocalemia, 441
Broncodilatadores, aerossol, 286-291
Broncodilatadores, responsividade aos,
  311-312
Broncoscopia
  febre e, 520
  lavagem broncoalveolar sem,
    550-551
Butirofenonas, síndrome neuroléptica
  maligna e, 521-522t

C

CAA. *Ver* Cetoacidose alcoólica
CAD. *Ver* Centros de controle e
  prevenção de doenças
CAD. *Ver* Cetoacidose diabética
Cálcio ionizado, 466-467, 466-467f,
  466-467t
Cálcio, 466-476
  hipercalcemia, 471-476, 473-474t
  hipocalcemia ionizada, 467-472,
    468, 470-471t
  no plasma, 466-469

no sangue, 466-467t
total *versus* ionizado, 466-467, 466-467f, 466-467t
Cálcio, canais de, bloqueadores dos, no tratamento da taquicardia reentrante nodal AV, 260
síndrome de WPW e, 256-257
Cálcio, cloreto de
no tratamento da hipercalemia, 449-450, 450t
no tratamento da hipocalcemia ionizado, 470-471
Cálcio, gluconato de
no tratamento da hipermagnesemia, 463-464
no tratamento da hipocalcemia, ionizado, 470-471
Cálcio, oxalato de, 386-388
Cálcio, terapia de reposição de, 468, 470-472, 470-471t
Calcitonina, no tratamento da hipercalcemia, 473-475, 473-474t
Calorias não proteicas, 576
na alimentação enteral, 592-594
Calorias, necessidades de, na alimentação enteral, 592-593
Calorimetria intermitente, 575-576
Calorimetria, indireta, 575-576
Candida albicans, 524-525t, 565-567
Candida krusei, 687-688
Candida spp.
como causa de sepse relacionada ao cateter, 102-103, 104-105t, 105-106
higiene cutânea e, 19
Candida, infecções por
capsofungina para, 687-688
fluconazol para, 685-688
Candidíase disseminada, 106-108
Candidúria, 566-568
terapia antifúngica para, 567-568
Capsofungina, 687-688
no tratamento da candidíase disseminada, 106-107
no tratamento da candidúria, 567-568
no tratamento da sepse relacionada ao cateter, 104-105t
Carbapenens, 688-690
imipenem, 688-690

meropenem, 689-690
no tratamento da pneumonia, 553-554t
Carboidratos, 576
na nutrição parenteral total, 607-609
tiamina e metabolismo dos, 579-581
Cardiogênico, edema pulmonar, 273-274
pressão positiva contínua das vias aéreas para, 328
Cardiopulmonar, ressuscitação (RCP), 202
monitorização durante, 212-216
preocupações pós-hemodinâmicas, 215-219
suporte avançado à vida, 204, 206-212
suporte básico à vida, 202-204, 206
Cardiovascular, toxicidade, dos β-bloqueadores, 722-723
Cardiovasculares, efeitos, dos opioides, 667-669
Cardiovasculares, parâmetros, 119-124, 120-121t
índice cardíaco, 120-121t, 121-122
pressão capilar pulmonar, 120-121, 120-121t
pressão venosa central, 119-120, 120-121t
resistência vascular pulmonar, índice da, 120-121t, 122-124
resistência vascular sistêmica, índice da, 120-121t, 122-123
volume de ejeção, índice de, 120-121t, 121-123
Cardioversão
corrente direta, 251-252
farmacológica, 251-254
risco de embolia com, 255-256
Cardioversão farmacológica, 251-255, 253-254t
Carnitina, alimentação enteral e, 591-592
Carvão ativado, após ingestão tóxica de acetaminofen, 719-720
Cateter central inserido perifericamente (CCIP), 77-81
Cateter sobre agulha, técnica de, 77-78, 77-78f

Cateter vascular permanente. *Ver* Vascular, cateter permanente
Cateter venoso central (CVCs), 71-73, 72t, 74f, 77
   antimicrobianos impregnados no cateter, 73
   cateter multilúmen, 71-72
   oclusão do, 94-97, 95t
   posição do cateter, 88-90
   substituição do, 93-94
Cateter, colonização do, 97-98
Cateter, inserção do, técnicas de, 77-80, 79f
Cateter, limpeza do, 92
Cateter, oclusão do, 94-97, 95t
   fontes de obstrução, 94
   restauração da patência, 94-96, 95t
Cateter, ponta do, cultura da, 98-100, 99-100t
Cateter, posição do, dos cateteres venosos centrais, 88-90
Cateteres, recobertos de heparina, 72-73
Cateteres. *Ver também* Cateter venoso central; Cateter de artéria pulmonar; Cateter vascular; Cateter vascular permanente
   central, de inserção periférica, 77, 78-81
   ligado à heparina, 72-73
   limpeza do, 92
   multilúmen, 71-72
   volume da infusão e tamanho do, 159-161, 160-161f
CCIP. *Ver* Cateter central inserido perifericamente
Cefalosporinas, 689-691
   dose das, 690-691t
   febre medicamentosa e, 521t
   no tratamento das pneumonias, 553-554t
   toxicidade das, 690-691
Cefazolina, 689-691, 690-691t
Cefepima, 690-691, 690-691t
   no tratamento da pneumonia, 553-554t
   no tratamento da sepse relacionada ao cateter, 103-104
Cefotaxima, para descontaminação digestiva, 559-560t

Ceftazidima, 690-691, 690-691t
   para tratamento da sepse grave e do choque séptico, 539-540
   para tratamento da sepse relacionada ao cateter, 103-104, 104-105t
   para tratamento das infecções por gram-negativos, 527-528
   para tratamento de pneumonia, 553-554t
Ceftriaxona, 690-691, 690-691t
   para tratamento da pneumonia, 551-553, 553-554t
Cefuroxima, para tratamento da doença pulmonar obstrutiva crônica, 294-295t
Centros de controle e prevenção de doenças (CDC)
   classificação das infecções relacionadas ao cateter, 97-98
   diretrizes de higiene das mãos, 22t
Cetoacidose alcoólica (CAA), 381-382f, 385-388
Cetoacidose diabética (CAD), 380-385
   características clínicas, 381-383
   como causa de hipofosfatemia, 477-479
   diagnóstico, 381-383
   manejo, 381-385, 383t
   monitorização do estado acido-básico, 385
   patogênese, 380-382, 381-382f
Cetorolac, 669-671
Chlamydia pneumoniae, doença pulmonar obstrutiva crônica e, 293-294
Choque anafilático, 541-544
Choque cardiogênico, 702-703
   padrões hemodinâmicos no, 125-126t
   suporte hemodinâmico para, 240t
   tratamento do, 196-197
Choque circulatório, acidose láctica e, 377-379, 378-379f
Choque hipovolêmico, 154-155, 158
   infusão de volume e, 158-160
   objetivos da reposição de volume, 167-169
   padrões hemodinâmicos no, 125-126t
Choque séptico, 43-44, 533-534

Choque vasogênico, padrões
  hemodinâmicos no, 125-126t
Choque. *Ver também* Sepse grave e
  choque séptico
  anafilático, 541-543-544
  cardiogênico, 125-126t, 196-197,
    240t, 702-703
  circulatório, 377-379, 378-379f
  hipovolêmico, 125-126t, 154-155,
    158-160, 167-169
  padrões hemodinâmicos no,
    125-126t
  vasogênico, 125-126t
Chvostek, sinal de, 468, 470
Cianeto, acúmulo de, nitroprussiato e,
  707-708f, 708-710, 709-710t
Cianeto, intoxicação por, 708-709,
  709-710t
Cianeto, toxicidade, nitroprussiato e,
  194-196
Ciclosporina, para o tratamento da
  miastenia grave, 642-643
CID. *Ver* Coagulação intravascular
  disseminada
Ciprofloxacina, 691, 692-693t
  interações medicamentosas, 692
  no tratamento da pneumonia,
    553-554t
  no tratamento das infecções
    urinárias, 566-567
Cirurgia geral
  risco de tromboembolismo venoso
    e, 46-48, 47t
  tromboprofilaxia para, 48-49t
Cirurgia, risco de tromboembolismo
  venoso e, 46-48, 47t
Cirúrgica, ferida, infecção da,
  523-525, 523-525t
Cisaprida, *torsades de pointes* e, 265-266t
Cisatracúrio, 646-647, 646-647t
Citoprotetores, agentes, 38-40t, 40-43
Claritromicina, no tratamento da
  doença pulmonar obstrutiva
  crônica, 294-295t
Claritromicina, *torsades de pointes* e,
  265-266t
Clearance aumentado, tratamento da
  hipercalemia e, 451
Clônicos, movimentos, 636-637
Clopidogrel, no tratamento das
  síndromes cardíacas agudas,
  225-226

Cloreto de potássio, para tratamento
  da alcalose metabólica,
  400-401
Clorexidina
  agente antisséptico, 20t, 21-22
  cateteres, 73
  descontaminação do local de
    inserção com, 77-78
  esquema de, 555-556
Clorpromazina, *torsades de pointes* e,
  265-266t
Clostridia, 524-525
Clostridium difficile, colite por,
  559-562
  apresentação clínica, 560-561
  diagnóstico, 560-561
  patogênese, 559-561
  tratamento, 561-562
Clostridium difficile, higiene cutânea
  e, 21-22
*Clostridium difficile,*enterocolite,
  alimentação enteral e,
  598-599
Coagulação intravascular disseminada
  (CID), 507-508, 508t
Cocaína, síndrome neuroléptica
  maligna e, 521-522t
Cognição, 623-624
Colecistite acalculosa, 562-563
Colistina, para descontaminação oral,
  555-556
Colite, por *Clostridium difficile,*
  559-562
Coloides, fluidos, 162, 164-165,
  175-181
  características comparativas dos,
    177-178t
  contras, 182
  dextrans, 180-181
  efeito de volume, 176-178
  fluidos cristaloides *versus*,
    165-167, 177-178, 181-182
  hidroxietil amido, 178-181
  pressão coloidosmótica, 176-177
  prós, 181-182
  soluções de albumina, 177-179
Coloides, reposição de, 171-185
Coloidosmótica, pressão, 176-177
Colonização
  da orofaringe, 552, 554-555
  do cateter, 97-98
  gástrica, 558

Coma mixedematoso, 615-616
Coma, 625-631
   avaliação de beira de leito, 626-630
   condições que afetam as pupilas, 626-627t
   duração após RCP, 218-219
   Glasgow, escore de coma de, 629-631, 630-631t
   mixedematoso, 615-616
Combustíveis, depósitos de, 576-577t
Compensatórias, respostas, 364-365
   avaliação das, 369-371
Complacência pulmonar, 135-136
Complacência torácica, 312-313
Complacência, 307-308
   "estática", 312-313
   torácica, 312-313
   transtorácica, 310-312
Compressão mecânica, equipamentos de, para tromboprofilaxia, 48-49t, 49-50
   equipamentos pneumáticos de compressão, 49-50
   meias de compressão graduada, 49-50
Compressão pneumática intermitente (CPI), equipamentos de, 49-50
Compressão, meias de, 49-50
Compressões torácicas, 203-204, 206, 213-214f
Concentrado de células, 162, 164-165, 492-494
Consciência
   alterada, 623-624, 623-624t
   avaliação de acidente vascular cerebral e, 652-653
   estados de, 623-624, 624-625f
Consciência, alteração da, 623-624, 624-625f
Contracorrente, trocas, 415-417
Contraste, insuficiência renal por, 411-413
Conversão, domiciliar e farmacêutica, 733-734
Conversões farmacêuticas e domiciliares, 733-734
Conversões. *Ver* Unidades e conversões
Convulsões focais, 637-638
Convulsões generalizadas, 637-638
   imipenem e, 688-690

Convulsões parciais (focais), 637-638
Convulsões, 636-642
   acidose láctica e, 379-380
   condições predisponentes, 638-639, 638-639t
   generalizadas, 637-638
   imipenem e generalizada, 688-690
   lobo temporal, 637-638
   manejo agudo das, 639-641, 639-640f
   parcial (focal), 637-638
   tipos de, 636-639
Coração, doença do, taquicardia supraventricular *versus* ventricular, e primária, 261-263
Coronária, angioplastia, 233-234
   terapia lítica *versus*, 233
Coronária, síndrome do roubo, 195-196
Corpo,tamanho do, medidas do, 743
Corporal, temperatura. *Ver também* Febre
   normal, 517
Corrente direta (DC), cardioversão, 204, 206, 251-252
Corrente sanguínea, infecções da patógenos na, 524-525t
Corticosteroides
   no tratamento da asma, 290-291t, 291-293
   no tratamento da doença pulmonar obstrutiva crônica, 293-294
   no tratamento da sepse grave e do choque séptico, 539-540
CPAP. *Ver* Pressão positiva contínua das vias aéreas
CPI. *Ver* Compressão pneumática intermitente, equipamentos
Creatinina, *clearance* da, na avaliação de insuficiência renal, 408-409t, 409-410
Cricotiroidotomia, 331-333
Crise miastênica, 642-643
Cristaloides, fluidos, 162, 164-165, 171-175
   características comparativas dos, 173-174t
   contras, 182
   distribuição dos cristaloides, 171-172

fluidos coloides *versus*, 165-167, 177-178, 181-182
no tratamento da hipernatremia hipovolêmica, 427-428
pH normal dos fluidos, 173-175
salina isotônica, 172-173
solução de Ringer lactato, 172-174
Cristaloides, reposição de, 171-185
Cumarínicos
interação com sucralfato, 42-43
tratamento da trombocitopenia induzida pela heparina, 506-507
Cunha, pressão de (pressão de oclusão do cateter pulmonar), 129-134
princípio da, 130-132, 131-132f
traçado da pressão de cunha, 129-131
verificação da acurácia da, 131-133
versus pressão capilar hidrostática, 132-134
Curativos adesivos, para cateter vascular permanente, 91
Curativos protetores, para cateteres vasculares permanentes, 91
Custo, dos fluidos de reposição, 181t
CVCs. *Ver* Cateter venoso central

D

DAEs. *Ver* Desfibriladores automáticos externos
Dalteparina, 52-54, 54t
Dantrolene sódico
para o tratamento da hipertermia maligna, 520
para o tratamento da síndrome neuroléptica maligna, 522-524
Daptomicina, 696
DC, cardioversão. *Ver* Corrente direta, cardioversão
Débito cardíaco
depleção de fosfato e, 477-479
desmame da ventilação mecânica e redução do, 353-354
medida contínua do, 118-120
PEEP intrínseca e redução da, 342-343
PEEP, 326, 327f

promoção do, 163-167, 165-166f
Déficit de base arterial, 158-159
Delírio hipoativo, 624-625
Delírio, 623-626, 624-625f
características do, 623-624
demência *versus*, 624-625
fatores predisponentes, 625-626
hipoativo, 624-625
manejo, 625-626
Demência, *versus* delírio, 624-625
Densidade calórica, das fórmulas de alimentação, 588-589, 589t
Descerebrada, postura, 629-630
Descontaminação oral, 554-556
colonização da orofaringe, 554-555
digestiva, 559-560t
esquemas, 554-556
Desempenho cardíaco, durante ventilação com pressão positiva, 302-305, 304-305f
Desfibrilação, 204, 206-208, 205-206f
considerações técnicas, 206-207
desfibriladores automáticos externos, 207-208
momento, 204, 206
Desfibriladores automáticos externos (DAEs), 207-208
Desinfetantes, 19
Desmame do ventilador, falha no, 352-355
Despertar, 623, 623-624t
Despolarizantes, agentes, 645-646
Dexametasona, no tratamento da insuficiência adrenal, 613-614, 613-614t
Dexmedetomidina, 674-675, 675t
Dextrans, 180-181
Dextrose, soluções de, 174-176, 601, 602t
efeito poupador de proteína, 174-175
efeitos adversos da, 175-176
efeitos de volume, 174-176
DI. *Ver* Diabete insípido
Diabete insípido (DI), 429-431
falência pituitária e, 634-635
Diabete insípido, central, 430-431
Diabete melito, deficiência de magnésio e, 456-457
Diagnóstico, testes, avaliação, 745
Diálise, para o tratamento da hipercalcemia, 475-476

Diarreia
 alimentação enteral e, 597-599
 secretória, 456-457
Diastólica, insuficiência cardíaca esquerda, 198-200
 versus insuficiência cardíaca sistólica, 188-192, 190-191t
Diazepam, 671-672t, 672-673
 no tratamento de convulsões, 639-641
Difenidramina, para tratamento de anafilaxia, 541-542
Difusão, 415-417
Digestiva, descontaminação, 559-560t
Digitálicos
 como causa de hipercalemia, 446-447t, 446-447, 450t
 deficiência de magnésio e, 456-457
Digoxina
 interação com sucralfato, 42-43
 síndrome de WPW e, 256-257
Diltiazem
 tratamento da fibrilação atrial, 252-254, 253-254t
 tratamento da taquicardia re-entrante nodal AV, 260
Diluição seriada, método, de cultura da ponta do cateter, 99-100, 99-100t
Dímero-D, nível plasmático de, no tromboembolismo venoso, 56-58
Dímero-D, no tromboembolismo venoso, 56-58
Dióxido de carbono, retenção de, crônica, 395
Direito, coração, falência do, 191-192, 199-200
Disease Society of America, 566-567
Disoxia, 144-145
Disponibilidade, critérios de, para descontinuação da ventilação mecânica, 347, 347-348t
Dissociação AV, 261-262
Distúrbios acidobásicos, 364-365, 365t
Distúrbios da função mental, 623-635
 coma, 625-631, 626-627t, 628f, 630-631t
 delírio, 623-626, 624-625f
 estados de consciência, 623-624, 623-624t
 morte cerebral, 630-635, 633t

Diuréticos, terapia
 alcalose metabólica e, 394
 deficiência de magnésio e, 455-456
 hipercalemia e, 446-447t
 nefrite intersticial aguda e, 413-414t
 no tratamento da insuficiência cardíaca, 195-198
 síndrome de angústia respiratória aguda e, 278-281
D-láctica, acidose, 379-381
DO_2. *Ver* Oxigênio, oferta de
Doador de órgãos, potencial, 631-632, 634
 hemodinâmica, 6341-632, 634
 insuficiência pituitária, 634-635
Doador de plaquetas randômico, 510-511
Dobutamina, 699-701
 ações, 699, 699-700f
 administração, 700-701
 efeitos adversos, 700-701
 tratamento da insuficiência cardíaca aguda, 193-194t, 195-197, 240t
 tratamento da sepse grave e do choque séptico, 538-539
 uso clínico, 699-700
Doença crônica, anemia da, 487
Doença grave, anemia da, 487
Doença grave, miopatia da (MDG), 354-355, 644-645
Doença grave, polineuropatia da, (PDG), 354-355, 644-645
Doença pulmonar obstrutiva crônica (DPOC)
 exacerbações agudas da, 292-295
 corticosteroides para, 293-294
 oxigenioterapia para, 294-295
 terapia antibiótica para, 293-295, 294-295t
 terapia broncodilatadora para, 292-294
 PEEP intrínseca e, 340-342
 pressão positiva contínua das vias aéreas para, 328
2,3-difosfoglicerato, nas hemácias, 493-495, 494-495t
Dopamina, 700-703
 administração da dose, 702-703
 doses altas, 701-702
 doses baixas, 700-702

doses intermediárias, 701-702
efeitos adversos, 702-703
no tratamento da insuficiência cardíaca aguda, 193-194t
no tratamento da oligúria, 410-412
no tratamento da sepse grave e do choque séptico, 538-539
no tratamento do choque anafilático, 542-544
no tratamento do choque cardiogênico, 240t
pressão capilar, 701-702
uso clínico, 701-703

Dor torácica
alívio da, 224-226
dissecção aórtica aguda, 241

Doxiciclina, para tratamento da doença pulmonar obstrutiva crônica, 294-295t

DPOC. *Ver* Doença pulmonar obstrutiva crônica

Droperidol
síndrome neuroléptica maligna e, 521-522t
torsades de pointes e, 265-266t

Dubois, fórmula de, para área de superfície corporal, 743

E

ECA, inibidores da. *Ver* Angiotensina, enzima conversora da, inibidores da

Ecocardiografia, anormalidades
acidente vascular cerebral e, 656-657
hipercalemia e, 448-449, 448f, 450t
hipocalemia e, 443-444

Edema
cerebral, 429-430
laríngeo, 355-359, 357-358f
pulmonar cardiogênico, 273-274, 328
pulmonar hidrostático, 273-276
pulmonar, 547-548

Edema cerebral, reposição de água livre e risco de, 429-430

Edema pulmonar, 547-548
cardiogênico, 273-274, 328
hidrostático, 273-276

Edrofônio, 642-643

Ejeção, índice de (IE), 120-121t, 121-123

Eletrólitos
conteúdo dos fluidos corporais, 741-742
depleção de magnésio e, 457-458
nutrição parenteral total, 605-606

Embolia pulmonar
achados clínicos e laboratoriais em pacientes com, 56-57t
febre e, 522-524

Embolia venosa gasosa, 86-88

Embólico, acidente vascular cerebral, 650-651

Encefalopatia hipernatrêmica, 427-428

Enchimento ventricular, durante ventilação com pressão positiva, 302-303

Endocardite, 105-107
nosocomial, 525-526

Endógeno, depósitos de combustível, 576-577t

Endotraqueal, intubação, troca para traqueostomia, 331-332

Endotraqueal, tubos, 304-305, 330-331
dano laríngeo, 331
migração do, 330-331
sinusite paranasal, 331

Endotraqueal, via, 208-210

Energia oxidativa, produção de, hipofosfatemia e, 477-479, 478-479f

Energia, gasto de, diário, 573-576
basal, 574-575
de repouso, 575-576
em adultos saudáveis, 574, 575t
equações preditivas, 574-575, 575t
oxidação dos nutrientes energéticos, 573-574, 574t
por calorimetria indireta, 575-576

Enfisema
pulmonar intersticial, 335-336
subcutâneo, 335-338

Enfisema pulmonar intersticial, 335-336

Enoxaparina
adjunto à terapia de reperfusão, 235
dose baseada na função renal, 235t
tratamento do tromboembolismo venoso, 52-54, 54t

Enteral, alimentação, 37, 587-600
  complicações, 596-599
    aspiração, 597-598
    diarreia, 597-599
    oclusão da sonda, 596-598
  efeitos tróficos, 587-588
  esquema alimentar, criação do, 591-595, 592-593t
  fórmulas alimentares, 588-592
    conteúdo lipídico, 589-591, 590-591t
    conteúdo proteico, 589-590
    densidade calórica das, 588-589, 589t
    osmolalidade, 589-590
  iniciação da, 594-597
    esquema inicial, 596-597
    inserção do tubo, 594-595, 595-596f
    resíduos gástricos, 595-597
  nutrientes condicionalmente essenciais, 590-592
  seleção do paciente, 588
Enterobacter, 524-525t
Enterococcus faecalis
  imipenem para, 688-689
  vancomicina para, 693-694
Enterococos, 524-525t
  como causa de sepse relacionada ao cateter, 101-102, 104-105t
Epilepsia parcial contínua, 637-638
Epiléptico, estado, refratário, 639-641
Eptifibatida, como adjunto à terapia de reperfusão, 236-237, 237t
Eritócitos, produtos de, 492-496
  concentrado de, 492-494
  efeitos do armazenamento nos, 493-495, 494-495t
  hemácias pobres em leucócitos, 493-494
  lavados, 493-494
Eritrócitos, exame da transcetolase, 581-583
Eritrócitos, transfusão de
  indicador de transfusão, 491-493
  produtos eritrocitários, 492-496, 494-495t, 498-496f
  riscos da transfusão, 495-501, 497-498t
Eritromicina
  midazolam e, 673-674

torsades de pointes e, 265-266t
Escherichia coli
  como causa de infecções na UTI, 524-525t
  como causa de sepse relacionada ao cateter, 101-102
  supressão ácido-gástrica e, 39-40, 40-42f
Esmolol, 704-705t
  no tratamento da dissecção aórtica aguda, 242-243, 242-243t
Esmolol, no tratamento da fibrilação atrial, 253-254, 253-254t
Espaço morto alveolar, no tromboembolismo venoso, 57-58
Espaço morto, ventilação do, 744
Esporos, organismos formadores de, agentes antissépticos e, 21-22
Estado epiléptico, 638-639
Estática, complacência, 312-313
Estéreis, luvas, 23
  para canulação vascular, 77
Esteroide, terapia
  para tratamento da anafilaxia, 542-543
  para tratamento da insuficiência adrenal, 613-614, 613-614t
  para tratamento da síndrome de angústia respiratória aguda, 280-281
  para tratamento do edema laríngeo, 357-359
Estreptoquinase, 230-231t, 230-231
Estresse, hiperlactemia de, 378-379
Estresse, lesão da mucosa relacionada à, (LMRE), 35-36
Estresse, úlcera de, 35. *Ver também* Lesão da mucosa relacionada ao estresse
  indicação de profilaxia, 36t
Estridor, pós-extubação, 358-360
Esvaziamento ventricular durante a ventilação com pressão positiva, 302-305
Etilenoglicol, intoxicação por, 386-389, 389f
Eutireoidiano doente, 613-615
Exames laboratoriais, faixas de referência, 737-738
Expiração, durante a ventilação, 317

F

FA. *Ver* Atrial, fibrilação
Famotidina (Pepcid), 37-38, 38-40t
Farmacêuticos, toxinas e antídotos, 717-721
  acetaminofen, 717-721, 720t
  antagonistas dos β-bloqueadores, 722-725, 723-724f
  benzodiazepínicos, 720-722
  opioides, 724-727, 725-726t
Fármacos, velocidade de infusão, 744
Fármacos, vias de administração, 207-210
Fármacos. *Ver também fármacos individuais e categorias*
  acidose láctica e, 379-380
  associados com delírio, 625-626
  associados com diabete insípido nefrogênico, 430-431
  associados com hipercalemia, 446-447t, 446-447
  associados com hipocalemia, 468-469, 470t
  associados com miastenia grave, 641-642
  associados com nefrite intersticial aguda, 413-414t
  associados com síndrome neuroléptica maligna, 521-522t
  associados com *torsades de pointes*, 264-265, 265-266t
  bloqueio neuromuscular, 645-648, 646-647t
  deficiência de magnésio e, 455-457
  que afetam as pupilas, 626-627t
Fator tecidual, 507
FE. *Ver* Fração de ejeção
Febre iatrogênica, 522-524
Febre pós-operatória, 518-519
Febre, 517-522
  abordagem inicial, 526-530
    hemoculturas, 526-527
    terapia antimicrobiana empírica, 527-528
    terapia antipirética, 527-530
  acidente vascular cerebral e, 658-660
  definida, 518
  fontes não infecciosas de, 518-524
    febre medicamentosa, 521, 521t
    febre pós-operatória, 518-519
    hipertermia maligna, 519-520
    síndrome neuroléptica maligna, 521-524, 521-522t
  infecções nosocomiais, 522-527, 523-525t
    ferimento cirúrgico, 523-525
    ferimento necrotizante, 524-526
    prevalência e patógenos, 522-525, 524-525t
    sinusite paranasal, 525-526
  mecanismo de defesa, 527-529, 528-529f
  não hemolítica, 497-499
  quando a febre é nociva, 528-530
  supressão da, pós-RCP, 215-217
  temperatura corporal normal, 517
  transfusão plaquetária e, 513
FEM. *Ver* Fluxo expiratório máximo
Femoral, veia, como local de acesso venoso, 81-82t, 83-86
  anatomia, 83-84, 83-85f, 85-86f
  benefícios e riscos, 85-86
  localização dos vasos, 83-85
Femoral, veia, trombose da, 96-97
Fenestrado, tubo de traqueostomia, 357-358, 357-358f
Fenitoína
  febre medicamentosa e, 521t
  interação com sucralfato, 42-43
  para tratamento das convulsões, 639-641
Fenotiazinas, síndrome neuroléptica maligna e, 521-522t
Fentanil, 665, 666t
  acúmulo de, 666-667
  morfina *versus*, 666-667
Fibrilação atrial isolada, 250-251
Fibrilação atrial. *Ver* Atrial, fibrilação
Fibrilação ventricular (FV)
  desfibrilação para, 204, 206, 205-207f
  fármacos para o tratamento da, 211
  hipotermia terapêutica e, 216-217
Filtração glomerular, taxa de (TFG), 405-406, 409-410, 446-447
Filtros, de veia cava inferior, para prevenir embolia pulmonar, 64-65
Flebotomia, anemia e, 487-489
Flecainida, *torsades de pointes* e, 265-266t

Fluconazol, 685-688
  no tratamento da candidúria, 567-568
  no tratamento da sepse relacionada ao cateter, 104-105t
Fluido, manejo de
  no tratamento da cetoacidose diabética, 383t, 384
  no tratamento da síndrome de angústia respiratória aguda, 278-281
Fluidos corporais
  concentração de sódio nos fluidos perdidos, 426-427t
  conteúdo de eletrólitos do, 741-742
  distribuição dos, 153-154, 153-154t, 741-742
Fluidos de reposição, para hipocalemia, 443-445
Flumazenil, no tratamento da intoxicação por benzodiazepínicos, 721-722
Fluoroquinolonas, 690-692
  atividade e uso clínico, 691
  dose, 691-692, 692t
  efeitos adversos, 692
  interação com sucralfato, 42-43
  no tratamento da doença pulmonar obstrutiva crônica, 294-295
Fluxo expiratório final, na PEEP intrínseca, 343-344
Fluxo expiratório máximo (FEM), 285-287, 285-286f
  para homens saudáveis, 741-742
  para mulheres saudáveis, 742
Fluxo, velocidade de, nos cateteres vasculares, 70
Fluxômetro, 285
Fomepizol, no tratamento da intoxicação por etilenoglicol, 388-389
Fondaparinux
  esquema de dose, 54-55
  indicações de, 55-56
  na tromboprofilaxia, 54-56
Fórmulas alimentares, 588-592
  conteúdo lipídico, 589-591, 590-591t

conteúdo proteico, 589-590
densidade calórica das, 588-589, 589t
modulação imunológica, 590-591t
osmolalidade, 589-590
Fosfato, agentes de ligação ao, como causa de hipofosfatemia, 476-477
Fosfato, para tratamento da cetoacidose diabética, 383t, 384-385
Fosfenitoína, no tratamento das convulsões, 639-641
Fósforo, 466, 475-482
  hiperfosfatemia, 480-482
  hipofosfatemia, 475-481
  no sangue, 466-467t
Fósforo, reposição de, 479-481, 479-480t
Fração de ejeção (FE), ventricular, 190-192
Frank Starling, Lei de, 133-134
French, tamanhos, 69, 70t, 72t, 735-736
Furosemida,
  deficiência de magnésio e, 455-456
  no tratamento da hipercalemia, 472-474, 473-474t
  no tratamento da insuficiência cardíaca, 194-198
  por infusão contínua, 197-199
  tiamina e, 579-581
  tratamento da oligúria e, 410-412
Fusão, batimentos de, 261-262
FV. *Ver* Fibrilação ventricular

G

Gap-gap, 373-375
Gaps, 371
  ânion *gap*, 371-374, 372-373t
  gap-gap, 373-375
Gases venosos, monitorização durante a RCP, 215-216
Gasto energético basal (GEB), 574-575
Gasto energético de repouso (GER), 575-576
Gástrica, citoproteção, 40-43
  versus atividade gástrica reduzida, 42-44
Gástrica, colonização, 558

Gástrica, secreção, alcalose metabólica e perda da, 393
Gástricos, resíduos, na alimentação enteral, 595-597
Gastrintestinal, trato, descontaminação do, 559-560t
Gatifloxacina, 691, 692t
 para o tratamento da doença pulmonar obstrutiva crônica, 294-295t
 torsades de pointes e, 265-266t
Gauge, tamanho, 69, 70t, 72t, 735-736
GEB. *Ver* Gasto energético basal
GER. *Ver* Gasto energético de repouso
Glasgow, escore de coma de, 218-219, 629-631, 630-631t
Glicemia, controle da, após RCP, 216-217
Glicose, carga de, como causa de hipofosfatemia, 475-476
Glucagon
 no tratamento da intoxicação por β-bloqueadores, 722-725, 723-724f
 no tratamento do choque anafilático, 542-543
Glutamina
 alimentação enteral e, 591-592
 soluções de aminoácidos enriquecidas com, 603-604
Graduadas, meias de compressão, 49-50
Gram-negativo, bacilo aeróbico
 causa de sepse relacionada ao cateter, 101-102, 104-105t
 higiene cutânea e, 19
Graves, doença de, 616-617
Guia metálico, técnica com, 78-80, 89-90f
Guillain-Barré, síndrome de, 641-642t, 643-644

H

Hagen-Poisseuille, equação de, 70
 tamanho do cateter e velocidade de infusão e, 159-160
Haloperidol, 675-677, 675-676t
 no tratamento do delírio, 625-626
 síndrome neuroléptica maligna e, 521-522, 521-522t
 torsades de pointes e, 265-266t

HBPM. *Ver* Heparina de baixo peso molecular
HBV. *Ver* Hepatite B, vírus da
HCV. *Ver* Hepatite C, vírus da
Hemácias lavadas, 493-494
Hemácias pobres em leucócitos, 493-494
Hemácias, parâmetro das, faixa de valores normais, 487-488t
Hematócrito
 detecção de perda sanguínea e, 155-157
 resposta à transfusão de hemácias, 494-496
Hematógenas, infecções, 26-34
 HIV, 28-31, 29-30t
 lesões com agulhas e, 26-28
 vírus da hepatite B, 29-33, 32-33t
 vírus da hepatite C, 32-34
Hemocultura periférica, 101-102f
Hemoculturas, 526-527
 na avaliação de pneumonia, 547-548
 quantitativa, 99-101, 99-100t
 escolha do método, 100-102
Hemodiafiltração, 419
Hemodiálise, 415-418, 416-417f
 acesso vascular, 415-417
 febre e, 520
 método, 415-417
 para tratamento da hipercalemia, 451
 para tratamento da hiperfosfatemia, 481-482
 para tratamento da hipermagnesemia, 463-464
 para tratamento da intoxicação por etilenoglicol, 388-389
 vantagens e desvantagens, 417-418
Hemodiálise, cateter de, 74-75, 75f
Hemodinâmica
 da nitroglicerina, 705-706
 do cateter de artéria pulmonar, 119-125, 120-121t
  cardiovascular, 119-124, 120-121t
  transporte de oxigênio, 120-121t, 123-125
 doador potencial de órgãos e, 6341-632, 634
 invasiva, 156-158
Hemodinâmico, perfil, 124-125

Hemodinâmico, suporte, para falência de bomba cardíaca, 240-241, 240t
Hemofiltração venovenosa, 419
Hemofiltração, 416-417f, 417-419
  acesso vascular, 417-419
  arteriovenosa, 419
  método, 417-418
  vantagens e desvantagens, 419
  venovenosa, 419
Hemoglobina
  depleção de fosfato e, 477-479
  detecção da perda sanguínea e, 155-157
  indicador de transfusão, 491-493
  resposta à transfusão de hemácias, 494-496
Hemoglobina, oxigênio ligado à, 137-138
Hemólise aguda, reações de, transfusões de hemácias e, 495-498
Hemólise, hipermagnesemia e, 462-463
Hemophilus influenza
  ceftriaxona para, 690-691
  doença pulmonar obstrutiva crônica e, 293-294
  fluoroquinolonas para, 691
  precauções respiratórias para, 26-27f
Hemorragia e hipovolemia, 153-170, 427-428
  avaliação clínica, 154-159
    hemodinâmica invasiva, 156-158
    hemoglobina e hematócrito, 155-157
    parâmetros acidobásicos, 158-159
    sinais vitais, 154-156, 156-157t
  estratégias de reanimação, 163-169
    correção da anemia, 167-168
    objetivos da reanimação, 167-169
    promoção do débito cardíaco, 163-167, 165-166f
    volume de reanimação, 166-168
  fluidos corporais e perda sanguínea, 153-155
  infusão de volume, 158-162
    tamanho do cateter, 159-161, 160-161f

  tipo de fluido de reposição, 162, 163-164f
Hemorrágico, choque, 650-652
Heparina de baixo peso molecular (HBPM)
  como adjunto à terapia de reperfusão, 234-235
  na terapia antitrombótica, 61-63
  para tromboprofilaxia, 48-49t, 52-55, 54t
  risco de trombocitopenia induzida pela heparina e, 504-505
Heparina em baixas doses
  complicações, 51-52
  esquema de doses, 50-52
  indicações, 50-52
  para tromboprofilaxia, 50-52, 51-52t
Heparina não fracionada
  adjunto à terapia de reperfusão, 234-235
  risco de trombocitopenia induzida pela heparina e, 504-505
  terapia antitrombótica, 61-62
Heparina não fracionada de baixa dose (HNFBD), para tromboprofilaxia, 48-49t
Heparina, ligada aos cateteres, 72-73
Heparina. *Ver também* Heparina de baixo peso molecular; Heparina em baixa dose
  adjunto à terapia de reperfusão, 234-235, 235t
  dose baseada no peso, 62-63t
  tratamento do acidente vascular cerebral, 657-658
Heparinizados, jatos, 92
Hepática, insuficiência, soluções de aminoácidos para, 603-604
Hepatite B, vírus da (HBV), 29-33
  manejo após possível exposição, 31-33, 32-33t
  risco de transmissão, 31-33
Hepatite C, vírus da (HCV), 32-34
  manejo pós-exposição, 33-34
  risco de transmissão, 31-33
Hidroclórico, ácido, infusão de, para tratamento de alcalose metabólica, 400-402
Hidrocortisona
  para tratamento da hipercalcemia, 473-474t, 474-475

para tratamento da insuficiência
   adrenal, 613-614, 613-614t,
   634-635
para tratamento da sepse grave e
   do choque séptico, 539-540
para tratamento da tempestade
   tireoidiana, 618-619
Hidrogênio, íon, concentração de,
   363-364, 364t
Hidromorfona, 665, 666t
Hidrostático, edema pulmonar, *versus*
   síndrome de angústia
   respiratória aguda, 273-276
Hidroxietil, amido (hetastarch),
   178-181
Higiene das mãos, 21-23, 22t
   antes de canulação vascular, 77
   luvas e, 23-25
Hiperalimentação, desmame da ventilação mecânica e, 353-355,
   354-355f
Hipercalcemia, 471-476
   etiologias, 471-472
   manejo, 472-476, 473-474t
   manifestações clínicas, 471-474
Hipercalemia, 445-451
   anormalidades do ECG e, 448-449,
      448f
   excreção renal comprometida,
      446-448
   liberação celular aumentada,
      446-447
   manejo agudo da, 449-451, 450t
   medicamentos causadores de,
      446-447t
Hipercapnia
   nutrição parenteral total e, 75-76
   permissiva, 277-278, 307-308
Hipercatabolismo, soluções de
   aminoácidos para, 602-604
Hiperclorêmica, acidose metabólica,
   172-173, 372-373
Hiperfosfatemia, 480-482
Hiperglicemia
   acidente vascular cerebral e,
      658-659
   não cetótica, 431-432
   nutrição parenteral total e, 609
   soluções de dextrose e, 175-176
Hiperglicemia não cetótica (HNC),
   431-432
Hiperlactatemia, 146-148

estresse, 378-379
Hipermagnesemia, 461-464
   etiologias da, 462-463
   manejo da, 463-464
   manifestações clínicas da, 462-464
Hipernatremia hipovolêmica, 426-430
   consequências de perda de fluidos
      hipotônicos, 427-428
   reposição de água livre, 427-430
   reposição de volume, 427-428
Hipernatremia, 424-427
   causas de, 424-426, 424-425t
   manejo da, 425-426f
   volume extracelular, 425-427
Hipertensão
   acidente vascular cerebral e, 657-659
   tratamento, na dissecção aórtica
      aguda, 241-243t
   vasodilatadores, terapia com, nas
      emergências hipertensivas,
      704-705t
Hipertermia maligna (HM), 519-520
Hipertireoidismo, 614-615t, 616-619
   diagnóstico, 617-618
   manejo, 617-619
   manifestações clínicas, 616-618
   tempestade tireoidiana, 616-618
   tireotoxicose apática, 616-617
Hipertônica, reanimação, 183-184
Hipertônicas e hipotônicas, condições,
   422-438
   atividade osmótica, 422-424
   diabete insípido, 429-431
   hiperglicemia não cetótica,
      431-432
   hipernatremia hipovolêmica,
      426-430, 426-427t
   hipernatremia, 424-427, 424-425t,
      425-426f
   hiponatremia, 437-438, 435-436f
Hipertonicidade, 427-428
Hipertônico, 423-424
Hipocalcemia
   depleção de magnésio e, 457-458
   ionizada, 467-472, 468, 470-471t
Hipocalcemia ionizada, 467-471t
   etiologias, 467-468, 470, 470t
   manifestações clínicas, 468, 470
   terapia de reposição de cálcio, 468,
      470-472, 470-471t
Hipocalemia, 440-446
   abordagem diagnóstica, 442f

alcalose metabólica e, 395
  depleção de potássio e, 441-442,
    444-445t
  desvio transcelular, 440-441
  manejo, 443-446
  manifestações clínicas, 442-444
  refratária, 445-446
Hipofosfatemia, 475-481
  depleção de magnésio e, 457-458
  etiologias, 475-479
  manifestações clínicas, 477-480,
    478-479f
  nutrição parenteral total e, 609
  reposição de fósforo, 479-481,
    479-480t
Hipomagnesemia. *Ver também*
    Magnésio
  protocolos de reposição de,
    460-462
Hiponatremia, 437-438
  abordagem diagnóstica, 433-436,
    435-436f
  alterações no sódio corporal total e
    água na, 424-425t
  hipervolêmica, 434-436
  hipovolêmica, 433-436
  isovolêmica, 434-436
  manejo, 436-438
  pseudo-hiponatremia, 433-434
  sintomas, 434-436
Hipos, 386
Hipotensão, perda sanguínea e,
    155-156, 156-157t
Hipotermia terapêutica, 216-217,
    216-217t
Hipotermia, induzida, após parada
    cardíaca, 216-217t
Hipotireoidismo, 613-617, 614-615t
  diagnóstico, 615-616
  eutireoidiano doente, 613-615
  manejo, 615-617
  manifestações clínicas de,
    614-616
Hipotônico, 423-424
Hipoventilação, alcalose metabólica e,
    396-397f, 405-407
Hipovolemia. *Ver* Hemorragia e
    hipovolemia
Hipoxia citopática, 378-379, 540-541
Histamina, bloqueadores da, para
    tratamento da anafilaxia,
    541-542
Histamina, receptor do tipo 2,
    antagonista do (bloqueador
    H_2), 37-38, 38-40t
  ajuste de dose na insuficiência
    renal, 39-40t
HIV. *Ver* Imunodeficiência humana,
    vírus da
HM. *Ver* Hipertermia maligna
HNC. *Ver* Hiperglicemia não cetótica
HNFBD. *Ver* Heparina não fracionada
    de baixa dose
Homem vermelho, síndrome do,
    693-695
Homens
  clearance de creatinina em,
    408-409t
  distribuição dos fluidos corporais
    em, 741-742
  faixa normal de valores para
    parâmetros hematológicos
    em, 487-488t
  peso desejável em, 740
  velocidade de fluxo expiratório
    máximo em, 741-742
  velocidade de fluxo normal
    máximo para, 285-286,
    285-286f
  volumes dos fluidos corporais em,
    153, 153-154t

I

IBP. *Ver* Inibidores da bomba de prótons
Ibuprofeno, como antipirético, 530,
    658-659
Ibutilida
  para cardioversão farmacológica,
    252-254, 253-254t
  torsades de pointes e, 265-266t
IC. *Ver* Índice cardíaco
Idade, temperatura corporal e, 517
IDM. *Ver* Inaladores de dose metrificada
IE. *Ver* Ejeção, índice de
IMEST. *Ver* Infarto do miocárdio com
    elevação do ST
Imipenem, 688-690
  para tratamento da infecção do
    trato urinário, 553-554t
  para tratamento da pneumonia,
    553-554t
  para tratamento da sepse relacionada
    ao cateter, 103-104, 104-105t

tratamento do abscesso abdominal, 563-564
IMSEST. *Ver* Infarto do miocárdio sem elevação de ST
Imunodeficiência humana, vírus da (HIV), 28-31
  exposição da membrana mucosa, 28-29
  exposição percutânea, 28-29
  manejo pós-exposição, 28-31, 29-30t
Imunoglobulina G
  para tratamento da miastenia grave, 643-644
  para tratamento da síndrome de Guillain-Barré, 643-644
Imunomodulação, fórmulas de alimentação enteral de, 590-591t
Imunonutrição, 590-591
Imunossupressão, transfusões e, 500-501
Inaladores de dose metrificada (IDMs), 286-291
  versus nebulizadores, 289-291, 289, 291f
Índice cardíaco (IC), 120-121t, 121-122
Índice de massa corporal (IMC), 743
Índice de respiração rápida superficial (IRRS), 347-349
Infarto do miocárdio com elevação do ST (IMEST), 223. *Ver também* Síndrome coronariana aguda
  heparina para, 234
Infarto do miocárdio sem elevação de ST (IMSEST), 223. *Ver também* Síndrome coronariana aguda
  heparina para, 234
  inibidores da glicoproteína das plaquetas para, 237-238
Infarto do miocárdio. *Ver também* Infarto do miocárdio sem elevação de ST
  risco de tromboembolismo e, 47-48
Infarto, febre e, 522-524
Infecção, controle da, 19-34
  alimentação enteral e, 587-588
  barreiras protetoras, 23-26-28
  hematógenas, 26-34
  higiene cutânea, 19-23

Infecções. *Ver também* Infecção, controle; Sepse; Choque
  inflamação e, 534-535. *Ver também* Lesão inflamatória
  relacionadas ao cateter, 96-108
    características clínicas, 98-99
    cobertura antibiótica empírica, 101-104, 102-103f
    cultura da ponta do cateter, 98-100, 99-100t
    hemoculturas quantitativas, 99-102, 101-102f
    sepse persistente, 105-108
    tipos de, 97-98
    tratamento da sepse relacionada ao cateter, 103-106, 104-105t
    vias de, 96-98, 97-98f
Inflamação
  anemia das doenças graves e, 487-488
  vitaminas antioxidantes e, 582-583
Infusão, velocidade de, da alimentação enteral, 593-594
Inibidores da bomba de prótons (IBP), 37-40, 38-40t
Inodilatadores, para o tratamento da insuficiência cardíaca, 195-196
Inspiratória, resistência, 312-314
Insuficiência cardíaca aguda, 201
  alterações hemodinâmicas na, 188-192
  insuficiência cardíaca direita, 191-192
  insuficiência cardíaca progressiva, 188-189, 186-188f, 188-189f
  insuficiência cardíaca sistólica *versus* diastólica, 188-192, 190-191t
  estratégias de manejo da, 192-200
  insuficiência cardíaca diastólica de VE, 198-200
  insuficiência cardíaca direita, 199-200
  insuficiência cardíaca sistólica de VE, 193-199, 194-195f
  peptídeo natriurético tipo B e, 191-193
Insuficiência cardíaca diastólica esquerda, 198-200

Insuficiência cardíaca progressiva, 188-189, 186-188f, 188-189t
  desempenho cardíaco na, 188-189t
Insuficiência cardíaca sistólica esquerda, 193-199
Insuficiência cardíaca sistólica *versus* insuficiência cardíaca diastólica, 188-192, 190-191t esquerda, 193-199
Insuficiência cardíaca. *Ver também* Insuficiência cardíaca aguda
  direita, 199-200
  esquerda, diastólica, 198-200
  esquerda, sistólica, 193-199
  suporte hemodinâmico para, 240t
Insuficiência hepática, acidose láctica e, 379-380
Insuficiência hepática, soluções de aminoácidos, 603-604
Insuficiência renal aguda. *Ver* Oligúria e insuficiência renal aguda
Insulina, terapia com
  para tratamento da cetoacidose diabética, 383, 383t
  para tratamento da hiperglicemia não cetótica, 56-570
Insulina-dextrose, terapia com, para hipercalemia, 451
Intestinal, sepse, 558-560
  colonização gástrica, 558
  medidas preventivas, 558-559, 559-560t
  ruptura da mucosa, 558-559
Intestino, motilidade do, opioides e, 669
Intraóssea (IO), via, 208-210
Intravascular, pressão, *versus* pressão transmural, 127-128
Intravenosa (IV), via, 207-210
Introdutor, cateter, 73-74, 74f, 160-161
Intubação
  translaríngea, 355-357
  transtraqueal, 304-306
IO, via. *Ver* Intraóssea, via
Iodo, para tratamento do hipertireoidismo, 617-619
Iodofor, como agente antisséptico, 20-22, 20t
Iodopovidona, 20
  descontaminação do local de inserção, 77-78

Ipatrópio, brometo
  para tratamento da asma, 290-291
  para tratamento da doença pulmonar obstrutiva crônica, 292-294
IRRS. *Ver* Índice de respiração rápida superficial
IRVP. *Ver* Resistência vascular pulmonar, índice de
IRVS. *Ver* Resistência vascular sistêmica, índice de
Isostenúria, 404-409
Isotônica, salina, 172-173
  composição, 172-173
  efeitos adversos, 172-173
Isotônico, 423-424
Isquêmico, acidente vascular cerebral, 650-651, 652-653f
ITU. *Ver* Urinário, trato, infecções do

J

Jacobson, fórmula de, para área de superfície corporal, 743
Jatos heparinizados, 92
Joelho, cirurgia do, tromboprofilaxia na, 54t, 55-56
Jugular interna, veia, como local de acesso venoso, 81-82t, 82-84
  abordagem anterior, 82-83
  abordagem posterior, 82-83
  anatomia, 82-83
  riscos e benefícios, 83-84

K

Klebsiella pneumoniae, 524-525t
  como causa de sepse relacionada ao cateter, 101-102

L

Labetalol
  no tratamento da dissecção aórtica aguda, 242-243
  para controle agudo da hipertensão, 658-659, 704-705t
Lactato sanguíneo, 146-148, 158-159
  sepse grave e, 146-148
Lactato, produção de, soluções de dextrose e aumentado, 175-176

Laríngeo, dano, 331
Laríngeo, edema, 355-359, 357-358f
Látex, alergia ao, 23-25
Lavado broncoalveolar (BAL), 549-551
  distinção da síndrome de angústia respiratória aguda e edema pulmonar hidrostático, 274-276
  sem broncoscopia, 550-551
Lázaro, sinal de, 631-632, 634
Lepirudina, para tratamento da trombocitopenia induzida pela heparina, 504-506, 506t
Lesão da mucosa relacionada ao estresse (LMRE), 35-36
  condições predisponentes, 36-37
  manifestações clínicas, 36
  medidas preventivas, 37-44
    acidez gástrica reduzida, 37-42, 38-40t, 39-40t, 40-42f
    alimentação enteral, 37
    citoproteção gástrica *versus* acidez gástrica reduzida, 42-44
    citoproteção gástrica, 40-43
  patogênese, 35
Lesão inflamatória, 533-536
  condições clínicas, 533-534
  inflamação intravascular maligna, 533-534
  lesão de múltiplos órgãos, 534-536, 535-536t
  renal, 411-412
  síndrome de resposta inflamatória sistêmica, 533-535, 534-535t
Lesão pulmonar aguda relacionada à transfusão (LPART), 499-500
Lesão pulmonar aguda, transfusão de hemácias e, 499-501
Levofloxacina, 691, 692t
  torsades de pointes e, 265-266t
  tratamento da doença pulmonar obstrutiva crônica, 294-295t
  tratamento da pneumonia, 551-553, 553-554t
Levotiroxina, para tratamento do hipotireoidismo, 615-617
Lidocaína
  para tratamento da parada cardíaca, 210t, 211
  para tratamento da taquicardia ventricular, 262-264
  via endotraqueal, 208-210
Linezolida, 694-696
  acidose láctica e, 379-380
  para MRSA ou cepas resistentes à vancomicina, 527-528, 539-540
  para tratamento de infecção do trato urinário, 566-567
  para tratamento de pneumonia, 553-554, 553-554t
  para tratamento de sepse grave e choque séptico, 539-540
  para tratamento de sepse relacionada ao cateter, 104-105t
Linoleico, ácido, 576-577
Lipídeos, 576-577
Lipídeos, calorias de, em nutrição parenteral total, 608-609
Lipídeos, emulsões de, 603-605, 604-605t
Lipídico, conteúdo, das fórmulas alimentares, 589-591, 590-591t
Lipossomal, anfotericina B, 685-686
Lítio, síndrome neuroléptica maligna e, 521-522t
LMRE. *Ver* Lesão da mucosa relacionada ao estresse
Local de saída, infecção do, 97-98
Lorazepam, 671-672t, 672-673
  para tratamento de convulsões, 639-640
LPART. *Ver* Lesão pulmonar aguda relacionada à transfusão
Lugol, solução de, iodo adicionado à, 618-619
Lusitrópicos, efeitos, 199-200
Luvas, 23-25
  alergia ao látex, 23-25
  canulação vascular, 77
  higiene das mãos e, 23-25
  indicações de, 23-25
  não esterilizadas, 23-25
  recomendações de uso na UTI, 24-25t

M

Magnésio, 453-465
  balanço do magnésio, 453-455, 453-454t, 454-455f

deficiência de magnésio. *Ver*
  Magnésio, deficiência
faixas de referência para,
  453-454t
hipermagnesemia, 461-464
para tratamento da parada
  cardíaca, 210t, 211-212
para tratamento da taquicardia
  atrial multifocal, 256-258
para tratamento das *torsades de
  pointes*, 265-266
preparações, 459-461, 460-461t
sérico, 453-454
tiamina e, 580-581
urinário, 453-454, 454-455f
Magnésio, deficiência de, 454-462
  como causa de hipocalcemia
    ionizada, 467-469
  condições predisponentes, 454-457
  diagnóstico, 458-461
  hipocalemia refratária e, 445-446
  incidência, 454-455
  manifestações clínicas, 456-460
  marcadores de, 455-456t
  preparações de magnésio, 459-461,
    460-461t
  protocolos de reposição, 460-462
  teste de retenção de magnésio,
    458-460t, 459-461
Magnésio, deficiência reativa do
  sistema nervoso central,
  458-460
Magnética, ressonância, imagem por,
  na avaliação de acidente
  vascular cerebral, 655-657
Maligna, inflamação intravascular,
  411-412, 533-534
Manguito, teste do vazamento do,
  356-357
Máscaras cirúrgicas, 25-26
Máscaras faciais, 25-26
  canulação vascular e, 77
Massa corporal, índice de, 743
MDG. *Ver* Miopatia das doenças graves
Mecânicas, complicações, das
  síndromes cardíacas agudas,
  238-239
Medida
  das trocas gasosas, 744
  do tamanho corporal, 743
  unidades de, no Sistema Internacional, 731-732

Medula espinhal, lesões da, risco de
  tromboembolismo e, 47-48
Megacolo tóxico, 560-561
Meias de compressão, 49-50
Meias, de compressão graduada, 49-50
Membrana, antagonismo da,
  hipercalemia e, 449-450
Meningite, nosocomial, 526-527
Meperidina, 666-667
Meropenem, 689-690
  para tratamento da pneumonia,
    552, 554, 553-554t
  para tratamento da sepse grave e
    do choque séptico, 539-540
  para tratamento da sepse
    relacionada ao cateter,
    103-104, 104-105t
  para tratamento das infecções do
    trato urinário, 566-567
  para tratamento das infecções por
    gram-negativos, 527-528
Metabólica, acidose, 364, 365t, 366f,
  366-367
  ânion *gap* da, 371-373
  hiperclorêmica, 372-373
  mista, 374-375
  primária, 368-369
Metabólica, alcalose, 364, 365t, 366f,
  366-367, 374-375, 393-402
  classificação da, 397-399, 398-399t
  hipoventilação, 396-397, 396-397f
  manejo da, 399-402
  manifestações neurológicas, 396
  origens da, 393-396
  oxigenação sistêmica, 396-398,
    397-398f
  resistente aos cloretos, 398-399,
    398-399t
  responsiva aos cloretos, 398-399,
    398-399t
Metabólicos, distúrbios acidobásicos,
  364, 365t, 366-367, 366f
Metadona, *torsades de pointes* e,
  265-266t
Metanol, intoxicação por, 387,
  389-390, 389f
Metemoglobinemia, da nitroglicerina,
  705-706
Metformina, acidose láctica e, 379-380
Metilprednisolona
  para tratamento da anafilaxia,
    542-543

para tratamento da asma, 290-291t
para tratamento da doença pulmonar obstrutiva crônica, 293-294
para tratamento da insuficiência adrenal, 613-614t
para tratamento da síndrome de angústia respiratória aguda, 280-281
Metimazol, para o tratamento do hipertireoidismo, 617-618
Metoclopramida, para tratamento dos resíduos gástricos, 595-597
Metoclopramida, síndrome neuroléptica maligna e, 521-522t
Metoprolol
para tratamento da fibrilação atrial, 253-254, 253-254t
para tratamento da taquicardia atrial multifocal, 259-258
para tratamento das síndromes cardíacas agudas, 226-227
Metronidazol, para tratamento da colite por *C. difficile*, 561-562
MG. *Ver* Miastenia grave
Miastenia grave (MG), 641-644, 641-642t
características clínicas da, 641-643, 641-642t
casos avançados de, 642-644
condições predisponentes, 641-642
diagnóstico, 642-643
tratamento, 642-643
Midazolam, 671-673, 671-672t
eritromicina e, 673-674
Mielinólise pontino central, 436-437
Migração, das sondas endotraqueais permanentes, 330-331
Milrinona, para tratamento da insuficiência cardíaca aguda, 193-194t, 195-197, 199-200
Minociclina, nos cateteres, 73
Mioclônicos, movimentos, 636-637
Mioglobinúrica, insuficiência renal, 413-415
Miopatia
das doenças graves, 354-355
esteroides e, 291-292
Mista, acidose respiratória e alcalose metabólica, 369-370
Mitral, regurgitação, aguda, 239

Mixedema, coma, 615-616
Morfina, 665, 666t
fentanil *versus*, 666-667
para alívio da dor torácica, 224-226
Mortalidade, taxa de
lesão de múltiplos órgãos, 535-536
pneumonia associada à ventilação mecânica, 546-547
sepse grave e choque séptico, 536-537, 536-537f
síndrome de angústia respiratória aguda, 271
traqueostomia, 332-333
Morte cerebral, 630-635
diagnóstico de, 630-632, 634, 633t
movimentos espontâneos, 631-634
testes confirmatórios, 631-632, 634
doador potencial, 631-632, 634-635
Movimento, distúrbios do, 636-649
bloqueadores neuromusculares, 645-648, 646-647t
convulsões, 636-642
condições predisponentes, 638-639
manejo agudo das, 639-641, 639-640f
tipos de, 636-639
paresia neuromuscular, 641-645
miastenia grave, 641-644, 641-642t
polineuropatia e miopatia das doenças graves, 644-645
síndrome de Guillain-Barré, 641-642t, 643-644
Movimentos
associados com convulsões, 636-637
espontâneos, morte cerebral e, 631-632, 634
Movimentos espontâneos, morte cerebral e, 6341-632, 634
Moxifloxacina, 691, 692t
para tratamento da doença pulmonar obstrutiva crônica, 294-295t
para tratamento da pneumonia, 551-553

MRSA. *Ver Staphylococcus aureus*
  resistente à meticilina
Mucociliar, *clearance*, 333-334
Mucolítica, terapia, 334-336
  com *N*-acetilcisteína, 334-335t
Mucolítico, agente, 334-335
Mucosa, ruptura da, 558-559
Mulheres
  clearance de creatinina em, 408-409t
  distribuição dos fluidos corporais
    em, 741-742
  faixa de valores normais para
    hemácias em, 487-488t
  peso desejável em, 740
  velocidade de fluxo expiratório
    para, 742
  velocidade de fluxo normal em,
    285-286, 285-286f
  volume dos fluidos corporais em,
    153, 153-154t
Multifocal, taquicardia atrial, 256-258
Multilobar, pneumonia, 273-274
Multilúmen, cateter, 71-72
Múltiplos órgãos, lesão, 534-536
  taxa de mortalidade, 535-536
Muscular, paresia, hipofosfatemia e,
  477-479
Mycobacterium tuberculosis,
  precauções respiratórias
  para, 26-27f
Mycoplasma pneumoniae,
  fluoroquinolonas para, 691

N

NAC. *Ver N*-acetilcisteína
N-Acetilcisteína (NAC)
  no tratamento da insuficiência
    renal induzida por contraste,
    412-413
  no tratamento da intoxicação por
    acetaminofen, 92-721, 720t
  terapia mucolítica com, 334-336,
    334-335t
Nafcilina, para tratamento da sepse
  relacionada ao cateter,
  104-105t
Naloxona, para intoxicação por
  opioides, 724-727, 725-726t
Não despolarizantes, agentes, 645-646
Não hemolítica, febre, transfusão de
  hemácias e, 497-499

Não proteica, ingesta, 576-577,
  576-577t
Não recrutável, pulmão, 325
National Institute of Neurological
  Disorders and Stroke,
  650-651
Nebulizadores, 286-287
  inaladores de dose metrificada,
    versus, 289-291, 291f
Necrose tubular aguda (NTA), 405-406
Necrotizantes, infecções, dos
  ferimentos, 524-526
Nefrite intersticial aguda (NIA),
  412-414
  fármacos que podem causar,
    413-414t
Nefrogênico, diabete insípido, 430-431
Nefrotoxicidade
  anfotericina B e, 685-686
  vancomicina e, 694-695
Nefrotoxinas obrigatórias, 683-684
Neisseria meningitidis, precauções
  respiratórias para, 26-27f
Nesiritida, para tratamento da
  insuficiência cardíaca,
  198-199
Neuroléptica maligna, síndrome
  (SNM), 521-524, 521-522t,
  676-677
Neurológico, desfecho, pós-RCP,
  216-219
Neurológicos, achados
  na alcalose metabólica, 396
  na depleção de magnésio, 457-460
Neuromuscular, excitabilidade,
  hipocalcemia ionizada e,
  468, 470
Neuromuscular, paresia
  desmame da ventilação mecânica
    e, 354-355
  miastenia grave, 641-644, 641-642t
  polineuropatia e miopatia das
    doenças graves, 644-645
  síndrome de Guillain-Barré e,
    641-642t, 643-644
  síndromes de, risco de
    tromboembolismo e, 47-49
Neuromusculares, bloqueadores,
  645-648
  desvantagens, 647-648
  fármacos, 645-648, 646-647t
  mecanismos, 645-646

monitorização, 647-648
Neurotoxicidade, dos β-bloqueadores, 722-723
NIA. *Ver* Necrose intersticial aguda
Nicardipina, para controle agudo da hipertensão, 658-659
Nitrato, tolerância a, nitroglicerina e, 706-707
Nitrogênio, balanço do, 577-579
   alimentação enteral e, 593-594
   calorias não proteicas e, 578-579, 578-579f
Nitrogênio/creatinina, coeficiente de, 408-410
Nitroglicerina (NTG), 703-707, 704-705t
   ações, 703-704
   administração, 704-705
   efeitos adversos, 705-706
   para alívio da dor torácica, 224-225
   para tratamento da insuficiência cardíaca aguda, 193-194t, 194-197, 199-200
   terapia vasodilatadora das emergências hipertensivas, 704-705t
   tolerância aos nitratos, 706-707
Nitroprussiato, 704-705t, 706-711
   acidose láctica e, 379-380
   ações, 706-707
   acúmulo de cianeto, 707-708f, 708-710, 709-710t
   administração da dose, 707-708
   intoxicação por tiocianato, 709-711
   para tratamento da dissecção aórtica aguda, 242-243t
   para tratamento da insuficiência cardíaca aguda, 193-194t, 194-196
   usos clínicos, 706-707
Noradrenalina, 710-712
   para tratamento da sepse grave e do choque anafilático, 538-539
   tratamento do choque anafilático, 544
Nosocomial, infecção, 522-527
   endocardite, 525-526
   ferida cirúrgica, 523-525
   meningite, 526-527
   necrotizante, do ferimento, 524-526
   peritonite bacteriana espontânea, 526-527
   prevalência e patógenos, 522-525, 523-525t
   sinusite paranasal, 525-526
NPT. *Ver* Nutrição parenteral total
NTA. *Ver* Necrose tubular aguda
NTG. *Ver* Nitroglicerina
Nutrição parenteral total (NPT), 601-610
   complicações metabólicas da, 609-610
   hipercapnia, 610
   hiperglicemia, 609
   hipofosfatemia, 609
   criando um regime de, 605-609
   calorias de carboidratos, 607-609
   calorias lipídicas, 608-609
   necessidades diárias, 605-606
   prescrição da NPT, 608-609
   volume da mistura, 607
   efeitos tróficos, 587
   hipofosfatemia e, 475-476, 476-477f
   soluções de substratos, 601-606
   aditivos, 605-606, 605-606t
   emulsões de lipídeos, 603-605, 604-605t
   soluções de aminoácidos, 601-604, 602t
   tiamina, e 580-581
Nutrição, necessidade diária na nutrição parenteral total, 605-606
Nutricional, necessidade, 573-586
   condicionalmente essencial, 590-592
   gasto energético diário, 573-576, 574-575t
   necessidade de vitamina, 579-583, 581-582t
   necessidades de substrato, 576-579
   ingesta não proteica, 576, 576-577t
   ingesta proteica, 576-579
   oligoelementos essenciais, 582-584, 582-583t
   selênio, 583-584
Nutrientes, combustíveis, oxidação dos, 573-574, 574t

Nutrientes, condicionalmente essenciais, 590-592

O

O₂ER. *Ver* em Oxigênio, taxa de extração de
Obstrução pós-renal, 405-406t, 406-407
Ocluído, sangue, PO₂ do, 132-133
Oclusão expiratória final, na PEEP intrínseca, 343-344
Ocular, reflexo, avaliação do coma e, 628, 628f
Oculocefálico, reflexo, 628, 628f
Oculovestibular, reflexo, 628, 628f
Oligoelementos
    faixas de referência, 739
    nutrição parenteral total, 605-606t, 605-606
Oligoelementos essenciais
    necessidades diárias de, 582-584, 582-583t
    selênio, 583-584
Oligúria e insuficiência renal aguda, 405-421
    avaliação, 406-411
    azotemia pré-renal *versus*, 406-407t
    categorias, 405-407
    causas de, 405-407, 405-406t
    definição de, 405
    insuficiência renal induzida por contraste, 411-413
    insuficiência renal mioglobinúrica, 413-415
    lesão renal inflamatória, 411-412
    nefrite intersticial aguda, 412-414, 413-414t
    preocupações imediatas, 410-412
    terapia de substituição renal, 414-419
        hemodiálise, 415-418, 416-417f
        hemofiltração, 416-417f, 417-419
Ômega-3, ácidos graxos, nas fórmulas alimentares, 590-591
Omeprazol, 38-40, 38-40t
Opioides, 665-669
    analgesia controlada pelo paciente, 667-668
    efeitos adversos dos, 667-669
    intravenosos, 665-667, 666t
    meperidina, 666-667
    toxicidade dos, 724-727, 725-726t
Opioides, efeito poupador de, 669
Orgânica, lesão
    de múltiplos órgãos, 534-536
    inflamatória, consequências clínicas da, 535-536t
Organismos intracelulares, nas amostras de lavado broncoalveolar, 549-551
Orofaringe, colonização da, 552-554, 554-555
Ortopédica, cirurgia, risco de tromboembolismo venoso e, 47-48
Osmolalidade, 422-423
    das fórmulas alimentares, 422-423
Osmótica, atividade efetiva, 423-424
Osmótica, atividade, 422-424
    definições, 422-423
    efetiva, 423-424
    plasmática, 422-424
Ototoxicidade, vancomicina e, 694-695
Oxacilina, para tratamento da sepse relacionada ao cateter, 104-105t
Oxidação, dos combustíveis nutrientes, 573-574, 574t
Oxiemoglobina, dissociação, depleção de fosfato e, 477-479
Oxigenação sistêmica, 137-149
    alcalose metabólica e, 396-398, 397-398f
    anemia e, 488-492, 490f
    controle do consumo de oxigênio, 142-145
    objetivo da reposição de volume, 168-169
    oxigenação tecidual, 144-148, 144-145t
        lactato sanguíneo, 146-148
        parâmetro de transporte de oxigênio, 145-147
    transporte sistêmico de oxigênio, 137-143
        consumo de oxigênio, 139-142
        conteúdo de oxigênio do sangue, 137-138, 139t
        extração de oxigênio, 142-143
        oferta de oxigênio, 139-140, 139-140t

Oxigenação tecidual, 144-148
  lactato sanguíneo, 146-148
  marcadores clínicos de ameaça ou comprometimento, 144-145t
  parâmetros de transporte de oxigênio, 145-147
Oxigenação. *Ver* Oxigenação sistêmica
Oxigênio dissolvido, 137-138
Oxigênio ligado à hemoglobina, 137-138
Oxigênio, consumo de (VO_2), 120-121t, 123-125, 123-126, 139-143
  calculado, 139-141
  medido *versus*, 140-142, 142t
  controle de, 142-145, 144-145f
  efeito da transfusão de hemácias sobre, 498-496, 498-496f
  hipovolemia e, 158
  medida, 140-141
  oxigenação tecidual e, 145-146
  relação com a oferta de oxigênio, 142-145, 144-145f
Oxigênio, conteúdo total de, 137-138
Oxigênio, extração de
  indicativo de transfusão e, 492-493
  oxigenação tecidual e, 145-146
  papel da, 142-143
Oxigênio, no sangue, 137-138, 139t
  conteúdo total, 137-138
  dissolvido, 137-138
  ligado à hemoglobina, 137-138
Oxigênio, oferta crítica de, 144-145
Oxigênio, oferta de (DO_2), 120-121t, 123-124, 139-140, 139-140t
  crítico, 144-145
  efeito da transfusão de hemácias sobre, 498-496, 498-496f
  relação com consumo de oxigênio, 142-145, 144-145f
Oxigênio, saturação de, venoso (SvO_2), 145-147
Oxigênio, terapia com, para doença pulmonar obstrutiva crônica, 294-295
Oxigênio, transporte de
  anemia e, 488-490
  resposta à transfusão de hemácias, 498-496, 498-496f
  sepse grave e choque séptico e, 539-541, 540-541f
Oxigênio, transporte sistêmico de, 158

Oxigênio, transporte, parâmetros, 120-121t, 123-125
  consumo de oxigênio, *Ver* Oxigênio, consumo
  oferta de oxigênio. *Ver* Oxigênio, oferta
  oxigênio, taxa de extração de, 120-121t, 124-125
Oximetria venosa central, cateter de, 537-538

P

Paciente, seleção do, para alimentação enteral, 588
Pamidronato, para tratamento da hipercalcemia, 473-474t, 474-475
Pancreática, enzima, para tratamento da oclusão do tubo alimentar, 597-598
Pancreatite, como causa de hipocalcemia ionizada, 469-470
Pancurônio, 645-646, 646-647t
Pantoprazol, 38-40, 38-40t
Parada cardíaca, 202-220
  hipotermia induzida após, 216-217t
  monitorização durante a RCP, 212-216
  preocupações pós-reanimação, 215-219
  suporte à vida
    avançado, 204, 206-212
    básico, 202-204, 206
Parenteral, terapia, para asma, 289-291, 291
Paroxística, taquicardia
  supraventricular (TPSV), 259-260
  taquicardia reentrante nodal AV, 258-260, 259-260t
Pasteurella multocida, influência da temperatura sobre, 528-529f
Patógenos
  na pneumonia associada à ventilação mecânica, 546, 546-547t
  nas infecções hematógenas, 524-525t
  nas infecções nosocomiais, 522-524, 524-525t

Índice

PAV. *Ver* Pneumonia associada à ventilação mecânica
PCO_2 Expirada final, monitorização durante RCP, 214-216, 214-215f
PCP. *Ver* Pressão capilar pulmonar
PDF. *Ver* Pressão diastólica final
PDG. *Ver* Polineuropatia das doenças graves
PEEP extrínseca, 23-25
   resposta à, 343-344
   somada à PEEP intrínseca, 344-345
PEEP oculta, 340-342
PEEP. *Ver* Pressão expiratória final positiva
Pele, higiene da, 19-23
   agentes antissépticos, 19-22
   água e sabão, 19
   lavagem das mãos, 21-23
Pelve, sepse por. *Ver em* Sepse
Penicilina, de espectro ampliado, 692-693
Penicilinas, 692-693
   antipseudomonas, 692-693
   espectro ampliado, 692-693
   febre medicamentosa e, 521t
Pentamidina, *torsades de pointes* e, 265-266t
Pentobarbital, para tratamento do estado epiléptico refratário, 639-641
Peptídeo natriurético do tipo B (BNP), 191-193
   papel na UTI, 192-193
   valor diagnóstico, 192-193
Periférica, hemocultura, 101-102f
Periférica, veia, cateter de, 71-72
   substituição de, 93
Periférica, veia, para acesso venoso, 78-80
Peritonite bacteriana espontânea, 526-527
Peso corporal
   ideal, 671-672, 674, 702-703, 743
   previsto, 277-278, 305-307
Peso, desejável, em adultos, 740
pH, fluidos, normal, 173-175
pH, relação com concentração do íon hidrogênio no sangue arterial, 364, 364t
Pipericilina, 692-693
Pipericilina-tazobactam, 692-693

para tratamento de infecções por gram-negativos, 527-528
para tratamento de pneumonia, 553-554t
para tratamento de sepse grave e choque séptico, 539-540
Piridostigmina, para tratamento da miastenia grave, 642-643
Piridoxina, para tratamento da intoxicação por etilenoglicol, 387, 389
Pituitária, insuficiência da, doador potencial de órgão e, 634-635
Plaqueta, inibidor da glicoproteína das, como adjunto da terapia de reperfusão, 236-238, 237t
Plaqueta, transfusão de, 510-511-513
   complicações da, 511-513
   contraindicações da, 508-510
   doador aleatório de plaquetas, 510-511
   indicativo de transfusão, 508-511
   resposta às plaquetas transfundidas, 510-512
Plasma
   atividade osmótica no, 422-424
   cálcio no, 466-469, 466-467t
Plasma, coeficiente de retenção do, 166-168
Plasma, troca do, para tratamento da púrpura trombocitopênica trombótica, 508-509
Plasma, volume do, 153-154, 153-154t
Plasmaférese
   para tratamento da miastenia grave, 643-644
   para tratamento da púrpura trombocitopênica trombótica, 508-509
   para tratamento da síndrome de Guillain-Barré, 643-644
Plasminogênio, ativador tecidual do (tPA)
   para tratamento das síndromes coronarianas agudas, 230-231t, 230-231
   para tratamento do acidente vascular cerebral, 656-657
Platô, pressão de, 308-310, 311-312f
Pleural, evacuação, 336-338
Pleural, sistema de drenagens, 337-340, 338-340f

Pleur-Evac-Chest Drainage System, 337-340
Plicamicina, para tratamento da hipercalcemia, 473-474t, 474-476
Pneumático, equipamento de compressão, 49-50
Pneumocystis jiroveci, pneumonia por, 336-338
Pneumomediastino, 335-336
Pneumonia adquirida na comunidade, 551-553
Pneumonia associada à ventilação mecânica (PAV), 546-547. *Ver também* Pneumonia
Pneumonia, adquirida na UTI, 546-557
  adquirida na comunidade, 551-553
  associada à ventilação mecânica, 546-547, 546-547t
  avaliação diagnóstica, 547-553
    amostra com escova protegida, 549-551
    aspirados traqueais, 547-549, 548-549t
    escolha do método de cultura, 550-553
    hemoculturas, 547-548
    lavado broncoalveolar, 549-551
  características clínicas, 546-547
  descontaminação oral, 554-556
  manifestações clínicas, 546-548
  patógenos na, 524-525t, 546-547t
  terapia antimicrobiana, 551-555, 552, 554t
    duração da, 554-555
    empírica, 551-554, 553-554t
Pneumoperitôneo, 335-336
Pneumotórax, 87-89, 335-338, 337-338f
  de tensão, 336-338
  tardio, 88-89
Polidipsia psicogênica, 434-436, 435-436f
Polimixina E, para descontaminação digestiva, 559-560t
Polimixina, para descontaminação oral, 555-556
Polineuropatia desmielinizante inflamatória aguda, 643-644
Polineuropatia, das doenças graves, 354-355

Potássio celular, liberação aumentada, 446-447
Potássio corporal total, 439, 440f
Potássio sérico, 439, 440f
  alterações no, 439-440
Potássio, 439-452
  déficit na hipocalemia, 441-442, 444-445t
  distribuição do, 439-440, 440f
  hipercalemia, 445-451, 446-447t, 448f, 450t
  hipocalemia, 440-446, 444-445f
  para tratamento da cetoacidose diabética, 383t, 384
Potássio, depleção de, 441-442
Potássio, perda extrarrenal, 442
PPC. *Ver* Pressão de perfusão coronária
Prednisona
  para tratamento da anafilaxia, 542-543
  para tratamento da asma, 291-292
  para tratamento da doença pulmonar obstrutiva crônica, 293-294
  para tratamento da insuficiência adrenal, 613-614t
  para tratamento da miastenia grave, 642-643
Preparações de, magnésio, 459-461, 460-461t
Pré-renais, condições, 405, 405-406t
Pressão arterial média, 213-214
Pressão arterial, manejo da insuficiência cardíaca e, 195-198
Pressão capilar pulmonar (PCP), 114-115, 120-121, 120-121t
  dopamina e, 701-702
  insuficiência cardíaca direita e, 199-200
  para distinção entre síndrome de angústia respiratória aguda e edema pulmonar hidrostático, 273-275
Pressão crítica de fechamento, 344-345
Pressão da artéria pulmonar ocluída, 114-115, 120-121, 120-121t
  dopamina e, 701-702
  insuficiência cardíaca direita e, 199-200

para distinguir a síndrome de
  angústia respiratória aguda
  do edema pulmonar
  hidrostático, 273-275
Pressão de enchimento cardíaco,
  127-136, 127-129t, 156-158
  confiabilidade da, 133-136
  pressão capilar, 129-134, 129-130f,
  131-132f
  pressão venosa no tórax, 127-129
Pressão de perfusão coronária (PPC),
  213-215
Pressão de pico das vias aéreas durante
  a ventilação, 319-317
Pressão de pico, 308-309, 311-312f
Pressão diastólica final (PDF), 135-136
  insuficiência cardíaca e, 189-190
Pressão expiratória final durante a
  ventilação, 317
Pressão expiratória final positiva
  (PEEP), 128-129, 278-280,
  323-327
  características, 323-324, 323-324f
  desempenho cardíaco, 326-327f
  durante ventilação de baixo
  volume, 307-308
  extrínseca, 343-345
  intrínseca, 203, 343-345, 343-345f
  oculta, 340-342
  recrutamento pulmonar, 325-326,
  325f
  uso clínico da, 327-328
Pressão expiratória final positiva
  intrínseca (PEEP intrínseca),
  203, 343-345, 4723-25f
  consequências, 342-343
  fatores predisponentes, 340-342
  manejo, 343-345
  monitorização, 342-344
  patogênese, 340-342, 4723-25f
Pressão hidrostática capilar *versus*
  pressão de cunha, 132-134
Pressão inspiratória máxima, 348-351
Pressão positiva contínua das vias
  aéreas (CPAP), 327-328
Pressão positiva, respiração com,
  315-329. *Ver também* Pressão
  expiratória final positiva
  pressão positiva contínua das vias
  aéreas, 327-328
  ventilação assistida, 318

ventilação assistida-controlada,
  317-322, 321-322f
ventilação controlada por pressão,
  21-23, 21-25f
ventilação controlada, 318
ventilação de razão inversa, 21-25,
  21-25f
ventilação mandatória intermitente,
  321-322, 321-322f
ventilação mecânica, 315-317, 319f
ventilação modulada por pressão,
  323, 23-25f
ventilação suportada por pressão,
  21-25f, 323
Pressão positiva, ventilação com,
  301-305
  controle pressão *versus* volume,
  301-303
  desempenho cardíaco, 302-305,
  304-305f
  relação pressão-volume, 301-302,
  301-302f
Pressão torácica, 127-129
  final da expiração, 127-129
  pressão expiratória final positiva,
  128-129
  variações espontâneas, 128-129
Pressão venosa central (PVC), 119-120,
  120-121t
  medida da, 127-129, 128-129f
Pressão venosa, no tórax, 127-129,
  127-129t
Pressão, controle, *versus* controle por
  volume, 301-303
Pressão, conversões, 734-735
Pressão, *versus* volume, 133-135
Pressão-volume, curvas de, na
  insuficiência cardíaca
  sistólica-diastólica, 186-188f,
  188-191
Pressão-volume, relação, 301-302,
  301-302f
Procainamida
  febre medicamentosa e, 521t
  torsades de pointes e, 265-266t
Proclorperazina, síndrome neuroléptica
  maligna e, 521-522t
Propanolol, para tratamento do
  hipertireoidismo, 617-618
Propilenoglicol, 639-641
  acidose láctica e, 379-380

Propilenoglicol, intoxicação por, 672-673
Propiltiouracil, para tratamento do hipertireoidismo, 617-618
Propofol, 673-674, 675t
  acidose láctica e, 379-380
Propofol, síndrome de infusão do, 674
Proteína, conteúdo de, das fórmulas alimentares, 589-590
Proteína, efeito poupador de, das soluções de dextrose, 174-175
Proteína, ingesta de, 576-579
  balanço de nitrogênio e calorias não proteicas, 578-579, 578-579f
  balanço de nitrogênio, 577-579
  das fórmulas alimentares, 593-595
  estimativa das necessidades diárias de proteínas, 576-578
Proteínas, necessidade de, diárias, na alimentação enteral, 592-593
Prótons, inibidores da bomba de (IBP), 37-40, 38-40t
Proximal, vias aéreas, pressão das, 308-312, 308-309f, 309-310t
Pseudo-hipercalemia, 445-447
Pseudo-hiponatremia, 433-434
Pseudomembranosa, enterocolite, 559-560
Pseudomonas aeruginosa
  ceftazidima para, 690-691
  ciprofloxacina para, 691
  como causa de infecções na UTI, 524-525t, 525-526
  como causa de pneumonia, 546, 546-547t, 552-554
  como causa de sepse relacionada ao cateter, 101-102, 104-105t
  penicilinas para, 692-693
Pseudomonas, aminoglicosídeos e, 682-683
PTT. *Ver* Púrpura trombocitopênica trombótica
Pulmão não recrutável, 325
Pulmão, inflação do, durante a ventilação, 319
Pulmão, lesão do, transfusão de hemácias e aguda, 499-501
Pulmão, mecânica do, 307-314
  aplicações práticas, 310-312, 311-312f
  complacência torácica, 312-313
  pressão das vias aéreas proximais, 308-312, 308-309f, 309-310t
  propriedades mecânicas dos pulmões, 307-308
  resistência inspiratória, 312-314
Pulmonar, angiografia, para avaliação do tromboembolismo venoso, 61-62
Pulmonar, cintilografia, para avaliação do tromboembolismo venoso, 58-61
Pulmonar, recrutamento, 325-326, 325f
Pupilas, avaliação de coma e, 626-627, 626-627t
Púrpura fulminante, 507
Púrpura trombocitopênica trombótica (PTT), 508-509
PVC. *Ver* Pressão venosa central

Q

QRS alargado, taquicardia com, 248-249
QRS, complexo, estreito, taquicardia com, 246, 248-249, 249-250f
QRS, duração do, no diagnóstico da taquicardia, 246
QT, intervalo, *torsades de pointes* e, 264-265
Quadril, cirurgia do, tromboprofilaxia para, 54t, 55-56
Qualitativa, cultura, de aspirados traqueais, 547-549
Quantitativas, culturas
  aspirado traqueal, 548-551, 548-549t
  hemoculturas, 99-101, 99-100t
  escolha do método de, 100-102
  lavado broncoalveolar, 549-551
Quinidina
  interação com sucralfato, 42-43
  torsades de pointes e, 265-266t
Quinolonas, para tratamento de pneumonia, 551-553, 553-554t

R

Rabdomiólise, como causa de hipercalemia, 446-447

Radiografia
  para diagnóstico de pneumotórax, 87-89
  para diagnóstico de síndrome de angústia respiratória aguda, 272-273f
Radionuclídeos, cintilografia pulmonar com, para avaliação de tromboembolismo venoso, 58-61
Ramsay, escala de, para escore de sedação, 676-677t, 677-678
Ranitidina
  interação com sucralfato, 42-43
  profilaxia da úlcera de estresse com, 37-38, 38-40t, 41-44, 43f
  razões para evitar a supressão ácido gástrica com, 41, 43-44
RCP. *Ver* Cardiopulmonar, ressuscitação
Reações alérgicas
  ao látex, 23-25
  transfusão de hemácias, 498-500
  transfusão de plaquetas, 513
Reativa, deficiência de magnésio do sistema nervoso central, 458-460
Receptiva, afasia, 653-654
Receptores β, agonistas dos
  como causa de hipofosfatemia, 476-477
  no tratamento da asma, 289-291, 290-291t
Receptores β, antagonistas dos (β-bloqueadores)
  antídotos, terapia com, 722-725
  como causa de hipercalcemia, 446-447t, 446-447
  milrinona e, 196-197
  no tratamento da dissecção aórtica aguda, 242-243, 242-243t
  no tratamento da fibrilação atrial, 252-254, 253-254t
  no tratamento do hipertireoidismo, 617-618
  toxicidade dos, 722-723
Receptores β, bloqueio dos, 226-227
Recrutável, pulmão, 325
Referência, faixas de, 737-742
  conteúdo de eletrólitos dos fluidos corporais, 741-742

  distribuição dos fluidos corporais em adultos saudáveis, 741-742
  fluxo expiratório máximo para homens saudáveis, 741-742
  fluxo expiratório máximo para mulheres saudáveis, 742
  peso desejável em adultos, 740
  testes clínicos laboratoriais, 737-738
  vitaminas e oligoelementos, 739
Regurgitação mitral, aguda, 239
Renal, distúrbios, 405-406, 411-415.
  Ver também Oligúria e insuficiência renal aguda
  insuficiência renal induzida por contraste, 411-413
  insuficiência renal mioglobinúrica, 413-415
  lesão renal inflamatória, 411-412
  nefrite intersticial aguda, 412-414, 413-414t
Renal, excreção, comprometida, hipercalcemia e, 446-448
Renal, função, avaliação quantitativa da, 408-409t
Renal, insuficiência
  hipermagnesemia e, 462-463
  reposição de magnésio e, 461-462
Renal, insuficiência, 405-406, 405-406t. *Ver também* Oligúria e insuficiência renal aguda
  hipocalcemia ionizada e, 469-470
  soluções de aminoácidos para, 603-604
Renal, perda de potássio, 441-442
Renal, terapia de substituição (TSR), 414-419
  hemodiálise, 415-418, 416-417f
  hemofiltração, 417-419
Renal, ultrassom, na avaliação da insuficiência renal, 409-411
Reoclusão, terapia trombolítica e, 232
Reperfusão, terapia de, 227-234
  adjuntos a, 234-238
  angioplastia coronária, 233-234
  para insuficiência da bomba cardíaca, 241
  terapia trombolítica, 227-232, 228-231t

Repouso, gasto energético de (GER), 575-576
Resfriamento, mantas de, 530
Resistência inspiratória total, 312-313
Resistência inspiratória, 312-314
Resistência vascular pulmonar, índice de (IRVP), 120-121t, 122-124
Resistência vascular sistêmica, índice de (IRVS), 120-121t, 122-123
Respiração espontânea, teste de (TRE), 349-353, 352-353f
 identificações de pacientes para, 347-351, 347-349t
Respiração, PEEP intrínseca e aumento do trabalho da, 342-343
Respiradores, 25-26
Respiratória, acidose, 364, 365t, 366f, 367-368
Respiratória, alcalose, 364, 365t, 366f, 367-368
Respiratória, angústia, avaliação de beira de leito da, 310-312
Respiratória, depressão, opioides e, 667-668
Respiratórias, precauções, para doenças transmitidas pelo ar, 26-27f
Respiratórias, secreções, 332-334
 limpeza das, 332-336, 334-335t
Respiratório, distúrbio acidobásico, 364, 365t, 366f, 366-368
Resposta inflamatória, anafilaxia e, 540-541
Ressuscitação, estratégias de, 163-169
 correção da anemia, 167-168
 objetivos da reanimação, 167-169
 promoção do débito cardíaco, 163-167, 165-166f
 volume de reanimação, 166-168
Ressuscitação, fluidos de
 características do fluxo, 162, 163-164f
 comparação de custos para 181t
 eficácia dos, 164-166
 tipos de, 162
Ressuscitação. *Ver também* Coloides, fluidos; Cristaloides, fluidos
 hipertônicos, 183-184
 objetivos da, 167-169
Reteplase, para terapia trombolítica, 63-64, 230-231t, 230-231, 232
Rifampicina, em cateteres, 73

Ringer lactato, solução de, 162, 172-174
 composição, 172-173
 efeitos adversos, 172-174
 interação medicamentosa, 172-174
Risco, categorias de, para acidente vascular cerebral embólico, 254-256
Rocurônio, 645-647, 646-647t
Roda de moinho, sopro em, 87-88
Rolagem, método de, de cultura da ponta do cateter, 98-100, 99-100t
R-R, intervalo, diagnóstico de taquicardia e uniformidade do, 247-249

S

Salina, infusão de
 para tratamento de alcalose metabólica, 399-400
 para tratamento de hipercalcemia, 472-474
Salina, injeção traqueal de, 333-335
Salina, soluções, 162
Sangramento
 terapia trombolítica e, 232
 transfusão plaquetária e, 509-510
Sangue
 cálcio e fósforo no, 466-467t
 conteúdo de oxigênio do, 137-138, 139t
Sangue do cateter, cultura do, 101-102f
Sangue, perda de, classificação da, 153-155
Sanguínea, transfusão. *Ver também* Transfusão de eritrócitos; Transfusão de plaquetas
 como causa de hipocalcemia ionizada, 469-470
 tratamento da síndrome de angústia respiratória aguda e, 280-281
SARA. *Ver* Síndrome de angústia respiratória aguda
Saturação de oxigênio venoso central ($ScvO_2$), na sepse grave e no choque séptico, 537-539
SCAV. *Ver* Suporte cardíaco avançado à vida

Secreções, limpeza das
  injeções traqueais de salina,
    333-335
  secreções respiratórias, 332-334
  terapia mucolítica das, 334-336,
    334-335t
Secretória, diarreia, deficiência de
  magnésio e, 456-457
Sedação, 670-681
  com benzodiazepínicos, 670-674,
    671-672t
  dexmedetomidina, 674-675, 675t
  haloperidol, 675-677, 675-676t
  interrupção das infusões sedativas,
    676-678
  monitorização, 676-677t, 677-678
  pacientes agitados, 677-678f, 679
  propofol, 673-674, 675t
Segurança, engenharia de, das
  agulhas, 26-28
Seldinger, técnica de, 78-80, 79f
Selênio, 582-583t, 583-584
Semipermeável, curativo, para cateter
  vascular permanente, 91
Sensoriomotora, função,
  avaliação de acidente vascular
    cerebral e, 653-654
  avaliação de coma e, 628-630
Sepse grave e choque séptico,
  533-534, 536-541
  corticosteroides, 539-540
  lactato sanguíneo e, 146-148
  terapia antimicrobiana empírica,
    539-540
  terapia inicial dirigida, 536-539,
    537-538t
  transporte de oxigênio, 539-541,
    540-541f
Sepse, 533-534. *Ver também* Sepse
    grave e choque séptico
  abdome e pelve, 558-569
    abscesso abdominal, 563-564
    Clostridium difficile, colite por,
      559-562
    colecistite acalculosa, 562-563
    infecções do trato urinário,
      564-568, 565-566t
    intestinal, 558-560
  acidose láctica e, 378-379
  como causa de hipocalcemia
    ionizada, 467-469
  persistente, 105-108

supressão ácido gástrica e,
  43-44
Sepse, relacionada ao cateter, 97-99
  características clínicas, 98-99
  cobertura antibiótica empírica
    para, 101-104, 102-103f
  cultura da ponta do cateter,
    98-100, 99-100t
  hemoculturas quantitativas,
    99-102, 101-102f
  sepse persistente, 105-108
  tratamento da, 103-106, 104-105t
Sepse, síndrome de, síndrome de
  angústia respiratória aguda
  e, 271-272
Sérico, magnésio, 453-454
Sérico, potássio, 439, 440f
  alterações no, 439-440
Shunts intracardíacos, cateter de
  artéria pulmonar e, 118-119
SI. *Ver* Sistema Internacional
SIADH. Síndrome inadequada de ADH
Síndrome coronariana aguda (SCA),
  223-245
  complicações precoces da, 238-241
    arritmias na, 239
    falência da bomba cardíaca na,
      240-241, 240t
    mecânica, 238-239
  definições de, 223
  dissecção aórtica aguda, 241-243,
    242-243t
  medidas de rotina na, 224-228,
    224-225t
    bloqueio dos receptores β na,
      224-225t, 226-227
    dor torácica, alívio da, 224-226,
      224-225t
    inibidores de ECA na, 224-225t,
      226-228
    terapia antiplaquetária na,
      224-225t, 225-226
  patogênese da, 223-225
  terapia de reperfusão na, 227-234
    adjuntos à, 234-238, 235t, 237t
    angioplastia coronariana,
      233-234
    terapia trombolítica, 227-232,
      228-231t
Síndrome de angústia respiratória
  aguda (SARA), 239-284,
  535-536, 547-548

condições predisponentes, 271-272, 271-272t
diagnóstico da, 273-276, 273-274t
edema pulmonar hidrostático versus, 273-276
manejo da, 275-283
  equivocado, 281-283
  farmacoterapia, 280-282
  lesão pulmonar induzida pelo ventilador, 275-277, 276-277f
  manejo de fluidos, 278-281
  transfusões sanguíneas, 280-281
  ventilação com baixo volume, 277-280, 278-279t
manifestações clínicas de, 272-273, 272-273f
patogênese, 271
PEEP para, 326-327
pressão positiva contínua das vias aéreas para, 328
recrutamento pulmonar e, 325f
taxa de mortalidade, 281-282f
Síndrome de resposta inflamatória sistêmica (SRIS), 533-535
  critérios diagnósticos, 534-535t
  significado, 534-535
Sinusite paranasal, 331, 525-526
Sistema Internacional (SI), 731-732
SNC, estimulantes do, síndrome neuroléptica maligna e, 521-522t
SNC, fármacos, como causa de nefrite intersticial aguda, 413-414t
SNM. Ver Neuroléptica maligna, síndrome
Society of Critical Care Medicine, 518, 675
Sódio urinário, na avaliação da insuficiência renal, 406-409
Sódio, déficit de, tratamento da hiponatremia e, 437-438
Sódio, excreção fracional de, na avaliação da insuficiência renal, 404-409
Sódio, iodeto de, 618-619
Sódio, nos fluidos corporais perdidos, 426-427t
Sódio, poliestireno sulfonato, para hipercalemia, 451
Soluto, concentração do, unidades de conversão dos, 732-734

Solvente, draga de, 417-418
Solvente, toxicidade do, nitroglicerina e, 705-706
Sonda alimentar, inserção da, 594-595, 595-596f
Sonda alimentar, oclusão da, 596-598
Sorbitol, diarreia e, 597-599
Sotalol, *torsades de pointes* e, 265-266t
SRIS. Ver Síndrome de resposta inflamatória sistêmica
Staphylococcus aureus
  como causa de endocardite, 105-106
  como causa de infecção na UTI, 524-525t, 525-526
  como causa de pneumonia, 546, 546-547t, 551-553
  como causa de sepse relacionada ao cateter, 102-103
  higiene cutânea e, 19
  imipenem para, 82-83
  vancomicina para, 692-693
Staphylococcus aureus resistente à meticilina (MRSA)
  antibióticos para, 527-528, 539-540, 552, 554, 693-694
  vancomicina para, 693-694
Staphylococcus epidermidis, 524-525t
  como causa de sepse relacionada ao cateter, 101-106, 104-105t
  higiene cutânea e, 19
  imipenem para, 688-689
  vancomicina para, 693-694
Streptococcus pneumoniae, doença pulmonar obstrutiva crônica e, 293-294
Subclávia, veia, como local de acesso venoso, 80-82, 81-82t
Subclávia, veia, trombose da, 95-97
Subcutâneo, enfisema, 335-338
Substrato, soluções de, 601-606
  aditivos, 605-606, 605-606t
  emulsões de lipídeos, 603-605, 604-605t
  soluções de aminoácidos, 601-604, 602t
  soluções de dextrose, 601, 602t
Succinilcolina, 646-648
Sucralfato
  como causa de hipofosfatemia, 476-477
  interação medicamentosa, 42-43

para profilaxia de úlcera de
  estresse
para tratamento de hiperfosfatemia,
  480-482
Sulfato de, magnésio, 459-461,
  460-461t
Superfície corporal, área de, 743
Suporte à vida
  avançado, 204, 206-212
  básico, 202-204, 206
    compressões torácicas, 203-204,
      206
    patência das vias aéreas, 202
    ventilação, 202-203
Suporte cardíaco avançado à vida
    (ACLS), 204, 206-212
  agentes antiarrítmicos, 211-212
  desfibrilação no, 204, 206-208,
    205-206f
  fármacos vasopressores, 208-211,
    210t
  fármacos, vias de administração
    de, 207-210
Supraventricular, taquicardia (TSV), 246
  versus taquicardia ventricular,
    260-263, 261-262f
Suprimento-dependente, 144-145
Supurativa, trombose, 105-106
SvO₂. *Ver* Oxigênio, saturação venosa

T

T, peça, testes com, 350-351
Taquiarritmias, infusões de dopamina
  e, 702-703
Taquicardia com QRS estreito, 246,
  248-249, 249-250f
Taquicardia reentrante nodal AV
    (TRNAV), 246, 249-250f,
    258-260
Taquicardia sinusal, 246
Taquicardia ventricular (TV), 260-264
  desfibrilação para, 204, 206,
    205-206f
  hipotermia terapêutica e, 216-217
  manejo agudo da, 211, 262-264,
    262-263f
  taquicardia supraventricular *versus*,
    260-263, 261-262f
Taquicardias, 246-267
  abordagem diagnóstica, 246-250,
    247-248f

atividade atrial, 248-250,
  249-250f
duração do QRS, 246,
  247-248f
uniformidade dos intervalos
  R-R, 247-249
fibrilação atrial, 250-257
  cardioversão DC, 251-252
  cardioversão farmacológica,
    251-254
  consequências adversas,
    250-252
  controle agudo da frequência,
    252-255, 253-254t
  fatores predisponentes, 250-251
  síndrome de Wolff-Parkinson-
    White, 256-257
  terapia antitrombótica, 254-256,
    255-256t
taquicardia atrial multifocal,
  256-258
taquicardia supraventricular
  paroxística, 259-260
  características, 259-259
  taquicardia reentrante nodal AV,
    258-260, 259-260t
taquicardia ventricular, 260-264
  manejo agudo da, 262-264
  versus taquicardia
    supraventricular, 260-263,
    261-262f
torsades de pointes, 262-266
  fármacos que podem
    desencadear, 265-266t
Temperatura corporal, normal, 517
Temperatura, conversões, 734-735
Tempestade tireoidiana, 616-618
  tratamento da, 618-619
Temporal, lobo, convulsões do,
  637-638
Tenecteplase, 230-232
Teofilina
  benzodiazepínicos e, 673-674
  ciprofloxacina e, 692
  sucralfato e, 42-43
Terbutalina, para tratamento da asma,
  289, 291
Termodiluição, 116-120, 117-118f
  condições de confusão, 118-119
  considerações técnicas, 117-118
  débito cardíaco, medida contínua
    do, 118-120

método de, 116-118
variabilidade, 118-119
Teste de retenção de, magnésio, 458-460t, 459-461
Teste rápido de estimulação do ACTH, 612, 613-614
Tetraciclina, interação com sucralfato, 42-43
TEV. *Ver* Tromboembolismo venoso
TFG. *Ver* Filtração glomerular, taxa de
Tiamina, deficiência de, 579-583
   acidose láctica e, 378-380
   avaliação laboratorial do estado da tiamina, 581-582t
   diagnóstico da, 581-583
   fatores predisponentes, 579-581
   manifestações clínicas da, 580-582
   metabolismo dos carboidratos, 579-581
Tiamina, para tratamento da intoxicação por etilenoglicol, 387, 389
Tiazídicos, diuréticos, deficiência de magnésio e, 455-456
Ticlodipina, para tratamento das síndromes cardíacas agudas, 225-226
Tienopiridinas, para tratamento das síndromes cardíacas agudas, 225-226
TIH. *Ver* Trombocitopenia induzida pela heparina
Tiocianato, toxicidade do, 709-711
Tiopental, solução de Ringer e, 172-173
Tioridazida, *torsades de pointes* e, 265-266t
Tireoide, disfunção da. *Ver* Hipertireoidismo; Hipotireoidismo
Tireoidite autoimune, 616-617
Tireotoxicose apática, 616-617
Tirofiban, como adjunto da terapia de reperfusão, 236-237, 237t
Tiroxina, interação com sucralfato, 42-43
Tobramicina, 682
   descontaminação digestiva, 559-560t
   descontaminação oral, 555-556
   tratamento de pneumonia, 553-554t

Tomografia computadorizada, na avaliação do acidente vascular cerebral, 655-656, 655-656f
Tonicidade, 423-424
Tônicos, movimentos, 636-637
Tórax, pressões venosas no, 127-129
Torsades de pointes, 262-266
   características, 262-265
   depleção de magnésio e, 457-458
   etiologias, 264-265
   fluoroquinolonas e, 692
   haloperidol e, 676-677
   manejo das, 211, 264-266, 265-266t
Tóxicos, alcoóis, 386-390
   intoxicação por etilenoglicol, 386-387, 389, 389f
   intoxicação por metanol, 387, 389-390, 389f
Toxinas. *Ver* Farmacêuticos, toxinas e antídotos; Tóxicos, alcoóis
tPA. *Ver* Plasminogênio, ativador tecidual do
Transcelular, desvio, 440-441
   tratamento da hipercalemia e, 451
Transcriptase reversa, inibidores dos nucleosídeos, acidose láctica e, 379-380
Transfusão, indicativos de
   para transfusão de eritrócitos, 491-493
   para transfusão de plaquetas, 508-510
Transfusões. *Ver* Eritrócitos, transfusão de; Plaqueta, transfusão de
Translaríngea, intubação, 355-357
Translocação, 558-559
Transmural, pressão, 128-129
   versus pressão intravascular, 309-310
Transtorácica, complacência, 310-312
Transtorácicas, pressões, 309-310
Traqueal, injeção de salina na, 333-335
Traqueal, intubação, 304-306
Traqueia, descanulação da, 355-359, 357-358f
Traqueostomia, 331-333, 356-357
Trauma, risco de tromboembolismo venoso e, 47-48

TRE. *Ver* Respiração espontânea, teste de
Trendelenburg, posição de, 164-165
Tricúspide, regurgitação, cateter de artéria pulmonar e, 118-119
TRNAV. *Ver* Taquicardia reentrante nodal AV
Trocas gasosas, medida das, 744
Tróficos, efeitos, da alimentação enteral, 587-588
Trombocitopenia induzida pela heparina (TIH), 503-507
  características clínicas, 503-505
  diagnóstico, 504-505
  fatores de risco, 504-505
  manejo a longo prazo, 506-507
  manejo agudo, 504-507, 506t
  patogênese, 503-504
Trombocitopenia, 503-514
  definida, 503
  etiologias, 503-509, 503-504t
    coagulação intravascular disseminada, 507-508, 508t
    púrpura trombocitopênica trombótica, 508-509
    trombocitopenia induzida pela heparina, 503-506t
  indicativo de transfusão, 508-511
  transfusão de plaquetas, 510-513
Tromboembolismo venoso (TEV), 46-66
  filtros da veia cava inferior, 64-65
  pacientes de risco, 46-49, 47t, 48-49t
  terapia antitrombótica, 61-64, 62-63t
    abordagem diagnóstica, 55-62, 56-57t
    angiografia pulmonar, 61-62
    angiotomografia helicoidal, 60-62
    cintilografia pulmonar com radionuclídeos, 58-61
    ultrassom venoso, 58-60
  tromboprofilaxia, 49-56, 51-52t, 54t
Trombolítica, terapia, 63-64, 227-232
  agentes fibrinolíticos, 230-231t, 230-232
  angioplastia coronária *versus*, 233
  candidatos a, 653-655t
  contraindicações a, 228-229t
  indicações de, 227-229

momento da, 228-231
para tratamento do acidente vascular cerebral, 653-655t, 656-657
reoclusão e, 232
sangramento e, 232
Trombolíticos, agentes, 230-231t, 230-232
Tromboprofilaxia, 49-56, 51-52t
  após cirurgia de quadril e joelho, 55-56
  equipamento de compressão mecânica, 48-49t, 49-50
  fondaparinux, 54-56
  heparina de baixa dose, 50-52, 51-52t
  heparina de baixo peso molecular, 48-49t, 51-52t, 52-55, 54t
  para cirurgia de joelho e quadril, 54t
  para cirurgia geral, 48-49t
  warfarina com dose ajustada, 54t, 54-55
Trombose
  supurativa, 105-106
  veia femoral, 96-97
  veia subclávia, 95-97
Trombose venosa, 95-97
  trombose da veia femoral, 96-97
  trombose da veia subclávia, 95-97
Trombótica, oclusão, 95-96
Trombótico, acidente vascular cerebral, 650-651
Trousseau, sinal de, 468, 470
TSR. *Ver* Renal, terapia de substituição
TSVP. *Ver* Taquicardia supraventricular paroxística
Tuberculose, bacilo da, respiradores para bloquear a transmissão do, 25-26
TV. *Ver* Taquicardia ventricular

U

Úlcera de estresse, 35. *Ver também* Lesão da mucosa relacionada ao estresse
Ultrassom renal, na avaliação da insuficiência renal, 409-411
Ultrassom venoso, para avaliação de tromboembolismo venoso, 58-60

Unidades e conversões, 731-736
  concentração do soluto, 732-734
  conversões farmacêuticas e domiciliares, 733-734
  medida no SI, 731-732
  pressão, 734-735
  tamanho French, 735-736
  tamanho Gauge, 735-736
  temperatura, 734-735
Urina, microscopia da
  avaliação da função renal, 408-409
  avaliação de infecção do trato urinário, 564-565
Urina, osmolalidade da, na avaliação da função renal, 404-409
Urinário, trato, infecções do (ITU), 564-568
  antibióticos empíricos, 565-567
  candidúria, 566-568
  critérios diagnósticos, 564-565, 565-566t
  patógenos na, 524-525t
Urinocultura, 564-565
Urticária, 499-500, 513
UTI, pacientes de, necessidades energéticas diárias de, 574-575, 575t

V

Vacina hepatite B, 29-33
Valsartan, para tratamento das síndromes cardíacas agudas, 227-228
Vancomicina, 692-696
  atividade e usos clínicos, 692-694
  dose, 693-694
  efeitos adversos, 693-695
  febre medicamentosa e, 521t
  MRSA, 527-528, 539-540
  para tratamento de colite por *C. difficile*, 561-562
  para tratamento de infecção do trato urinário, 566-567
  para tratamento de pneumonia, 552, 554, 553-554t
  para tratamento de sepse grave e choque séptico, 539-540
  para tratamento de sepse relacionada ao cateter, 103-104, 104-105t
  substituição da, 694-696
Vancomicina, cepas resistentes à, antibióticos para, 527-540
Vascular, canulação, preparação para, 77-78
Vascular, cateter, 69-76
  características, 69-70
  cateter de artéria pulmonar, 75
  cateter de hemodiálise, 74-75, 75f
  cateter de veia periférica, 71-72
  cateter introdutor, 73-74, 74f
  cateter venoso central, 71-73, 72t, 74f
  determinantes da velocidade de fluxo, 70
  tamanho do, 69, 70t
  tipos de, 71-75
Vascular, cateter, permanente, 91-109
  cuidados de rotina, 91-94
    curativos, 91
    limpeza dos cateteres, 92
    substituição dos cateteres venosos centrais, 93-94
    substituição dos cateteres venosos periféricos, 93
    unguento antimicrobiano, 92
  infecções relacionadas ao cateter, 96-108
    características clínicas, 98-99
    cobertura antibiótica empírica, 101-104, 102-103f
    cultura da ponta do cateter, 98-100
    hemocultura quantitativa, 99-102, 101-102f
    sepse persistente, 105-108
    tipos de, 97-98
    tratamento da sepse relacionada ao cateter, 103-106, 104-105t
    vias de, 96-98, 97-98f
  ocluída, 94-97, 95t
Vasoativos, fármacos, 699-713
  dobutamina, 699-701, 699-700f
  dopamina, 700-703
  nitroglicerina, 703-707, 704-705t
  nitroprussiato, 706-711
  noradrenalina, 710-712
Vasodilatador, efeito, da nitroglicerina, 703-704

Vasodilatadores
 tratamento da dissecção aórtica
  aguda, 242-243, 242-243t
 tratamento da insuficiência
  cardíaca, 240t
Vasopressina
 para tratamento da parada
  cardíaca, 210-211, 210t
 para tratamento da sepse grave e
  do choque séptico,
  538-539
 para tratamento do diabete
  insípido, 430-431
 via endotraqueal, 208-210
Vasopressores
 para tratamento da parada
  cardíaca, 208-211, 210t
 para tratamento da sepse grave e
  do choque séptico, 538-539
VCP. Ver Ventilação controlada por
  pressão
VDF. Ver Volume diastólico final
VDFVD. Ver Volume diastólico final do
  ventrículo direito
VEC. Ver Volume extracelular
Veia cava inferior, filtros de, para
  prevenir embolia pulmonar,
  64-65
Veia cava superior, síndrome da, 95-96
Veia cava, ponta do cateter contra a
  parede da, 89-90
Venipunção, locais de, 526-527
Ventilação com razão inversa (VRI),
  321-322, 321-322f
Ventilação controlada por pressão
  (VCP), 312-322, 321-322f
Ventilação controlada, 318
Ventilação de baixo volume, 305-308
 para a síndrome de angústia
  respiratória aguda, 277-280,
  278-279t
 PEEP durante, 327
 protocolo para iniciação de,
  306-307t
Ventilação mandatória intermitente
  (VMI), 321-322
Ventilação mecânica, 301-302. Ver
  também Pressão positiva,
  respiração com; Ventilador,
  paciente dependente do
 descontinuação da, 347-360

descanulação traqueal, 355-359,
 357-358f
falha no desmame, 352-355,
 352-353f, 354-355f
identificação dos candidatos,
 347-351, 347-349t, 349-351f
período pós-extubação,
 358-360
testes de respiração espontânea,
 349-353
iniciação, 304-308, 306-307t
monitorização da mecânica
 pulmonar, 307-314
 308-309f, 309-310t, 311-312f
ventilação com pressão positiva,
 301-305, 301-302f,
 304-305f
Ventilação modulada por pressão,
 321-323, 321-25f
ventilação com razão inversa,
 321-322, 321-322f
ventilação controlada por pressão,
 321, 321f
ventilação suportada por pressão,
 321-322f, 323, 350-351
Ventilação suportada por pressão
 (VSP), 321-322f, 323,
 350-351
Ventilação, 315-317, 319f
Ventilação. Ver também Ventilação
 mecânica; Respiração com
 pressão positiva
 ressuscitação cardiopulmonar,
  202-203
Ventilador, lesão pulmonar induzida
 pelo, 275-277, 276-277f,
 305-306
Ventilador, paciente dependente do,
 330-346
 limpeza das secreções, 332-336,
  334-335t
 PEEP intrínseca, 344-345, 345f
 ruptura alveolar, 335-340, 337-338f,
  338-340f
 traqueostomia, 331-333
 tubos endotraqueais permanentes,
  330-331
Ventilador, respiração com, 349-351
Ventricular, enchimento, durante
 ventilação com pressão
 positiva, 302-303

Ventricular, esvaziamento, durante a ventilação com pressão positiva, 302-305
Ventricular, fibrilação (FV)
desfibrilação para, 204, 206, 205-207f
fármacos para o tratamento da, 211
hipotermia terapêutica e, 216-217
Ventricular, fração de ejeção, 190-192
Ventricular, parede livre, ruptura da, 239
Ventricular, septo, ruptura do, 239
Ventricular, taquicardia (TV), 260-264
desfibrilação para, 204, 206, 205-206f
hipotermia terapêutica e, 216-217
manejo agudo da, 211, 262-264, 262-263f
taquicardia supraventricular *versus*, 260-263, 261-262f
Ventricular, volume diastólico final, medida do, 133-135, 134-135f
Verapamil, para tratamento da taquicardia atrial multifocal, 259-258
Vias aéreas, patência das, 202
Vírus, respiratórios, precauções para, 26-27f
Vitaminas
C, 582-583
E, 582-583
faixas de referência, 739
necessidades, 579-583
deficiência de tiamina, 579-583, 581-582t
necessidades diárias, 579-583
vitaminas antioxidantes, 582-583
na nutrição parenteral total, 605-606
VMI. *Ver* Ventilação mandatória intermitente
VO_2. *Ver* Oxigênio, consumo de
Volume corrente, 305-306
no teste de respiração espontânea, 351-353, 352-353f
Volume de reanimação, estimativa do, 166-168

Volume diastólico final (VDF), 133-136
insuficiência cardíaca e, 189-191
Volume diastólico final do ventrículo direito (VDFVD), insuficiência cardíaca direita e, 199-200
Volume extracelular (VEC), 425-427
para tratamento da hiponatremia, 436-437
Volume sanguíneo, 153, 153-154t
Volume *versus* pressão, 133-135
Volume, controle, *versus* controle de pressão, 301-303
Volume, déficit de, correção na oligúria, 410-411
Volume, depleção de, alcalose metabólica e, 394-395
Volume, efeitos de
da reanimação hipertônica, 183
das soluções de albumina, 177-179
das soluções de dextrose, 174-175
do hidroxietil amido, 178-181
dos dextrans, 181
dos fluidos coloides, 176-178
Volume, infusão de, 158-162
tamanho do cateter, 159-161, 160-161f
tipo de fluido de reanimação, 162
tratamento da insuficiência renal induzida pelo contraste, 412-413
Volume, reposição de,
para tratamento da sepse grave e do choque séptico, 537-538
para tratamento do choque anafilático, 542-543
Volume, reposição de, na hipernatremia hipovolêmica, 427-428
Volutrauma, 276-277
VRI. *Ver* Ventilação com razão inversa
VSP. *Ver* Ventilação suportada por pressão

W

Warfarina
ciprofloxacina e, 692
na terapia antitrombótica, 63-64

para tromboprofilaxia, 54t, 54-55
Warfarina, ajuste de dose, para tromboprofilaxia, 54t, 54-55
Wolff-Parkinson-White (WPW), síndrome, 256-257
WPW, síndrome. *Ver* Wolff-Parkinson-White (WPW), síndrome

Z

Zoledronato, para tratamento da hipercalcemia, 473-474t, 474-475

desfibrilação para, 204, 206, 205-206f
hipotermia terapêutica e, 216-217
manejo agudo da, 211, 262-264, 262-263f
taquicardia supraventricular *versus*, 260-263, 261-262f
Ventricular, volume diastólico final, medida do, 133-135, 134-135f
Verapamil, para tratamento da taquicardia atrial multifocal, 259-258
Vias aéreas, patência das, 202
Vírus, respiratórios, precauções para, 26-27f
Vitaminas
  C, 582-583
  E, 582-583
  faixas de referência, 739
  necessidades, 579-583
    deficiência de tiamina, 579-583, 581-582t
    necessidades diárias, 579-583
    vitaminas antioxidantes, 582-583
  na nutrição parenteral total, 605-606
VMI. *Ver* Ventilação mandatória intermitente
VO_2. *Ver* Oxigênio, consumo de
Volume corrente, 305-306
  no teste de respiração espontânea, 351-353, 352-353f
Volume de reanimação, estimativa do, 166-168
Volume diastólico final (VDF), 133-136
  insuficiência cardíaca e, 189-191
Volume diastólico final do ventrículo direito (VDFVD), insuficiência cardíaca direita e, 199-200
Volume extracelular (VEC), 425-427
  para tratamento da hiponatremia, 436-437
Volume sanguíneo, 153, 153-154t
Volume *versus* pressão, 133-135
Volume, controle, *versus* controle de pressão, 301-303

Volume, déficit de, correção na oligúria, 410-411
Volume, depleção de, alcalose metabólica e, 394-395
Volume, efeitos de
  da reanimação hipertônica, 183
  das soluções de albumina, 177-179
  das soluções de dextrose, 174-175
  do hidroxietil amido, 178-181
  dos dextrans, 181
  dos fluidos coloides, 176-178
Volume, infusão de, 158-162
  tamanho do cateter, 159-161, 160-161f
  tipo de fluido de reanimação, 162
  tratamento da insuficiência renal induzida pelo contraste, 412-413
Volume, reposição de,
  para tratamento da sepse grave e do choque séptico, 537-538
  para tratamento do choque anafilático, 542-543
Volume, reposição de, na hipernatremia hipovolêmica, 427-428
Volutrauma, 276-277
VRI. *Ver* Ventilação com razão inversa
VSP. *Ver* Ventilação suportada por pressão

W

Warfarina
  ciprofloxacina e, 692
  na terapia antitrombótica, 63-64
  para tromboprofilaxia, 54t, 54-55
Warfarina, ajuste de dose, para tromboprofilaxia, 54t, 54-55
Wolff-Parkinson-White (WPW), síndrome, 256-257
WPW, síndrome. *Ver* Wolff-Parkinson--White (WPW), síndrome

Z

Zoledronato, para tratamento da hipercalcemia, 473-474t, 474-475